妇产科疾病诊治理论与治疗方案

侯　静　宋丽丽　林建军
蔡冬雪　戴世丽　栾　静　◎主编

U0891509

中国出版集团公司
世界图书出版公司
广州·上海·西安·北京

图书在版编目（CIP）数据

妇产科疾病诊治理论与治疗方案 / 侯静等主编. --
广州：世界图书出版广东有限公司，2022.9
ISBN 978-7-5192-5966-2

Ⅰ.①妇… Ⅱ.①侯… Ⅲ.①妇产科病-诊疗 Ⅳ.
①R71

中国版本图书馆CIP数据核字(2022)第180806号

书　　名	妇产科疾病诊治理论与治疗方案 FUCHANKE JIBING ZHENZHI LILUN YU ZHILIAO FANGAN
主　　编	侯　静　宋丽丽　林建军　蔡冬雪　戴世丽　栾　静
责任编辑	曹桔方
责任技编	刘上锦
出版发行	世界图书出版有限公司　世界图书出版广东有限公司
地　　址	广州市海珠区新港西路大江冲25号
邮　　编	510300
电　　话	020-84460408
网　　址	http//www.gdst.com.cn
邮　　箱	wpc_gdst@163.com
经　　销	各地新华书店
印　　刷	广州小明数码快印有限公司
开　　本	787mm×1092mm　1/16
印　　张	21.25
字　　数	505千字
版　　次	2022年9月第1版　2022年9月第1次印刷
国际书号	ISBN 978-7-5192-5966-2
定　　价	68.00元

咨询、投稿：020-84460408　gdstcjf@126.com

编　委　会

主　　编

侯　静　　山东省郓城县中医医院

宋丽丽　　泰安市中心医院分院

林建军　　淄博市妇幼保健院

蔡冬雪　　梁山县妇幼保健计划生育服务中心

戴世丽　　莒县碁山镇卫生院

栾　静　　威海市中心医院

副主编

王春艳　　潍坊市人民医院

李红军　　山东省东阿县铜城街道社区卫生服务中心

前　言

妇产科是临床医学四大主要学科之一，主要研究女性生殖器官疾病的病因、病理、诊断、治疗，以及疾病与非疾病情况下的妊娠、分娩等。现代分子生物学、肿瘤学、遗传学、生殖内分泌学及免疫学等医学基础理论的深入研究和临床医学诊疗检测技术的进步，拓宽和深化了妇产科学的发展，对防治各种妇产科疾病、保障妇女身体和生殖健康起着重要的作用。为满足临床工作对妇产科医师诊治水平不断提高的严格要求，反映现代妇产科临床诊疗技术，更好地服务于广大女性，特编写本书。

本书根据妇科疾病和产科并发症与合并症的特点，介绍了妇产科常见病、多发病的临床诊疗情况。本书的编写结合了作者自身工作经验，集中反映了近年来与妇产科诊疗相关的观点与技术，并参考了大量相关专业文献。内容简明扼要、条理清晰、便于查阅，能够用于指导妇产科医护人员的临床工作。

由于参编人数较多，文笔不尽一致，加上篇幅和编者水平有限，书中可能存在一些缺漏和错误，殷切希望广大读者予以批评指正，以供今后修订时参考。

目　　录

第一篇　妇科疾病

第二篇　产科疾病

第一篇　妇科疾病

第一章 生殖器官发育异常

第一节 两性畸形

人类性别有 6 种定义方式:染色体性别、性腺性别、生殖器性别、性激素性别、社会性别、心理性别。配子的核型确立了染色体性别,然后性腺性别分化和发育,导致内外生殖器的分化和发育,最后在性激素的影响下形成表型性别。在此过程中,任何一个环节受到不良因素的影响,就会发生性分化和发育异常,即两性畸形。两性畸形患者外生殖器的形态介于男女之间,难以按外生殖器形态确定其性别。根据发病原因的不同可分为女性假两性畸形、男性假两性畸形和生殖腺发育异常。

一、女性假两性畸形

女性假两性畸形患者染色体核型为 46,XX,生殖腺为卵巢。有子宫、宫颈、阴道,但外生殖器出现部分男性化。女性假两性畸形分为肾上腺增生型和非肾上腺增生型,前者主要为先天性肾上腺皮质增生所致,后者多是受医源性激素影响所致。

先天性肾上腺皮质增生为常染色体隐性遗传性疾病,几乎占女性假两性畸形的一半多。当肾上腺皮质有先天性缺陷不能分泌某些酶时(主要是21-羟化酶),皮质醇或醛固酮便不能合成,导致腺垂体促肾上腺皮质激素代偿性分泌增多,引起肾上腺皮质增生,企图取得皮质醇的分泌增多。但同时增生的皮质由于网状带的分泌活动过分,产生过量雄激素,从而导致女性胎儿外生殖器部分男性化。

患儿出生时阴蒂肥大,两侧大阴唇增厚有皱,并融合遮盖阴道口,状似阴囊。但子宫、输卵管、阴道均存在。若是 21-羟化酶完全缺乏症,则女性外生殖器的男性化更加明显。“阴茎”特别大,尿道口位于阴茎头。随着婴儿长大,第二性征发育早,出现阴毛、腋毛、胡须、喉结、痤疮。受雄激素刺激,肌肉发达,体力较同龄者强。至青春期乳房不发育,内生殖器发育受抑制,无月经。幼女期身高增长快,但由于骨骺早闭,到成年时反较正常女性身材矮小。

实验室检查,血雄激素增高,尿 17-酮增高,血雌激素下降,促卵泡激素下降,血促肾上腺皮质激素增高。结合染色体核型分析即可获得诊断。诊断后即开始并终身给予可的松药物替代治疗。这样可以抑制垂体促肾上腺皮质激素的过量分泌,防止外阴的进一步男性化,促进女性生殖器官的发育和月经来潮。根据外阴形态异常的具体情况,切除增大的阴蒂、扩大融合的外阴。单纯阴蒂整形可在儿童期进行,过早手术危险性大。

二、男性假两性畸形

男性假两性畸形患者染色体核型为 46,XY,生殖腺为睾丸,睾酮分泌正常。外生殖器为女性化或两性化。其为男性胚胎或胎儿在宫腔内接触的雄激素过少所致。因阴茎过小及生精功能异常,一般无生育能力。

(一)非遗传性男性假两性畸形

外生殖器两性化或近似男性,两侧有睾丸,位于腹股沟内或腹腔。没有副中肾管分化的子宫、输卵管。阴蒂增大,尿道下裂常见。青春期后乳房不发育,多毛,声音低沉。

(二)遗传性男性假两性畸形

系 X 连锁隐性遗传,一个家族可有数人发病,也称为雄激素不敏感综合征。它是靶器官缺乏雄激素受体及毛囊、附睾、输精管的细胞缺乏 5α-还原酶所致。患者表现为外生殖器完全女性化,有睾丸,位于腹股沟或腹腔内。没有子宫及输卵管。阴蒂不大,阴道为浅的盲端。青春期后,女性体态,乳房发育良好,但乳头发育欠佳。阴毛、腋毛无或稀少。身材高,四肢长,无多毛现象。实验室检查,血睾酮、促卵泡激素、尿 17-酮为正常男性值,血促黄体生成素(LH)较正常男性值高,由于升高的 LH 增加对间质细胞的刺激,体内雌激素水平为正常男性的 2 倍,但低于正常女性。多数患者对常规剂量的雄激素反应不良,诊断明确后,以女性抚养为宜。并在青春期前后切除睾丸及外阴整形,以促使女性化更为完善,防止睾丸恶变。术后长期给予雌激素补充治疗,以维持女性第二性征。阴道短或狭窄导致性生活不满意者,可行阴道成形术。但不宜告诉患者生殖腺为睾丸,以免精神上受到难以医治的创伤。

三、生殖腺发育异常

生殖腺发育异常包括真两性畸形和生殖腺发育不全。

(一)真两性畸形

一个人具有睾丸和卵巢 2 种生殖腺,称为真两性畸形。同时有睾丸、卵巢和卵睾者,是两性畸形中最罕见的一种。染色体核型多数为 46,XX,占一半多。其次为 46,XX/46,XY 嵌合型和 46,XY。外生殖器的发育与同侧性腺有关,但大多为混合型,阴蒂增大,或有长短不一的阴茎,合并尿道下裂或阴茎系带。唇囊皱襞合并不全。外生殖器或以男性为主,或以女性为主。青春期乳房多发育。有一半患者有月经来潮。生殖腺活检可确诊。确诊后,外生殖器应根据社会性别考虑矫形或切除,即对大体属女性患者切除睾丸或卵睾,切除肥大阴蒂,辅以雌激素使女性化更完善;大体属男性者,修补尿道下裂,切除卵巢和卵睾,辅以雄激素治疗。若在出生后早期诊断,以女性抚养为宜。

(二)生殖腺发育不全

生殖腺发育不全包括 2 种:单纯型生殖腺发育不全和混合型生殖腺发育不全。

1.单纯型生殖腺发育不全

染色体核型为 46,XY,但睾丸呈索状,不分泌雄激素。患者表型为女性,但身体较高大。有发育不良的子宫、输卵管。青春期第二性征不发育,阴毛、腋毛无或稀少,乳房发育差,无月经。发育不全的性腺易发生肿瘤,故一经确诊,尽早切除未分化的生殖腺。青春期后,给予雌孕激素周期序贯替代治疗,促进第二性征发育,防止骨质疏松。

2.混合型生殖腺发育不全

染色体核型多为 45,X/46,XY。患者一侧性腺为异常睾丸,并有输精管。另一侧性腺未分化呈索状痕迹,有输卵管,子宫及阴道发育差或不全。外阴部分男性化,阴蒂增大并有尿道下裂。不少患者有特纳综合征的躯体特征。因生殖腺发生恶变的机会较多,且发生年龄可能很小,故在确诊后尽早切除未分化的生殖腺。

第二节　处女膜闭锁

处女膜闭锁又称无孔处女膜，是女性常见的一种生殖道发育异常。青春期少女月经初潮后经血不得排出，积聚于阴道，之后因宫腔积血不能及时排出，出现周期性腹痛，而无月经来潮，就诊时发现闭锁的处女膜，相当于中医学解剖上的“鼓”。

一、病因

在正常胚胎发育过程中，女婴来自内胚层的阴道板腔化成一孔道，其下段有一层薄膜为处女膜，在胚胎7个月后贯穿，使孔与阴道前庭相通，如胚胎时未贯通，则形成无孔处女膜。

二、临床表现

(一)症状

处女膜闭锁在青春期月经初潮前无症状。青春期后表现为原发性闭经和周期性下腹部坠胀。因月经来潮时经血不得流出而积聚阴道、子宫，甚至输卵管等部，而出现周期性的肛门和阴道胀痛，并呈进行性加重。积血过多时可引起尿频、尿急及便秘等压迫症状。

(二)体征

随阴道积血增多而延及宫腔时，在耻骨联合处可触及肿块，积血严重时可发生输卵管血肿和粘连。妇科检查时，可扪及胀大的子宫及双侧附件肿块，处女膜呈紫蓝色向外膨出如“鼓”，阴道无开口。肛诊时，阴道为长形肿物，呈囊性感，并有明显的触痛。

三、诊断要点

青春期月经不来潮。有逐渐加重的周期性下腹痛；多次腹痛后，下腹正中可扪到逐渐增大的包块，并压迫尿道及直肠，出现排尿及排便困难；妇科检查：处女膜向外膨隆，表面呈紫蓝色。肛诊可触及从阴道向直肠凸出的积血块，如伴子宫及输卵管积血，可扪到胀大的子宫及双侧附件肿块；处女膜膨隆处穿刺，抽出不凝的深褐色或黑红色血液即可确诊；B超检查：阴道、子宫及附件有积血影像。

四、治疗

骶管麻醉下手术；粗针穿刺处女膜正中膨隆部位，抽出褐色积血后，即将处女膜做“X”形切开，引流积血切除多余的处女膜瓣，使切口呈圆形。再用3-0肠线缝合切口边缘、黏膜，保持引流通畅。常规检查宫颈是否正常，常规应用抗生素。

第三节　处女膜坚韧

处女膜坚韧是指处女膜或处女膜环纤维组织增生、坚硬、缺乏弹性，造成性交困难或失败。为先天发育畸形的一种，平时无症状，多在新婚时发现。

一、诊断与鉴别诊断

(一)诊断

婚后不能性交,阴道口疼痛,不能忍受。阴道指诊时感到阴道口有很大阻力,一指进入也有困难,有时可触及狭窄坚韧的处女膜环。

(二)鉴别诊断

本病应与阴道狭窄、神经性痉挛相鉴别。

二、治疗

手指、小窥器及其他圆柱形玻璃或塑料管扩张。每日 3～5 次,每次半小时。无效时可手术。于阴道出口相当 2 点、4 点、8 点、10 点部位扩剪,然后沿处女膜环将处女膜瓣剪除。术后用 0.1％雌激素鱼肝油涂阴道,每日 1～2 次,连用 1 个月。

第四节 阴道发育异常

一、先天性无阴道

先天性无阴道为双侧副中肾会合后未能向尾端伸展形成管道所致,多数伴无子宫或只有始基子宫,但极少数也可有发育正常的子宫。半数伴泌尿系畸形。一般均有正常的卵巢功能,第二性征发育也正常。

(一)临床表现

先天性无阴道几乎均合并无子宫或仅有痕迹子宫,卵巢一般均正常;青春期后一直无月经,或婚后性生活困难而就诊第二性征发育正常;无阴道口或仅在阴道外口处见一浅凹陷窝,或有 2cm 短浅阴道盲端;极少数先天性无阴道者仍有发育正常的子宫,至青春期因宫腔积血出现周期性腹痛,直肠腹部联合诊可扪及增大子宫。

(二)诊断

(1)原发闭经。

(2)性生活困难。

(3)周期性腹痛:有子宫或残留子宫及卵巢者,可有周期性腹痛,症状同处女膜闭锁症。

(4)全身检查:第二性征正常,常伴有泌尿系统和骨骼系统的畸形。

(5)妇科检查:外阴发育正常,无阴道和阴道短浅,肛查无子宫颈和子宫,或只扪到发育不良子宫。

(6)卵巢功能检查:卵巢性激素正常。

(7)染色体检查:染色体检查为 46,XX。

(8)B 超检查:无阴道,多数无子宫,双侧卵巢存在。

(9)腹腔镜:可协助诊断有无子宫,卵巢多正常。

(三)鉴别诊断

1.阴道短而无子宫的睾丸女性化

染色体检查异常。

2.阴道横隔

多伴有发育良好的子宫,横隔左侧多见一小孔。

(四)治疗

1.压迫扩张法

适用于阴道下段有一定深度者。从光而圆的小棒沿阴道轴方向加压,每日2次,每次20分钟,2~3个月为1个疗程,可使局部凹陷加深。

2.阴道成形术

(1)手术时间的选择:无阴道无子宫者,术后只能解决性生活问题,故最好在婚前或婚后不久进行,有正常子宫者,在初潮年龄尽早手术,以防经血潴留。

(2)手术方法的选择

1)William法:术后2个月即可结婚。

2)羊膜或皮瓣法:应在婚前半年手术。

(3)手术注意点:避免损伤直肠与尿道;术后注意外阴清洁,防止感染;坚持带模型,防止阴道塌陷。皮肤移植,应于术后取出纱布后全日放模型3个月,然后每晚坚持直到结婚,婚后如分居仍应间断放置模型。羊膜移植后,一般放模时间要6~12个月。

(五)注意事项

阴道成形术并不复杂,但由于瘢痕再次手术更为困难,故应重视术后,防止感染、粘连及瘢痕形成,否则会前功尽弃;副中肾管阙如者半数伴泌尿系畸形,故于术前须做静脉肾盂造影。

二、阴道闭锁或狭窄

胚胎发育时两侧副中肾管下端与泌尿生殖窦未能形成空腔,或空腔贯通后发育不良,则发生阴道闭锁或狭窄。后天性发病多系药物腐蚀或创伤所引起。

(一)临床表现

症状与处女膜闭锁相似;处女膜无孔,但表面色泽正常,亦不向外膨隆;直肠指诊扪及向直肠凸出的阴道积血肿块,其位置较处女膜闭锁者为高。

(1)阴道闭锁者青春期后无月经来潮,并有逐渐加重的周期性下腹痛,如系阴道狭窄,可有经血外流不畅。

(2)性生活困难。

(3)妇科检查:阴道闭锁者处女膜完整,但无阴道,仅有陷窝,肛门指检于闭锁以上部分扪及积血所形成的包块;阴道狭窄者,阴道壁僵硬,窥器放置困难。

(4)B超检查:闭锁多为阴道下段,上段可见积液包块,子宫及卵巢正常。

(二)鉴别诊断

主要通过B超、妇科检查与先天性无阴道及处女膜闭锁相鉴别。

(三)治疗

尽早手术治疗,切开闭锁阴道段阴道并游离阴道积血段阴道黏膜,再切开积血段阴道黏膜,而后切开积血肿块,排出积血;利用已游离的阴道黏膜覆盖创面;术后定期扩张阴道,防止阴道下段挛缩。

(四)注意事项

手术治疗应充分注意阴道扩张问题,以防挛缩。

三、阴道横隔

胚胎发育时双侧副中肾管会合后的尾端与泌尿生殖窦未贯通,或部分性贯通所致。横隔位于阴道上、中段交界处为多见,完全性横隔较少见。

(一)受精及着床

常系偶然或因不育检查而发现,也有少数因性生活不满意而就诊发现;横隔大多位于阴道上、中段交界处,其厚度约1cm;月经仍可正常来潮。

(二)诊断

1.腹痛

完全性横隔可有周期性腹痛,大多表现为经血外流不畅的痛经。

2.不孕

因横隔而致不孕或受孕率低。

3.闭经

完全性横隔多有原发性闭经。

4.妇科检查

月经来潮时可寻找到横隔的小孔,如有积血可扪及包块。

5.横隔后碘油造影

通过横隔上小孔注入碘油,观察横隔与子宫颈的距离及厚度。

6.B超检查

子宫及卵巢正常,如有积血可呈现积液影像。

(三)鉴别诊断

注意与阴道上段不完全阴道闭锁鉴别,通过肛腹诊或B超探查观察有无子宫及上段阴道腔可确诊。

(四)治疗

1.手术治疗

横隔切开术。若横隔薄,则只需行"X"形切口;若横隔厚,则应考虑植羊膜或皮片。

2.妊娠期处理

分娩时发现横隔,薄者,可切开横隔,由阴道分娩;厚者,应行剖宫产,并将横隔上的小孔扩大,以利恶露排出。

(五)注意事项

术后应注意预防感染和瘢痕挛缩;横隔患者经阴道分娩时,要注意检查横隔有无撕裂出血，若有则应及时缝合以防产后出血。

四、阴道纵隔

本病系由双侧副中肾管会合后，其中隔未消失或未完全消失所致。分为完全纵隔、不完全纵隔。完全纵隔形成双阴道，常合并双子宫颈及双子宫。如发育不等，也可以一侧大而一侧小，有时则可成为斜隔。

（一）临床表现

绝大多数阴道纵隔无临床症状，有些婚后性生活困难才被发现，也有在做人工流产时发现，一些晚至分娩时产程进展缓慢才发现。

临床有完全纵隔和不全纵隔2种，前者形成双阴道、双宫颈、双子宫，有时纵隔偏向一侧，形成斜隔，以致该侧阴道闭锁而有经血潴留。

（二）诊断

1.完全性阴道纵隔

一般无症状，少数人有性交困难，或分娩时造成产程进展缓慢。

2.阴道斜隔

因宫腔、宫颈管分泌物引流不畅可出现阴道流恶臭脓样分泌物。

3.妇科检查

妇科检查可确诊。但要注意双阴道在进入一侧时常难发现畸形。

4.B超检查

子宫、卵巢正常。

（三）鉴别诊断

1.阴道囊性肿物

斜隔检查时阴道一侧隔易与阴道囊性肿物相混淆，可行碘油造影鉴别。

2.继发性阴道狭窄

继发性阴道狭窄有外伤、炎症、局部使用腐蚀药史。

（四）治疗

1.完全阴道纵隔

一般无须特殊处理。

2.部分性阴道纵隔

影响性生活，经血排出不畅时，可于非孕时行纵隔切除术。

3.分娩时发现阴道纵隔阻碍分娩

宫口开大4～5cm后，将纵隔中央切断，胎儿娩出后再检查处理伤口。

4.阴道斜隔合并感染

斜隔切开术，引流通畅，并用抗生素治疗。

(1)一般用以下2种。

1)首选青霉素：每次80万U，每日3次，肌内注射，皮试阴性后用。

2)氨苄西林：每日6g，分3次静脉推注，皮试阴性后用；或氨苄西林每次1.5g加入5%葡萄糖 100mL 中静脉滴注，每日 4 次，皮试阴性后用。

(2)耐药菌株可选用以下 2 种。

1)头孢噻吩：每日 2～8g。分 4 次静脉注射或静脉滴注。

2)头孢哌酮：每日 3～6g，分 3～4 次静脉注射。

(3)对青霉素过敏者可选用以下 3 种。

1)庆大霉素：每次 8 万 U，每日 2～3 次，肌内注射。

2)复方磺胺甲噁唑：每次 2 片，每日 2 次，口服。

3)林可霉素：每日 1.2g，静脉滴注。

第五节　子宫发育异常

副中肾管产生的器官，以子宫最易发生畸形。副中肾管发生发育异常越早，所造成的畸形越严重。绝大多数的子宫畸形为双角子宫、双输卵管、单子宫颈，占 70%；最危险的子宫畸形是双子宫，其中一侧为残角子宫，占 5%。其之所以严重是因为残角子宫不易被发现，一旦宫外孕破裂，容易导致死亡。

一、分类及临床表现

(一)子宫未发育或发育不全

1.先天性无子宫

先天性无子宫为两侧副中肾管中段及尾段未发育，未能在中线会合形成子宫。常合并无阴道，但卵巢发育正常，临床表现为原发性闭经，第二性征正常，肛查触不到子宫，偶尔在膀胱后触及一横行的索条状组织。

2.始基子宫

又称痕迹子宫，为双侧副中肾管向中线横行伸展会合后不久停止发育所致。子宫极小，仅长 1～3cm，无宫腔，多数因无子宫内膜而无月经。

3.子宫发育不良

又称幼稚型子宫，是因两侧副中肾管融合后在短时间内即停止发育。子宫发育小于正常，子宫颈相对较长而外口小，宫体和宫颈之比为 1∶1 或 2∶3，有时子宫体呈极度的前屈或后屈。临床表现为月经量过少，婚后不孕，直肠腹部诊可扪及小而活动的子宫。

(二)子宫发育畸形

1.双子宫

双子宫为两侧副中肾管完全未融合，各自发育形成双子宫、双宫颈及双阴道。左右侧子宫各有单一的卵巢和输卵管。患者多无自觉症状，不影响生育，常在产前检查、人工流产或分娩时被发现。偶有双子宫单阴道，或双子宫伴阴道纵隔，常因性交困难或经血不畅而就诊。妊娠晚期胎位异常率增加，产程中难产机会增多，以子宫收缩(简称宫缩)乏力，胎先露下降受阻为常见。

2.双角子宫及鞍状子宫

两副中肾管中段的上部未完全融合而形成双角子宫，轻者仅子宫底部下陷而呈鞍状或弧形。一般无症状，妊娠后易发生流产及胎位异常。

3.单角子宫

仅一侧副中肾管发育而成为单角子宫，常偏向一侧，仅有一条输卵管及一个卵巢，未发育侧的输卵管及卵巢多阙如。单角子宫一旦妊娠，多发生流产或早产。

4.残角子宫

一侧副中肾管发育正常形成正常子宫，另一侧发育不全形成残角子宫，正常子宫与残角子宫各有一条输卵管和一个卵巢。多数残角子宫与对侧的正常子宫腔不相通，仅有纤维带相连。若残角子宫内膜无功能，多无自觉症状；若残角子宫内膜有功能，可因宫腔积血而引起痛经，甚至并发子宫内膜异位症。偶有残角子宫妊娠至16～20周时发生破裂，出现典型输卵管妊娠破裂的症状和体征，若不及时手术治疗可因大量内出血而危及生命。

5.纵隔子宫

纵隔子宫为两侧副中肾管已完全会合，但纵隔未完全退化所致。子宫外形正常，由宫底至宫颈内口将宫腔完全隔为2部分为完全纵隔，仅部分隔开者为不全纵隔。纵隔子宫易发生流产、早产及胎位异常。子宫输卵管造影及子宫镜检查是诊断纵隔子宫的可靠方法。

二、诊断

由于某些子宫畸形不影响生理功能，若无症状可终生不被发现。而部分患者由于生殖系统功能受到不同程度的影响，到了月经初潮、婚后、妊娠期、分娩期出现临床症状或人工流产并发症时才被发现。先天性无子宫患者无月经，因往往同时合并有先天性无阴道，致婚后性交困难；幼稚子宫、残角子宫等可表现为月经过少、痛经、经期不规律；双子宫、双角子宫可表现月经过多及经期延长。患者常有不育。若有妊娠，常有并发症。往往引起流产、早产、胎膜早破、胎位异常，其中臀位、横位发生率高。发育畸形的子宫围产病率，新生儿病死率均增高。

近年来，由于腔道造影、内镜、超声、CT、MRI等诊断技术的广泛应用，发现女性生殖道畸形这类疾患已非少见，上述畸形的诊断并不困难，关键是要想到这些异常的存在。如患者有原发性闭经、痛经、不孕、习惯性流产、流产不全、重复胎位不正、难产等病史，家属或姐妹中有子宫畸形史，应考虑到子宫畸形的可能，需做仔细的妇科检查，用探针探测宫腔大小、方向，有无隔的存在，必需时选择下列检查。

（一）B超

其特点是简便、直观、无损伤、可重复多次检查，能清晰显示子宫形态、大小、位置及内部解剖结构。近年逐渐普及的阴道超声，可更清楚地显示子宫内膜、宫颈和子宫底部。在对纵隔子宫与双子宫或双角子宫的诊断中，应把B超检查作为首要的选择方法。但子宫B超检查难以了解纵隔子宫、双角子宫、残角子宫与阴道的畸形衔接及子宫腔之间相通的情况。

（二）X线造影

X线造影是利用一定的器械将造影剂从子宫内口注入子宫、输卵管的检查方法，能较好地显示子宫内腔的形态、输卵管通畅及异常的子宫通道情况，是诊断先天性子宫畸形最常用、最有效的方法之一。但是不能发现Ⅱ型和Ⅲ型残角子宫，改用盆腔充气造影可以发现。

(三)腹腔镜检查

腹腔镜检查可以直接观察子宫、卵巢及输卵管的发育情况。通过对腹腔的窥视，能对各类生殖器畸形做出全面的了解和评估。腹腔镜检查亦有不足之处，因为它只能看到盆腔表面的情况，也就是说只有子宫表面的畸形才能够准确地诊断，并不能了解到宫腔内情况。

(四)宫腔镜检查

宫腔镜检查可证实或发现子宫畸形，但是它不能提供子宫浆膜表面的情况，有时不能对纵隔子宫和双角子宫做出肯定的区别。如果纵隔延伸到宫颈，且宫腔镜仅插入一侧，有时可能误诊为单角子宫。如果宫腔镜和腹腔镜联合运用，即更有利于评价先天性子宫异常，特别是对纵隔子宫和双角子宫的区别。结合宫腔镜，通过腹腔镜对宫底表面轮廓的评价，对区分纵隔子宫和双角子宫有较大价值，同时亦可弥补宫腔镜检查的不足。

宫腔镜检查的一个很大优点是可以施行某些矫治手术。

(五)静脉肾盂造影

生殖系统和泌尿系统的先天性畸形常常并存，如70%～90%单肾合并子宫畸形，而15%先天性无阴道合并肾脏畸形，因此，有必要常规做静脉肾盂造影以排除泌尿系统畸形。

(六)其他

可行染色体核型分析，H-Y抗原检测，SRY基因检测，酶、性激素测定，及性腺活检等，以明确有无遗传性疾病或性分化异常。

三、手术治疗

对子宫畸形常用的手术矫治方法有下列4种。

(一)子宫吻合术(双子宫的合并术)

适宜于双子宫、纵隔子宫及双侧子宫角发育相称的双角子宫患者。

子宫畸形经过整形手术后宫腔成为一较大的整体，有利于胚胎发育，减少流产和早产的发生。

(二)子宫纵隔切除术

适宜于完全或部分子宫纵隔者，有3种手术途径。

1.经腹部手术。

2.宫腔镜下切除子宫纵隔：手术时间选在卵泡期。

3.经阴道切除子宫纵隔：在腹腔镜或B超监视下施行手术。

(三)残角子宫切除术

临床上，残角子宫多于残角子宫妊娠时被发现，一经确诊，及时切除；在剖宫产或妇科手术时发现残角子宫，亦应切除。若粘连重难以切除时，应将患侧输卵管结扎。

(四)宫腔积血的人工通道术

部分双子宫、双宫颈患者，一侧宫颈流出道受阻于起自两侧宫颈之间、斜行附着于同侧阴道壁的隔膜，称为阴道斜隔综合征。结果是受阻侧宫腔积血，继发感染即形成积脓，一般在初潮后不久即出现进行性痛经。由于隔后的阴道子宫腔积血或积脓，妇科检查时在一侧穹窿或阴道侧壁触到囊性肿物，该侧子宫颈暴露不清，其上子宫有时误诊为包块。一经确诊，即行斜隔切开术。

关于患侧子宫去留问题，意见不一。有学者主张开腹切除患侧子宫，而有的学者则持相反意见。因患者都是未婚或尚未生育者，保留积血侧子宫有可能提高受孕能力。

第六节　输卵管发育异常

输卵管是2个米勒管上端各自分离的一段，因此，输卵管较子宫、阴道发生畸形的机会少得多。

一、分类

(一)输卵管未发育

尚未见双侧输卵管未发育单独出现的报道。这种畸形多伴有其他严重畸形而不能存活，往往与同侧的子宫不发育合并存在。输卵管不发育的原因有原发性和继发性2种。前者原因不明，是指整个一侧的米勒管都未形成，不但没有输卵管，同侧的子宫、子宫颈也不发育。后者如真两性畸形，一侧有卵巢，另一侧有睾丸或卵睾。在有睾丸或卵睾的一侧不形成输卵管，甚至不形成子宫。

(二)输卵管发育不全

实心的输卵管、索状的输卵管及发育不良的输卵管，都属于输卵管发育早期受到程度不同的抑制或阻碍而不能完全发育所致。有时与发育不良的子宫同时存在。

(三)小副输卵管

小副输卵管是一个比较短小的输卵管，有完整的伞端(单侧或双侧)，附着于正常输卵管的上面。有的副输卵管管腔与正常的输卵管管腔沟通，有的不沟通而在其附着处形成盲端。

(四)单侧双输卵管或双侧双输卵管

双输卵管均有管腔通于子宫腔。发生机制不明。

(五)输卵管憩室

憩室较易发生于输卵管的壶腹部，容易造成宫外孕而危及生命。

(六)输卵管中段阙如

类似输卵管绝育手术后的状态，缺失段组织镜下呈纤维肌性。

(七)输卵管位置异常

在胎儿的分化发育过程中因发育迟缓未进入盆腔，使之位置异常(包括卵巢)。

二、临床表现

无明显临床表现，临床上多因检查不孕症、子宫畸形腹腔镜检查，或剖腹探查，或宫外孕破裂才被发现。

三、辅助检查

(一)子宫输卵管碘油造影

子宫输卵管碘油造影可提示小副输卵管、单侧或双侧双输卵管、输卵管憩室。但不能鉴别输卵管阙如与输卵管梗阻。

(二)腹腔镜

腹腔镜可在直视下发现输卵管发育异常(包括位置异常)。

四、诊断

输卵管先天性畸形不易被发现,原因是其常与生殖道先天畸形同时存在而被忽略,其二是深藏在盆腔侧方。常用的诊断方法,子宫输卵管造影术后发现单角子宫单侧输卵管,双输卵管。腹腔检查可能发现各种畸形。剖腹术可较明确地诊断。

五、治疗

对输卵管异常引起不孕者,在腹腔镜或剖腹术行输卵管整形术。发生输卵管妊娠破裂或流产者,术中认真检查,对可修复的输卵管畸形不要轻易切除,应采取显微手术技巧进行整复输卵管,以保留功能。

第七节　卵巢发育异常

一、卵巢发育不全

原发性卵巢发育不全多发生于性染色体畸变女性,以 45,XO 为最常见,亦可见于 XO 核型的镶嵌体或单纯的多 X 核型。女性正常发育必须有 2 条正常结构的 X 性染色体,缺失一条或多一条 X 性染色体即影响卵巢的正常发育,均为双侧性。卵巢细长形、淡白色、质硬,呈条索状。其表现可为女性,但由于卵巢发育不全,性激素缺乏,使性器官及第二特征均不发育,往往伴有其他畸形。可有单侧卵巢发育不全,常伴有同侧输卵管,甚至肾脏阙如。

治疗原则:主要治疗闭经,其次为增加身高。对骨骺未闭合者,均先给予蛋白同化类激素,以促进体内蛋白质合成代谢和钙质蓄积,约半年后再用雌孕激素序贯疗法做人工周期诱导使月经来潮,同时辅以调整月经的中成药,注意增加营养等。

此类患者绝大多数都没有生育能力,国内已有采用赠送胚胎移植成功的报道。

二、卵巢异位

卵巢异位系卵巢在发育过程中受阻,仍停留在胚胎期位置未下降至盆腔,位置高于正常卵巢部位的一种现象。如位于肾脏下极附近,或位于后腹膜组织间隙内,常伴有卵巢发育不良。如下降过度,可位于腹股沟疝囊内。所有异位卵巢都有发生肿瘤的倾向,应予以切除。

三、额外卵巢

额外卵巢罕见,除外正常位置的卵巢外,尚可在他处发现额外的卵巢组织,其部位可在腹膜后、乙状结肠系膜及盆腔等处。这些额外卵巢是由于胚胎发生的重复而形成的,大小不一,小者仅数毫米,大者可达正常大小。因其他原因行剖腹手术时,偶然发现,应予以切除。

四、副卵巢

副卵巢即在正常卵巢附近出现多余的卵巢组织,一般小于1cm,偶有2～3个副卵巢出现,常呈结节状,易误认为淋巴结,需病理检查才能确诊。

五、单侧卵巢缺失和双侧卵巢缺失

单侧卵巢缺失和双侧卵巢缺失均少见,前者可见于单角子宫,后者可见于45,XO Turner综合征患者。

(一)治疗

异位卵巢和多余卵巢,一经发现应予切除。双侧卵巢阙如,可行性激素替代疗法。

(二)疗效标准与预后

异位卵巢和多余卵巢有发生肿瘤的倾向。双侧卵巢阙如施行性激素替代疗法,有助于内外生殖器及第二性征发育,对精神有安慰作用,但对性腺发育无作用,不可能恢复生育功能。

第二章 妇科炎症

女性生殖系统炎症包括下生殖道的外阴、阴道、宫颈，及盆腔内的子宫、输卵管、卵巢、盆腔腹膜、子宫旁结缔组织所发生的炎症。根据炎症所在部位的不同而表现出不同的症状，其主要临床表现为外阴瘙痒、疼痛，甚至溃烂，以及阴道分泌物增多、宫颈充血、下腹部及腰骶部疼痛等症状。急性盆腔炎还可引起弥散性腹膜炎、败血症、感染性休克，严重者可危及生命。

第一节 外阴及阴道炎症

外阴及阴道炎症是妇科最常见疾病之一。外阴暴露于外，外阴阴道又毗邻尿道、肛门，易受阴道分泌物、经血、尿液和粪便刺激，局部比较潮湿，同时生育年龄妇女性生活频度增加，容易受到损伤及外界微生物感染。幼女及绝经后妇女阴道上皮菲薄，局部抵抗力低，易受感染。

正常健康妇女，由于解剖学及生物化学特点，阴道对病原体的入侵有自然防御功能。近年的研究认为，阴道微生态体系与女性生殖系统正常生理功能的维持，和各种炎症的发生、发展及治疗转归均直接相关。当阴道的自然防御功能遭到破坏时，病原体易于侵入，导致阴道炎症。

外阴及阴道炎临床上以白带的性状发生改变及外阴瘙痒为主要临床特点，性交痛也较常见，感染累及尿道时，可有尿痛、尿急、尿频等症状。

一、特异性外阴炎

由一般化脓性细菌引起的外阴炎称为非特异性外阴炎，多为混合型细菌感染，常见病原菌有金黄色葡萄球菌、乙型溶血性链球菌、大肠埃希菌、变形杆菌、厌氧菌等。临床上分为单纯性外阴炎、毛囊炎、外阴脓疱病、外阴疖病、蜂窝组织炎及汗腺炎等。

(一)单纯性外阴炎

1.病因

常见的致病菌为大肠埃希菌。当宫颈或阴道炎症时，阴道分泌物流出，刺激外阴可致外阴炎；经常受到经血、阴道分泌物、尿液、粪便刺激，如不注意保持外阴皮肤清洁容易引起外阴炎；糖尿病患者尿糖刺激、粪瘘患者粪便刺激，以及尿瘘患者尿液长期浸渍，也易导致外阴炎。此外，不透气的尼龙内裤、经期使用卫生巾导致局部透气性差、局部潮湿，均可引起。

2.临床表现

炎症多发生在小阴唇内、外侧，或大阴唇，甚至整个外阴部。急性期主要表现外阴皮肤黏膜瘙痒、疼痛、烧灼感，在活动、性交、排尿、排便时加重。妇科检查可见外阴充血、肿胀、糜烂，常见抓痕，严重者可形成溃疡或湿疹。慢性炎症可使皮肤增厚、粗糙、皲裂，甚至苔藓样变。

3.治疗

治疗原则：保持外阴局部清洁、干燥，局部可使用抗生素，重视消除病因。

(1)急性期：避免性交，停用引起外阴皮肤刺激的药物，保持外阴清洁、干燥。

(2)局部治疗：可应用0.1%聚维酮碘液或1∶5 000高锰酸钾溶液坐浴，每日2次，每次15～30分钟。坐浴后局部涂抗生素软膏或紫草油。也可选用中药水煎熏洗外阴部，每日1～2次。

(3)病因治疗：积极治疗宫颈炎、阴道炎。如发现糖尿病、尿瘘、粪瘘应及时治疗。

(二)外阴毛囊炎

1.病因

为细菌侵犯毛囊及其所属皮脂腺引起的急性化脓性感染。常见致病菌为金黄色葡萄球菌、表皮葡萄球菌及白色葡萄球菌。多见于外阴皮肤摩擦受损或手术前备皮后，外阴局部不洁或肥胖表皮摩擦受损可诱发此病。

2.临床表现

阴道皮肤毛囊口周围红肿、疼痛，毛囊口可见白色脓头，中央有毛发通过。脓头逐渐增大呈锥状脓疱，相邻的多个小脓疱融合成大脓疱，严重者伴外阴充血、水肿及明显疼痛。数日后结节中央组织坏死变软，出现黄色小脓栓，再过数日脓栓脱落，脓液排出，炎症逐渐消退，但常反复发作，可变成疖病。

3.治疗

(1)保持外阴清洁、干燥，勤换内裤，勤洗外阴。

(2)局部治疗：病变早期可用0.1%聚维酮碘液或1∶5 000高锰酸钾溶液坐浴。已有脓包形成者，可消毒后针刺挑破，脓液流出，局部涂上抗生素软膏。

(3)全身治疗：病变较广泛时，可口服头孢类或大环内酯类抗生素。

(三)外阴疖病

1.病因

主要由金黄色葡萄球菌或白色葡萄球菌感染引起。潮湿多汗、外阴皮肤摩擦受损后容易发生。此外，糖尿病、慢性肾炎、长期应用糖皮质激素及免疫抑制剂、营养不良等患者易患本病。

2.临床表现

多发生在大阴唇的外侧面。开始时毛囊口周围皮肤轻度充血肿痛、红点，逐渐形成增高于周围皮肤的紫红色硬结，皮肤表面紧张，有压痛，硬结边缘不清楚，常伴腹股沟淋巴结肿大，以后脓肿中央变软，表面皮肤变薄，并有波动感，继而中央顶端出现黄白色点，不久溃破，脓液排出后疼痛减轻，红肿消失，逐渐愈合。多发性外阴疖病可引起患处疼痛剧烈而影响日常生活。

3.治疗

(1)保持外阴清洁、干燥，勤换内裤，勤洗外阴。

(2)局部治疗：早期可用0.1%聚维酮碘液或1∶5 000高锰酸钾溶液坐浴后局部涂上抗生

素软膏，以促使炎症消散或局限化，也可红外线照射、50%酒精湿敷减轻疼痛，促进炎症消散，促使疖肿软化。

(3)全身治疗：有明显炎症或发热者应口服或肌内注射抗生素，必要时脓液培养及根据药敏选择药物治疗。

(4)手术治疗：当疖肿变软，有波动感，已形成脓肿时，应立即切开引流并局部换药，切口适当大以便脓液及坏死组织能流出，切忌挤压以免炎症扩散。

(四)外阴急性蜂窝组织炎

1.病因

为外阴皮下、筋膜下、肌间隙或深部蜂窝组织的一种急性弥散性炎症。致病菌以 A 族 B 型溶血性链球菌为主，其次为金黄色葡萄球菌及厌氧菌。炎症多由于皮肤或软组织损伤，细菌入侵引起。少数也可由血行感染。

2.临床表现

发病较急剧，常有畏寒、发热、头痛等前驱症状。急性外阴蜂窝组织炎特点是病变不易局限化，迅速扩散，与正常组织无明显界限。浅表的急性蜂窝组织炎局部明显红肿、剧痛，并向四周扩大形成红斑，病变有时可出现水疱甚至坏疽。深部的蜂窝组织炎局部红肿不明显，只有局部水肿和深部压痛，疼痛较轻，但病情较严重，有高热、寒战、头痛、全身乏力、白细胞计数升高，双侧腹股沟淋巴结肿大、压痛。

3.治疗

(1)全身治疗：早期采用头孢类或青霉素类抗生素口服或静脉滴注，体温降至正常后仍需持续用药 2 周左右。有过敏史者可使用红霉素类抗生素。

(2)局部治疗：可采用热敷或中药外敷，如不能控制应作广泛多处切开引流，切除坏死组织，伤口用 3%过氧化氢溶液冲洗和湿敷。

二、前庭大腺炎

前庭大腺炎是前庭大腺的炎症，生育年龄妇女多见。前庭大腺位于两侧大阴唇下 1/3 深部，直径约为 0.5～1.0cm，腺管长 1.5～2.0cm，腺体开口位于小阴唇内侧近处女膜处。由于解剖位置的特殊性，在性交、分娩等情况下，病原体易侵入引起前庭大腺炎。

(一)病因

主要致病菌有葡萄球菌、大肠埃希菌、链球菌、肠球菌、淋球菌及厌氧菌等，近年来，随着性传播疾病发病率增加，淋球菌、沙眼衣原体所致前庭大腺炎有明显增高趋势。常为混合感染。

(二)临床表现

前庭大腺炎可分为 3 种类型：前庭大腺导管炎、前庭大腺脓肿和前庭大腺囊肿。炎症多为一侧。

1.前庭大腺导管炎

初期感染阶段多为导管炎，表现为局部红肿、疼痛，及性交痛、行走不便，检查可见患侧前庭大腺开口处呈白色小点，有明显触痛。

2.前庭大腺脓肿

导管开口处闭塞,脓性分泌物不能排出,细菌在腺体内大量繁殖,积聚于导管及腺体中,逐渐扩大形成前庭大腺脓肿。患者诉患侧外阴部肿胀,疼痛剧烈,甚至发生排尿痛,行走困难。检查时患侧外阴红肿热痛,可扪及肿块,若已形成脓肿,则触知肿块有波动感,触痛明显,多为单侧,脓肿大小为直径 3~6cm,表面皮肤变薄,脓肿继续增大,可自行破溃,症状随之减轻;若破口小,脓液引流不畅,症状可反复发作。部分患者伴随发热等全身症状,白细胞计数增高,患侧腹股沟淋巴结肿大等。

3.前庭大腺囊肿

炎症急性期后,脓液被吸收,腺体内的液体被黏液代替,成为前庭大腺囊肿。也有部分患者的囊肿不是由感染引起,而是因为分娩过程中,会阴侧切时,将腺管切断,腺体内的液体无法排出,长期积累到一定程度而引起的。囊性肿物小时,患者多无症状,肿物增大后,外阴患侧肿大。检查时见外阴患侧肿大,可触及囊性肿物,与皮肤有粘连,该侧小阴唇被展平,阴道口被挤向健侧,囊肿较大时可有局部肿胀感及性交不适,如果不及时治疗,那么一旦合并细菌感染,又会引起前庭大腺脓肿。也有的患者是因为前次治疗不彻底,以后机体抵抗力降低时,细菌乘机大量繁殖,又形成新的脓肿。这个过程可以多次反复,形成恶性循环。

(三)诊断

大阴唇下 1/3 部位发生红、肿、硬结,触痛明显,甚至行走困难,就应该考虑前庭大腺炎。一般为单侧,与外阴皮肤有粘连或无粘连,可自其开口部压挤出的分泌物做病原微生物检查及抗生素的敏感试验。根据肿块的部位、外形、有无急性炎症等特点,一般都可确诊。必要时可以穿刺进行诊断,脓肿抽出来的是脓液,而囊肿抽出来的是浆液。

(四)治疗

在前庭大腺炎早期,可以使用全身性抗生素治疗。由于近年淋球菌所致的前庭大腺炎有增加的趋势,所以在用药前最好挤压尿道口,或者取宫颈管分泌物送细菌培养,并做细菌药物敏感试验。在药敏试验结果出来之前,根据经验选择抗生素药物。一般而言,青霉素类药物疗效较好。也可以根据情况,使用局部热敷或理疗,促使炎症消退。同时应保持外阴局部清洁卫生。

一旦形成了脓肿,单纯使用抗生素是无效的,应该切开引流。手术时机要选择波动感最明显的时候。一般在大阴唇内侧下方切开,切口不要过小,要使脓液能够全部彻底地排出来。脓液排出后,炎症开始消退时,用 0.1%聚维酮碘液或 1∶5 000 高锰酸钾溶液坐浴。

对于前庭大腺囊肿的治疗,囊肿造口术方法简单、损伤小,造口术切口选择在囊肿的下方,让囊液能够全部流出来,同时用引流条以防造口粘连,用 0.1%聚维酮碘液或 1∶5 000 高锰酸钾溶液坐浴。预后一般都比较好,前庭大腺的功能也可以得到很好的保存。

三、外阴溃疡

(一)病因

外阴溃疡常见于中、青年妇女,按其病程可分为急性外阴溃疡与慢性外阴溃疡 2 种。溃疡可单独存在,也可以使多个溃疡融合而成一大溃疡。外阴溃疡多为外阴炎症引起,如非特异性外阴炎、单纯疱疹病毒感染、白塞病、外阴结核、梅毒性淋巴肉芽肿,约有1/3外阴癌在早期表现为溃疡。

(二)临床表现

外阴溃疡可见于外阴各个部位,以小阴唇和大阴唇内侧为多,其次为前庭黏膜及阴道口周围。

1.急性外阴溃疡

(1)非特异性外阴炎:溃疡多发生于搔抓后,可伴有低热及乏力等症状,局部疼痛严重。溃疡表浅,数目较少,周围有明显炎症。

(2)疱疹病毒感染:起病急,接触单纯疱疹性病毒传染源后一般有2~7天的潜伏期后出现发热等不适,伴有腹股沟淋巴结肿大和疱疹。溃疡大小不等,底部灰黄,周围边际稍隆起,并高度充血及水肿。初起为多个疱疹,疱疹破溃后呈浅表的多发性溃疡,有剧痛,溃疡多累及小阴唇,尤其在其内侧面。溃疡常在1~2周内自然愈合,但易复发。

(3)白塞病:急性外阴溃疡常见于白塞病,因口腔、外阴及虹膜睫状体同时发生溃疡,故又称眼-口-生殖器综合征。其病因不明确,病变主要为小动静脉炎。溃疡可广泛发生于外阴各部,而以小阴唇内外侧及阴道前庭为多。起病急,常反复发作。临床上分为3型,可单独存在或混合发生,以坏疽型最严重。

1)坏疽型:多先有全身症状,如发热乏力等。病变部位红肿明显,溃疡边缘不整齐,有穿掘现象,局部疼痛重。溃疡表面附有多量脓液,或污黄至灰黑色的坏死伪膜,除去后可见基底不平。病变发展迅速,可形成巨大蚕食性溃疡,造成小阴唇缺损,外表类似外阴癌,但边缘及基底柔软,无浸润。

2)性病型:较常见。一般症状轻,病程缓慢。溃疡数目较多、较浅。溃疡周围红肿,边缘不整齐。常在数周内愈合,但常在旧病灶痊愈阶段,其附近又有新溃疡出现。

3)粟粒型:溃疡如针头至米粒大小,数目多,痊愈快。自觉症状轻微。

(4)性病:如梅毒、软下疳及性病性淋巴肉芽肿均可引起外阴溃疡。

2.慢性外阴溃疡

(1)外阴结核:罕见,偶继发于严重的肺、胃肠道、内生殖器官、腹膜或骨结核。好发于阴唇或前庭黏膜。病变发展缓慢。初起常为一局限性小结节,不久即溃破为边缘软薄而穿掘的浅溃疡。溃疡形状不规则,基底凹凸不平,覆以干酪样结构。病变无痛,但受尿液刺激或摩擦后可有剧痛。溃疡经久不愈,并可向周围扩展。

(2)外阴癌:外阴恶性肿瘤在早期可表现为丘疹、结节或小溃疡。病灶多位于大小阴唇、阴蒂和后联合等处,伴或不伴有外阴白色病变。癌性溃疡与结核性溃疡肉眼难以鉴别,需做活组织检查确诊。

对急性外阴溃疡的患者应注意检查全身皮肤、眼、口腔黏膜等处有无病变。诊断时要明确溃疡的大小、数目、形状、基底情况,有时溃疡表面覆以一些分泌物容易漏诊。故应细心认真查体,分泌物涂片培养,血清学检查或组织学病理有助于诊断。

(三)治疗

因病因往往不是很明确,故治疗上主要以对症治疗为主。

1.全身治疗

注意休息及营养,补充大量B族维生素、维生素C;也可口服中药治疗。有继发感染时应考虑应用抗生素。

2.局部治疗

应用0.1%聚维酮碘液或1∶5 000高锰酸钾溶液坐浴。局部抗生素软膏涂抹。急性期可给以类固醇皮质激素局部应用缓解症状。注意保持外阴清洁干燥,减少摩擦。

3.病因治疗

尽早明确病因,针对不同病因进行治疗。

四、外阴前庭炎综合征

外阴前庭炎综合征好发于性生活活跃的妇女,多数既往有反复细菌或尖锐湿疣感染史。1987年,Friedrich将该综合征定义为:触摸外阴前庭部,或将阴茎插入阴道,或将栓剂送入阴道时,患者即感严重疼痛;压迫外阴前庭部时,局部有压痛;前庭部呈现出不同程度的红斑。

其特征是患者主诉当阴道撑开时,发生插入疼痛、不适,触诊时局部有红斑,用棉签轻轻压迫处女膜环上的腺体开口或阴道后系带时有点状疼痛。性交时疼痛异常,甚至在性交后24小时内都感到外阴部灼热疼痛,严重者根本不能有正常的性生活。一般而言,凡病变3个月之内者属急性,超过3个月者属慢性。

(一)病因

尚不清楚,可能存在以下因素。

(1)感染。可能与人类乳头状瘤病毒在外阴前庭部的亚临床感染有关,此外,与阴道加德纳菌、念珠菌和解脲支原体感染也可能有一定关系。

(2)异常神经纤维增生。

(3)阴道痉挛、阴道pH的改变、外阴某些疾病治疗之后的反应、尿道的压力与变异等有关。

(二)临床表现

严重性交疼痛,持续1～24小时。导致性交畏惧感。外阴前庭部位疼痛,压痛明显,女性可见前庭部位充血、肿胀。

(三)治疗

1.保守治疗

主要针对原发性疾病进行抗感染治疗或抗真菌治疗,特异性外阴炎如白色念珠菌,应给予抗真菌药物治疗。

2.尖锐湿疣

可参照性传播疾病的治疗。

3.前庭切除术

于外阴部沿处女膜内侧边缘做一切口,同时沿黏膜皮肤交界处向会阴方向作一平行切口,两切口于3点及9点处吻合，前庭后部深入5mm作切除术。切口行间断缝合，14天拆线，术后21天开始用扩张器(2cm)，逐渐扩大阴道口至4cm，大部分患者术后疼痛可缓解。

五、外阴接触性皮炎

(一)病因

外阴部皮肤接触刺激性物质或过敏物质而发生的炎症。如接触了较强的酸碱类消毒剂、阴道冲洗剂，以及一些染色衣物、劣质卫生巾或过敏性药物等，均可发生外阴部的炎症。

(二)临床表现

外阴部接触一些刺激性物质后在接触部位感觉灼热感、疼痛、瘙痒，检查见局部出现皮肤潮红、皮疹、水疱，重者可发生坏死及溃疡，过敏性皮炎发生在接触过敏物质的部位。

(三)治疗

根据病史及临床表现诊断不难，须尽快除去病因，避免用劣质卫生巾及刺激性物质如肥皂，避免搔抓等。对过敏性皮炎症状严重者可口服氯雷他定、阿司咪唑或肾上腺皮质激素类药物，局部用生理盐水洗涤或用3%硼酸溶液冷敷，其后擦炉甘石洗剂。若有继发感染可涂擦抗生素软膏如金霉素软膏或1%新霉素软膏等。

六、外阴结核

(一)病因

外阴结核病在临床上非常少见，多由血行传播而得，极少由性接触感染而致。

(二)临床表现

外阴结核好发于阴唇或前庭黏膜。分为溃疡及增生2型。病变发展较为缓慢，初期常为局限性小结节，不久溃破成浅表溃疡，形状不规则，溃疡基底部被干酪样物质覆盖。病变可扩散至会阴、尿道及肛门，并使阴唇变形。外阴及阴道结核均不引起疼痛，但遭受摩擦或尿液刺激则可发生剧痛。增生型外阴结核者外阴肥厚、肿大，似外阴象皮病，患者常主诉性交疼痛、小便困难。

(三)诊断

在身体其他部位有结核者，外阴部又发现经久不愈的慢性溃疡，应怀疑外阴结核。除根据病史及溃疡的特征外，主要靠分泌物涂片找结核杆菌，动物接种或进行活组织检查。少数结核性外阴溃疡病例，身体其他部位并无结核病灶，则须与一般性外阴溃疡、梅毒性溃疡、软下疳、外阴癌等相鉴别。

(四)治疗

确诊后，即应进行全身及局部抗结核治疗及支持疗法，以增强抵抗力。局部应保持干燥、清洁，并注意混合感染，针对处理。

七、外阴阴道假丝酵母菌病

因假丝酵母菌性阴道炎症多合并外阴炎，现称为外阴阴道假丝酵母菌病(VVC)。据统计，约75%妇女一生中曾患过此病。

(一)病因

假丝酵母菌有许多种，外阴阴道假丝酵母菌病中80%～90%病原体为白假丝酵母菌，

10%～20%为光滑假丝酵母菌、近平滑假丝酵母菌、热带假丝酵母菌等，白假丝酵母菌为条件致病菌。白假丝酵母菌呈卵圆形，由芽生孢子及细胞发芽伸长形成假菌丝，假菌丝与孢子相连成分枝或链状。白假丝酵母菌由酵母相转为菌丝相，从而具有致病性。假丝酵母菌通常是一种腐败物寄生菌，可生活在正常人体的皮肤、黏膜、消化道或其他脏器中，经常在阴道中存在而无症状。白带增多的非孕妇女中，约有30%在阴道内有此菌寄生，当阴道糖原增加、酸度升高时，或在机体抵抗力降低的情况下，便可成为致病的原因，长期应用广谱抗生素和肾上腺皮质激素，可使假丝酵母菌感染大为增加。因为上述2种药物可导致机体内菌群失调，改变了阴道内微生物之间的相互制约关系，抗感染的能力下降。此外，维生素缺乏(复合B族维生素)、严重的传染性疾病，和其他消耗性疾病均可成为假丝酵母菌繁殖的有利条件。妊娠期阴道上皮细胞糖原含量增加，阴道酸性增强，加之孕妇的肾糖阈降低，常有营养性糖尿、小便中糖含量升高而促进假丝酵母菌的生长繁殖。

(二)传染途径

虽然10%～20%的健康妇女阴道中就携带有假丝酵母菌，并且生活中有些特殊情况下可以诱发阴道假丝酵母菌感染，所以假丝酵母菌是一种条件致病菌。但很多时候也能够从外界感染而来。当女性与假丝酵母菌培养阳性的男性有性接触时，其被感染率为80%；与患有假丝酵母菌病的妇女有性接触的男性中，约1/2的人会被感染。也就是说，假丝酵母菌病可以通过性行为传播，这就是女方患假丝酵母菌病时，其配偶也要同时接受治疗的原因。另外，间接接触传染也是一条传播途径。接触被假丝酵母菌患者感染的公共厕所的坐便器、浴盆、浴池座椅、毛巾，使用不洁卫生纸，都可以造成传播，当被感染者外阴阴道的假丝酵母菌达到一定数量时，即可发生假丝酵母菌病。

(三)临床分类

VVC分为单纯性VVC和复杂性VVC。单纯性VVC是指发生于正常非孕宿主、散发、由白假丝酵母菌引起的轻度VVC。复杂性VVC包括复发性VVC(RVVC)、重度VVC和妊娠VVC、非白假丝酵母菌所致的VVC，或宿主为未控制的糖尿病、免疫功能低下者。RVVC是指妇女患VVC经过治疗后临床症状和体征消失，真菌检查阴性后又出现症状，且经真菌学证实的VVC发作一年内有症状4次或以上。复发原因不明，可能与宿主具有不良因素如妊娠、糖尿病、大剂量抗生素应用、免疫抑制剂应用、治疗不彻底、性伴侣未治疗或直肠假丝酵母菌感染等有关。美国资料健康妇女中复发性外阴阴道假丝酵母菌病的发生率为5%～20%。重度VVC是指临床症状严重，外阴或阴道皮肤黏膜有破损，按VVC评分标准评分≥7分者。

(四)临床表现

最常见的症状是白带增多、外阴及阴道内有烧灼感，伴有严重的瘙痒，甚至影响工作和睡眠。部分患者可伴有尿频、尿急、尿痛及性交痛等症状。典型患者妇科检查时可见白带呈豆腐渣样或凝乳状，白色稠厚，略带异味，或带下夹有血丝，阴道黏膜充血、红肿，甚至溃疡形成。部分患者外阴因瘙痒或接触刺激出现抓痕、外阴呈地图样红斑。约10%患者携带有假丝酵母菌，而无自觉症状。

(五)诊断

典型病例诊断不困难,根据病史、诱发因素、症状、体征和实验室检查诊断较易。实验室取阴道分泌物涂片检查即可诊断。

1.悬滴法

取阴道分泌物置于玻璃片上,加1滴生理盐水或10%氢氧化钾,显微镜下检查找到芽孢及真菌菌丝,阳性检出率30%～60%。如阴道分泌物pH>4.5,见多量白细胞,多为混合感染。

2.染色法

取阴道分泌物用革兰染色,阳性检出率达80%。

3.培养法

取分泌物接种于培养基上,查出真菌可确诊,阳性率更高,但不常规应用。部分患者有典型的临床表现,而显微镜检查阴性或反复复发,如阴道分泌物pH<4.5,未见大量白细胞、滴虫及线索细胞者,临床怀疑耐药菌株或非白假丝酵母菌感染时,采用培养法+药敏,可明显提高诊断准确性,同时指导进一步敏感药物治疗。

(六)治疗

1.去除诱因

仔细询问病史了解存在的诱因并及时消除。如停用广谱抗生素、雌激素、口服避孕药等。合并糖尿病者则同时积极予以治疗。停用紧身化纤内裤,使用棉质内裤,确诊患者的毛巾、内裤等衣物要隔离洗涤,使用开水热烫,以避免传播。真菌培养阳性但无症状者无须治疗。

2.改变阴道酸碱度

真菌在pH 5.5～6.5环境下最适宜生长繁殖,因此,改变阴道酸碱度形成不适宜其生长的环境。使用碱性溶液擦洗阴道或坐浴,不推荐阴道内冲洗。

3.药物治疗

(1)咪唑类药物

1)克霉唑:又称三苯甲咪唑,抗菌作用对白色念珠菌最敏感。普遍采用500mg克霉唑的乳酸配方单剂量阴道给药,使用方便、疗效好,且孕妇也可使用。单纯性VVC患者首选阴道用药,推荐使用单剂量500mg给药。另有克霉唑阴道栓100mg/d,7天为一个疗程,或200mg/d,3天为一个疗程。

2)咪康唑:又称双氯苯咪唑。阴道栓剂200mg/d,7天为一个疗程,或400mg/d,3天为一个疗程治疗单纯性VVC。尚有1.2g阴道栓剂单次给药疗效与上述方案相近。亦有霜剂可用于外阴、尿道口、男性生殖器涂抹,以减轻瘙痒症状及小便疼痛。

3)布康唑:阴道霜5g/d,3天为一个疗程。体外抑菌试验表明对非白假丝酵母菌如光滑假丝酵母菌等,其抑菌作用比其他咪唑类强。

4)益康唑:抗菌谱广,对深部、浅部真菌均有效。阴道栓剂50mg/d,15天为一个疗程,或150mg/d,3天为一个疗程。其治疗时患者阴道烧灼感较明显。

5)酮康唑:口服的广谱抗真菌药,200mg/d,一次口服,5 天为一个疗程。疗效与克霉唑等阴道给药相近。

6)噻康唑:2%阴道软膏单次给药,使用方便,不良反应小,疗效显著。

(2)三唑类药物

1)伊曲康唑:抗真菌谱广,餐后口服生物利用度最高,吸收快,口服后 3~4 小时后血药浓度达峰值。单纯性 VVC 患者可 200mg 每日 2 次,治疗 1 天,或 200mg 每日一次,治疗 3 天,药物治疗浓度可持续 3 天。对于复发性外阴阴道假丝酵母菌病患者,主张伊曲康唑胶囊口服治疗。

2)氟康唑:唯一获得美国食品药品监督管理局(FDA)许可的治疗假丝酵母菌感染的口服药物。药物口服胶囊生物利用度高,在阴道组织、阴道分泌物中浓度可维持 3 天。对于单纯性 VVC,氟康唑 150mg 单剂量口服可获得满意治疗效果。无明显肝毒性,但需注意肾功能。

3)特康唑:只限于局部应用治疗,0.4%霜剂,5g/d 阴道内给药 7 日;0.8%霜剂,5g/d 阴道内给药 3 日;栓剂 80mg/d 阴道内给药 3 日。

(3)多烯类:制霉菌素每枚 10 万 U,每日阴道用药 1 枚,连续 14 日治疗单纯性 VVC。药物疗程长、使用频繁,患者往往顺应性差。

4.2006 年美国疾病控制中心(CDC)推荐

(1)单纯性 VVC:首选阴道用药,短期局部用药(单次用药和 1~3 天的治疗方案)可有效治疗单纯性 VVC。局部用药唑类药物比制霉菌素更有效,完成唑类药物治疗方案的患者中,80%~90%的患者症状缓解且阴道分泌物真菌培养结果阴性。不推荐性伴侣接受治疗。

(2)重度 VVC:首选口服药物,症状严重者,局部应用低浓度糖皮质激素软膏或唑类霜剂。口服用药:伊曲康唑:200mg,2 次/天,共 2 天;氟康唑胶囊:150mg,顿服,3 天后重复 1 次;阴道用药,在治疗单纯性 VVC 方案基础上,延长疗程(局部使用唑类药物 7~14 天)。

(七)随访

对 VVC 在治疗结束后 7~14 天和下次月经后进行随访,2 次阴道分泌物真菌学检查阴性为治愈。对 RVVC 在治疗结束后 7~14 天、1 个月、3 个月、6 个月各随访 1 次。

(八)预防

对初次发生外阴阴道假丝酵母菌病者应彻底治疗;检查有无全身疾病如糖尿病等,及时发现并治疗;改善生活习惯如穿宽松、透气内裤,保持局部干燥及清洁;合理使用抗生素和激素类药物。可试使用含乳杆菌活菌的阴道栓调节阴道内菌群平衡。

(九)临床特殊情况的思考和建议

1.复发性外阴阴道假丝酵母菌病(RVVC)治疗

治疗前需尽量消除所有的诱因或易发因素,患者性伴侣也应做生殖器真菌培养和做适当抗真菌治疗。RVVC 患者尽量做抗真菌培养和药物敏感试验,明确诊断并鉴别不常见菌属,尤其光滑假丝酵母菌。根据分泌物培养和药物敏感试验选择药物。

最佳治疗方案尚未确定。治疗原则包括强化治疗和巩固治疗。强化治疗可在口服或局部用药方案中任选一种,具体方案如下。

(1)口服用药:伊曲康唑 200mg,2 次/天,共 2～3 天;氟康唑胶囊 150mg,顿服,3 天后重复 1 次。

(2)阴道用药:咪康唑栓 400mg,每晚一次,共 6 天;咪康唑栓 200mg,每晚一次,共 7～14 天;克霉唑栓 500mg,3 天后重复 1 次;克霉唑栓 100mg,每晚一次,共 7～14 天。

(3)巩固治疗:在强化治疗达到真菌学治愈后,给予巩固治疗半年。目前国内外没有成熟的方案可选择。

1)口服用药:氟康唑胶囊每周 150mg,共 6 个月(首选治疗方案);伊曲康唑 100mg,每日 2 次,共一周,每月一次,共 6 个月;酮康唑 100mg/d,共 6 个月。

2)阴道用药:咪康唑栓 400mg,每日一次,每月 3～6 天,共 6 个月;克霉唑栓 500mg,每月一次,共 6 个月。

抗真菌巩固治疗有效降低 RVVC 发生,但仍有 30%～50%女性患者终止治疗后又复发。

2.妊娠合并外阴阴道假丝酵母菌病治疗

妊娠是外阴阴道假丝酵母菌病的易发因素,与其雌激素升高,阴道上皮细胞糖原增加,改变阴道微环境,pH 改变和免疫因素等有关。在一项多中心研究中,共 13 914 例孕妇,发现妊娠合并假丝酵母菌感染率约为 22%,但未发现阴道假丝酵母菌病与早产有相关性。对于无症状的 VVC 孕妇是否需要治疗目前无统一意见。多数学者认为,为避免流产、早产、胎膜早破及新生儿感染等,有阴道炎症状和体征的孕妇应予以治疗。

妊娠合并外阴阴道假丝酵母菌病对抗真菌药物治疗起效较慢,且因妊娠持续存在,疾病容易复发。目前临床治疗孕妇 VVC 的药物有克霉唑和制霉菌素霜或栓(B 类药物)、咪康唑栓和伊曲康唑及氟康唑(C 类药物)。孕早期以阴道用药为宜,应忌用口服抗真菌药物,首选克霉唑 500mg,单次阴道用药,治愈率在 80%左右,也可每周用药一次,连续 2～3 次,延长治疗时间可提高临床疗效及治愈率。妊娠 4 个月后可使用咪康唑栓,但仍需医师指导下进行。性伴侣无须治疗。

3.联合乳酸杆菌制剂的治疗

乳酸杆菌生长受抑制,假丝酵母菌大量增生是 VVC 发生和复发的重要原因,恢复阴道内微生态平衡成为临床治疗 RVVC 的新思路。2003 年 Metts 等学者应用含嗜酸杆菌的阴道栓剂治疗 RVVC,能有效降低其复发率。近年我国也有活的乳酸杆菌的微生态制剂面市(阴道用乳杆菌活菌胶囊),在抗真菌治疗之后辅助阴道内正常菌群的恢复,对预防 VVC 的复发有帮助,同时对于细菌性阴道病和滴虫性阴道炎也有较好的疗效,值得推广。但临床观察的例数有限,需进一步深入研究。

八、滴虫性阴道炎

滴虫性阴道炎是由阴道毛滴虫引起的性传播疾病之一,常与其他性传播疾病同时存在,女性发病率为 10%～25%。除了性交传播,可通过公共卫生用具、浴室、衣物等间接传染。

(一)病因

滴虫阴道炎是由阴道毛滴虫引起的常见阴道炎。阴道毛滴虫适宜在温度 25～40℃、pH

5.2～6.6 的潮湿环境中生长，在 pH 5 以下或 pH 7.5 以上的环境中生长受抑制。滴虫生活史简单，只有滋养体而无包囊期，滋养体生命力较强，能在 3～5℃生活 21 天，在 46℃生存 20～60 分钟，在半干燥环境生存约 10 小时，在普通肥皂水中也能生存 45～120 分钟。月经前后阴道内 pH 发生变化，月经后接近中性，隐藏在腺体和阴道皱襞中的滴虫常得以繁殖而引起炎症发作。

（二）临床表现

25%～50%患者感染初期无症状，称为带虫者。潜伏期为几天到 4 周。因滴虫消耗阴道细胞内糖原、改变阴道酸碱度、破坏其防御机制，故在月经前后易引起阴道炎症。

主要症状为阴道分泌物增多，多为稀薄、泡沫状，滴虫可无氧酵解糖类，产生腐臭气味，故白带多有臭味，分泌物可为脓性或草绿色；可同时合并外阴瘙痒或疼痛、性交痛等。若合并尿路感染可有尿急、尿频、尿痛及血尿等症状。阴道检查可见阴道黏膜、宫颈阴道部明显充血，甚至宫颈有出血斑点，形成"草莓样"宫颈。阴道毛滴虫能吞噬精子，并阻碍乳酸生成，影响精子在阴道内存活而导致不孕。

（三）诊断

根据病史、临床表现及分泌物观察可做出临床诊断。取阴道分泌物检查可确诊。取分泌物前 24～48 小时避免性交、阴道灌洗或局部用药；窥阴器不涂抹润滑剂；分泌物取出后应及时送检，冬天需注意保暖，以避免滴虫活动性下降后影响检查结果。

1.悬滴法

取温生理盐水一滴于玻璃片上，在阴道后穹窿处取分泌物少许混于生理盐水玻片上，立即在低倍显微镜下观察寻找滴虫。镜下可见波状运动的滴虫和增多的白细胞。敏感性为 60%～70%。

2.涂片染色法

将分泌物涂在玻璃片上，待自然干燥后用不同染液染色，不仅能看见滴虫，还能看到并存的假丝酵母菌，甚至癌细胞等。

3.培养法

对可疑患者，多次阴道分泌物镜下检查未检出滴虫者，可采用培养法。

（四）治疗

因滴虫阴道炎可同时合并尿道、尿道旁腺、前庭大腺滴虫感染，单纯局部用药不易彻底治愈，故需同时全身用药。

1.全身用药

甲硝唑或替硝唑 2g 单次口服；或甲硝唑 400mg，每日 2 次，连服 7 日。口服药物的治愈率为 90%～95%。单次服药方便，但因剂量大，可出现不良反应如胃肠道反应、头痛、皮疹等。甲硝唑用药期间及停药 24 小时内、替硝唑用药期间及停药 72 小时内禁止饮酒，哺乳期用药不宜哺乳。治疗失败者可采用甲硝唑 2g/d 口服，连服 3～5 日。

2.阴道局部用药

阴道局部药物治疗可较快缓解症状，但不易彻底消灭滴虫，停药后易复发。因滴虫适宜环境为 pH 5.2～6.6，阴道用药前先使用 1%乳酸或 0.5%醋酸等酸性洗液清洗阴道，改变阴道内酸碱度，同时可减少阴道内恶臭分泌物，再使用甲硝唑栓(阴道泡腾片)或替硝唑栓(阴道泡腾片)200mg，每日一次，7 日为一个疗程。

3.性伴侣的治疗

滴虫性阴道炎主要通过性交传播，故患者性伴侣多有滴虫感染，但可无症状，为避免双方重复感染，性伴侣应同时治疗。

4.滴虫性阴道炎

常在月经期后复发，可考虑下次月经干净后再巩固治疗一个疗程。治疗后应在每次月经干净后复查分泌物，经连续检查 3 次阴性后方为治愈。

5.顽固性滴虫性阴道炎

治疗后多次复查分泌物仍提示滴虫感染的顽固病例，可加大甲硝唑剂量及应用时间，1g 口服，每日 2 次，同时阴道内放置 500mg，每日 2 次，连续 7～14 日。部分滴虫对甲硝唑有耐药者，可选择妇康栓，每日 1 枚塞阴道，7～10 天为一个疗程；严重者，每日早晚 1 次阴道塞妇康栓，7 天为一个疗程。

6.妊娠合并滴虫性阴道炎

曾认为甲硝唑在妊娠 3 个月内禁用，因动物实验甲硝唑可能有致畸作用。但最近有国外研究显示人类妊娠期应用甲硝唑并未增加胎儿畸形率，妊娠期可应用。美国 CDC 推荐妊娠合并滴虫性阴道炎治疗为甲硝唑 2g 顿服。国内有学者提出治疗方案首选甲硝唑 200mg，每日 3 次，共 5～7 天；甲硝唑 400mg，每日 2 次，共 5～7 天。治疗失败者，甲硝唑 400mg，每日 3 次，7 天。性伴侣需同时治疗，甲硝唑或替硝唑 2g 顿服。应用甲硝唑时需与孕妇及其家属详细说明，知情同意后再使用。

(五)预防

滴虫可通过性生活传播，且性伴侣多无症状。故应双方同时治疗，治疗期间禁止性生活。内衣裤、毛巾等应高温消毒或用消毒剂浸泡，避免重复感染。注意保持外阴清洁、干燥。注意消毒公共浴池、马桶、衣物等传播中介。

九、细菌性阴道病

(一)病因

细菌性阴道病(BV)是阴道内正常菌群失调所致的一种混合感染。正常阴道内以产生过氧化氢的乳杆菌占优势，通过产生乳酸从而保持阴道内较低的酸碱度，维持正常菌群平衡。当细菌性阴道病时，乳杆菌减少，而阴道加德纳菌与厌氧菌及人型支原体大量繁殖。阴道加德纳菌生活最适 pH 6.0～6.5，温度 35～37℃。该菌单独也可引起 BV，但多与其他厌氧菌共同致病。临床及病理特征无炎症改变及白细胞浸润。其发病可能与妇科手术、多次妊娠、频繁性生活及阴道灌洗使阴道内 pH 偏碱有关。口服避孕药有支持乳酸杆菌占优势的阴道环境的作用，对 BV 有一定防护作用。

(二)临床表现

多见于生育期妇女，15～44 岁，10%～40%患者无临床症状，有症状者主要表现为阴道分泌物增多，有鱼腥味，尤其性交后加重，少数患者伴有轻度外阴瘙痒。分泌物呈鱼腥臭味是厌氧菌大量繁殖的同时产生胺类物质所致。检查见阴道黏膜无充血、红肿的炎症表现，分泌物特点为有恶臭味，灰白色、灰黄色，均匀一致，稀薄，易从阴道壁拭去。

BV 常与滴虫性阴道炎、宫颈炎、盆腔炎同时发生。BV 可引起宫颈上皮不典型增生、盆腔炎、异位妊娠和不孕。孕期合并 BV 可引起胎膜早破、早产、绒毛膜羊膜炎、产褥感染及新生儿感染。

（三）诊断

下列 4 项中有 3 项阳性即可临床诊断为细菌性阴道病。

（1）均质、稀薄、白色阴道分泌物，常黏附于阴道壁上。

（2）线索细胞阳性：取少许阴道分泌物于玻片上，加一滴生理盐水混合，高倍显微镜下观察见线索细胞，白细胞极少。线索细胞即阴道脱落的表层细胞于细胞边缘黏附颗粒状物，即各种厌氧菌，尤其是加德纳菌，细胞边缘不清。

（3）酸碱度：阴道分泌物 pH＞4.5。

（4）胺臭味试验阳性：取少许阴道分泌物于玻片上，加一滴 10%氢氧化钾溶液，产生烂鱼肉样腥臭气味，系因胺遇碱释放氨所致。

阴道分泌物性状取决于临床医师的分辨能力，因而特异性、敏感性不高。阴道 pH 是一个较敏感的指标，但正常妇女在性交后、月经期也可有阴道 pH 的升高，特异性不高。氨试验的假阳性可发生在近期有性生活的妇女。线索细胞阳性在临床诊断标准中最为敏感和具特异性。BV 为正常菌群失调，细菌定性培养在诊断中意义不大。

（四）治疗

无症状患者无须治疗，性伴侣不必治疗，妊娠期合并 BV 应积极治疗，子宫内膜活检、宫腔镜、取放宫内节育器（IUD）术、子宫输卵管碘油造影、刮宫术等须行宫腔操作手术者术前发现 BV 应积极治疗。

1.硝基咪唑类抗生素

甲硝唑为首选药物。甲硝唑抑制厌氧菌生长，不影响乳杆菌生长，是较理想的治疗药物。甲硝唑 500mg，每日 2 次，口服连续 7 日；或 400mg，每日 3 次，口服连续 7 日。甲硝唑 2g 顿服的治疗效果差，目前不再推荐应用。甲硝唑栓 200mg，每晚 1 次，连续 7～10 日。替硝唑 1g，每日 1 次口服，连续 5 天；也可 2g 每日 1 次，连续 2 天。

2.克林霉素

300mg，每日 2 次，口服连续 7 日。治愈率约 97%，尤其适用于妊娠期患者（尤其孕早期）和对甲硝唑无法耐受、过敏或治疗失败者。另有含 2%克林霉素软膏阴道涂布，每次 5g 连续 7 日。

3.乳酸杆菌栓剂

阴道内用药补充乳酸杆菌，通过产生乳酸从而升高阴道内酸度，抑制加德纳菌及厌氧菌生长，使用后 BV 复发率较单纯适用甲硝唑治疗低，临床值得推广。

4.其他药物

氨苄西林可较好杀灭加德纳菌等,但也有杀灭乳酸杆菌作用,治疗效果较甲硝唑差。

5.合并滴虫

假丝酵母菌感染的阴道炎聚甲酚醛阴道栓1枚,每日1次,连续6日。

(五)临床特殊情况的思考和建议

1.妊娠期细菌性阴道病的治疗

孕期合并BV可引起胎膜早破、早产、绒毛膜羊膜炎、产褥感染及新生儿感染,故有症状的孕妇及无症状的高危孕妇(胎膜早破史、早产史)建议治疗,在早产高危人群中进行孕期筛查和治疗可降低早产发生率。

推荐治疗方法甲硝唑200mg,每日3次,口服连续7日;或克林霉素300mg,每日2次,口服连续7日。不主张阴道给药,性伴侣无须治疗。Lams学者建议,孕20周前细菌性阴道病孕妇的治疗应尽量使用克林霉素。

2.细菌性阴道病复发的有关问题

BV治疗后3个月内其复发率可高达30%,其原因与病原菌持续感染、通过性生活再次传染、阴道内环境重建失败可能有关。但Wolson J学者认为,对于反复发作或难治的细菌性阴道病,同时治疗其性伴侣、阴道内使用乳酸杆菌对其复发并无益处。Sanchez S等学者尝试应用甲硝唑联合制霉菌素阴道用药(含甲硝唑500mg+制霉菌素100 000U,每日1次,连续5天),对降低BV的复发率取得较好疗效。Sobel JD等学者则采用延长治疗时间(甲硝唑栓200mg,每日1次,连续10天后,改每周2次,连续4个月)治疗反复发作或难治的细菌性阴道病,虽疗效显著,但疗程长、费用高。重复使用克林霉素或甲硝唑能获得治疗效果,但最佳的治疗时间及剂量无统一标准,需进一步大样本研究指导临床用药。

十、萎缩性阴道炎

(一)病因

萎缩性阴道炎常见于绝经前后、药物或手术卵巢去势后妇女。自然绝经患者又称为老年性阴道炎。主要因为卵巢功能衰退,雌激素水平下降,阴道黏膜萎缩、变薄,上皮细胞内糖原减少,阴道内pH增高,多为pH 5.0~7.0,局部抵抗力减低,当受到刺激或被损伤时,其他致病菌入侵、繁殖引起炎症。

(二)临床表现

主要为外阴瘙痒、灼热不适伴阴道分泌物增多,阴道分泌物多稀薄呈水样,感染病原菌不同,也可呈泡沫样、脓性或血性。部分患者有下腹坠胀感,伴有尿急、尿频、尿痛等泌尿系统症状。部分患者仅有泌尿系统症状,曾以尿路感染治疗而效果不佳。

阴道检查可见阴道皱襞减少、消失,黏膜萎缩、变薄并有充血或点状出血,有时可见浅表溃疡。分泌物多呈水样,部分脓性有异味,如治疗不及时,阴道内溃疡面相互粘连,甚至阴道闭锁,分泌物引流不畅,可继发阴道或宫腔积脓。

(三)诊断

根据绝经、卵巢手术、药物性闭经或盆腔反射治疗病史及临床表现诊断不难,应取阴道分泌物检查以排除滴虫、假丝酵母菌阴道炎。妇科检查见阴道黏膜红肿、溃疡形成，或血性分泌物，但必须排除子宫恶性肿瘤、阴道癌等，常规行宫颈细胞学检查，必要时活检或分段诊刮术。

(四)治疗

原则上为抑制细菌生长，应用雌激素，增强阴道抵抗力。

1.保持外阴清洁、干燥

分泌物多时可1%乳酸冲洗阴道。

2.雌激素制剂全身给药

戊酸雌二醇(补佳乐)每日0.5～1mg口服，每1～2个月用地屈孕酮10mg持续10天；戊酸雌二醇片/雌二醇环丙孕酮片复合包装(克龄蒙)每日1片；雌二醇/醋酸炔诺酮片(诺更宁)每日1片。有乳癌及子宫内膜癌者慎用雌激素制剂。

3.雌激素制剂阴道局部给药

0.5%己烯雌酚软膏或结合雌激素(倍美力)软膏局部涂抹，0.5g，每日1～2次，连用7天。

4.抑制细菌生长

阴道局部给予抗生素如甲硝唑200mg或诺氟沙星100mg，每日一次，连续7～10日。

5.注意营养

给予高蛋白食物，增加B族维生素及维生素A摄入量，有助于阴道炎的消退。

(五)临床特殊情况的思考和建议

激素替代治疗可治疗萎缩性阴道炎，且可改善一系列更年期症状，但长时间激素应用可导致子宫内膜增生、增加药物的不良反应，如何减少相关并发症及不良反应成了现今学者们研究的方向。2007年Simon等学者尝试以每天0.3mg雌激素口服剂量持续3个月治疗萎缩性阴道炎，明显改善患者的临床症状。2008年Gloria等学者完成一项随机对照研究，共收纳230名患有萎缩性阴道炎的绝经后妇女，分别给予10μg、25μg雌二醇及安慰剂，每日1次塞阴道持续3个月。给予雌激素替代治疗的2组患者在2周后其主观症状均得到明显改善，但2组间无统计学差异。3个月后共52名患者(其中9名为安慰组，18名为10μg雌二醇组，25名为25μg雌二醇组)均给予25μg雌二醇，每日1次塞阴道持续52周，疗程完成后行子宫内膜活检，均未提示子宫内膜异常增生或恶变。

十一、婴幼儿外阴阴道炎

(一)病因

婴幼儿阴道炎多合并外阴炎，多见于1～5岁幼女。因其卵巢未发育，外阴发育差，阴道细长，阴道上皮内糖原少，阴道内pH 6.0～7.5，抵抗力差，阴道自然防御功能尚未形成，容易受到其他细菌感染。另婴幼儿卫生习惯差，年龄较大者有阴道内误放异物而继发感染。病原菌常见大肠埃希菌、葡萄球菌、链球菌等。

(二)临床表现

主要症状为阴道内分泌物增多，呈脓性，有异味。临床上多为母亲发现婴幼儿内裤有脓性分泌物而就诊。分泌物刺激可致外阴瘙痒，患儿多有哭闹、烦躁不安、用手搔抓外阴。检查可见外阴充血、水肿或破溃，有时可见脓性分泌物至阴道内流出。慢性外阴炎见小阴唇发生粘连甚至阴道闭锁。

(三)诊断

根据病史、体征及临床表现诊断不难,同时需询问其母亲有无阴道炎病史。取阴道分泌物做细菌学检查或病菌培养。怀疑阴道内有异物者需行肛门检查以确定,必要时需在麻醉下进行。

(四)治疗

便后清洗外阴,保持外阴清洁、干燥,减少摩擦;针对病原体选择相应口服抗生素治疗,必要时使用吸管吸取抗生素溶液滴入阴道内。有蛲虫者给予驱虫治疗;阴道内异物者,应及时取出;小阴唇粘连者可外涂雌激素软膏后多可松解,严重者应分离粘连后外用抗生素软膏。

第二节　宫颈炎症

宫颈炎是妇科常见疾病。在正常情况下,子宫颈是预防阴道内病原菌侵入子宫腔的重要防线,因子宫颈可分泌黏稠的分泌物形成黏液栓,抵抗病原体侵入子宫腔。但宫颈同时容易受到性生活、分娩、经宫腔操作等损伤,长期阴道炎症,宫颈外部长期浸在分泌物内,也易受病原体感染,从而发生宫颈炎。

一、急性宫颈炎

急性宫颈炎多发生于感染性流产、产褥感染、宫颈急性损伤或阴道内异物并发感染。

(一)病因

急性宫颈炎多由性传播疾病的病原菌如淋病奈瑟菌及沙眼衣原体感染所致,淋病奈瑟菌感染时约50%合并沙眼衣原体感染。葡萄球菌、链球菌、大肠埃希菌等较少见。此外,也有为病毒感染所致的,如单纯疱疹病毒、人乳头瘤病毒、巨细胞病毒等。临床常见的急性宫颈炎为黏液脓性宫颈炎(MPC),其特点为宫颈管或宫颈管棉拭子标本上,肉眼可见脓性或黏液脓性分泌物;棉拭子擦拭宫颈管容易诱发宫颈管内出血。黏液脓性宫颈炎的病原体主要为淋病奈瑟菌及沙眼衣原体。但部分MPC的病原体不清。沙眼衣原体及淋病奈瑟菌均感染宫颈管柱状上皮,沿黏膜面扩散引起浅层感染,病变以宫颈管明显。

(二)病理

急性宫颈炎的病理变化可见宫颈红肿、宫颈管黏膜水肿,组织学表现见血管充血,宫颈黏膜及黏膜下组织、腺体周围见大量中性粒细胞浸润,腺腔内见脓性分泌物。

(三)临床表现

白带增多是急性宫颈炎最常见、有时是唯一的症状,常呈脓性甚至脓血性白带。分泌物增多刺激外阴而伴有外阴瘙痒、灼热感,以及阴道不规则出血、性交后出血等。由于急性宫颈炎常与尿道炎、膀胱炎或急性子宫内膜炎等并存,不同程度出现下腹部不适、腰骶部坠痛及尿急、尿频、尿痛等膀胱刺激症状。急性淋菌性宫颈炎时,可有不同程度的体温升高和白细胞增多;

炎症向上蔓延可导致上生殖道感染，如急性子宫内膜炎、盆腔结缔组织炎。

妇科检查可见宫颈充血、水肿、黏膜外翻，宫颈有触痛，触之容易出血，可见脓性分泌物从宫颈管内流出。淋病奈瑟菌感染的宫颈炎，尿道、尿道旁腺、前庭大腺可同时感染，而见充血、水肿，甚至脓性分泌物。沙眼衣原体性宫颈炎可无症状，或仅表现为宫颈分泌物增多，点滴状出血。妇科检查可见宫颈外口流出黏液脓性分泌物。

（四）诊断

根据病史、症状及妇科检查，诊断并不困难，但需明确病原体，应取宫颈管内分泌物做病原体检测，可选择革兰染色、分泌物培养＋药物敏感试验、酶免疫法及核酸检测。革兰染色对检测沙眼衣原体敏感性不高；培养法是诊断淋病的金标准，但要求高且费时长，而衣原体培养其方法复杂，临床少用；酶免疫法及核酸检测对淋病奈瑟菌及衣原体感染的诊断敏感性及特异性高。

诊断黏液脓性宫颈炎：在擦去宫颈表面分泌物后，用小棉拭子插入宫颈管内取出，肉眼观察棉拭子上见白色或黄色黏液脓性分泌物，将分泌物涂片做革兰染色，若光镜下平均每个油镜中有 10 个以上或高倍视野有 30 个以上中性粒细胞，即可诊断 MPC。

诊断需注意是否合并上生殖道感染。

（五）治疗

急性宫颈炎治疗以全身治疗为主，需针对病原体使用有效抗生素。未获得病原体检测结果可根据经验性给药，对于有性传播疾病高危因素的年轻妇女，可给予阿奇霉素 1g 单次口服，或多西环素 100mg，每日 2 次口服，连续 7 日。已知病原体者针对使用有效抗生素。

1.急性淋病奈瑟菌性宫颈炎

原则是及时、足量、规范、彻底。常用药物：头孢曲松，125mg 单次肌内注射；或头孢克肟，400mg 单次口服；大观霉素，4g 单次肌内注射。因淋病奈瑟菌感染半数合并沙眼衣原体感染，故在治疗同时需联合抗衣原体感染的药物。

2.沙眼衣原体性宫颈炎

四环素类、红霉素类及喹诺酮类常用药物。多西环素，100mg 口服，每日 2 次，连用 7 日。阿奇霉素，1g 单次口服；红霉素，500mg，每日 4 次，连续 7 日（红霉素，250mg，每日 2 次，连续 14 日）。氧氟沙星，300mg 口服，每日 2 次，连用 7 日；左氧氟沙星，500mg，每日 1 次，连用 7 日。

3.病毒性宫颈炎

重组人 α 干扰素栓抑制病毒复制同时可调节机体的免疫，每晚 1 枚，6 天为 1 个疗程，可修复宫颈柱状上皮异位，干扰病毒复制，从而达到治疗效果。

4.其他

一般化脓菌感染宫颈炎最好根据药敏试验进行抗生素的治疗。合并有阴道炎者如细菌性阴道病者需同时治疗。疾病反复发作者其性伴侣亦需治疗。

二、宫颈炎症相关性改变

（一）宫颈柱状上皮异位

子宫颈上皮在女性一生中都在发生变化，青春期、妊娠期和绝经期尤为明显，并且受外源女性甾体激素的影响，受宫颈管和阴道内微环境及 pH 的影响。有性生活特别是有高危性行为的女性中，由原始柱状上皮和早期或中期鳞状化生上皮构成的移行带的变化与宫颈柱状上皮异位也有一定关系。随着循环中雌激素和孕激素水平升高，阴道微环境的酸性相对更强，造成宫颈外翻，暴露出宫颈管柱状上皮末端，导致翻转即原始柱状上皮暴露增加，此现象也称为“宫颈柱状上皮异位”。

1.临床表现

常表现为白带增多，而分泌物增多可刺激外阴不适或瘙痒。若继发感染时白带可为黏稠或脓性的，有时可带有血丝或少量血液，有时会出现接触性出血，也可出现下腹或腰背部下坠痛。

检查见宫颈表面呈红色黏膜状，是鳞状上皮脱落，为柱状上皮所代替，上皮下血管显露的结果。柱状上皮与鳞状上皮有清楚的界限，因非真正“糜烂”，可自行消失。

临床常根据宫颈柱状上皮异位的面积将其分成轻、中、重度。凡异位面积小于子宫颈总面积 1/3 者为轻度，占 1/3～1/2 者为中度，超过 1/2 总面积者为重度。

2.治疗

有症状的宫颈柱状上皮异位可行宫颈局部物理治疗。常用的方法有以下几种。

(1)电凝(灼)法：适用于宫颈柱状上皮异位面较大者。将电灼器接触糜烂面，均匀电灼，范围略超过糜烂面。电熨深度约 0.2cm，过深可致出血，愈合较慢；过浅影响疗效。深入宫颈管内 0.5～1.0cm，过深易导致宫颈管狭窄、粘连。电熨后创面喷洒呋喃西林粉或涂以金霉素甘油。术后阴道出血可用纱布填塞止血，24 小时后取出。此法简便，治愈率达 90%。

(2)冷冻疗法：一种超低温治疗。利用制冷剂快速产生低温，使柱状上皮异位面冻结、坏死而脱落，创面修复，从而达到治疗目的。制冷源为液氮，快速降温为－196℃。治疗时根据糜烂情况选择适当探头。为提高疗效可采用冻—溶—冻法，即冷冻 1 分钟，复温 3 分钟，再冷冻 1 分钟。其优点是操作简单，治愈率约 80%。术后很少发生出血及颈管狭窄。缺点是术后阴道排液多。

(3)激光治疗：一种高温治疗，温度可达 700℃以上。主要使柱状上皮异位组织炭化、结痂，待痂脱落后，创面为新生的鳞状上皮覆盖，达到修复治疗目的。一般采用二氧化碳激光器，波长为 10.6μm 的红外光。其优点除热效应外，还有压力、光化学及电磁场效应，因而在治疗上有消炎(刺激机体产生较强的防御免疫机能)、止痛(使组织水肿消退，减少对神经末梢的化学性与机械性刺激)及促进组织修复(增强上皮细胞的合成代谢作用，促进上皮增生，加速创面修复)，故治疗时间短，治愈率高。

(4)微波治疗：微波电极接触局部病变组织，快速产生高热效应，使得局部组织凝固、坏死，形成非炎性表浅溃疡，新生鳞状上皮覆盖溃疡面而达到治疗目的，且微波治疗可出现凝固性血栓形成而止血。此法出血少，无宫颈管粘连，治愈率约 90%。

(二)宫颈息肉

可能是炎症的长期刺激导致宫颈管黏膜局部增生，由于子宫具有排异作用，使增生的黏膜逐渐往宫颈口突出，形成宫颈息肉。镜下宫颈息肉表面覆盖一层柱状上皮，中心为结缔组织，伴充血、水肿及炎性细胞浸润。宫颈息肉极易复发，恶变率低。

1.临床表现

常表现为白带增多或白带中带有血丝或少量血液，有时会出现接触性出血。也可无任何症状。

检查时见宫颈息肉为一个或多个，色红，呈舌状，直径一般1cm，质软而脆，触之易出血，其蒂细长，多附于宫颈外口。

2.治疗

宫颈息肉应行息肉摘除术，术后标本常规送病理检查。

(三)宫颈腺囊肿

子宫颈鳞状上皮化生过程中，使柱状上皮的腺口阻塞，或其他原因致腺口阻塞，而导致腺体内的分泌物不能外流而潴留于内，致腺腔扩张，形成大小不等的囊形肿物。其包含的黏液常清澈透明，也可能由于合并感染而呈混浊脓性。腺囊肿一般小而分散，可突出于子宫颈表面。小的仅有小米粒大，大的可达玉米粒大，呈青白色，常见于表面光滑的子宫颈。

(四)宫颈肥大

可能由于炎症的长期刺激，宫颈组织反复发生充血、水肿、炎性细胞浸润及结缔组织增生，致使子宫颈肥大，严重者可较正常子宫颈增大1倍以上。

第三节　盆腔炎性疾病

盆腔炎性疾病(PID)是病原体感染导致女性上生殖道及其周围组织(子宫、输卵管、卵巢、宫旁组织及腹膜)炎症的总称，包括子宫炎、输卵管炎、卵巢炎、输卵管卵巢炎、盆腔腹膜炎及盆腔结缔组织炎，以输卵管炎、输卵管卵巢炎最常见。PID大多发生于性活跃期妇女，月经初潮前、绝经后或未婚者很少发生PID，若发生往往是邻近器官炎症的扩散。PID可引起弥散性腹膜炎、败血症、感染性休克，严重者可危及生命。既往PID被分为急性或慢性盆腔炎2类，但慢性盆腔炎实际为PID的后遗症，如盆腔粘连、输卵管阻塞，从而导致不孕、异位妊娠、慢性盆腔疼痛，目前已摒弃慢性盆腔炎的称呼。PID严重影响妇女身体健康，增加家庭及社会经济负担。可喜的是美国CDC的近年数据显示：与20世纪70年代至80年代每年1 000 000例PID相比，近年发病率减少22%，每年PID大约780 000例。

一、输卵管卵巢炎、盆腔腹膜炎、盆腔结缔组织炎

在PID中以输卵管炎最常见，因此，在临床上有时将急性输卵管炎等同于PID，代表内生殖器的急性感染。由于解剖结构邻近的关系，输卵管炎、卵巢炎、盆腔腹膜炎，甚至结缔组织炎往往同时并存，相互影响。

1.发病机制

(1)病原体：PID的病原体可达20多种，主要有2个来源。

1)内源性病原体：99%的PID是由阴道或宫颈的菌群上行性感染引起，包括需氧菌和厌

氧菌，以两者混合感染多见。主要的需氧菌和兼性厌氧菌有溶血性链球菌、金黄色葡萄球菌、大肠埃希菌和厌氧菌。厌氧菌有脆弱类杆菌、消化球菌、消化链球菌。厌氧菌的感染容易引起盆腔脓肿。

2)外源性病原体：主要为性传播疾病的病原体，如淋病奈瑟菌、沙眼衣原体、支原体，前两者只感染柱状上皮及移行上皮，尤其衣原体感染常导致严重输卵管结构及功能破坏，并引起盆腔广泛粘连。在美国，40%～50%的PID是由淋病奈瑟菌引起，10%～40%的PID可分离出沙眼衣原体。在我国，淋病奈瑟菌或沙眼衣原体引起的PID明显增加，但目前缺乏大宗流行病学资料。性传播疾病可同时伴有需氧及厌氧菌感染，可能是淋病奈瑟菌或衣原体感染造成输卵管损伤后容易继发需氧菌和厌氧菌感染。其他病原体包括放线菌、结核杆菌、病毒(如巨细胞病毒、腮腺炎病毒)及寄生虫亦可引起盆腔炎性疾病。

(2)感染途径

1)沿生殖道黏膜上行蔓延：病原体经宫颈、子宫内膜、输卵管黏膜至卵巢及腹腔，是非妊娠期、非产褥期PID的主要感染途径。淋病奈瑟菌、衣原体及葡萄球菌常沿此途径扩散。

2)经淋巴系统蔓延：病原体经外阴、阴道、宫颈及宫体创面的淋巴管侵入盆腔结缔组织及生殖器其他部分，是产褥感染、流产后感染及IUD放置后感染的主要感染途径。链球菌、大肠埃希菌、厌氧菌多沿此途径蔓延。

3)经血循环传播：病原体先侵入人体的其他系统，再经血液循环感染生殖器，为结核菌感染的主要途径。

4)直接蔓延：腹腔其他脏器感染后，直接蔓延到内生殖器引起相应器官的感染，如阑尾炎可引起右侧输卵管炎。

2.病理

(1)急性输卵管炎、卵巢炎、输卵管卵巢脓肿：急性输卵管炎症因病原体传播途径不同而有不同的病变特点。炎症经子宫内膜向上蔓延时，先是输卵管内膜炎，输卵管黏膜血管扩张、淤血，黏膜肿胀，间质充血、水肿及大量中性多核白细胞浸润。黏膜血管极度充血时，可出现含大量红细胞的血性渗出液，称为出血性输卵管炎。炎症反应迅即蔓延至输卵管壁，最后至浆膜层。输卵管壁红肿、粗大，近伞端部分的直径可达数厘米。管腔内的炎性分泌物易经伞端外溢导致盆腔腹膜炎及卵巢周围炎。重者输卵管内膜上皮可有退行性变或成片脱落，引起输卵管管腔粘连闭塞或伞端闭塞，如有渗出物或脓液积聚，可形成输卵管积脓，肿大的输卵管可与卵巢紧密粘连而形成较大的包块，临床上称之为附件炎性包块。若病原体通过子宫颈的淋巴管播散至子宫颈旁的结缔组织，则首先侵及输卵管浆膜层再到达肌层，输卵管内膜受侵较轻或不受累。病变以输卵管间质为主，由于输卵管管壁增粗，可压迫管腔变窄，轻者管壁充血、肿胀，重者输卵管肿胀明显、弯曲，并有炎性渗出物，引起周围组织的粘连。

卵巢表面有白膜，很少单独发炎，卵巢多与输卵管伞端粘连，发生卵巢周围炎，也可形成卵巢脓肿，如脓肿壁与输卵管粘连穿通形成输卵管卵巢脓肿。

(2)急性盆腔腹膜炎：盆腔腹膜的受累程度与急性输卵管炎的严重程度及其渗出物多少有关。盆腔腹膜受累后，充血明显，并可渗出含有纤维蛋白的浆液，而形成盆腔脏器的粘连，渗出物积聚在粘连的间隙内，可形成多个小的脓肿，或积聚于子宫直肠陷凹内形成盆腔脓肿。

3.临床表现

可因炎症轻重及范围大小而有不同的临床表现。衣原体感染引起 PID 常无明显临床表现。炎症轻者无症状或症状轻微。常见症状为阴道分泌物增多、下腹痛、不规则阴道流血、发热等；下腹痛为持续性，活动或性交后加重。若病情严重可有寒战、高热、头痛、食欲缺乏。月经期发病可有经量增多、经期延长。若有腹膜炎，则出现消化系统症状如恶心、呕吐、腹胀、腹泻。若有脓肿形成，可有下腹包块及局部压迫刺激症状；若包块位于子宫前方可出现膀胱刺激症状如排尿困难、尿频，若引起膀胱肌炎，可出现尿痛等；若包块位于子宫后方可有直肠刺激症状；若在腹膜外可导致腹泻、里急后重和排便困难。若有输卵管炎的患者同时有右上腹部疼痛，应怀疑有肝周围炎存在。

PID 患者体征差异大，轻者无明显异常发现，或妇科检查仅发现宫颈举痛或宫体压痛或附件区压痛。严重病例呈急性病容，体温升高，心率增快，下腹有压痛、反跳痛及肌紧张，叩诊鼓音明显，肠鸣音减弱或消失。盆腔检查：阴道内可见脓性分泌物；宫颈充血、水肿，若见脓性分泌物从宫颈口流出，说明宫颈管黏膜或宫腔有急性炎症。穹窿触痛明显，须注意是否饱满；宫颈举痛；宫体稍大有压痛，活动受限；子宫两侧压痛明显，若为单纯输卵管炎，可触及增粗的输卵管，压痛明显；若为输卵管积脓或输卵管卵巢脓肿，可触及包块且压痛明显，不活动；宫旁结缔组织炎时，可扪及宫旁一侧或两侧片状增厚，宫旁两侧宫骶韧带高度水肿、增粗，压痛明显；若有盆腔脓肿形成且位置较低时，可扪及后穹窿或侧穹窿有肿块且有波动感，三合诊能协助进一步了解盆腔情况。

若有输卵管炎的症状及体征同时有右上腹部疼痛，考虑肝周围炎存在，即 Fitz-Hugh-Curtis 综合征。

4.实验室检查及辅助检查

外周血白细胞计数仅在 44%的患者中升高，非特异性；炎症标志物如 CRP 及血沉的敏感性为 74%～93%，特异性为 25%～90%。

阴道分泌物生理盐水涂片检查：每高倍视野中 3～4 个白细胞，对上生殖道感染高度敏感为 87%～91%，涂片中未见白细胞时，阴性预测值可达 94.5%。

阴道超声：特异性为 97%～100%，但敏感性较低，为 32%～85%，但若是超声无异常发现，并不能因此就排除盆腔炎性疾病的诊断。

5.诊断

根据病史、临床症状、体征及实验室检查可做出初步诊断。但由于 PID 的临床表现差异大，临床诊断准确性不高。

目前尚无单一的病史、体格检查或实验性检查对盆腔炎性疾病的诊断既高度敏感又特异。2006 年美国 CDC 制定的盆腔炎性疾病临床诊断标准如下。

(1)基本标准：宫体压痛、附件区压痛或宫颈触痛。

(2)附加标准：体温超过 38.3℃(口表)，宫颈或阴道异常黏液脓性分泌物，阴道分泌物生理盐水涂片见白细胞，实验室证实的宫颈淋病奈瑟菌或衣原体阳性，红细胞沉降率升高，C 反应蛋白升高。

(3)特异标准:子宫内膜活检证实子宫内膜炎,阴道超声或磁共振检查显示充满液体的增粗输卵管,伴或不伴有盆腔积液、输卵管卵巢肿块,腹腔镜检查发现盆腔炎性疾病征象。

基本标准为诊断PID所必需,附加诊断标准有利于提高PID诊断的特异性,特异标准基本可诊断PID,但除超声外,均为有创检查或费用较高,特异标准仅适用于一些有选择的病例。腹腔镜被认为是诊断PID的金标准,具体包括:①输卵管表面明显充血;②输卵管壁水肿;③输卵管伞端或浆膜面有脓性渗出物。腹腔镜诊断输卵管炎的准确率高,并能直接采取感染部位的分泌物行细菌培养,但仅针对抗生素治疗无效及需要进一步明确诊断的患者,所以临床应用有一定的局限性。

PID诊断明确后应进一步明确病原体。宫颈管分泌物及后穹窿穿刺液的涂片、培养及核酸扩增检测病原体,虽不及剖腹或腹腔镜直接采样行分泌物检测准确,但临床较实用。

6.鉴别诊断

需与急性阑尾炎、卵巢囊肿蒂扭转、异位妊娠、盆腔子宫内膜异位症等鉴别。

(1)急性阑尾炎:右侧急性输卵管卵巢炎易与急性阑尾炎混淆。一般而言,急性阑尾炎起病前常有胃肠道症状,如恶心、呕吐、腹泻等,腹痛多初发于脐周围,然后逐渐转移并固定于右下腹。检查时急性阑尾炎仅麦氏点压痛,左下腹不痛,体温及白细胞增高的程度不如急性输卵管卵巢炎。急性输卵管卵巢炎的腹痛则起于下腹左右两侧。右侧急性输卵管卵巢炎常在麦氏点以下压痛明显,妇科检查宫颈举痛,双附件均有触痛。偶有急性阑尾炎和右侧急性输卵管卵巢炎两者同时存在。若诊断不确定,应尽早剖腹探查。

(2)卵巢囊肿蒂扭转:卵巢囊肿蒂扭转可引起急性下腹痛伴恶心,甚至呕吐。扭转后囊腔内常有出血或伴感染,则可有发热,故易与输卵管卵巢炎混淆。仔细询问病史及进行妇科检查,并借助B超可明确诊断。

(3)异位妊娠或卵巢黄体囊肿破裂:异位妊娠或卵巢黄体囊肿破裂均可发生急性下腹痛并可能有低热,但异位妊娠常有停经史,有腹腔内出血,甚至出现休克,尿HCG阳性,而急性输卵管卵巢炎多无这些症状。卵巢黄体囊肿仅限于一侧,块物边界明显。

(4)盆腔子宫内膜异位症:患者在经期有剧烈下腹痛,多合并不孕病史,须与输卵管卵巢炎鉴别,妇科检查子宫可增大,盆腔有结节状包块,可通过B超及腹腔镜检查做出诊断。

7.治疗

治疗的目的首先是减轻急性期症状,减少远期并发症;而保留生育能力是盆腔炎性疾病治疗中的另一个重要目标。

治疗原则:选择广谱抗生素,联合抗厌氧菌药物治疗,根据药敏试验选择最有效的抗生素,疗程应持续14日。美国CDC推荐对于符合PID基本诊断标准的性活跃期妇女应立即开始经验性治疗,兼顾杀灭淋病奈瑟菌或沙眼衣原体,同时对性伴侣进行积极治疗。2006年美国CDC推荐的PID治疗方案如下。

(1)门诊治疗:若患者症状轻微,一般情况良好,能耐受口服抗生素,具备随访条件,可在门诊给予治疗。常用方案如下。

1)氧氟沙星400mg,口服,每日2次,或左氧氟沙星500mg,口服,每日1次,同时加甲硝唑

400mg，每日 2～3 次，连用 14 日。

2)头孢西丁钠 2g，单次肌内注射，同时口服丙磺舒，然后改为多西环素 100mg，每日 2 次，连用 14 日；或选用其他第三代头孢菌素如头孢曲松钠与多西环素、甲硝唑合用。

(2)住院治疗：若患者一般情况差，病情严重，伴有发热、恶心、呕吐或有盆腔腹膜炎；或输卵管卵巢脓肿；或门诊治疗无效；或不能耐受口服抗生素；或诊断不明确，均应住院给予抗生素为主的综合治疗。

1)支持治疗：卧床休息，半卧位有利于炎症局限，加强营养，补充液体，注意维持水电解质平衡。避免不必要的妇科检查以免引起炎症扩散。

2)抗生素治疗：建议静脉途径给药收效快，常用的配伍方案如下。

A.第二代头孢菌素或相当于第二代头孢菌素的药物，及第三代头孢菌素或相当于第三代头孢菌素的药物：如头孢西丁钠 1～2g，静脉注射，每 6 小时 1 次。头孢替坦二钠 1～2g，静脉注射，每 12 小时 1 次。其他可选用头孢呋辛钠、头孢唑肟、头孢曲松钠、头孢噻肟钠。第二代头孢菌素及第三代头孢菌素多用于革兰阴性杆菌及淋病奈瑟菌感染的治疗。若考虑有支原体或衣原体感染，应加用多西环素 100mg，12 小时 1 次口服，持续 10～14 日。对不能耐受多西环素者，可服用阿奇霉素，每次 500mg，每日 1 次，连用 3 日。对输卵管卵巢脓肿的患者，加用克林霉素或甲硝唑，可更有效对抗厌氧菌。

B.克林霉素与氨基糖苷类药物联合方案：克林霉素 900mg，每 8 小时 1 次，静脉滴注；庆大霉素先给予负荷量(2mg/kg)，然后给予维持量(1.5mg/kg)，每 8 小时 1 次，静脉滴注。临床症状、体征改善后继续静脉应用 24～48 小时，克林霉素改口服，每次 450mg，每日 4 次，连用 14 日；或多西环素 100mg，每日 2 次口服，连用 14 日。

C.喹诺酮类药物与甲硝唑联合方案：氧氟沙星 400mg，每 12 小时 1 次，或左氧氟沙星 500mg，静脉滴注，每日 1 次。甲硝唑 500mg，静脉滴注，每 8 小时 1 次。

D.青霉素与四环素类药物联合方案：氨苄西林-舒巴坦 3g，静脉注射，每 6 小时 1 次，加多西环素 100mg，每日 2 次口服，连用 14 日。

3)手术治疗：主要适用于抗生素治疗不满意的输卵管卵巢脓肿等有盆腔脓肿形成者。

4)中药治疗：主要为活血化瘀、清热解毒。

根据美国 CDC 推荐的治疗方案，临床治愈率达 90%。若治疗失败，则可能因为依从性差，误诊或盆腔包块形成，需要进一步检查。对合并炎性包块的患者，如抗生素治疗无效，应立即考虑手术治疗。对放置 IUD 的患者，抗生素治疗后建议将其取出。PID 患者在治疗期间应被告知禁止性生活，所有近 60 天内有性接触的性伴侣都应进行衣原体及淋病奈瑟菌的检查，并进行经验性治疗。门诊治疗的患者应于 48～72 小时复诊以评估疗效、患者的依从性。

二、子宫内膜炎

子宫内膜炎虽常与输卵管炎同时存在，但子宫内膜炎具有某些独特的临床特征。

1.病因

子宫内膜炎多与妊娠有关，如产褥感染及感染性流产；与宫腔手术有关如黏膜下肌瘤摘除、放置IUD及剖宫产中胎盘人工剥离等。子宫内膜炎特殊的高危因素包括近30天内阴道冲洗、近期IUD的放置等。病原体大多为寄生于阴道及宫颈的菌群，细菌突破宫颈的防御机制侵入子宫内膜而发生炎症。

若宫颈开放，引流通畅，可很快清除宫腔内的炎性分泌物。各种引起宫颈管狭窄的原因如绝经后宫颈萎缩、宫颈物理治疗、宫颈锥形切除等，可使炎症分泌物不能向外引流或引流不畅，而形成宫腔积脓。

2.临床表现

主要为轻度发热、下腹痛、白带增多，妇科检查子宫有轻微压痛。炎症若未及时治疗，则向深部蔓延而感染肌层，在其中形成小脓肿，可形成子宫肌炎、输卵管卵巢炎、盆腔腹膜炎等，甚至可导致败血症而有相应的临床表现。

3.诊断

子宫内膜炎的症状和体征比较轻微，容易被忽视。因此，有时可能需要行子宫内膜活检来协助诊断。子宫内膜活检是诊断子宫内膜炎的金标准，组织学的诊断标准为120倍的视野下子宫内膜间质中至少有一个浆细胞，以及400倍视野下浅表子宫内膜上皮中有5个或更多的白细胞。

4.治疗

子宫内膜炎的治疗同输卵管炎患者的门诊治疗方案，持续14天。2006年美国CDC推荐的治疗方案如下：氧氟沙星400mg，口服，每日2次，或左氧氟沙星500mg，口服，每日1次，连用14日；头孢曲松钠250mg，单次肌内注射，多西环素100mg，每日2次，连用14日。若患者有细菌性阴道病，加甲硝唑500mg，每日2次，连用14日。

若宫颈引流不畅，或宫腔积留炎性分泌物时，需在大剂量抗生素治疗的同时清除宫腔内残留物、分泌物或扩张宫颈使宫腔分泌物引流通畅。若怀疑有感染或坏死的子宫黏膜下肌瘤或息肉存在时，应摘除赘生物。

三、输卵管卵巢脓肿、盆腔脓肿

输卵管卵巢脓肿和盆腔脓肿是盆腔炎性疾病最严重的并发症。输卵管积脓、卵巢积脓、输卵管卵巢脓肿也属于盆腔脓肿，但各有特点，亦有相同之处。输卵管卵巢脓肿是输卵管、卵巢及其周围组织的化脓性包块。在需要住院治疗的PID患者中约1/3形成输卵管卵巢脓肿。盆腔脓肿多由急性盆腔结缔组织炎未及时治疗或治疗不彻底而化脓形成。这种脓肿可局限于子宫的一侧或双侧，脓液流入于盆腔深部，甚至可达直肠阴道隔中。

1.临床表现

患者多有高热及下腹痛，常以后者为主要症状。亦有部分患者发病迟缓，缓慢形成脓肿，症状不明显，甚至无发热。Landers等发现50%的输卵管卵巢脓肿患者有寒战及发热，常常伴有恶心，阴道分泌物增多，以及不规则阴道流血，但值得注意的是约35%的输卵管卵巢脓肿患者无发热。妇科检查可在子宫一侧或两侧扪及包块，或在子宫后方子宫直肠陷凹处触及包块，并向后穹窿膨隆，有波动感和触痛明显。此外，直肠受脓肿刺激可有排便困难、排便疼痛及便意频数等。常伴外周血白细胞计数升高。但Landers等发现，23%的患者白细胞计数正常。

脓肿可自发破裂引起严重的急性腹膜炎甚至脓毒血症、败血症以致死亡。偶见盆腔脓肿自发穿破阴道后穹窿或直肠，此时患者症状可迅速缓解。

2.诊断

典型的临床表现为盆腔疼痛、包块形成，以及发热、白细胞计数增多。

超声和CT是最常见的协助诊断输卵管卵巢脓肿的影像学检查手段。

超声作为一种简便、无创的辅助检查手段能有效辨认输卵管卵巢脓肿，超声的影像图为一侧或双侧附件结构消失，可见囊性或多房分隔的包块，其中无法辨认输卵管或卵巢，斑点状液体与积聚在腹腔及子宫直肠陷凹的脓液有关。

与超声(75%～82%)相比，CT具有更好的敏感性(78%～100%)，但价格相对昂贵。CT中可见增厚、不规则及回声增强的脓肿壁，多房，囊内液稠厚，同时可发现输卵管系膜增厚，肠壁增厚。

3.治疗

盆腔脓肿建议住院治疗，警惕脓肿破裂的症状。输卵管卵巢脓肿以往多行经腹全子宫及双附件切除术，近30年来随着广谱抗生素的发展，初步治疗从手术治疗转变为抗生素治疗。抗生素的选择强调针对感染的病原体，应能渗透入脓腔，且疗程更长。大多数研究提示保守性药物治疗的成功率约70%或更高，某些研究的结果为16%～95%。药物治疗的成功率被认为与脓肿的大小有关，Reed等在119例输卵管卵巢脓肿的研究中发现脓肿直径大于10cm者60%以上需要进一步手术治疗，而脓肿直径4～6cm者，小于20%需要手术治疗。文献报道，老年输卵管卵巢脓肿患者对抗生素的敏感性差。

是否需要手术治疗除了需要评估抗生素的治疗效果外，还取决于临床症状和是否有脓肿破裂。约25%的输卵管卵巢脓肿经药物保守治疗失败将采取手术治疗。手术治疗仅限于脓肿破裂者或抗生素治疗不敏感者，可行手术切除脓肿或脓肿切开引流，原则上以切除病灶为主。手术指征如下。

(1)药物治疗无效：盆腔脓肿或输卵管卵巢脓肿经药物治疗48～72小时，体温持续不降，中毒症状加重或包块增大，白细胞计数持续升高者，应及时手术。

(2)脓肿持续存在：经药物治疗病情有好转，继续控制炎症数日(2～3周)，包块未消失，但已局限，应手术切除。

(3)脓肿破裂：突然腹痛剧烈，寒战、高热、恶心、呕吐、腹胀，腹部拒按或有中毒性休克表现，考虑脓肿破裂应立即剖腹探查。

多数学者认为对于抗生素治疗48～72小时无效者应积极手术切除脓肿，手术中注意操作轻柔，避免损伤肠管或脓液溢入腹腔内。因输卵管卵巢脓肿常发生于年轻妇女，应努力保留生育功能，可行输卵管卵巢脓肿造口术；为防止复发，可行一侧附件切除术联合有效抗生素治疗，尽可能保留卵巢功能；对于无生育要求的年龄较大患者，应行全子宫及双附件切除术减少复发。

随着影像学检查技术的进步及引流技术的提高，盆腔脓肿的手术治疗发生了很大的改变。对复杂的盆腔脓肿可采取腹腔镜下脓肿抽吸引流，减少脓肿切除导致的周围组织的损伤。对位置已达盆底的脓肿常采用阴道后穹窿切开引流，可自阴道后穹窿穿刺，如能顺利吸出大量脓液则在局部切开排脓后插入引流管，如脓液明显减少可在3日后取出引流管。此种方法对盆腔结缔组织炎所致的脓肿，尤其是子宫切除术后所形成的脓肿效果好。一旦脓液全部引流，患者即可达到治愈。但如形成腹腔脓肿，即使引流也只能暂时缓解症状，常需进一步剖腹探查切除脓肿。据报道，在积极抗生素和手术治疗后因为盆腔脓肿破裂引起的病死率为5%～10%。

目前对于穿刺引流后的不孕和异位妊娠发生率尚难以定论。有资料表明若脓肿未破裂，药物治疗联合24小时内腹腔镜下脓肿引流，日后妊娠率为32%～63%，明显较脓肿行单纯药物治疗(4%～15%)或脓肿破裂后行保守性手术者(25%)增加，因此，腹腔镜下脓肿引流术术后恢复快，且住院时间缩短，可减少日后不孕的发生。

四、盆腔炎性疾病后遗症

约1/4的盆腔炎性疾病会发生一系列后遗症，即盆腔炎性疾病后遗症。主要因为组织的结构破坏、广泛粘连、增生及瘢痕形成，导致输卵管阻塞、积水、输卵管卵巢囊肿，盆腔结缔组织增生导致主韧带、宫骶韧带增生、变厚，子宫固定，从而引起不孕、异位妊娠、慢性盆腔疼痛及盆腔炎性疾病的反复发作。有PID病史的患者日后异位妊娠的风险增加6～10倍，不孕的发生率为6%～60%不等，慢性盆腔痛的风险增加4倍。根据后遗症的不同选择不同的治疗方案。不孕患者则需辅助生育技术协助生育。但对慢性盆腔痛则无有效的治疗方法。对输卵管积水者可行手术治疗。

五、预防措施

国外关于PID的高危因素包括：患有性传播性疾病、年轻(15～24岁)、既往PID病史、多个性伴侣、细菌性阴道病、宫腔手术史、月经期性生活、IUD、阴道冲洗、吸烟及吸毒史等。因此，相关预防措施包括宣传安全的性行为、适当的避孕方法，以及卫生保健措施如月经期避免性生活。积极治疗下生殖道感染如细菌性阴道病。常规衣原体筛查有助于明显减少PID的发生。淋病奈瑟菌和衣原体感染的患者和阴道毛滴虫感染患者应同时行性传播性疾病的检查。但老年患者并不一定存在同盆腔炎性疾病的高危因素，多与生殖道恶性肿瘤、糖尿病及伴随的消化道疾病如阑尾炎有关。

临床特殊情况的思考和建议：

1.Fitz-Hugh-Curtis综合征

即急性输卵管卵巢炎伴发肝周围炎，发生率为1%～30%，在不孕患者中多见，在衣原体及淋球菌感染相关的盆腔炎性疾病中比较常见。临床表现为右上腹或右下胸部痛，颇似胆囊炎或右侧胸膜炎的症状。其病理特点是在腹腔镜或剖腹探查直视下可见到肝脏包膜有纤维素样斑，横隔浆膜面有小出血点，而最典型的表现是在肝脏表面和横隔间见琴弦状粘连带。当盆腔炎性疾病患者出现右上腹部疼痛，CT提示肝包膜形成时应考虑肝周围炎。

2.开腹或腹腔镜下切除盆腔脓肿的比较

约25%的盆腔脓肿患者抗生素治疗失败仍需采取手术治疗。因盆腔组织充血、水肿，互相粘连，手术中易导致周围组织损伤，尤其是肠管、膀胱的损伤，既往多主张开腹行脓肿切除更安全。但近年来随着腹腔镜的广泛应用和操作技能的提高，腹腔镜下盆腔脓肿切除术逐渐增多，与开腹手术相比，众多的资料表明 2 组手术时间、手术并发症、手术风险、安全性类似，但腹腔镜组切口愈合不良明显减少，术后体温恢复快，康复快，住院时间短。且 PID 多发生于年轻患者，腹腔镜手术对日后的生育能力影响小。因此，手术可根据病变情况及医生的经验选择经腹手术或腹腔镜手术。首选腹腔镜下脓肿切除术，但相关人员必须具备娴熟的腹腔镜操作技术。

3.行盆腔脓肿穿刺引流或切除的思考

多数学者认为对于抗生素治疗无效的盆腔脓肿主张行脓肿切除术，尽可能去除病灶，减少脓肿复发。但因此，手术风险将明显增加。随着更多有效抗生素的诞生，影像学技术的进步，以及穿刺、引流技术的提高，盆腔脓肿的手术治疗方式发生了很大的改变，药物治疗联合超声或 CT 引导下脓肿穿刺、引流，以及腹腔镜下脓肿引流应用逐渐增加，治愈率达 85%以上，而并发症明显减少。但选择脓肿穿刺、引流或切除术，仍应根据脓肿位置、波动感、大小，结合药物治疗的敏感性采取最合适的手术方式，原则以切除病灶为主。术中谨慎分离，轻柔操作。手术时可能肠管损伤等严重并发症时并非一定需切除输卵管或卵巢。

第四节 生殖器官结核

结核病是由结核分枝杆菌引起的慢性传染病，严重危害人民健康。全世界约 1/3 人口感染结核菌，每年约 900 万人口患结核，发展中国家更常见。我国属世界上 22 个结核病高流行国家之一，全国约有 3 亿以上人口受到结核杆菌感染的威胁。由于流动人口的增加、HIV 感染耐药性结核增多，使结核病的治疗遇到了巨大的挑战。女性生殖器官结核(FGTB，FGT)是全身结核的一种表现，常继发于肺结核、肠结核、腹膜结核等，约 10%的肺结核伴有生殖器结核。生殖器结核的发病率在过去 10 年成倍增加，占肺外结核的 11.9%，占盆腔炎性疾病的 37%，占所有结核病患者 1.32%，占所有妇产科疾病的 0.45%，占不孕症患者的 4.2%～15%。80%～90%的患者为 20～40 岁生育年龄妇女。有报道显示，发病年龄有后延趋势。

一、发病机制

(一)病原菌

结核杆菌属放线菌目分枝杆菌科分枝杆菌属。因涂片染色具有抗酸性，故称抗酸杆菌。对人类有致病力的结核杆菌有人型及牛型 2 种；其中以人型结核杆菌为主要致病菌。人型结核杆菌首先感染肺部，牛型结核杆菌首先感染消化道，然后再传播至其他器官。由于对食用牛的严格检疫，目前人类的牛型结核杆菌感染已极少见。但近年来非结核性杆菌感染引起的结核样病变有增加趋势。

机体初次遭结核菌感染后，随即产生 2 种形式的免疫反应，即细胞介导免疫反应和迟发超敏反应。结核菌的致病性、病变范围及发病时间常取决于人体免疫状态，尤其是过敏性与免疫力两者间的平衡。免疫力强，结核菌可被吞噬清除，免于发病或病变趋于局限。

结核菌亦可长期潜伏于巨噬细胞内，待日后复苏时播散致病。若免疫力不足或入侵菌量大、毒力强，又因迟发超敏反应，则导致结核发病或病变扩散。目前多认为再次感染的结核菌几乎全部为初次感染灶内细胞经内源性播散所引起。

绝大多数生殖器结核属继发性感染，主要来源于肺或腹膜结核。据文献报道，生殖器结核合并肺部或胸膜结核者占20%～50%不等。部分患者发病时虽未见肺部或其他器官的结核病灶，但不排除原发结核病灶已消失的可能。是否有原发性生殖器结核尚有争论。

(二)传播途径

生殖器结核的主要传播途径有：

1.血行传播

是主要的传播途径。结核菌首先侵入呼吸道，在肺部、胸膜或淋巴结等处形成病灶，随后在短期内进入血液循环，传播至体内其他器官。青春期正值生殖器官发育，血供丰富，结核杆菌多经血行传播累及内生殖器。但各个器官受感染的机会不等，这与器官的组织构造是否有利于结核杆菌的潜伏有关。输卵管黏膜的构造有利于结核杆菌潜伏，结核杆菌可在局部隐伏1～10年甚至更长，一旦机体免疫力低下，即可重新激活而发病。输卵管结核多为双侧性，双侧输卵管可能同时或先后受到感染。

2.直接蔓延

结核性腹膜炎、肠道或肠系膜淋巴结结核的干酪样病灶破裂或与内生殖器官广泛粘连时，结核病变可直接蔓延至生殖器官面。输卵管结核与腹膜结核亦可通过直接蔓延而相互感染。生殖器结核患者中约50%合并腹膜结核。

3.淋巴传播

肠结核可能通过淋巴管逆行传播而感染内生殖器官，但较少见。

二、病理

女性生殖器结核大多数首先感染输卵管，然后逐渐蔓延至子宫内膜、卵巢、宫颈等处。

(一)输卵管结核

最多见。女性生殖器结核中输卵管受累者占90%～100%。病变多为双侧性，两侧的严重程度不一定相同。血行播散者，首先累及输卵管内膜，黏膜充血肿胀，黏膜皱襞有肉芽肿反应及干酪样坏死，在镜下可见到典型的结核结节。直接蔓延者先侵犯输卵管浆膜，在浆膜面散布灰白色粟粒状样小结节。随病情发展，可表现为2种类型。

1.增生粘连型

较常见。输卵管增粗、僵直，伞端肿大、外翻，状如烟斗嘴，管腔狭窄或阻塞，黏膜及肌壁见干酪样结节样病变，浆膜表面散布多量黄白色粟粒样结节。病程迁延的慢性患者可能发生钙化。输卵管、卵巢、盆腔腹膜、肠曲及网膜等可有广泛紧密粘连，期间可有渗液积聚，形成包裹性积液。严重者可并发肠梗阻。

2.渗出型

输卵管显著肿胀，黏膜破坏明显，伞端粘连闭锁，管壁有干酪样坏死，管腔内充满干酪样物质及渗出液，形成输卵管积脓，或波及卵巢形成输卵管卵巢脓肿。此时容易合并化脓性细菌感染。急性期输卵管浆膜面及盆腔腹膜散布粟粒结节，可有草黄色腹腔积液。

（二）子宫结核

约占女性生殖器结核的 50%～60%。多由输卵管结核蔓延而来。主要侵犯子宫内膜，常累积内膜基底层。因此，即使部分结核病灶随着子宫内膜周期性脱落而排出，增生的功能层内膜仍会再度感染，致使病程迁延。

病程早期内膜充血水肿，仅散在少量肉眼肿性结节。随着病情进展，可出现干酪样坏死及表浅溃疡，进而大部分内膜层遭破坏，甚至侵及肌层。子宫腔内大量瘢痕形成，致使宫腔粘连、变形、挛缩。子宫内膜结核结节周围的腺体对性激素的反应不良，表现为持续性增生期或分泌不足状态。

（三）卵巢结核

卵巢表面感染率较低，在女性生殖器结核中占 20%～30%。一旦感染，常双侧受累。可表现为 2 种类型。

1.卵巢周围炎

由输卵管结核蔓延而来，卵巢表面或皮质区有结核性肉芽肿，可见干酪样坏死。

2.卵巢炎

通常经血行感染。在卵巢深部间质中形成结核结节或干酪样脓肿。但少见。

（四）宫颈结核

较少见，占 5%～15%。大多数由子宫内膜结核直接蔓延，可表现为不规则的表浅溃疡，其边界清晰，基底呈灰黄色，高低不平，触之出血。亦有呈乳头状或结节状增生，状如菜花。

（五）外阴、阴道结核

少见，仅占 1%～2%。由子宫及宫颈结核向下蔓延或由血行感染。病灶表现为单个或多个浅表溃疡，经久不愈，可能形成窦道，偶尔可见灰白色肉芽肿或灰黄色结节。

三、临床表现

生殖器结核的临床表现同急性 PID 后遗症，依病情轻重而异。

（一）症状

1.不孕

生殖器结核患者基本上均有原发或继发性不孕，尤其以原发不孕多见。李玉艳等的研究结果显示，在 1 878 例原发性不孕症患者中发现 FGT 350 例(18.64%)，在继发不孕症患者 1 422 例中发现 FGT 122 例(8.58%)，总体生殖器结核性不孕的患病率为 14.3%。以不孕为唯一症状者占生殖器结核患者的 40%～50%。不孕主要由于输卵管黏膜遭结核破坏，伞端或管腔粘连闭锁；或纤毛受损、管壁僵硬，周围粘连致蠕动输送功能障碍。子宫内膜受累，也是导致不孕的原因。

2.月经异常

与病情严重程度及病程长短有关。早期因子宫内膜炎症充血及溃疡形成而有经量增多、经期延长或不规则子宫出血。随着内膜破坏逐渐加剧，渐次表现为经量减少，乃至闭经。据国内早期报道，闭经者占 29.9%，然而国外报道及近年所见，则以经量增多、经期延长等早期症状多见，约占 40%。

3.下腹疼痛

由于盆腔炎症和粘连，约35%的患者有轻中度的下腹坠痛，经期腹痛加重，甚至可有较重的痛经。

4.全身症状

结核病变活跃者，可有发热、盗汗、乏力、食欲缺乏、体重减轻等症状。发热多表现为午后低热，部分患者可有经期发热。

5.其他症状

宫颈或阴道结核患者可有白带增多、血性白带或接触性出血等症状。外阴结核者则可因溃疡而伴有阴部疼痛。

(二)体征

由于病变轻重程度及受累范围不同，体征差异颇大。约50%的患者可无异常发现。伴有腹膜结核存在时，腹部有压痛、柔韧感或腹腔积液征。形成包裹性积液时，可扪及不活动包块，包块多与肠管粘连，可有轻度触痛。若发育期即遭结核感染，则子宫小于正常大小。随病情进展，可在附件区扪及呈索条状增粗的输卵管或大小不等、质地不均的肿块，与子宫粘连甚紧，固定而有触痛，其周围组织增厚，甚至质硬如板状。

四、辅助检查

(一)病理组织学诊断

1.诊断性刮宫、子宫内膜病理检查是诊断子宫内膜结核可靠而常用的方法，有重要的诊断价值。在月经期前1～3天进行诊断性刮宫，注意刮取子宫两侧角部的内膜，将部分组织送结核杆菌培养并做动物接种，其余部分可进行病理组织学检查。但阴性结果亦不能排除结核可能，必要时可重复刮宫2～3次。闭经时间长、内膜大部分破坏者可能刮不出内膜。为预防刮宫导致结核病变扩散，应在手术前后每日肌内注射链霉素0.75g各3天。

2.宫颈、外阴及阴道结核均通过活检组织病理检查确诊。

(二)影像学诊断

1.B超检查

发现腹腔积液、包裹性积液、腹膜增厚、附件包块或子宫内膜受累等征象时，应警惕生殖器结核的可能。

2.X线检查

(1)子宫输卵管碘油造影：有助于内生殖器结核的诊断，实用价值较大。造影显示内生殖器结核较典型的征象：子宫腔呈不同程度的狭窄或变形，边缘不规则呈锯齿状；输卵管腔内有多处狭窄呈串珠状或管腔细小、僵直，远端阻塞；造影剂进入子宫壁间质或宫旁淋巴管、血管；卵巢钙化，呈环状钙化影或盆腔散在多个钙化阴影。

碘油造影检查前后肌内注射链霉素数日，防止病变扩散。有发热或附件炎性包块者不宜行子宫输卵管碘油造影检查。

(2)盆腔X线平片：发现多个散在的钙化阴影，即提示盆腔结核可能。但阴性不能排除结核。

(3)胸部X线片:必要时行消化道或泌尿道造影检查。

3.CT、MRI

有一定的参考价值,但无特异性。

(三)腹腔镜和宫腔镜检查

对于根据病史和体格检查高度怀疑结核性不孕但细菌学或病理学检查阴性者,可考虑行腹腔镜检查,这对经常规方法诊断困难、非活动期结核患者尤为适用。腹腔镜用于诊断盆腔疾患直观而又准确。对于除不孕外无其他明显症状、体征的早期结核病变,其诊断价值高于内膜活检。但腹腔镜检查属于有创伤性检查,有一定的风险性,特别是盆腔、腹腔广泛粘连时更有损伤脏器之虞。故应严格掌握指征,并由有经验的医师操作。宫腔镜检查已成为多数医院诊断结核性不孕的常规手段之一,可评价宫腔和内膜情况并进行定点活检,其诊断效能较盲目诊断性刮宫大为提高。采用低压膨宫技术一般不会导致结核播散。

(四)实验室检查

1.结核菌素试验

结核菌素试验阳性表明曾经有过结核感染,其诊断意义不大。若为强阳性,则提示有活动性病灶存在,但不表明病灶部位。阴性结果亦不能排除结核病。

2.血清学诊断

活动性结核病患者血清抗体水平明显升高,其升高的程度与病变活动程度成正比,且随病情好转而恢复。特异性强的DNA探针技术与灵敏性高的聚合酶链反应(PCR)技术结合,形成诊断结核病的新途径。但开发敏感性与特异性俱佳的方法仍旧是个棘手问题。

3.结核菌培养与动物接种

可用月经血或刮宫所获的子宫内膜进行结核菌培养或动物接种。但阳性率不高,耗时长,临床很少采用。

4.其他

白细胞计数一般不高,分类计数中淋巴细胞增多。结核活动期血沉可增快,但血沉正常亦不能除外结核。

五、诊断

重症患者有典型症状、体征,诊断一般无困难。但生殖器官结核大多为慢性炎症,缺乏典型的结核中毒症状,腹胀、腹腔积液、盆腔包块易被误诊为卵巢肿瘤、子宫内膜异位症或盆腔炎性疾病,又因临床上相对不多见,认识不足,警惕性不够,因此,早期诊断很困难,误诊率可达85%。应注意详细询问病史,拓宽诊断思路。若患者对抗生素治疗无效时应怀疑生殖器结核可能。原发不孕患者伴有月经改变,如经量增多、经期延长或月经稀少甚至闭经;盆腔炎久治不愈;未婚女青年有低热、盗汗、盆腔炎或腹腔积液,皆应高度怀疑生殖器结核。既往曾患有肺结核、胸膜结核、肠结核或有结核接触史者应警惕。根据可能的病史、体征,进一步借助子宫内膜病检及子宫输卵管造影等辅助检查可明确诊断。经血和内膜组织的结核杆菌培养是诊断的“金标准”,但技术要求高、阳性率低、需时也较长。

六、鉴别诊断

临床上常需与生殖器结核鉴别的病变有以下几种。

(一)盆腔炎性疾病后遗症

既往多有急性 PID 病史,有宫腔手术史或流产史,月经量减少和闭经少见。诊断性刮宫、子宫输卵管碘油造影及腹腔镜检查有助于明确诊断。

(二)子宫内膜异位症

两者亦有很多相似之处。但子宫内膜异位症患者痛经更明显,妇科检查可在子宫后壁或骶韧带处扪及有触痛的小结节,输卵管大多通畅。

(三)卵巢肿瘤

结核性包裹性积液应与卵巢囊性肿瘤鉴别。卵巢囊性肿瘤大多表面光滑、活动,再结合病程、临床表现、B 超特征等予以鉴别。卵巢恶性肿瘤伴盆、腹腔转移时,患者可有发热、消瘦,检查可发现与子宫粘连的不规则肿块,可有乳头状或结节样突起,伴腹腔积液。血清 CA125 值明显升高。此时与严重内生殖器结核或合并腹膜结核者常难以区分。诊断困难时,应及早剖腹探查,以免延误治疗。

(四)宫颈癌

宫颈结核可有乳头状增生或溃疡,出血明显,肉眼观察与宫颈癌不易区分。通过宫颈活检即可明确诊断。

七、治疗

生殖器结核一经明确诊断,不论病情轻重均应积极治疗,由于分枝杆菌的特性,对结核病的治疗应坚持长期用药。

(一)一般治疗

适当休息,加强营养,增强机体抵抗力,提高免疫功能有利于恢复。急性期有发热或重症患者需卧床休息住院治疗。

(二)预防性治疗

结核菌素试验阳性而无临床症状阶段应给予预防性治疗,可防止具有明显临床症状的活动性病例出现,又可阻止细菌的传播。可选择异烟肼每日 300mg 和维生素 B_6 每日 50mg 同服,持续服用 3～6 个月。已证实异烟肼预防活动性结核的有效率为 60%～90%,甚至高达 98%。

(三)活动性结核的治疗

抗结核药物对绝大多数生殖器结核有效,是最重要的首选治疗。抗结核药疗效好、不良反应少的药物有异烟肼、利福平、乙胺丁醇、吡嗪酰胺及链霉素等,多作为初治的首选药物,称为一线药。对氨基水杨酸钠、乙硫异烟肼、丙硫异烟肼和卡那霉素等为二线药物。异烟肼联合利福平可治愈 85%的结核患者,但对耐多药结核病无效。近年研究表明,氟喹诺酮类药物具有抗分枝杆菌活性,疗效良好。某些品种(如环丙沙星、司帕沙星、氧氟沙星和左氧氟沙星))被作为二线抗结核药物,在治疗耐多药结核病以及对耐受一线抗结核药物的患者使用中发挥着重要作用。

1.常用抗结核药

(1)异烟肼(H):对结核杆菌有选择性抗菌作用,对生长旺盛的结核菌有杀灭作用,能杀灭细胞内外的结核菌，但对静止期结核菌仅有抑制作用。其用量较小，疗效较好，毒性相对较低。口服吸收快而完全，生物利用度为90%，服药后1～2小时血药浓度达峰值。通常每日300mg一次顿服，需要时可肌内注射或静脉注射。不良反应可有周围神经炎、肝损害等，多在大量或长期应用时发生。加服维生素 B_6 30mg/d可预防神经炎。用药时注意监测肝功能。

(2)利福平(R)：利福霉素的半合成衍生物，是对结核菌有明显杀菌作用的全效杀菌药。对增生期结核菌作用最强，浓度较高时对静止期结核菌亦有杀菌作用。能渗入细胞内，对吞噬细胞内的结核菌亦有杀灭作用。口服吸收迅速而完全，生物利用度90%～95%。每日0.45～0.60g空腹顿服。不良反应轻，可有胃肠道症状、药疹热、皮疹等，少数有肝损害、粒细胞和血小板减少等。

(3)乙胺丁醇(E)：对增生期结核菌有较强的抑制作用。口服吸收约80%，常用剂量15～25mg/(kg·d)，一次顿服。不良反应较少，大剂量长时间用药偶可见视神经炎，用15mg/(kg·d)则很少发生。

(4)吡嗪酰胺(Z)：对细胞内结核杆菌有杀灭作用，在酸性环境中杀菌作用更强。

口服易吸收，每日剂量0.75～1.50g。不良反应少，可有高尿酸血症及肝毒性。

(5)链霉素(S)：对细胞外结核菌的杀灭作用大于对细胞内菌群的作用。其抗结核菌作用弱于异烟肼和利福平，口服不吸收，剂量0.75g肌内注射，疗程以2～3个月为宜，主要不良反应为听觉器官及前庭功能损害，偶见肾脏损害。

2.氟喹诺酮类药物

氧氟沙星、左氧氟沙星、环丙沙星等为常用药物。该类药物主要通过抑制结核菌的DNA旋转酶(拓扑异构酶Ⅱ)A亚单位，从而抑制细菌DNA的复制和转录，达到抗菌目的。氟喹诺酮类药物对细胞内外的结核菌均有杀灭作用，且有在巨噬细胞内聚积的趋势。与其他抗结核药多呈协同或相加作用。氧氟沙星用量300～800mg/d，口服吸收迅速，生物利用度高，不良反应少。

3.其他新型抗结核药

如利福霉素类药物中的利福喷汀、克拉霉素、阿奇霉素、罗红霉素，以及近年开发的5-硝基咪唑衍生物等均具有肯定的抗结核作用。

抗结核治疗应严格遵照“早期、联合、适量、规律、全程”的原则，制定合理的化疗方案。20世纪70年代以来，短疗程方案日益盛行，其用药时间短，剂量减少，患者经济负担减轻，疗效好。大多以异烟肼、利福平和吡嗪酰胺为基础，在开始2个月内可加用链霉素或乙胺丁醇，进行6～9个月的短程化疗。

活动性结核病常用治疗方案有：

(1)2SHRZ/4HRE，WHO提出的短程化疗方案即每天用链霉素(S)、异烟肼(H)、利福平(R)、吡嗪酰胺(Z)2个月，以后用异烟肼(H)、利福平(R)、乙胺丁醇(E)4个月。在此基础上改良的服药方法有多种。

(2)2HRSZ/6H3R3E3，即每日用HRSZ 2个月后再改为HRE，每周3次，用6个月。

(3)2SHR/2S2H2R2/5S2H2，每天用药SHR 2个月，每周用SHR 2次2个月，每周用SH

2次5个月。

(4)2SHRZ/4～6TH，每天给SHRZ治疗2个月，以后4～6个月给硫胺脲(T)和异烟肼。

(5)2SHRE/4H3R3，每天SHRE口服，连续应用2个月，然后每周3次给予HR，连续应用4个月。

(四)手术治疗

由于药物治疗可获得满意疗效，大多数生殖器结核患者不需手术治疗。手术治疗主要适用于输卵管卵巢炎经药物治疗无效或治疗后又反复发作者；多种药物耐药；瘘管形成，药物治疗未能愈合；怀疑有生殖道肿瘤并存。

手术范围依据患者的年龄及病灶范围而定。为求彻底治疗，一般以双附件及全子宫切除为宜，年轻患者应尽量保留卵巢功能。术前做好肠道准备，术时注意解剖关系，细心分离粘连，避免损伤邻近脏器。为了避免手术导致感染扩散，减少炎症反应所致手术操作困难，术前应给予抗结核药物1～2个月，术后视结核活动情况及手术是否彻底而决定是否继续抗结核治疗。若盆腔病灶已全部切除，又无其他器官结核并存，则术后再予抗结核药物治疗1～2个月即可。有生育要求的宫腔粘连患者可行宫腔镜下宫腔粘连松解术。

八、预防

生殖器结核多为继发性感染，原发病灶以肺结核为主，因此，积极防治肺结核，对预防生殖器结核有重要意义。加强防痨宣传，新生儿接种卡介苗，3个月以后的婴儿直至青春期少女结核菌素阴性者应行卡介苗接种。结核活动期应避免妊娠。此外，生殖器结核患者其阴道分泌物及月经血内可能有结核菌存在，应加强隔离，避免传染。

九、生殖器官结核的早期诊断和临床特殊情况的思考和建议

(一)生殖器官结核的早期诊断

因生殖器官结核多发生于年轻女性，疾病的迁延不愈导致输卵管结构和子宫内膜组织破坏严重，严重影响日后的生育功能。因此，如何提高该病的早期诊断尤为重要。生殖器官结核发病部位90%～100%在输卵管，多为双侧性，一般始发于输卵管壶腹部，逐渐向近端扩散，约50%累及子宫内膜。病程早期，局限于输卵管的结核多为粟粒状结节，病灶主要在输卵管的表面，由于期别早，结核杆菌的数量相对较少、耐药菌株少等，此时得以早期诊断并及时治疗，治疗效果是最理想的。仍强调仔细询问病史，对既往有结核病史或有接触史者应警惕，对原发不孕患者伴有月经改变，如经量增多、经期延长逐渐月经稀少甚至闭经；盆腔炎久治不愈；未婚女青年有低热、盗汗、盆腔炎或腹腔积液，皆应高度怀疑生殖器结核。传统的病原学诊断阳性率低，临床意义不大。随着分子生物学的发展，将特异性强的DNA探针和灵敏度高PCR技术相结合，有利于早期诊断生殖器官结核。对不孕患者尽早进行子宫输卵管碘油有助于协助早期诊断。及时进行腹腔镜检查有助于疾病的早期诊断和及时治疗。采取月经血进行PCR检测因其无创、方便，有望成为未来结核杆菌检测的重要方法。

(二)耐药结核病及其治疗

目前抗结核药物治疗的难点是迅速出现的耐药，尤为多重耐药性问题。结核病治疗不当或治疗管理不当是多重耐药的关键。耐多药结核病(MDR-TB)是指对2种或更多的一线抗结

核药耐药；泛耐药结核病（XDR-TB）是指在耐多药结核病的基础上，同时对氟喹诺酮类药物中的其中1种和对3种二线注射药物（硫酸卷曲霉素、卡那霉素和阿米卡星）中至少1种具有耐药的结核病。由于耐多药结核的出现，美国CDC推荐初始治疗应同时应用5种药物，直至结核杆菌培养结果明确后将抗结核药减少至2～3种。对于MDR-TB者应给予5种药物抗结核治疗。

（三）生殖器结核与不孕

生殖器官结核可导致生殖道解剖学的异常、胚胎着床障碍和卵巢功能的异常而严重影响生育能力，绝大多数患者均并发不孕。对导致不孕的患者除了抗结核的药物治疗、手术治疗外，必要时需助孕治疗。但因双侧输卵管的结构及功能往往严重受损，人工授精不能提高妊娠率，IVF-ET虽能提高受孕能力，但明显低于非生殖器结核合并不孕者。生殖器结核患者能否恢复生育能力，取决于治疗是否及时彻底。病变轻微者，经积极治疗可能恢复生育能力，但由于早期诊断不易，正常妊娠机会少。有学者综合7 000余例患者的妊娠，获正常宫内妊娠者仅31例，占0.44%，其余为输卵管妊娠125例，流产67例。张丹等研究表明，早期生殖器结核中妊娠率为42.11%（16/38），中晚期结核患者妊娠率仅6.19%，流产率高达39.29%。因此，须强调结核的早期诊断和严格遵照“早期、联合、适量、规律、全程”的原则。

第五节　盆腔淤血综合征

盆腔淤血综合征（PCS）是一类由盆腔静脉回流受阻引起的以慢性下腹痛、坠胀感及腰骶痛为主诉的妇科疾病。该病最早在1949年由Taylor首先总结105例患者的临床表现及手术所见，以“盆腔血管的淤血和充血”为题，对盆腔淤血综合征的病因学、病理学、病理生理、临床表现及预防、治疗等方面给予系统全面的阐述，所以又将本病称为Taylor综合征。但该病提出后并未立刻得到一致认可，不少学者把盆腔淤血综合征的临床表现归因于炎症、子宫骶韧带的痉挛状态、盆腔组织的痛觉过敏及盆腔血管功能障碍等，应用过各种诊断名称。直到1958年以后随着盆腔静脉造影的应用，直观地显示出患者盆腔静脉充盈、扩张及血流明显减慢的特征，才使盆腔淤血综合征这一疾病得到认可。

现已公认为盆腔淤血综合征为引起女性慢性盆腔痛的最重要的原因之一。

一、流行病学

本病好发于生育年龄妇女，尤其是生育过的妇女，最常见于25～40岁妇女，未生育过的妇女有报道本病的，而绝经后妇女则罕见本病。曾报道本病发生与输卵管绝育术相关，有资料显示60例盆腔淤血综合征患者中58例接受过输卵管绝育术，认为绝育术改变了盆腔静脉血流分布，造成了本病的发生。但由于现有关于输卵管绝育术的研究并未比较患者在术前、术后盆腔静脉血流的变化，故不能肯定其患盆腔淤血综合征与手术直接相关。有关本病的确切发生率并无权威统计，国内曾报道2000年1月至2007年11月在浙江大学医学院附属妇产科医院行腹腔镜手术的住院病例约 39 882 例,其中排除生理性血管扩张(如妊娠、引产)诊断为盆腔淤血综合征共 26 例(0.065%)。而从本病的诊治情况看,多数患者选择在门诊接受药物治疗,住院比例本来就低,故该数值不能代表盆腔淤血综合征真正的发病率。国外也未见有关盆腔淤血综合征的发病率报道,只能从与它密切相关的慢性盆腔痛的发病率间接了解:英国有报道表明慢性盆腔痛是行诊断性腹腔镜检查的第一病因,而妇科门诊就诊的患者中 10%为慢性盆腔痛患者,由于慢性盆腔痛中约 60%为盆腔淤血综合征引起,故而可间接推断盆腔淤血综合征的就诊率。而推测盆腔淤血综合征的发病率是远远高于其就诊率的,这一方面与本病缺乏特异性的临床表现,患者的认知程度不够有关;另一方面还与本病缺乏简便易行的诊断方法,以及医务人员对本病的重视程度不够有关。

二、病理生理

盆腔淤血综合征的病因目前尚不明确。和男性相比,女性盆腔循环在解剖学、循环动力学和力学方面有很大的不同。任何使盆腔静脉血流出盆腔不畅或受阻的因素,均可致盆腔静脉淤血。它可能与盆腔静脉机械性扩张造成血流淤滞有关,也可能与卵巢分泌激素失调有关,目前更公认的是机械因素与内分泌因素共同作用的结果。

(一)女性盆腔静脉解剖学特点

主要表现为静脉丛数量增多和构造薄弱。

1.盆腔有丰富的静脉丛

往往数条盆腔静脉伴行一条盆腔动脉,呈丛状分布;盆腔的中等静脉如子宫静脉、阴道静脉和卵巢静脉,一般是 2～3 条静脉伴随一条同名动脉,卵巢静脉甚至可多达 6 条,形成蔓状静脉丛,弯曲在子宫体两侧后方,直到流经骨盆缘前才形成单一的卵巢静脉。

2.盆腔静脉之间有丰富的吻合支

盆腔各静脉之间有较多的吻合支,形成蔓状静脉丛,如阴道静脉丛、子宫静脉丛、卵巢静脉丛、膀胱静脉丛和直肠静脉丛;盆腔静脉丛之间又存在纵向和横向的吻合支,例如在子宫、输卵管、卵巢静脉间有许多吻合支,在输卵管系膜内,有子宫静脉与卵巢静脉的吻合支,并形成网状的静脉分布,再与外侧的卵巢静脉丛吻合。起源于盆腔脏器黏膜、肌层及其浆膜下的静脉丛,汇集成 2 支以上的静脉,流向粗大的髂内静脉丛。所以盆腔脏器之间的静脉循环互相影响。一个静脉丛内血流异常会引流到其他静脉丛,通过其他静脉丛发挥代偿功能,例如,膀胱、生殖器官和直肠 3 个系统的静脉丛彼此相通,由于缺少瓣膜,故三者间任何一个系统的循环障碍,皆可影响到其他 2 个系统。而一旦失代偿,则出现盆腔淤血综合征。

3.盆腔静脉壁薄且缺乏瓣膜

与四肢静脉相比,盆腔静脉缺乏一层由筋膜组成的静脉外鞘,使得其弹性较低,盆腔的中小静脉只在进入大静脉前才有瓣膜,且超过 1/3 的经产妇还常有瓣膜功能不全。盆腔静脉穿行在盆腔疏松的结缔组织之中,受压后易扩张,加之盆腔静脉内血流缓慢,易发生血流淤滞甚至逆流。

4.卵巢静脉的解剖特点

从解剖上看,卵巢静脉有其特殊性,右侧卵巢静脉直接在肾静脉水平回流入下腔静脉,而左侧卵巢静脉丛汇总至左卵巢静脉，再流入左肾静脉。2 根卵巢静脉都有非常多的交通支，而通常左侧卵巢静脉内压力高，且约 15%缺乏静脉瓣，而右侧的约 6%缺乏静脉瓣，故左侧更易发生静脉血流淤滞。此外，部分患者由于腹膜后静脉解剖学变异，产生胡桃夹综合征，而引起左肾静脉高压，导致左卵巢静脉反流而致病。

(二)引起盆腔静脉血流淤滞的原因

1.特殊生理时期盆腔器官供血增加的需要

在某些生理情况下，例如月经期、排卵期、妊娠期，以及性生活过程中，盆腔器官充血，需要静脉引流的血液总量增多，导致盆腔淤血。但是需指出的是，孕妇与产褥期妇女虽然盆腔静脉血流淤滞，却很少有盆腔痛的症状。

2.某些病理状态下的盆腔充血

例如盆腔子宫内膜异位症、盆腔炎症(尤其是慢性盆腔炎形成输卵管卵巢囊肿者)、盆腔肿瘤(包括子宫肌瘤等)及盆腔手术后等，盆腔充血、盆腔血流量增加而引起盆腔淤血。而输卵管绝育术后发生的盆腔淤血综合征可能与实施的绝育术式是否损伤了输卵管系膜内的静脉有关。EL-Minawi 采用经子宫盆腔静脉造影，对 Pomeroy 法、电凝法、Falope 环、Uchida 法和经阴道 Pomeroy 法 5 种不同绝育方法进行比较。16 例 Pomeroy 结扎者术前盆腔静脉造影显示静脉循环正常，术后有 12 例发生阴道、子宫静脉曲张，7 例卵巢静脉曲张。经腹腔镜电凝法绝育术后，盆腔淤血症发生率也很高。以 Uchida 抽心包埋法对盆腔静脉循环的影响最小。

3.体位或呼吸变化引起盆腔淤血

例如长期站立位、慢性咳嗽、便秘和屏气搬重物等，都会直接或间接导致中心静脉压增高，盆腔静脉扩张迂曲，引流受阻，可引起局部组织及相关器官的淤血、水肿。有报道 26 例盆腔淤血综合征有 8 例患者为教师，估计其患病与长时间站立有关。此外，报道显示子宫后位也是导致盆腔淤血综合征的重要因素。子宫后倾在妇科患者中占 15%～20%，而 75%～100%的盆腔淤血综合征患者体检时都发现子宫呈后位改变，活动但可伴有触痛。认为子宫后位时子宫卵巢血管丛随子宫体下降屈曲在骶凹的两侧，使静脉压力增高，回流受阻，以致静脉处于淤血状态。而通过各种手段使子宫复位后往往可以使盆腔疼痛好转或消失。

4.雌激素的影响

有学者报道在盆腔淤血综合征的发病中雌激素起一个静脉扩张剂的作用，妊娠期间因大量雌、孕激素的影响，再加上增大的子宫对子宫周围静脉的压迫，可引起子宫周围静脉及输卵管、卵巢静脉显著扩张、增粗。故早婚、早育及孕产频繁，产后或流产后得不到适当的休息和恢复者，易患盆腔淤血综合征。除流行病学证据外，抗雌激素治疗有一定疗效也支持该理论。

5.精神因素

盆腔淤血综合征的某些症状如抑郁、忧伤、心情烦躁、易疲劳、慢性疼痛、腰痛、性感不快等，在很大程度上与患者的精神状态有关，可能系自主神经功能紊乱所致。但精神因素是否在盆腔淤血综合征的发病中起作用尚存争议。Taylor 曾指出精神紧张会引起自主神经系统功能失调，表现为平滑肌痉挛，以及子宫卵巢静脉血流淤滞，经子宫静脉造影也显示造影剂滞留在子宫与卵巢静脉里。

三、病理

病理诊断在盆腔淤血综合征的诊断中并非必须,因本病而行全子宫与双附件切除术的病例也不多,相应的病理特征并不显著。大体病理所见可无特异性病变发现,子宫可表现为均匀增大,子宫肌层及浆膜下静脉淤血,宫颈水肿增大;卵巢往往水肿;子宫静脉和卵巢静脉扩张迂曲。镜下,典型的盆腔淤血综合征表现为子宫内膜间质水肿,静脉充盈、扩张;卵巢一般较大,囊状,水肿样。

四、诊断

盆腔淤血综合征的患者往往主诉多,体征有时不明显,与症状不符,缺乏特异性的临床表现,故而给诊断带来困难,并容易造成误诊。"三痛二多一少"为其临床特点,即下腹盆腔坠痛、腰背疼痛、深部性交痛;月经量多、白带增多;妇科检查阳性体征少。本病的诊断缺乏简便易行的方法,主要依据临床表现与辅助检查。

(一)临床表现

本综合征的主要特点是慢性盆腔疼痛,疼痛往往是在月经前一周就开始加重,一般为钝痛,久坐、久站、劳累、性交后更明显,月经来潮第1、第2天则明显减轻。有少数患者为慢性持续性疼痛,或表现为继发性痛经:可自排卵时起,到月经末期结束。除慢性盆腔疼痛外,白带多、便秘、心情烦躁、夜梦多、噩梦多,亦为本综合征的常见症状。90%以上的患者不同程度地有上述症状。部分患者还出现肠道激惹症状。此外,患者还常有月经过多、经前期乳房胀痛、经前期排便痛,以及膀胱刺激症状等。症状分述如下。

1.慢性下腹痛

盆腔淤血综合征患者多数表现为慢性耻骨联合上区弥散性疼痛,或为两侧下腹部疼痛,常常是一侧较重,并同时累及同侧或两下肢,尤其是大腿根部或髋部酸痛无力,开始于月经中期,有少数患者偶尔表现为急性发作性腹痛。

2.低位腰痛

疼痛部位相当于骶臀区域水平,少数在骶骨下半部,常伴有下腹部疼痛症状。经前期、长久站立和性交后加重。

3.淤血性痛经

半数以上患者有此症状。特点是月经前数天即开始出现下腹痛、腰骶部痛或盆腔内坠胀痛,有的还逐渐转为痉挛性疼痛,到月经来潮的前1天或第1天最严重,月经第2天以后明显减轻。

4.性感不快

患者可有深部性交痛,严重者可持续数天,难以忍受,以致对性生活产生恐惧或厌倦。

5.极度疲劳感

患者往往整天感到非常疲劳,劳动能力明显下降。

6.白带过多

一半以上的患者有白带过多的症状。白带多为清晰的黏液,无感染征。

7.月经改变

部分患者有月经过多的改变,还有一部分患者表现为月经量反较前减少,但伴有明显的经前期乳房痛。

8.淤血性乳房痛

70%以上的患者伴有淤血性乳房疼痛、肿胀，多于月经中期以后出现，至月经前一天或月经来潮的第一天达高峰，月经过后症状减轻或完全消失。有的患者乳房疼痛较盆腔疼痛为重，以至成为就诊的主诉。

9.外阴阴道坠痛

部分患者有外阴和阴道内肿胀、坠痛感，或有外阴烧灼、瘙痒感。

10.膀胱刺激症状

1/3 以上患者在经前期有明显的尿频，常被怀疑为泌尿道感染，但尿常规检查正常。对某些症状严重的患者进一步做膀胱镜检查，可发现膀胱三角区静脉充盈、充血和水肿。个别患者由于淤血的小静脉破裂可导致血尿。

11.直肠坠痛

部分患者有不同程度的直肠坠感、直肠痛或排便时直肠痛，以经前期较明显，尤以子宫后位者较多见。

12.自主神经系统的症状

绝大多数盆腔淤血综合征患者都伴有程度不等的自主神经系统的症状，表现为心情烦躁、易激惹、情绪低落、夜梦多、枕后部痛等神经系统症状；或有心悸、心前区闷胀不适等心血管系统症状；或觉气短、呃气、腹胀及排气不畅等；或全身各处不明的酸痛不适，如肩关节痛、髋关节痛、手指发紧感，或眼球胀感等。

(二)体格检查

患者的体征与上述主观症状的严重程度不相称，腹部检查的唯一体征是压痛，多数位于耻骨联合与髂前上棘连线的中外三分之二的范围，疼痛一般不显著，无腹肌紧张及反跳痛。大腿与臀部可有静脉曲张。妇科检查时会阴可见静脉充盈甚至曲张，阴道黏膜常有紫蓝着色，宫颈肥大、水肿，周围黏膜紫蓝着色，有时可在宫颈后唇看到充盈的小静脉，分泌物多，子宫后位，可稍大呈球形，也可正常大小；卵巢可囊性增大，子宫、宫旁、宫骶韧带有触痛是本综合征最突出的征象。部分患者自觉乳房内有硬结，但检查只是扪及乳头下方弥散性肿大的乳腺组织，多伴有不同程度的触痛。

(三)辅助检查

1.彩色超声多普勒

可观察子宫旁动静脉的血流信息，静脉丛的分布范围、形态，测量管径与静脉流速。由于该检查无创伤、直观、简便、重复性好，已成为诊断盆腔淤血综合征和观察疗效的首选方法之一。

经腹二维超声检查应用较早，但由于受膀胱充盈程度、肠道气体的干扰及腹壁脂肪厚度等因素的影响，检出率较低。经阴道超声由于高频探头直接靠近宫颈，其对盆腔淤血综合征的检出率要优于经腹超声。近年来，随着超声技术的发展，三维超声成像可对盆腔血管进行全面扫查，立体成像，通过3D工具对所获取的原始三维数据进行重复编辑、切割和处理，可从不同角度或空间动态观察血管分布、形态和范围，以判断盆腔静脉曲张的病变程度。

本病典型的二维超声表现为子宫可轻度增大，肌层内可见较细管道样不均质表现，部分病例卵巢体积增大，子宫、宫颈静脉、两侧卵巢静脉迂曲扩张；表现呈“串珠状”或“蜂窝状”无回声区，增多、迂曲、扩张的盆腔静脉呈“蚯蚓”状聚集成团，血管直径增粗。彩色多普勒血流显像（CDFI）为红、蓝相间的彩色血流团块信号，血流较缓，色彩较暗，彩色斑块之间以交通支连接形成不规则的“湖泊”样彩色斑。脉冲多普勒显示为连续、低速、无波动静脉频谱。加用能量图（CDE）能补充彩色多普勒在低速血流和取样角度不好等血流信号不佳的图像，同时能区分盆腔内血管与其他血液性病变。

盆腔淤血综合征在B超下可分为轻、中、重度：正常情况下盆腔静脉走向规则，无明显迂曲，直径＜0.4cm。

（1）轻度：可见静脉平行扩张，静脉丛较局限，静脉内径0.5～0.7cm，静脉丛范围≤2.0cm×3.0cm，静脉流速7cm/s，子宫静脉窦＜0.3cm；

（2）中度：静脉聚集成类圆形蜂窝状团块，静脉内径0.7～0.9cm，静脉丛范围（3.0cm×4.0cm）～（4.0cm×5.0cm），静脉流速4～7cm/s，子宫静脉窦0.3～0.4cm；

（3）重度：静脉不规则囊状怒张，静脉丛团增大，并可见2～3组静脉丛同时受累，相互连通成大片的静脉丛，静脉内径0.9～1.1cm，静脉丛范围≥4.0cm×3.0cm，静脉流速≤3.0cm/s，子宫静脉窦0.5～0.6cm。

2.盆腔静脉造影

可直观显示盆腔静脉丛的轮廓，是盆腔淤血综合征的确诊手段。

具体做法：在月经干净后5～7天内，使用16号18cm长穿刺针，刺入子宫底肌壁0.4～0.6cm，然后连接到高压注射器上，以0.7mL/min的速度连续注射76%的复方泛影葡胺溶液20mL。当造影剂注射完毕后充盈最佳时快速照片1张，然后每隔20秒摄片1张，直到注射完毕后60秒，至少4张，也可以拍到盆腔造影剂完全廓清为止。

正常情况下造影剂在盆腔内的廓清时间为20秒内，而盆腔淤血综合征时盆腔静脉曲张，造影剂在盆腔的廓清时间延长。根据盆腔静脉造影的结果，Beard等将盆腔淤血综合征分为轻型和重型2类，前者卵巢静脉直径5～8mm，造影剂廓清时间20～40秒，后者卵巢静脉直径＞8mm，造影剂廓清时间超过40秒。另有学者将盆腔淤血综合征分为轻、中和重3型，具体标准如下：轻型指卵巢静脉直径10～15mm，造影剂廓清时间20～40秒；中型指卵巢静脉直径16～20mm，造影剂廓清时间40～60秒；重型指卵巢静脉直径＞20mm，造影剂廓清时间超过60秒。用卵巢静脉最大直径、造影剂廓清时间及卵巢静脉丛淤血程度等3项指标进行评分诊断盆腔淤血综合征的敏感性和特异性分别为91%和89%。

盆腔静脉造影还可以通过数字减影技术。将动脉导管插入髂内动脉，注射泛影葡胺等造影剂，录制造影显像全过程或在盆腔血管开始显像时开始拍摄第1张片，每10～20秒拍摄1张，直到造影剂注射后60秒。2种方法的判断标准基本相同。该检查较普通的盆腔静脉造影更为清晰全面，诊断明确，但操作复杂，费用较高，故临床应用尚未推广。

有学者经比较造影与盆腔超声、MRI 及腹腔镜等检查方法后，认为造影更为经济有效。且造影除用于本病的诊断外，还可用于静脉栓塞治疗。

3.逆行卵巢静脉造影术

该方法采用经股静脉穿刺后选择性地对双侧卵巢静脉进行造影检查，可以明确盆腔静脉的充盈程度，有学者认为，逆行卵巢静脉造影术是盆腔淤血综合征诊断的最可靠方法，此外，它还可用于治疗。逆行卵巢静脉造影诊断盆腔淤血综合征的诊断标准：卵巢静脉增粗扩张，直径>10mm；子宫静脉丛扩张；卵巢周围静脉丛扩张；盆腔两侧静脉交叉明显丰富及外阴阴道静脉丛充盈。

4.腹腔镜检查

属微创检查，是目前诊断盆腔淤血综合征最好的方法之一。本病在腹腔镜下的典型表现为子宫后位，表面呈紫蓝色淤血状或黄棕色淤血斑及浆膜下水肿，可看到充盈、曲张的子宫静脉，两侧卵巢静脉丛像蚯蚓状弯曲在宫体侧方，可以不对称，有时一侧卵巢静脉怒张呈静脉瘤样；阔韧带静脉增粗、曲张，可伴输卵管系膜血管增粗、充盈，直径可达 0.8～1.0cm，举宫成前位后或可见阔韧带底部腹膜裂隙。有的裂隙较小，还有的后腹膜菲薄、裂隙较大，可见充盈、曲张的子宫静脉从裂隙处隆起膨出。但如镜检时盆部抬高，则不一定能看到上述静脉曲张的表现。

5.放射性核素扫描(ECT)

通过肘静脉注射放射性铟(^{113m}In)洗脱液 74MBq，给药后 10 分钟和延迟 1 小时后排尿后应用彩色扫描仪各扫描 1 次，以脐孔为热点，从耻骨联合扫描到脐。正常情况下，给药 10 分钟后扫描可见双侧髂总、髂内、髂外动静脉的清晰、匀称的显影，耻骨上可见子宫血管影；1 小时后扫描，盆腔内无局部异常放射性浓聚区。而盆腔淤血综合征患者，盆腔内各段血管影粗糙，边缘欠光滑，可见局部异常放射性浓聚区。如果异常放射性浓聚区直径>25mm，彩色色级与腹部大血管影相同，那么可以诊断盆腔淤血综合征；如果浓聚区直径<25mm，彩色色级虽然低于大血管影但高于本底Ⅲ级，那么提示盆腔淤血，结合其他临床方法可以确定诊断。本方法简单、无创，但费用高，诊断符合率高达 98.6%。

6.断层扫描(CT)和核磁共振(MRI)

通过 CT 或 MRI 可以直接测量盆腔内大的静脉(子宫及卵巢静脉)的直径，若单侧或者双侧卵巢静脉直径超过 7mm，则提示有盆腔淤血综合征的可能，若同时合并临床症状或其他影像学指标，则可以做出诊断。但 CT 的主要缺陷是不能指明血流方向，但可判断静脉的管腔是否狭窄以及各交通支的分布情况。相比 CT 而言，MRI 的主要优点在于无辐射，可做动态多维显影，故而能观察到卵巢静脉的血流速度与方向。

7.单光子发射计算机断层(SPECT)

通过静脉注射亚锡焦磷酸 10mg，30 分钟后注射高锝(^{99m}Tc)酸盐 740MBq，于注射后 30、60 和 90 分钟分别采集盆腔前位、后位放射性计数各 2 分钟，在盆腔血池图像中分别勾画出盆腔静脉丛感兴趣区和髂血管区感兴趣区，求出各单位像素计数进行比较，取前、后位平均值，以注射后 90 分钟时盆腔静脉丛和髂血管每个像素内放射性计数比值确定淤血程度，0.80～0.97 为轻度淤血，0.98～1.15 为中度淤血，>1.16 为重度淤血。

五、鉴别诊断

如前所述，盆腔淤血综合征的临床表现缺乏特异性，容易误诊。吴建荷曾报道 28 例盆腔淤血综合征分别误诊为慢性盆腔炎(12 例)、子宫内膜异位症(8 例)、神经官能症(8 例),误诊时间为 7 天至 3 个月。18 例患者经妇科盆腔 B 超检查确诊,10 例经腹腔镜检查确诊。26 例行盆腔静脉造影,其中 24 例有不同程度的造影剂廓清时间延长,余 2 例因碘过敏试验阳性未行盆腔静脉造影。临床上,最常与本病混淆的疾病如下所述。

(一)慢性盆腔炎

与盆腔淤血综合征同样好发于育龄妇女,可表现为下腹痛、腰骶部疼痛、痛经、白带多等症状。鉴别要点:慢性盆腔炎患者常有继发不育史及反复急性发作史,妇科检查盆腔增厚,可有炎性包块形成,抗感染治疗常有效;盆腔淤血综合征往往患者自觉症状严重,但并不影响受孕,该病患者往往继某次生产或流产后无感染史的情况下,不久就出现上述慢性盆腔疼痛等症状,其症状与妇科检查所见不相符,抗感染治疗无效。腹腔镜检查如见到盆腔内炎性病变及粘连有助于慢性盆腔炎的诊断。

(二)子宫内膜异位症与子宫腺肌病

子宫内膜异位症或子宫腺肌病亦多见于育龄妇女,是引起慢性盆腔痛的常见原因之一。其下腹痛、痛经、性交痛、肛门坠胀等症状与盆腔淤血综合征相似。鉴别要点:子宫内膜异位症或子宫腺肌病患者痛经为进行性加剧,常伴有不育,妇科检查往往有典型的体征发现,即于子宫后壁、宫骶韧带、后穹窿常可扪及触痛性结节,有时附件区可扪及囊性包块。中度及重度子宫内膜异位症或子宫腺肌病与盆腔淤血综合征的鉴别诊断比较容易,而轻度子宫内膜异位症无典型症状。常需借助腹腔镜检查方可确诊。

(三)盆腔包块

如子宫肌瘤、卵巢囊肿(包括多囊卵巢综合征等)或盆腔后壁肿块压迫髂静脉或髂静脉内血栓形成引起盆腔静脉扩张时应与本病鉴别,但该病特点是单侧静脉扩张,往往妇科检查时可扪及盆腔包块,辅助超声检查不难鉴别。

(四)神经官能症

盆腔淤血综合征患者中部分有头晕、心悸、失眠、乏力等自主神经功能紊乱的症状,需与该病鉴别。辅以妇科 B 超检查、腹腔镜检查及盆腔静脉造影有助于鉴别诊断。

六、预防

采取预防措施,可避免或减少盆腔淤血综合征的发生。

(一)提倡计划生育

早婚、早育、性生活过度及生育过多使生殖器官解剖与生理功能不能充分恢复,易引起本病。

(二)重视体育锻炼

运动,包括产后或流产后适当进行体育锻炼,能促进静脉回流,加快血液循环,有效预防盆腔静脉淤血。

(三)注意劳逸结合

避免过度疲劳,对长期从事站立或坐位工作者,应开展工间操及适当的体育活动。

七、治疗

目前尚无有确切疗效的方法。治疗以前，应分析病因并认真判断病情的严重程度。轻症患者多不需用药物治疗。可针对其有关病因，给予卫生指导，使患者对本症的形成及防治有充分的理解，并通过休息和调节体位缓解盆腔血流淤滞。重症患者需采用药物治疗，严重者酌情选用介入或手术治疗。

(一)药物治疗

1.孕激素

高剂量孕激素，如醋酸甲羟孕酮 30mg，口服，每天 1 次，治疗 3～6 个月，据报道有一定疗效，但停药后往往症状复发。国外学者报道地屈孕酮 10mg，口服，每天 2 次，持续 6～12 个月，在最后 3 个月，症状开始明显缓解，疼痛评分(VAs)在治疗后第 6 个月起明显降低。国内也有类似报道，但仅 4 例不能得出结论，用药期间需定期监测肝功能。

2.避孕药

可用以孕激素为主、含有低剂量雌激素的避孕药，效果尚不明确。而一项对长效皮下埋植避孕针 implanon(去氧孕烯)的前瞻性对照研究表明，它可有效缓解盆腔淤血综合征患者的不适症状，自用药第 6 个月起显效，持续观察一年疗效未减。但该研究样本数较小(用药组 12 例，对照组 13 例)，结论仅供参考。

3.GnRH 类似物

多数报道认为，采用 GnRH 类似物可取得与孕激素治疗相当的疗效。一项土耳其开展的前瞻性随机对照试验对 47 位确诊为盆腔淤血综合征的患者随访了一年，比较醋酸戈舍瑞林(3.6mg，皮下注射，6 个月)与醋酸甲羟孕酮(30mg，口服，6 个月)的疗效，发现无论在客观指标(血管造影)的改善上，还是在主观指标(如疼痛的缓解、性功能的改善，以及焦虑与抑郁的减轻)好转程度上戈舍瑞林都显著优于醋酸甲羟孕酮。但 GnRH 类似物的花费更高，且长期应用可有与雌激素水平低下相关的严重不良反应，故实际应用中还需慎重。而有关应用该药更远期的随访还未见报道。

4.中药

根据“通则不痛”的道理，采用活血祛瘀的治疗原则(如丹参、红花、川芎、当归、桃仁、蒲黄、炒灵脂等)及推拿疗法，均有一定的效果。国内有关中药治疗本病取得疗效的不少，有报道对 38 例盆腔淤血综合征，给予地奥司明(微粒化黄酮类化合物，改善微循环)1.0g，每天 2 次，于每日午、晚饭后口服，连用 3 个月；同时静脉滴注复方丹参 16mL＋10％葡萄糖液 500mL，每日 1 次，10 天为一个疗程，疗程间隔 10 天，治疗 2～3 个疗程，以疼痛缓解 4 周无复发为标准，有效率为 81.6％。但病例数较小，需扩大样本并辅以长期随访才能得出有效结论。

5.止痛治疗

多学科的心理治疗联合镇痛治疗也是很重要的，有报道认为，醋酸甲羟孕酮联合止痛治疗更为有效。

(二)介入治疗

适合病情较重，影响日常生活，而保守治疗无效者。

1.卵巢静脉栓塞

经股静脉或经皮向双侧卵巢静脉内注入血管硬化剂，或采用5～15mm的不锈钢圈进行卵巢静脉和临近扩张的盆腔静脉的栓塞，该方法创伤较小，但应由有经验的医生操作，文献报道的有效率在60%～100%，其技术失败主要与解剖变异有关。有作者比较栓塞与全子宫加卵巢切除的疗效，发现栓塞更为有效，但该报道仅为一年内的疗效，更远期的疗效未见报道。有学者建议将其作为盆腔静脉淤血综合征的首选治疗方法。

Kwon等报道67例盆腔淤血综合征患者使用卵巢静脉线圈栓塞，其中1例发生线圈游走至肺循环，另一例线圈游走至左肾静脉，当时即取出，并未发生临床并发症，总的疼痛显著缓解率达82%(55/67)。

2.卵巢动脉灌注

汪利群等采用经皮腹壁下动脉穿刺，在X线透视下将导管远端置于卵巢动脉起始点、腰1～2水平，行动脉灌注。用5%葡萄糖200mL+复方丹参注射液20mL，每日灌注1次，连续15～20天，共治疗30例盆腔淤血综合征患者，其腹痛症状缓解率达80%，优于对照组的30%缓解率。

(三)手术治疗

适合病情较重，影响日常生活，而药物保守治疗及介入治疗无效者。

(1)圆韧带悬吊术、骶韧带缩短术及阔韧带裂伤修补术：用手术将后倒的子宫维持在前倾位，理论上能使肥大的子宫体及子宫颈缩小，盆腔疼痛等症状大为减轻。方法如下，将圆韧带分为3段，一折三，将3段缝成一条加强的圆韧带子宫附着部，外侧端缝在腹股沟内环处。如术中发现阔韧带裂伤，还可同时进行修补，从宫颈与宫颈旁腹膜连接处开始，用4号丝线间断缝合逐渐向外修补。国内有学者对35例盆腔淤血综合征患者行电视腹腔镜辅助下的圆韧带缩短术，术后随访6个月至1年，其腹痛、白带增多等症状明显改善或全部消失，尤其性交痛与盆底坠痛的症状在术后2个月全部消失。但也有报道13例患者采用该术式，术后2例分别于2年、3年出现复发，再次行全子宫切除术而获治愈。

阔韧带筋膜横行修补术：术后分娩需行剖宫产，否则会使手术失败。

(2)全子宫双附件切除术：对于40岁以上已完成生育，而又病情严重者，可以作此选择。可同时切除曲张的盆腔静脉，特别是子宫静脉及卵巢静脉，但创伤较大，有报道约1/3的患者术后仍有下腹痛不能缓解，提示盆腔淤血综合征的发病仍有更复杂的因素存在。

八、临床特殊情况的思考和建议

1.影像学证据在诊断盆腔淤血综合征的价值

盆腔淤血综合征的诊断缺乏简洁有效的手段，需结合患者的临床表现与影像学检查结果。但对于长期的慢性盆腔痛，多次检查未发现器质性病变的患者，B超检查应重视宫旁血管的扩张程度。当临床表现提示本病可能，而又不能排除其他器质性病变引起的慢性盆腔痛时，均可建议患者接受腹腔镜检查，及早明确诊断，必要时可结合其他有创检查(如盆腔静脉造影)以进一步明确诊断。

2.各种影像检查临床应用

超声简便、无创可作为盆腔淤血综合征筛查的首选方法，B超诊断盆腔淤血综合征的手术证实符合率为76%，而结合彩色多普勒技术的诊断符合率高达97%，但是阴性结果并不能除外盆腔淤血综合征的可能。X线盆腔静脉造影、腹腔镜和ECT虽然也是诊断该病的可靠方法，但操作相对复杂，都有一定的损伤及限制条件。尤其ECT检查，设备要求较高，不易在基层医院普及开展。

3.提高影像学检查的诊断率

应用影像学方法诊断盆腔淤血综合征，一定要结合盆腔静脉、盆腔静脉丛和盆腔静脉血流的特点，同时不要忘记影响盆腔血流的各种因素。所以诊断时一定要注意患者体位、呼吸、妊娠史和妊娠状况、月经周期和盆腔器质性疾病。例如，为提高逆行卵巢静脉造影诊断的敏感性，患者进行检查时应该处于半立位，同时做Valsalva动作（即深吸气后屏气，再用力做吹气动作，并持续10秒以增加腹压）。

4.治疗手段的选择

一般先采用非侵袭性的药物治疗手段，如前述的各类激素治疗，无效者采用介入治疗，更严重者采用手术治疗。手术方式的选择需考虑患者的年龄、生育要求、症状严重程度、前期是否接受过正规药物治疗等。无论采用药物或手术治疗，均需重视对患者的心理治疗。此外，目前有关本病的研究都是小样本的短期随访报道，应鼓励各大医疗机构开展各种大样本多中心的随机对照临床试验，并进行长期随访，以提供更可靠的资料指导临床医生针对性地选择最佳治疗方案。

第三章　妇科内分泌疾病

女性生殖内分泌疾病是妇科常见病，通常由下丘脑-垂体-卵巢轴功能异常或靶细胞效应异常所致，部分还涉及遗传因素、女性生殖器官发育异常等。

第一节　功能失调性子宫出血

正常月经的周期为21～35日，经期持续2～7日，平均失血量为20～60mL。凡不符合上述标准的均属异常子宫出血。功能失调性子宫出血(DUB，以下简称"功血")是由于生殖内分泌轴功能紊乱造成的异常子宫出血，分为无排卵性和有排卵性2大类。

一、无排卵性功血

(一)病因和病理生理

正常月经的发生是基于排卵后黄体生命期结束，雌激素和孕激素撤退，使子宫内膜功能层皱缩坏死而脱落出血。正常月经的周期、持续时间和血量，表现为明显的规律性和自限性。当机体受内部和外界各种因素，如精神紧张、营养不良、代谢紊乱、慢性疾病、环境及气候骤变、饮食紊乱、过度运动、酗酒，以及其他药物等影响时，可通过大脑皮层和中枢神经系统，引起下丘脑-垂体-卵巢轴功能调节或靶细胞效应异常而导致月经失调。

无排卵性功血好发于青春期和绝经过渡期，但也可以发生于生育年龄。在青春期，下丘脑-垂体-卵巢轴激素间的反馈调节尚未成熟，大脑中枢对雌激素的正反馈作用存在缺陷，FSH呈持续低水平，无促排卵性LH陡直高峰形成而不能排卵；在绝经过渡期，卵巢功能不断衰退，卵巢对垂体促性腺激素的反应性低下，卵泡发育受阻而不能排卵；生育年龄妇女有时因应激等因素干扰，也可发生无排卵。各种原因引起的无排卵均可导致子宫内膜受单一雌激素刺激而无黄体酮对抗，引起雌激素突破性出血或撤退性出血。

雌激素突破性出血有2种类型：低水平雌激素维持在阈值水平，可发生间断性少量出血，内膜修复慢，出血时间延长；高水平雌激素维持在有效浓度，引起长时间闭经，因无孕激素参与，内膜增厚但不牢固，容易发生急性突破性出血，血量汹涌。雌激素撤退性出血是子宫内膜在单一雌激素的刺激下持续增生，此时因多数生长卵泡退化闭锁，导致雌激素水平突然急剧下降，内膜失去激素支持而剥脱出血。

无排卵性功血时，异常子宫出血还与子宫内膜出血自限机制缺陷有关。主要表现为以下几点。

1.组织脆性增加

子宫内膜受单一雌激素刺激腺体持续增生，间质缺乏孕激素作用反应不足，致使子宫内膜组织脆弱，容易自发破溃出血。

2.子宫内膜脱落不完全致修复困难

无排卵性功血由于雌激素波动，子宫内膜脱落不规则和不完整。子宫内膜某一区域在雌激素作用下修复，而另一区域发生脱落和出血，这种持续性增生子宫内膜的局灶性脱落缺乏足够的组织丢失量，使内膜的再生和修复困难。

3.血管结构与功能异常

无排卵性功血时，破裂的毛细血管密度增加，小血管多处断裂，加之缺乏螺旋化，收缩不力造成流血时间延长，流血量增多。

4.凝血与纤溶异常

多次组织破损活化纤维蛋白溶酶，引起更多的纤维蛋白裂解，子宫内膜纤溶亢进，凝血功能缺陷。

5.血管舒张因子异常

增生期子宫内膜含血管舒张因子前列腺素 E2(PGE2)，在无排卵性功血时 PGE2 含量和敏感性更高，血管易于扩张，出血增加。

(二)子宫内膜病理改变

无排卵性功血患者的子宫内膜受雌激素持续作用而无孕激素拮抗，可发生不同程度的增生性改变，少数可呈萎缩性改变。

1.子宫内膜增生症

国际妇科病理协会(ISGP，1998 年)的分型为以下 3 型。

(1)单纯型增生：最常见的子宫内膜增生类型。增生涉及腺体和间质，呈弥散性，细胞与正常增生期内膜相似。腺体数量增多，腺腔囊性扩大，大小不一。腺上皮为单层或假复层，细胞呈高柱状，无异型性。间质细胞丰富。发展为子宫内膜腺癌的概率仅约 1%。

(2)复杂型增生：只涉及腺体，通常为局灶性。腺体增生明显，拥挤，结构复杂。由于腺体增生明显，间质减少，出现腺体与腺体相邻，呈背靠背现象。由于腺上皮增生，可向腺腔内呈乳头状或向间质出芽样生长。腺上皮细胞呈柱状，可见复层排列，但无细胞异型性。约 3%可发展为子宫内膜腺癌。

(3)不典型增生：只涉及腺体。虽然可能呈多灶性或弥散性，但通常为局灶性。腺体增生、拥挤，结构复杂，间质细胞显著减少。腺上皮细胞增生，并出现异型性，细胞极性紊乱，体积增大，核质比例增加，核深染，见核分裂象。发展为子宫内膜腺癌的概率为 23%。只要腺上皮细胞出现异型性，应归类于不典型增生。不典型增生不属于功血范畴。

2.增生期子宫内膜

子宫内膜所见与正常月经周期中的增生期内膜无区别，只是在月经周期后半期甚至月经期，仍表现为增生期形态。

3.萎缩型子宫内膜

子宫内膜菲薄萎缩，腺体少而小，腺管狭而直，腺上皮为单层立方形或低柱状细胞，间质少而致密，胶原纤维相对增多。

(三)临床表现

无排卵性功血患者可有各种不同的临床表现。临床上最常见的症状是子宫不规则出血，表现为月经周期紊乱，经期长短不一，经量不定或增多，甚至大量出血。出血期间一般无腹痛或其他不适，出血量多或时间长时常继发贫血，大量出血可导致休克。根据出血的特点，异常子宫出血包括以下情况。

1.月经过多

周期规则，经期延长（＞7 日）或经量过多（＞80mL）。

2.子宫不规则出血过多

周期不规则，经期延长，经量过多。

3.子宫不规则出血

周期不规则，经期延长而经量正常。

4.月经过频

月经频发，周期缩短，＜21 日。

（四）诊断

鉴于功血的定义，功血的诊断应采用排除法。需要排除的情况或疾病有妊娠相关出血、生殖器官肿瘤、感染、血液系统及肝肾重要脏器疾病、甲状腺疾病、生殖系统发育畸形、外源性激素及异物引起的不规则出血等。主要依据病史、体格检查及辅助检查做出诊断。

1.病史

详细了解异常子宫出血的类型、发病时间、病程经过，出血前有无停经史及以往治疗经过。注意患者的年龄、月经史、婚育史和避孕措施，近期有无服用干扰排卵的药物或抗凝药物等，是否存在引起月经失调的全身或生殖系统相关疾病如肝病、血液病、糖尿病、甲状腺功能亢进症或减退症等。

2.体格检查

检查有无贫血、甲减、甲亢、多囊卵巢综合征及出血性疾病的阳性体征。妇科检查应排除阴道、宫颈及子宫器质性病变，注意出血是来自宫颈表面还是来自宫颈管内。

3.辅助检查

根据病史及临床表现常可做出功血的初步诊断。辅助检查的目的是鉴别诊断和确定病情严重程度及是否有并发症。

（1）全血细胞计数：确定有无贫血及血小板减少。

（2）凝血功能检查：凝血酶原时间、部分促凝血酶原激酶时间、血小板计数、出凝血时间等，排除凝血和出血功能障碍性疾病。

（3）尿妊娠试验或血 hCG 检测：有性生活史者，应除外妊娠及妊娠相关疾病。

（4）盆腔 B 超检查：了解子宫内膜厚度及回声，以明确有无宫腔占位病变及其他生殖道器质性病变等。

（5）基础体温测定（BBT）：不仅有助于判断有无排卵，还可提示黄体功能不足（体温升高日数≤11 日）、子宫内膜不规则脱落（高相期体温下降缓慢伴经前出血）。当基础体温双相，经间期出现不规则出血时，可了解出血是在卵泡期、排卵期或黄体期。基础体温呈单相型，提示无排卵。

(6)血清性激素测定：适时测定黄体酮水平可确定有无排卵及黄体功能，但常因出血频繁，难以选择测定孕激素的时间。测定血睾酮、催乳素水平及甲状腺功能以排除其他内分泌疾病。

(7)子宫内膜取样

1)诊断性刮宫：简称诊刮。其目的是止血和明确子宫内膜病理诊断。年龄≥35岁，药物治疗无效或存在子宫内膜癌高危因素的异常子宫出血患者，应行诊刮明确子宫内膜病变。为确定卵巢排卵和黄体功能，应在经前期或月经来潮6小时内刮宫。不规则阴道流血或大量出血时，可随时刮宫。诊刮时必须搔刮整个宫腔，尤其是两宫角，并注意宫腔大小、形态、宫壁是否平滑、刮出物性质和数量。疑有子宫内膜癌时，应行分段诊刮。无性生活史患者，若激素治疗失败或疑有器质性病变，应经患者或其家属知情同意后行诊刮术。

2)子宫内膜活组织检查：目前国外推荐使用Karman套管或小刮匙等的内膜活检，其优点是创伤小，能获得足够组织标本用于诊断。

(8)宫腔镜检查：在宫腔镜直视下，选择病变区进行活检，可诊断各种宫腔内病变，如子宫内膜息肉、子宫黏膜下肌瘤、子宫内膜癌等。

(五)鉴别诊断

在诊断功血前，必须排除生殖器官病变或全身性疾病所导致的生殖器官出血，需注意鉴别的有以下几种病症。

1.异常妊娠或妊娠并发症

如流产、异位妊娠、葡萄胎、子宫复旧不良、胎盘残留、胎盘息肉等。

2.生殖器官肿瘤

如子宫内膜癌、子宫颈癌、滋养细胞肿瘤、子宫肌瘤、卵巢肿瘤等。

3.生殖器官感染

如急性或慢性子宫内膜炎、子宫颈炎等生殖道炎症。

4.其他

激素类药物使用不当及宫内节育器或异物引起的子宫不规则出血。

5.全身性疾病

如血液病、肝肾衰竭、甲状腺功能亢进症或减退症等。

(六)治疗

功血的一线治疗是药物治疗。青春期及生育年龄无排卵性功血以止血、调整周期、促排卵为主；绝经过渡期功血以止血、调整周期、减少经量、防止子宫内膜病变为治疗原则。常采用性激素止血和调整月经周期。

1.止血

需根据出血量选择合适的制剂和使用方法。对少量出血患者，使用最低有效量激素，减少药物不良反应。对大量出血患者，要求性激素治疗8小时内见效，24～48小时内出血基本停止。96小时以上仍不止血，应考虑更改功血诊断。

(1)性激素

1)雌孕激素联合用药：性激素联合用药的止血效果优于单一药物。口服避孕药在治疗青春期和生育年龄无排卵性功血时常常有效。急性大出血，病情稳定，可用复方单相口服避孕药。目前使用的是第三代短效口服避孕药，如去氧孕烯炔雌醇片、复方孕二烯酮片或炔雌醇环丙孕酮片，用法为每次1～2片，每8～12小时1次，血止3日后逐渐减量至每日1片，维持至21日周期结束。

2）单纯雌激素：应用大剂量雌激素可迅速促使子宫内膜生长，短期内修复创面而止血，适用于急性大量出血时。苯甲酸雌二醇：初剂量3～4mg/d，分2～3次肌内注射。若出血明显减少，则维持；若出血量未见减少，则加量。也可从6～8mg/d开始。出血停止3日后开始减量，通常每3日以1/3递减。每日最大量一般不超过12mg；结合雌激素（针剂）：25mg静脉注射，可4～6小时重复1次，一般用药2～3次，次日应给予口服结合雌激素3.75～7.5mg/d，并按每3日减量1/3逐渐减量。亦可在24～48小时内开始服用口服避孕药；结合雌激素（片剂）每次1.25mg，或戊酸雌二醇每次2mg，口服，4～6小时1次，血止3日后按每3日减量1/3。所有雌激素疗法在血红蛋白计数增加至90g/L以上后均必须加用孕激素撤退。有血液高凝或血栓性疾病史的患者，应禁忌应用大剂量雌激素止血。对间断性少量长期出血者，其雌激素水平常较低，应用雌激素治疗也是好方法。多采用生理替代剂量，如妊马雌酮1.25mg，每日1次，共21日，最后7～10日应加用孕激素，如醋酸甲羟孕酮（MPA）10mg，每日1次，但需注意停药后出血量会较多，一般7日内血止。

3）单纯孕激素：也称“子宫内膜脱落法”或“药物刮宫”，停药后短期即有撤退性出血。止血作用机制是使雌激素作用下持续增生的子宫内膜转化为分泌期，达到止血效果。停药后子宫内膜脱落较完全，起到药物性刮宫作用。适用于体内已有一定雌激素水平，血红蛋白水平＞80g/L、生命体征稳定的患者。合成孕激素分2类，常用17α-羟孕酮衍生物（甲羟孕酮、甲地孕酮）和19-去甲基睾酮衍生物（炔诺酮等）。以炔诺酮为例，首剂量5mg，每8小时1次，2～3日血止后每隔3日递减1/3量，直至维持量每日2.5～5.0mg，持续用至血止后21日停药，停药后3～7日发生撤药性出血。也可用左炔诺孕酮1.5～2.25mg/d，血止后按同样原则减量。

（2）刮宫术：刮宫可迅速止血，并具有诊断价值，可了解内膜病理，除外恶性病变。对于绝经过渡期及病程长的生育年龄患者应首先考虑使用刮宫术。无性生活史青少年，不轻易做刮宫术，仅适于大量出血且药物治疗无效需立即止血或检查子宫内膜组织学者。对于B超提示宫腔内异常者可在宫腔镜下刮宫，以提高诊断准确率。

（3）辅助治疗

1）一般止血药：氨甲环酸1g，2～3次/日，或酚磺乙胺、维生素K等。

2）丙酸睾酮：具有对抗雌激素作用，减少盆腔充血和增加子宫血管张力，以减少子宫出血量，起协助止血作用。

3）矫正凝血功能：出血严重时可补充凝血因子，如纤维蛋白原、血小板、新鲜冻干血浆或新鲜血。

4）矫正贫血：对中重度贫血患者在上述治疗的同时给予铁剂和叶酸治疗，必要时输血。

5）抗感染治疗：出血时间长，贫血严重，抵抗力差，或有合并感染的临床征象时应及时应用抗生素。

2.调整月经周期

应用性激素止血后，必须调整月经周期。青春期及生育年龄无排卵性功血患者，需恢复正常的内分泌功能，以建立正常月经周期；绝经过渡期患者需控制出血及预防子宫内膜增生症的发生，防止功血再次发生。常用方法如下。

(1)雌、孕激素序贯法：人工周期。模拟自然月经周期中卵巢的内分泌变化，序贯应用雌、孕激素，使子宫内膜发生相应变化，引起周期性脱落。适用于青春期及生育年龄功血内源性雌激素水平较低者。从撤药性出血第5日开始，生理替代全量为妊马雌酮1.25mg或戊酸雌二醇2mg，每晚1次，连服21日，服雌激素11日起加用醋酸甲羟孕酮每日10mg，连用10日。连续3个周期为一个疗程。若正常月经仍未建立，应重复上述序贯疗法。若患者体内有一定雌激素水平，雌激素可采用半量或1/4量。

(2)雌、孕激素联合法：此法开始即用孕激素，限制雌激素的促内膜生长作用，使撤药性出血逐步减少，其中雌激素可预防治疗过程中孕激素突破性出血。常用口服避孕药，可以很好地控制周期，尤其适用于有避孕需求的患者。一般自血止周期撤药性出血第5日起，每日1片，连服21日，1周为撤药性出血间隔，连续3个周期为一个疗程。病情反复者酌情延至6个周期。应用口服避孕药的潜在风险应予注意，有血栓性疾病、心脑血管疾病高危因素及40岁以上吸烟的女性不宜应用。

(3)孕激素法：适用于青春期或活组织检查为增生期内膜功血者。可于月经周期后半期(撤药性出血的第16～25日)服用醋酸甲羟孕酮10mg，每日1次；或地屈孕酮10～20mg，每日1次；或微粒化黄体酮200～300mg，每日1次；或肌内注射黄体酮20mg，每日1次，连用10～14日，酌情应用3～6个周期。

(4)促排卵：功血患者经上述调整周期药物治疗几个疗程后，通过雌、孕激素对中枢的反馈调节作用，部分患者可恢复自发排卵。青春期一般不提倡使用促排卵药物，有生育要求的无排卵不孕患者，可针对病因采取促排卵。

(5)宫内孕激素释放系统：可有效治疗功血。原理为在宫腔内局部释放孕激素，抑制内膜生长。常用于治疗严重月经过多。在宫腔内放置含黄体酮或左炔诺孕酮宫内节育器，能减少经量80%～90%，有时甚至出现闭经。

3.手术治疗

对于药物治疗疗效不佳或不宜用药，无生育要求的患者，尤其是不易随访的年龄较大患者，应考虑手术治疗。

(1)子宫内膜切除术：利用宫腔镜下电切割或激光切除子宫内膜，或采用滚动球电凝或热疗等方法，直接破坏大部分或全部子宫内膜和浅肌层，使月经减少甚至闭经。适用于药物治疗无效、不愿或不适合子宫切除术的患者。术前1个月口服达那唑600mg，每日1次；或孕三烯酮2.5mg，2次/周，4～12周；或用GnRH-α 3.75mg，每28日1次，1～3次，可使子宫内膜萎缩，子宫体积缩小，减少血管再生，使手术时间缩短，出血减少，易于施术，增加手术安全性，且可在月经周期任何时期进行。治疗优点是微创、有效，可减少月经量80%～90%，部分患者可达到闭经。但术前必须有明确的病理学诊断，以避免误诊和误切子宫内膜癌。

(2)子宫切除术:因功血而行子宫切除术者,约占子宫切除术的20%。患者经各种治疗效果不佳,并了解所有治疗功血的可行方法后,由患者和家属知情选择后接受子宫切除。

二、排卵性月经失调

排卵性月经失调较无排卵性功血少见,多发生于生育年龄妇女。患者有周期性排卵,因此,临床上仍有可辨认的月经周期。类型有以下几种。

(一)月经过多

指月经周期规则,经期正常,但经量增多。世界卫生组织(WHO)资料显示,在育龄期女性中19%有月经过多。

1.发病机制

发病机制复杂,可能为子宫内膜纤溶酶活性过高或前列腺素血管舒缩因子分泌比例失调所致,也可能与晚分泌期子宫内膜ER、PR高于正常有关。

2.病理

子宫内膜形态一般表现为分泌期内膜,可能存在间质水肿不明显或腺体与间质发育不同步。

3.临床表现

一般表现为月经周期规则、经期正常,但经量增多>80mL。

4.诊断

根据月经周期规则,经期正常,但经量增多>80mL;妇科检查无引起异常子宫出血的生殖器官器质性病变;子宫内膜活检显示分泌反应,无特殊病变;血清基础性激素测定结果正常,可做出诊断。诊断过程特别应该注意除外子宫肌瘤、子宫腺肌症、子宫内膜癌等器质性疾病和多囊卵巢综合征等妇科内分泌疾病。

5.治疗

(1)止血药:氨甲环酸1g,2~3次/日,可减少经量54%。经血量≤200mL者,应用后92%经血量≤80mL。也可应用酚磺乙胺、维生素K等。

(2)宫内孕激素释放系统:宫腔释放左炔诺孕酮20μg/d,有效期5年。经量减少,20%~30%闭经。不良反应少,最初6个月可能突破性出血。

(3)孕激素内膜萎缩法详见无排卵型功血治疗。

(4)复方短效口服避孕药:抑制内膜增生,使内膜变薄,减少出血量。

(二)月经周期间出血

又分为黄体功能异常和围排卵期出血。

1.黄体功能异常

分黄体功能不全和子宫内膜不规则脱落2类。

(1)黄体功能不足(LPD):月经周期中有卵泡发育及排卵,但黄体期孕激素分泌不足或黄体过早衰退,导致子宫内膜分泌反应不良和黄体期缩短。

1)发病机制:足够水平的FSH和LH及卵巢对LH良好的反应,是黄体健全发育的必要前提。黄体功能不足有多种因素:神经内分泌调节功能紊乱可导致卵泡期FSH缺乏,使卵泡发育缓慢,雌激素分泌减少,从而对垂体及下丘脑正反馈不足;LH 脉冲峰值不高及排卵峰后 LH 低脉冲缺陷,使排卵后黄体发育不全,孕激素分泌减少;卵巢本身发育不良,卵泡期颗粒细胞 LH 受体缺陷,也可使排卵后颗粒细胞黄素化不良,孕激素分泌减少,从而使子宫内膜分泌反应不足。有时黄体分泌功能正常,但维持时间短。部分黄体功能不足可由高催乳素血症引起。此外,生理性因素如初潮、分娩后、绝经过渡期,以及内分泌疾病、代谢异常等,也可导致黄体功能不足。

2)病理:子宫内膜形态一般表现为分泌期内膜、腺体分泌不良,间质水肿不明显或腺体与间质发育不同步。内膜活检显示分泌反应落后 2 日。

3)临床表现:一般表现为月经周期缩短。有时月经周期虽在正常范围内,但卵泡期延长,黄体期缩短,以致患者不易受孕或在妊娠早期流产。

4)诊断:根据月经周期缩短,不孕或早孕时流产,妇科检查无引起异常子宫出血的生殖器官器质性病变;基础体温双相型,但高温相小于 11 日;子宫内膜活检显示分泌反应至少落后 2 日,可做出诊断。

5)治疗:促进卵泡发育:针对其发生原因,促使卵泡发育和排卵。a.卵泡期使用低剂量雌激素。低剂量雌激素能协同 FSH 促进卵泡发育,月经第 5 日起每日口服妊马雌酮 0.625mg 或戊酸雌二醇 1mg,连续 5～7 日。b.氯米芬。氯米芬通过与内源性雌激素受体竞争性结合,促使垂体释放 FSH 和 LH,达到促进卵泡发育的目的。月经第 3～5 日每日开始口服氯米芬 50mg,连服 5 日。

促进月经中期 LH 峰形成;当卵泡成熟后,给予绒促性素 5 000～10 000U 一次或分 2 次肌内注射,以加强月经中期 LH 排卵峰,达到不使黄体过早衰退和提高其分泌黄体酮的目的。

黄体功能刺激疗法:于基础体温上升后开始,隔日肌内注射绒促性素 1 000～2 000U,共 5 次,可使血浆黄体酮明显上升,延长黄体期。

黄体功能补充疗法:一般选用天然黄体酮制剂,自排卵后开始每日肌内注射黄体酮 10mg,共 10～14 日,以补充黄体酮分泌不足。

黄体功能不足合并高催乳素血症的治疗:使用溴隐亭每日 2.5～5.0mg,可使催乳素水平下降,并促进垂体分泌促性腺激素及增加卵巢雌、孕激素分泌,从而改善黄体功能。

口服避孕药;尤其适用于有避孕需求的患者。一般周期性使用口服避孕药 3 个周期,病情反复者酌情延至 6 个周期。

(2)子宫内膜不规则脱落:月经周期有排卵,黄体发育良好,但萎缩过程延长,导致子宫内膜不规则脱落。

1)发病机制:由于下丘脑-垂体-卵巢轴调节功能紊乱,或溶黄体机制失常,引起黄体萎缩不全,内膜持续受孕激素影响,以致不能如期完整脱落。

2)病理:正常月经第 3～4 日时,分泌期子宫内膜已全部脱落。黄体萎缩不全时,月经期第 5～6 日仍能见到呈分泌反应的子宫内膜。常表现为混合型子宫内膜,即残留的分泌期内膜与出血坏死组织及新增生的内膜混合共存。

3)临床表现:月经周期正常,但经期延长,长达 9～10 日,且出血量多。

4)诊断:经期延长,基础体温呈双相型,但下降缓慢。在月经第5～6日行诊断性刮宫,病理检查作为确诊依据。

5)治疗:

孕激素:孕激素通过调节下丘脑、垂体、卵巢轴的反馈功能,使黄体及时萎缩,内膜按时完整脱落。

排卵后第1～2日或下次月经前10～14日开始,每日口服甲羟孕酮10mg,连服10日。有生育要求者肌内注射黄体酮注射液。无生育要求者也可口服单相口服避孕药,自月经周期第5日始,每日1片,连续21日为一周期。

绒促性素:用法同黄体功能不足,有促进黄体功能的作用。

复方短效口服避孕药:抑制排卵,控制周期。

2.围排卵期出血

在2次月经中间,即排卵期,雌激素水平短暂下降,使子宫内膜失去激素的支持而出现部分子宫内膜脱落引起有规律性的阴道流血,称围排卵期出血。

(1)发病机制:原因不明,可能与排卵前后激素水平波动有关。出血期≤7日,多数持续1～3日,血停数日后又出血,量少,时有时无。

(2)治疗:可用复方短效口服避孕药,抑制排卵,控制周期。

第二节　闭经

闭经为常见的妇科症状,表现为无月经或月经停止。根据既往有无月经来潮,分为原发性闭经和继发性闭经2类。原发性闭经指年龄超过13岁,第二性征未发育;或年龄超过15岁,第二性征已发育,月经还未来潮。继发性闭经指正常月经建立后月经停止6个月,或按自身原有月经周期计算停止3个周期以上者。青春期前、妊娠期、哺乳期及绝经后的月经不来潮属生理现象,本节不展开讨论。

按生殖轴病变和功能失调的部位分类,闭经可为下丘脑性闭经、垂体性闭经、卵巢性闭经、子宫性闭经,以及下生殖道发育异常导致的闭经;世界卫生组织(WHO)也将闭经归纳为3型:Ⅰ型为无内源性雌激素产生,尿促卵泡素(FSH)水平正常或低下,催乳素(PRL)正常水平,无下丘脑、垂体器质性病变的证据;Ⅱ型为有内源性雌激素产生,FSH及PRL水平正常;Ⅲ型为FSH升高,提示卵巢功能衰竭。

一、病因

正常月经的建立和维持,有赖于下丘脑-垂体-卵巢轴的神经内分泌调节,靶器官子宫内膜对性激素的周期性反应和下生殖道的通畅,其中任何一个环节发生障碍均可导致闭经。

(一)原发性闭经

较少见,多为遗传原因或先天性发育缺陷引起。约30%患者伴有生殖道异常。根据第二性征的发育情况，分为第二性征存在和第二性征缺乏2类。

1.第二性征存在的原发性闭经

(1)米勒管发育不全综合征：约占20%青春期原发性闭经。由副中肾管发育障碍引起的先天畸形，可能为基因突变所致，和半乳糖代谢异常相关，但染色体核型正常，为46,XX。促性腺激素正常，有排卵，外生殖器、输卵管、卵巢及女性第二性征正常。主要异常表现为始基子宫或无子宫，无阴道。约15%伴肾异常(肾阙如、盆腔肾或马蹄肾)，40%有双套尿液集合系统，5%～12%伴骨骼畸形。

(2)雄激素不敏感综合征：又称睾丸女性化完全型。为男性假两性畸形，染色体核型为46,XY，但X染色体上的雄激素受体基因缺陷。性腺为睾丸，位于腹腔内或腹股沟。睾酮水平在男性范围，靶细胞睾酮受体缺陷，不发挥生物学效应，睾酮能通过芳香化酶转化为雌激素，故表型为女型，致青春期乳房隆起丰满，但乳头发育不良，乳晕苍白，阴毛、腋毛稀少，阴道为盲端，较短浅，子宫及输卵管阙如。

(3)对抗性卵巢综合征：或称卵巢不敏感综合征。其特征有卵巢内多数为始基卵泡及初级卵泡；内源性促性腺激素，特别是FSH升高；卵巢对外源性促性腺激素不敏感。临床表现为原发性闭经，女性第二性征存在。

(4)生殖道闭锁：任何生殖道闭锁引起的横向阻断，均可导致闭经，如阴道横隔、无孔处女膜等。

(5)真两性畸形：非常少见，同时存在男性和女性性腺，染色体核型可为XX,XY或嵌合体。女性第二性征存在。

2.第二性征缺乏的原发性闭经

(1)低促性腺激素性腺功能减退：多因下丘脑分泌GnRH不足或垂体分泌促性腺激素不足而致原发性闭经。最常见为体质性青春发育延迟；其次为嗅觉缺失综合征。临床表现为原发性闭经，女性第二性征阙如，嗅觉减退或丧失，但女性内生殖器分化正常。

(2)高促性腺激素性腺功能减退：原发于性腺衰竭所致的性激素分泌减少，可引起反馈性LH和FSH升高，常与生殖道异常同时出现。

1)特纳综合征：属于性腺先天性发育不全。性染色体异常，核型为45,XO或45,XO/46,XX或45,XO/47,XXX。表现为原发性闭经、卵巢不发育、身材矮小、第二性征发育不良，常有蹼颈、盾胸、后发际低、腭高耳低、鱼样嘴、肘外翻等临床特征，可伴主动脉缩窄及肾、骨骼畸形、自身免疫性甲状腺炎、听力下降及高血压等。

2)46,XX单纯性腺发育不全：体格发育无异常，卵巢呈条索状无功能实体，子宫发育不良，女性第二性征发育差，但外生殖器为女型。

3)46,XY单纯性腺发育不全：又称Swyer综合征。主要表现为条索状性腺及原发性闭经。具有女性生殖系统，但无青春期性发育，女性第二性征发育不良。由于存在Y染色体，患者在10～20岁时易发生性腺母细胞瘤或无性细胞瘤，故诊断确定后应切除条索状性腺。

(二)继发性闭经

发生率明显高于原发性闭经。病因复杂，根据控制正常月经周期的5个主要环节，以下丘脑性最常见，依次为垂体、卵巢、子宫性及下生殖道发育异常闭经。

1.下丘脑性闭经

最常见，指中枢神经系统及下丘脑各种功能和器质性疾病引起的闭经，以功能性原因为主。此类闭经的特点是下丘脑合成和分泌 GnRH 缺陷或下降导致垂体促性腺激素(Gn)，即促卵泡素(FSH)，特别是黄体生成素(LH)的分泌功能低下，故属低促性腺激素性闭经，治疗及时尚可逆。

(1)精神应激：突然或长期精神压抑、紧张、忧虑，环境改变，过度劳累，情感变化，寒冷等，均可能引起神经内分泌障碍而导致闭经，其机制可能与应激状态下下丘脑分泌的促肾上腺皮质激素释放激素和皮质素分泌增加，进而刺激内源性阿片肽和多巴胺分泌，抑制下丘脑分泌促性腺激素释放激素和垂体分泌促性腺激素有关。

(2)体重下降和神经性厌食：中枢神经对体重急剧下降极敏感，1 年内体重下降 10%左右，即使仍在正常范围也可引发闭经。若体重减轻 10%～15%，或体脂丢失 30%时将出现闭经。饮食习惯改变也是原因之一。严重的神经性厌食在内在情感剧烈矛盾或为保持体型强迫节食时发生，临床表现为厌食、极度消瘦、低 Gn 性闭经、皮肤干燥、低体温、低血压、各种血细胞计数及血浆蛋白低下，重症可危及生命，其病死率达 9%。持续进行性消瘦还可使 GnRH 降至青春期前水平，使促性腺激素和雌激素水平低下。因过度节食，导致体重急剧下降，最终导致下丘脑多种神经激素分泌降低，引起垂体前叶多种促激素包括 LH、FSH、促肾上腺皮质激素(ACTH)等分泌下降。

(3)运动性闭经：长期剧烈运动或芭蕾舞、现代舞等训练易致闭经，与患者的心理背景、应激反应程度及体脂下降有关。初潮发生和月经维持有赖于一定比例(17%～22%)的机体脂肪，肌肉/脂肪比率增加或总体脂肪减少，均可使月经异常。运动剧增后，GnRH 释放受抑制使 LH 释放受抑制，也可引起闭经。目前认为体内脂肪减少和营养不良引起瘦素水平下降，是生殖轴功能受抑制的机制之一。

(4)药物性闭经：长期应用甾体类避孕药及某些药物，如吩噻嗪衍生物(奋乃静、氯丙嗪)，利血平等，可引起继发性闭经，其机制是药物抑制下丘脑分泌 GnRH，或药物抑制下丘脑多巴胺使垂体分泌催乳素增多。药物性闭经通常是可逆的，停药后 3～6 个月，月经多能自然恢复。

(5)颅咽管瘤：瘤体增大可压迫下丘脑和垂体柄引起闭经、生殖器萎缩、肥胖、颅内压增高、视力障碍等症状，也称肥胖生殖无能营养不良症。

2.垂体性闭经

主要病变在垂体。腺垂体器质性病变或功能失调，均可影响促性腺激素分泌，继而影响卵巢功能引起闭经。

(1)垂体梗死：常见的为希恩综合征。由于产后大出血休克，导致垂体尤其是腺垂体促性腺激素分泌细胞缺血坏死，引起腺垂体功能低下而出现一系列症状，如闭经、无泌乳、性欲减退、毛发脱落、第二性征衰退、生殖器官萎缩，以及肾上腺皮质、甲状腺功能减退，出现畏寒、嗜睡、低血压，可伴有严重而局限的眼眶后方疼痛，视野缺损及视力减退等症状，基础代谢率降低。

(2)垂体肿瘤：位于蝶鞍内的腺垂体各种腺细胞均可发生肿瘤。最常见的是分泌 PRL 的腺瘤，闭经程度与 PRL 对下丘脑 GnRH 分泌的抑制程度有关，即引起闭经溢乳综合征。其他的还包括蝶鞍内的腺垂体各种腺细胞发生的生长激素腺瘤、促甲状腺激素腺瘤、促肾上腺皮质激素腺瘤，以及无功能的垂体腺瘤，可出现闭经及相应症状，系肿瘤分泌激素抑制 GnRH 分泌和(或)压迫分泌细胞，使促性腺激素分泌减少所致。

(3)空蝶鞍综合征：蝶鞍隔因先天性发育不全、肿瘤或手术破坏，使脑脊液流入蝶鞍的垂体窝，使蝶鞍扩大，垂体受压缩小，称空蝶鞍。垂体柄受脑脊液压迫而使下丘脑与垂体间的门脉循环受阻时，出现闭经和高催乳素血症。X 线检查仅见蝶鞍稍增大，CT 或 MRI 检查精确显示在扩大垂体窝中见萎缩的垂体和低密度的脑脊液。

3.卵巢性闭经

闭经的原因在卵巢。卵巢分泌的性激素水平低下，子宫内膜不发生周期性变化而导致闭经。这类闭经促性腺激素升高，属高促性腺素性闭经。

(1)卵巢早衰：40 岁前，由于卵巢内卵泡耗竭或医源性损伤发生卵巢功能衰竭，称为卵巢早衰。病因可为遗传因素、自身免疫性疾病、医源性损伤(放疗、化疗对性腺的破坏或手术所致的卵巢血供受影响)或特发性原因。以低雌激素及高促性腺激素为特征，表现为继发性闭经，常伴围绝经期症状。激素特征为高促性腺激素水平，特别是 FSH 升高，FSH≥40U/L，伴雌激素水平下降。

(2)卵巢功能性肿瘤：分泌雄激素的卵巢支持-间质细胞瘤，产生过量雄激素抑制下丘脑-垂体-卵巢轴功能而闭经。分泌雌激素的卵巢颗粒-卵泡膜细胞瘤，持续分泌雌激素抑制排卵，使子宫内膜持续增生而闭经。

(3)多囊卵巢综合征；以长期无排卵及高雄激素血症为特征。临床表现为闭经、不孕、多毛和肥胖。

4.子宫性闭经

闭经原因在子宫。继发性子宫性闭经的病因包括感染、创伤导致宫腔粘连。月经调节功能正常，第二性征发育也正常。

(1)Asherman 综合征：子宫性闭经最常见原因。多因人工流产刮宫过度或产后、流产后出血刮宫损伤子宫内膜，导致宫腔粘连而闭经。流产后感染、产褥感染、子宫内膜结核感染及各种宫腔手术所致的感染，也可造成闭经。因宫颈上皮内瘤变而行各种宫颈锥切手术所致的宫颈管粘连、狭窄也可致闭经。当仅有宫颈管粘连时有月经产生而不能流出，宫腔完全粘连时则无月经。

(2)手术切除子宫或放疗：破坏子宫内膜也可闭经。

5.其他

内分泌功能异常。甲状腺、肾上腺、胰腺等功能紊乱也可引起闭经。常见的疾病有甲状腺功能减退或亢进、肾上腺皮质功能亢进、肾上腺皮质肿瘤等。

二、诊断

闭经是症状，诊断时需先寻找闭经原因，确定病变部位，然后再明确是何种疾病所引起。

(一)病史

详细询问月经史，包括初潮年龄、月经周期、经期、经量和闭经期限及伴随症状等。发病前有无导致闭经的诱因，如精神因素、环境改变、体重增减、饮食习惯、剧烈运动、各种疾病及用药情况、职业或学习成绩等。已婚妇女需询问生育史及产后并发症史。原发性闭经应询问第二性征发育情况，了解生长发育史、有无先天缺陷或其他疾病及家族史。

(二)体格检查

检查全身发育状况，有无畸形，包括智力、身高、体重、第二性征发育情况、有无体格发育畸形、甲状腺有无肿大、乳房有无溢乳、皮肤色泽及毛发分布。测量体重、身高，四肢与躯干比例，观察五官特征。原发性闭经伴性征幼稚者还应检查嗅觉有无缺失。观察精神状态、智力发育、营养和健康状况。妇科检查应注意内外生殖器发育，有无先天缺陷、畸形，已有性生活妇女可通过检查阴道及宫颈黏液了解体内雌激素的水平。腹股沟区有无肿块，第二性征如毛发分布、乳房发育是否正常、乳房有无乳汁分泌等。其中第二性征检查有助于鉴别原发性闭经的病因，缺乏女性第二性征提示从未受过雌激素刺激。多数解剖异常可以通过体格检查发现，但无阳性体征仍不能排除有解剖异常。

(三)辅助检查

生育年龄妇女闭经首先需排除妊娠。通过病史及体格检查，对闭经病因及病变部位有初步了解，再通过有选择的辅助检查明确诊断。

1.功能试验

(1)药物撤退试验：用于评估体内雌激素水平，以确定闭经程度。

1)孕激素试验：黄体酮注射液，每日肌内注射 20mg，连续 5 日；或口服甲羟孕酮，每日 10mg，连用 8～10 日。停药后出现撤药性出血(阳性反应)，提示子宫内膜已受一定水平雌激素影响。停药后无撤药性出血(阴性反应)，应进行雌孕激素序贯试验。

2)雌孕激素序贯试验：适用于孕激素试验阴性的闭经患者。每晚睡前服妊马雌酮 1.25mg，最后 10 日加用醋酸甲羟孕酮，每日口服 10mg，停药后发生撤药性出血者为阳性，提示子宫内膜功能正常，可排除子宫性闭经，引起闭经的原因是患者体内雌激素水平低落，应进一步寻找原因。无撤药性出血者为阴性，应重复一次试验，若仍无出血，提示子宫内膜有缺陷或被破坏，可诊断为子宫性闭经。

(2)垂体兴奋试验：又称 GnRH 刺激试验，了解垂体对 GnRH 的反应性。注射 LHRH 后 LH 值升高，说明垂体功能正常，病变在下丘脑；经多次重复试验，LH 值无升高或升高不显著，说明垂体功能减退，如希恩综合征。

2.激素测定

建议停用雌孕激素药物至少 2 周后行 FSH、LH、PRL、促甲状腺激素(TSH)等激素测定，以协助诊断。

(1)血甾体激素测定：包括雌二醇、孕酮及睾酮测定。血孕酮水平升高，提示排卵。雌激素水平低，提示卵巢功能不正常或衰竭；睾酮水平高，提示可能为多囊卵巢综合征或卵巢支持-间质细胞瘤等。

(2)肥胖、多毛、痤疮患者还需行胰岛素、雄激素(血睾酮、硫酸脱氢表雄酮、尿-17 酮等)测定，口服葡萄糖耐量试验(OGTT)，胰岛素释放试验等，以确定是否存在胰岛素抵抗，高雄激素血症或先天性 21-羟化酶功能缺陷等。Cushing 综合征可测定 24 小时尿皮质醇或 1mg 地塞米松抑制试验排除。

3.影像学检查

(1)盆腔超声检查:观察盆腔有无子宫,子宫形态、大小及内膜厚度,卵巢大小、形态,卵泡数目等。

(2)子宫输卵管造影:了解有无宫腔病变和宫腔粘连。

(3)CT 或磁共振显像(MRI):用于盆腔及头部蝶鞍区检查,了解盆腔肿块和中枢神经系统病变性质,诊断卵巢肿瘤、下丘脑病变、垂体微腺瘤、空蝶鞍等。

(4)静脉肾盂造影:怀疑米勒管发育不全综合征时,用以确定有无肾脏畸形。

4.宫腔镜检查

能精确诊断宫腔粘连。

5.腹腔镜检查

能直视下观察卵巢形态、子宫大小,对诊断多囊卵巢综合征等有价值。

6.染色体检查

对鉴别性腺发育不全病因及指导临床处理有重要意义。

7.其他检查

如靶器官反应检查,包括基础体温测定、子宫内膜取样等。怀疑结核或血吸虫病,应行内膜培养。

(四)闭经的诊断步骤

首先区分是原发性闭经抑或继发性闭经。若为原发性闭经,首先检查乳房及第二性征、子宫的发育情况。

1.全身治疗

占重要地位,包括积极治疗全身性疾病,提高机体体质,供给足够营养,保持标准体重。运动性闭经者应适当减少运动量。应激或精神因素所致闭经,应进行耐心的心理治疗,消除精神紧张和焦虑。肿瘤、多囊卵巢综合征等引起的闭经,应进行特异性治疗。

2.激素治疗

明确病变环节及病因后,给予相应激素治疗以补充体内激素不足或拮抗其过多,达到治疗目的。

(1)性激素补充治疗:目的有维持女性全身健康及生殖健康,包括心血管系统、骨骼及骨代谢、神经系统等;促进和维持第二性征和月经。主要治疗方法有以下几种。

1)雌激素补充治疗:适用于无子宫者。妊马雌酮 0.625mg/d 或微粒化 17-β 雌二醇 1mg/d,连用 21 日,停药 1 周后重复给药。

2)雌、孕激素人工周期疗法:适用于有子宫者。上述雌激素连服 21 日,最后 10 日同时给予醋酸甲羟孕酮 6～10mg/d。

3)孕激素疗法:适用于体内有一定内源性雌激素水平的Ⅰ度闭经患者,可于月经周期后半期(或撤药性出血第 16～25 日)口服醋酸甲羟孕酮,每日 6～10mg,共 10 日。

(2)促排卵;适用于有生育要求的患者。对于低 Gn 闭经患者,在采用雌激素治疗促进生殖器发育,子宫内膜已获得对雌孕激素的反应后,可采用尿促性素(HMG)联合绒促性素

(hCG)促进卵泡发育及诱发排卵，由于可能导致卵巢过度刺激综合征(OHSS)，严重者可危及生命，故使用促性腺素诱发排卵必须由有经验的医生在有B超和激素水平监测的条件下用药；对于FSH和PRL正常的闭经患者，由于患者体内有一定内源性雌激素，可首选氯米芬作为促排卵药物；对于FSH升高的闭经患者，由于其卵巢功能衰竭，不建议采用促排卵药物治疗。

1)氯米芬：最常用的促排卵药物。适用于有一定内源性雌激素水平的无排卵者。作用机制是通过竞争性结合下丘脑细胞内的雌激素受体，以阻断内源性雌激素对下丘脑的负反馈作用，促使下丘脑分泌更多的GnRH及垂体促性腺激素。给药方法为月经第5日始，每日50～100mg，连用5日，治疗剂量选择主要根据体重/BMI、女性年龄和不孕原因，卵泡或黄体酮监测不增加治疗妊娠率。不良反应主要包括黄体功能不足，对宫颈黏液的抗雌激素影响，黄素化未破裂卵泡综合征(LUFS)及卵质量欠佳。

2)促性腺激素：适用于低促性腺激素闭经及氯米芬促排卵失败者。促卵泡发育的制剂有：尿促性素(HMG)，内含FSH和LH各75U；尿促卵泡素，包括尿提取FSH，纯化FSH，基因重组FSH。促成熟卵泡排卵的制剂为绒促性素(hCG)。常用HMG或FSH和hCG联合用药促排卵。HMG或FSH一般每日剂量75～150U，于撤药性出血第3～5日开始，卵巢无反应，每隔7～14日增加半支(37.5IU)，直到B超下见优势卵泡，最大225IU/d，待优势卵泡达成熟标准时，再使用hCG 5000～10 000U促排卵。并发症为多胎妊娠和卵巢过度刺激综合征(OHSS)。

3)促性腺激素释放激素(GnRH)：利用其天然制品促排卵，用脉冲皮下注射或静脉给药，适用于下丘脑性闭经。

(3)溴隐亭：多巴胺受体激动剂。通过与垂体多巴胺受体结合，直接抑制垂体PRL分泌，恢复排卵；溴隐亭还可直接抑制垂体分泌PRL肿瘤细胞生长。单纯高PRL血症患者，每日2.5～5mg，一般在服药的第5～6周能使月经恢复。垂体催乳素瘤患者，每日5～7.5mg，敏感者在服药3个月后肿瘤明显缩小，较少采用手术。

(4)其他激素治疗

1)肾上腺皮质激素：适用于先天性肾上腺皮质增生所致的闭经，一般用泼尼松或地塞米松。

2)甲状腺素：如甲状腺片，适用于甲状腺功能减退引起的闭经。

3.辅助生殖技术

对于有生育要求、诱发排卵后未成功妊娠，或合并输卵管问题的闭经患者，或男方因素不孕者可采用辅助生殖技术治疗。

4.手术治疗

针对各种器质性病因，采用相应的手术治疗。

(1)生殖器畸形如处女膜闭锁、阴道横隔或阴道闭锁，均可通过手术切开或成形，使经血流畅。宫颈发育不良若无法手术矫正，则应行子宫切除术。

(2)Asherman综合征：多采用宫腔镜直视下分离粘连，随后加用大剂量雌激素和放置宫腔内支撑的治疗方法。术后宫腔内支撑放置7～10日，每日口服妊马雌酮2.5mg，第3周始用

征象，无排卵孔、无血体、无黄体。镜下取卵巢活组织检查可确诊。

(五)内分泌测定

1.血清雄激素

睾酮水平通常不超过正常范围上限2倍，雄烯二酮常升高，脱氢表雄酮、硫酸脱氢表雄酮正常或轻度升高。

2.血清FSH、LH

血清FSH正常或偏低，LH升高，但无排卵前LH峰值出现。LH/FSH比值≥2～3。LH/FSH比值升高多出现于非肥胖型患者，肥胖患者因瘦素等因素对中枢LH的抑制作用，LH/FSH比值也可在正常范围。

3.血清雌激素

雌酮(E_1)升高，雌二醇(E_2)正常或轻度升高，并恒定于早卵泡期水平，$E_1/E_2>1$，高于正常周期。

4.尿17-酮类固醇

正常或轻度升高。正常时提示雄激素来源于卵巢，升高时提示肾上腺功能亢进。

5.血清催乳素(PRL)

20%～35%的PCOS患者可伴有血清PRL轻度增高。

6.其他

腹部肥胖型患者，应检测空腹血糖及口服葡萄糖耐量试验(OGTT)，还应检测空腹胰岛素(正常<20mU/L)及葡萄糖负荷后血清胰岛素(正常<150mU/L)。肥胖型患者可有三酰甘油增高。

五、诊断

PCOS的诊断为排除性诊断。目前较多采用的诊断标准是欧洲生殖和胚胎医学会与美国生殖医学会2003年提出的鹿特丹标准：一是稀发排卵或无排卵，高雄激素的临床表现和(或)高雄激素血症；二是卵巢多囊改变；三是超声提示一侧或双侧卵巢直径2～9mm的卵泡≥12个，和(或)卵巢体积≥10mL。3项中符合2项并排除其他高雄激素病因，如先天性肾上腺皮质增生、库欣综合征分泌雄激素的肿瘤。

六、鉴别诊断

(一)卵泡膜细胞增生症

临床表现及内分泌检查与PCOS相仿但更严重，血睾酮高值，血硫酸脱氢表雄酮正常，LH/FSH比值可正常。卵巢活组织检查，镜下见卵巢皮质黄素化的卵泡膜细胞群，皮质下无类似PCOS的多个小卵泡。

(二)肾上腺皮质增生或肿瘤

血清硫酸脱氢表雄酮值超过正常范围上限2倍时，应与肾上腺皮质增生或肿瘤相鉴别。肾上腺皮质增生患者的血17α-羟孕酮明显增高，ACTH兴奋试验反应亢进，地塞米松抑制试验抑制率≤0.70。肾上腺皮质肿瘤患者对上述2项试验均无明显反应。

(三)分泌雄激素的卵巢肿瘤

卵巢睾丸母细胞瘤、卵巢门细胞瘤等均可产生大量雄激素。多为单侧，实性肿瘤。超声、

CT 或 MRI 可协助定位。

(四)其他

催乳素水平升高明显,应排除垂体催乳素腺瘤。

七、治疗

(一)调整生活方式

对肥胖型多囊卵巢综合征患者,应控制饮食和增加运动以降低体重和缩小腰围,可增加胰岛素敏感性,降低胰岛素、睾酮水平,从而恢复排卵及生育功能。

(二)药物治疗

1.调节月经周期

定期合理应用药物,对抗雄激素作用并控制月经周期非常重要。

(1)口服避孕药;雌孕激素联合周期疗法。孕激素通过负反馈抑制垂体 LH 异常高分泌,减少卵巢产生雄激素,并可直接作用于子宫内膜,抑制子宫内膜过度增生和调节月经周期;雌激素可促进肝脏产生性激素结合球蛋白(SHBG),导致游离睾酮减少。常用口服短效避孕药,周期性服用,疗程一般为 3～6 个月,可重复使用。能有效抑制毛发生长和治疗痤疮。

(2)孕激素后半周期疗法:可调节月经并保护子宫内膜。对 LH 过高分泌同样有抑制作用。亦可达到恢复排卵效果。

2.降低血雄激素水平

(1)糖皮质激素:适用于多囊卵巢综合征的雄激素过多为肾上腺来源或肾上腺和卵巢混合来源者。常用药物为地塞米松,每晚 0.25mg 口服,能有效抑制脱氢表雄酮硫酸盐浓度。剂量不宜超过每日 0.5mg,以免过度抑制垂体-肾上腺轴功能。

(2)环丙孕酮:17α-羟孕酮类衍生物,具有很强的抗雄激素作用,能抑制垂体促性腺激素的分泌,使体内睾酮水平降低。与炔雌醇组成口服避孕药,对降低高雄激素血症和治疗高雄激素体征有效。

(3)螺内酯:醛固酮受体的竞争性抑制剂。抗雄激素机制是抑制卵巢和肾上腺合成雄激素,增强雄激素分解,并有在毛囊竞争雄激素受体作用。抗雄激素剂量为每日 40～200mg,治疗多毛需用药 6～9 个月。出现月经不规则,可与口服避孕药联合应用。

3.诱发排卵

对有生育要求者在生活方式调整、抗雄激素和改善胰岛素抵抗等基础治疗后,进行促排卵治疗。氯米芬为一线促排卵药物,氯米芬抵抗患者可给予二线促排卵药物,如促性腺激素等。诱发排卵时易发生卵巢过度刺激综合征,需严密监测,加强预防措施。

(三)手术治疗

1.腹腔镜下卵巢打孔术(LOD)

对 LH 和游离睾酮升高者效果较好。LOD 的促排卵机制为,破坏产生雄激素的卵巢间质,间接调节垂体、卵巢轴,使血清 LH 及睾酮水平下降,增加妊娠机会,并可能降低流产的危险。在腹腔镜下对多囊卵巢应用电针或激光打孔,每侧卵巢打孔 4 个为宜,并且注意打孔深度和避开卵巢门,可获得 90%排卵率和 70%妊娠率。LOD 可能出现的问题有治疗无效、盆腔粘连及卵巢功能低下。

2.卵巢楔形切除术

将双侧卵巢各楔形切除 1/3 可降低雄激素水平，减轻多毛症状，提高妊娠率。术后卵巢周围粘连发生率较高，临床已不常用。

第四节　痛经

痛经为最常见的妇科症状之一，指行经前后或月经期出现下腹部疼痛、坠胀，伴有腰酸或其他不适，症状严重可影响生活质量。痛经分为原发性和继发性 2 类，原发性痛经指生殖器官无器质性病变的痛经，占痛经 90％以上；继发性痛经指由盆腔器质性疾病引起的痛经。本节仅叙述原发性痛经。

一、病因

原发性痛经的发生主要与月经时子宫内膜前列腺素(PG)含量增高有关。研究表明，痛经患者子宫内膜和月经血中 PGF2α 和 PGE2 含量均较正常妇女明显升高。PGF2α 含量升高是造成痛经的主要原因。PGF2α 和 PGE2 是花生四烯酸脂肪酸的衍生物，在月经周期中，分泌期子宫内膜前列腺素浓度较增生期子宫内膜高。月经期因溶酶体酶溶解子宫内膜细胞而大量释放，使 PGF2α 及 PGE2 含量增高。PGF2α 含量高可引起子宫平滑肌过强收缩，血管挛缩，造成子宫缺血，乏氧状态而出现痛经。增多的前列腺素进入血液循环，还可引起心血管和消化道等症状。血管升压素、内源性缩宫素及 β-内啡肽等物质的增加也与原发性痛经有关。此外，原发性痛经还受精神、神经因素影响，疼痛的主观感受也与个体痛阈有关。无排卵的增生期子宫内膜因无孕酮刺激，所含前列腺素浓度很低，通常不发生痛经。

二、临床表现

原发性痛经在青春期多见，常在初潮后 1～2 年内发病；疼痛多自月经来潮后开始，最早出现在经前 12 小时，以行经第 1 日疼痛最剧烈，持续 2～3 日后缓解，疼痛常呈痉挛性，通常位于下腹部耻骨上，可放射至腰骶部和大腿内侧；可伴有恶心、呕吐、腹泻、头晕、乏力等症状，严重时面色发白，出冷汗；妇科检查无异常发现。

三、诊断与鉴别诊断

根据月经期下腹坠痛，妇科检查无阳性体征，临床即可诊断。诊断时需与子宫内膜异位症、子宫腺肌病、盆腔炎性疾病引起的继发性痛经相鉴别。继发性痛经常在初潮后数年方出现症状，多有妇科器质性疾病史或宫内节育器放置史，妇科检查有异常发现，必要时可行腹腔镜检查加以鉴别。

四、治疗

(一)一般治疗

应重视心理治疗，说明月经时的轻度不适是生理反应，消除紧张和顾虑可缓解疼痛。足够的休息和睡眠，规律而适度的锻炼，戒烟均对缓解疼痛有一定的帮助。疼痛不能忍受时可辅以药物治疗。

(二)药物治疗

1.前列腺素合成酶抑制剂

通过抑制前列腺素合成酶的活性，减少前列腺素产生，防止过强子宫收缩和痉挛，从而减轻或消除痛经。该类药物治疗有效率可达80%。月经来潮即开始服用药物效果佳，连服2～3日。常用的药物有布洛芬、酮洛芬、甲氯芬那酸、双氯芬酸、甲芬那酸、萘普生。布洛芬200～400mg，每日3～4次，或酮洛芬50mg，每日3次。

2.口服避孕药

通过抑制排卵减少月经血前列腺素含量。适用于要求避孕的痛经妇女，疗效达90%以上。

第五节　经前期综合征

经前期综合征是指反复在黄体期出现周期性以情感、行为和躯体障碍为特征的综合征。月经来潮后，症状自然消失。

一、病因

病因尚无定论，可能与精神社会因素、卵巢激素失调和神经递质异常有关。

(一)精神社会因素

经前期综合征患者对安慰剂治疗的反应率高达30%～50%，部分患者精神症状突出，且情绪紧张时常使原有症状加重，提示社会环境与患者精神心理因素间的相互作用，参与经前期综合征的发生。

(二)卵巢激素失调

最初认为雌、孕激素比例失调是经前期综合征的发病原因。患者孕激素不足或组织对孕激素敏感性失常，雌激素水平相对过高，引起水钠潴留，致使体重增加。近年研究发现，经前期综合征患者体内并不存在孕激素绝对或相对不足，补充孕激素不能有效缓解症状。目前认为可能与黄体后期雌、孕激素撤退有关。临床补充雌、孕激素合剂减少性激素周期性生理性变动，能有效缓解症状。

(三)神经递质异常

经前期综合征患者在黄体后期循环中类阿片肽浓度异常降低，表现为内源性类阿片肽撤退症状，引起患者精神、神经及行为方面的变化。其他还包括5-羟色胺等活性改变等。

二、临床表现

多见于25～45岁妇女，症状出现于月经前1～2周，月经来潮后迅速减轻直至消失。主要症状归纳为以下3种。

(一)躯体症状

头痛、背痛、乳房胀痛、腹部胀满、便秘、肢体水肿、体重增加、运动协调功能减退。

(二)精神症状

易怒、焦虑、抑郁、情绪不稳定、疲乏,以及饮食、睡眠、性欲改变,而易怒是其主要症状。

(三)行为改变

注意力不集中、工作效率低、记忆力减退、神经质、易激动等。周期性反复出现为其特点。

三、诊断与鉴别诊断

根据经前期出现周期性典型症状,诊断多不困难。诊断时一般需考虑下述3个因素:一是经前期综合征的症状,二是黄体晚期持续反复发生,三是对日常工作、学习产生负面影响。诊断时需与轻度精神障碍及心、肝、肾等疾病引起的水肿相鉴别。必要时可同时记录基础体温,以了解症状出现与卵巢功能的关系。

四、治疗

(一)心理治疗

帮助患者调整心理状态,给予心理安慰与疏导,让精神放松,有助于减轻症状。患者症状重者可进行认知行为心理治疗。

(二)调整生活状态

包括合理的饮食及营养,戒烟,限制钠盐和咖啡的摄入。适当的身体锻炼可协助缓解神经紧张和焦虑。

(三)药物治疗

1.抗焦虑药

适用于有明显焦虑症状者。阿普唑仑经前用药,0.25mg,每日2～3次口服,逐渐增量,最大剂量为每日4mg,用至月经来潮第2～3日。

2.抗忧郁症药

适用于有明显忧郁症状者。氟西汀能选择性抑制中枢神经系统5-羟色胺的再摄取。黄体期用药,20mg,每日1次口服,能明显缓解精神症状及行为改变,但对躯体症状疗效不佳。

3.醛固酮受体的竞争性抑制剂

螺内酯20～40mg,每日2～3次口服,可拮抗醛固酮而利尿,减轻水潴留,对改善精神症状也有效。

4.维生素B_6

可调节自主神经系统与下丘脑-垂体-卵巢轴的关系,还可抑制催乳素合成。10～20mg,每日3次口服,可改善症状。

5.口服避孕药

通过抑制排卵缓解症状,并可减轻水钠潴留症状,抑制循环和内源性激素波动的方法。也可用促性腺激素释放激素激动剂(GnRH-α)抑制排卵。连用4～6个周期。

第六节　绝经综合征

绝经综合征指妇女绝经前后出现性激素波动或减少所致的一系列躯体及精神心理症状。绝经分为自然绝经和人工绝经。自然绝经指卵巢内卵泡生理性耗竭所致的绝经,人工绝经指两侧卵巢经手术切除或放射线照射等所致的绝经。人工绝经者更易发生绝经综合征。

一、内分泌变化

绝经前后最明显变化是卵巢功能衰退,随后表现为下丘脑-垂体功能退化。

(一)雌激素

卵巢功能衰退的最早征象是卵泡对 FSH 敏感性降低,FSH 水平升高。绝经过渡早期雌激素水平波动很大,由于 FSH 升高对卵泡过度刺激引起雌二醇分泌过多,甚至可高于正常卵泡期水平,因此,整个绝经过渡期雌激素水平并非逐渐下降,只是在卵泡完全停止生长发育后,雌激素水平才迅速下降。绝经后卵巢极少分泌雌激素,但妇女循环中仍有低水平雌激素,主要来自肾上腺皮质和来自卵巢的雄烯二酮经周围组织中芳香化酶转化的雌酮。绝经后妇女循环中雌酮(E_1)高于雌二醇(E_2)。

(二)孕酮

绝经过渡期卵巢尚有排卵功能,仍有孕酮分泌。但因卵泡期延长,黄体功能不良,导致孕酮分泌减少。绝经后无孕酮分泌。

(三)雄激素

绝经后雄激素来源于卵巢间质细胞及肾上腺,总体雄激素水平下降。其中雄烯二酮主要来源于肾上腺,量约为绝经前的一半。卵巢主要产生睾酮,由于升高的 LH 对卵巢间质细胞的刺激。

(四)促性腺激素

绝经过渡期 FSH 水平升高,呈波动型,LH 仍在正常范围,FSH/LH 仍$\leqslant$1。绝经后雌激素水平降低,诱导下丘脑释放促性腺激素释放激素增加,刺激垂体释放 FSH 和 LH 增加,其中 FSH 升高较 LH 更显著,FSH/LH$>$1。卵泡闭锁导致雌激素和抑制素水平降低以及 FSH 水平升高,是绝经的主要信号。释放激素绝经后 GnRH 分泌增加,并与 LH 相平衡。

(五)抑制素

绝经后妇女血抑制素水平下降,较雌二醇下降早且明显,可能成为反映卵巢功能衰退更敏感的指标。

二、临床表现

(一)近期症状

1.月经紊乱

月经紊乱是绝经过渡期的常见症状,由于稀发排卵或无排卵,表现为月经周期不规则,经期持续时间长及经量增多或减少。此期症状的出现取决于卵巢功能状态的波动性变化。

2.血管舒缩症状

主要表现为潮热，为血管舒缩功能不稳定所致，是雌激素降低的特征性症状。其特点是反复出现短暂的面部和颈部及胸部皮肤阵阵发红，伴有轰热，继之出汗。一般持续1～3分钟。症状轻者每日发作数次，严重者10余次或更多，夜间或应激状态易促发。该症状可持续1～2年，有时长达5年或更长。潮热严重时可影响妇女的工作、生活和睡眠，是绝经后期妇女需要性激素治疗的主要原因。

3.自主神经失调症状

常出现如心悸、眩晕、头痛、失眠、耳鸣等自主神经失调症状。

4.精神神经症状

围绝经期妇女常表现为注意力不易集中，并且情绪波动大，如激动易怒、焦虑不安，或情绪低落、抑郁、不能自我控制等情绪症状。记忆力减退也较常见。

(二)远期症状

1.泌尿生殖道症状

主要表现为泌尿生殖道萎缩症状，出现阴道干燥、性交困难及反复阴道感染、排尿困难、尿痛、尿急等反复发生的尿路感染。

2.骨质疏松

绝经后妇女雌激素缺乏使骨质吸收增加，导致骨量快速丢失而出现骨质疏松。50岁以上妇女半数以上会发生绝经后骨质疏松，一般发生在绝经后5～10年内，最常发生在椎体。

3.阿尔茨海默病

绝经后期妇女比老年男性患病风险高，可能与绝经后内源性雌激素水平降低有关。

4.心血管病变

绝经后妇女糖脂代谢异常增加，动脉硬化、冠心病的发病风险较绝经前明显增加，可能与雌激素低下有关。

三、诊断

根据病史及临床表现不难诊断。但需注意除外相关症状的器质性病变及精神疾病，卵巢功能评价等实验室检查有助于诊断。

(一)血清FSH值及E_2值测定

检查血清FSH值及E_2值了解卵巢功能。绝经过渡期血清FSH＞10U/L，提示卵巢储备功能下降。闭经，FSH＞40U/L且E_2＜10～20pg/mL，提示卵巢功能衰竭。

(二)氯米芬兴奋试验

月经第5日起口服氯米芬，每日50mg，共5日，停药第1日测血清FSH＞12U/L，提示卵巢储备功能降低。

四、治疗

治疗目标：应能缓解近期症状，并能早期发现、有效预防骨质疏松症、动脉硬化等老年性疾病。

(一)一般治疗

通过心理疏导，使绝经过渡期妇女了解绝经过渡期的生理过程，并以乐观的心态适应。必要时选用适量镇静药以助睡眠，如睡前服用艾司唑仑2.5mg。谷维素有助于调节自主神经功能，口服 20mg，每日 3 次。鼓励建立健康生活方式，包括坚持身体锻炼、健康饮食、增加日晒时间、摄入足量蛋白质及含钙丰富食物，预防骨质疏松。

(二)激素补充治疗(HRT)

有适应证且无禁忌证时选用。HRT 是针对绝经相关健康问题而采取的一种医疗措施，可有效。

1.适应证

(1)绝经相关症状：潮热，盗汗，睡眠障碍，疲倦，情绪障碍如易激动、烦躁、焦虑、紧张或情绪低落等。

(2)泌尿生殖道萎缩相关的问题：阴道干涩、疼痛，排尿困难，性交痛，反复发作的阴道炎，反复泌尿系统感染，夜尿多、尿频和尿急。

(3)低骨量及骨质疏松症：有骨质疏松症的危险因素(如低骨量)及绝经后期骨质疏松症。

2.禁忌证

已知或可疑妊娠、原因不明的阴道流血、已知或可疑患有乳腺癌、已知或可疑患有性激素依赖性恶性肿瘤、最近 6 个月内患有活动性静脉或动脉血栓栓塞性疾病、严重肝及肾功能障碍、血卟啉症、耳硬化症、脑膜瘤(禁用孕激素)等。

3.慎用情况

慎用情况并非禁忌证，但在 HRT 应用前和应用过程中，应该咨询相关专业的医师，共同确定应用 HRT 的时机和方式，并采取比常规随诊更为严密的措施，监测病情的进展。慎用情况包括：子宫肌瘤、子宫内膜异位症、子宫内膜增生史，尚未控制的糖尿病及严重高血压、有血栓形成倾向，胆囊疾病，癫痫、偏头痛，哮喘，高催乳素血症，系统性红斑狼疮，乳腺良性疾病、乳腺癌家族史，及已完全缓解的部分妇科恶性肿瘤，如宫颈鳞癌、子宫内膜癌、卵巢上皮性癌等。

4.制剂及剂量选择

主要药物为雌激素，可辅以孕激素。单用雌激素治疗仅适用于子宫已切除者，单用孕激素适用于绝经过渡期功能失调性子宫出血。剂量和用药方案应个体化，以最小剂量且有效为佳。

(1)雌激素制剂：应用雌激素原则上应选择天然制剂。常用雌激素有以下几种。

1)戊酸雌二醇：每日口服 0.5～2mg。

2)结合雌激素：每日口服 0.3～0.625mg。

3)17β-雌二醇经皮贴膜：有每周更换 2 次和每周更换 1 次剂型。

4)尼尔雌醇：合成长效雌三醇衍生物。每 2 周服 1～2mg。

(2)组织选择性雌激素活性调节剂：替勃龙，根据靶组织不同，其在体内的 3 种代谢物分别表现出雌激素、孕激素及弱雄激素活性。每日口服 1.25～2.5mg。

(3)孕激素制剂：常用醋酸甲羟孕酮(MPA)，每日口服 2～6mg。近年来倾向于选用天然孕激素制剂，如微粒化孕酮，每日口服 100～300mg。

5.用药途径及方案

(1)口服：主要优点是血药浓度稳定，但对肝脏有一定损害，还可刺激产生肾素底物及凝血因子。用药方案有以下 2 种。

1)单用雌激素:适用于已切除子宫的妇女。

2)雌、孕激素联合:适用于有完整子宫的妇女,包括序贯用药和联合用药。前者模拟生理周期,在用雌激素的基础上,每后半月加用孕激素 10～14 日。

2 种用药又分周期性和连续性,前者每周期停用激素 5～7 日,有周期性出血,也称为预期计划性出血,适用于年龄较轻,绝经早期或愿意有月经样定期出血的妇女;后者连续性用药,避免周期性出血,适用于年龄较长或不愿意有月经样出血的绝经后期妇女。

(2)胃肠道外途径:能缓解潮热,防止骨质疏松,能避免肝脏首过效应,对血脂影响较小。

1)经阴道给药:常用药物有 E_3 栓和 E_2 阴道环及结合雌激素霜。主要用于治疗下泌尿生殖道局部低雌激素症状。

2)经皮肤给药:包括皮肤贴膜及涂胶,主要药物为 17β-雌二醇,每周使用 1～2 次。可使雌激素水平恒定,方法简便。

6.用药剂量与时间

选择最小剂量和与治疗目的相一致的最短时期,在卵巢功能开始衰退并出现相关症状时即可应用。需定期评估,明确受益大于风险方可继续应用。停止雌激素治疗时,一般主张应缓慢减量或间歇用药,逐步停药,防止症状复发。

7.不良反应及危险性

(1)子宫出血:性激素补充治疗时的子宫异常出血,多为突破性出血,必须高度重视,查明原因,必要时行诊断性刮宫,排除子宫内膜病变。

(2)性激素不良反应

1)雌激素:剂量过大可引起乳房胀、白带多、头痛、水肿、色素沉着等,应酌情减量,或改用雌三醇。

2)孕激素:不良反应包括抑郁、易怒,乳房痛和水肿,患者常不易耐受。

3)雄激素:有发生高血脂、动脉粥样硬化、血栓栓塞性疾病危险,大量应用出现体重增加、多毛及痤疮,口服时影响肝功能。

(3)子宫内膜癌:长期单用雌激素,可使子宫内膜异常增生和子宫内膜癌危险性增加,此种危险性依赖于用药持续时间长短及用药剂量大小。而联合应用雌孕激素,不增加子宫内膜癌发病风险。

(4)卵巢癌:长期应用 HRT,卵巢癌的发病风险可能增加。

(5)乳腺癌:应用天然或接近天然的雌孕激素可使增加乳腺癌的发病风险减小,但乳腺癌患者仍是 HRT 的禁忌证。

(6)心血管疾病及血栓性疾病:绝经对心血管疾病的发生有负面影响,HRT 对降低心血管疾病发生有益,但一般不主张 HRT 作为心血管疾病的二级预防。没有证据证明天然雌孕激素会增加血栓风险,但对于有血栓疾病者尽量选择经皮给药。

(7)糖尿病:HRT 能通过改善胰岛素抵抗而明显降低糖尿病风险。

(三)非激素类药物

(1)选择性 5-羟色胺再摄取抑制剂:盐酸帕罗西汀 20mg,每日 1 次早晨口服,可有效改善血管舒缩症状及精神神经症状。

(2)钙剂:氨基酸螯合钙胶囊每日口服 1 粒(含 1g),可减缓骨质丢失。

(3)维生素 D:适用于围绝经期妇女缺少户外活动者,每日口服 400～500U,与钙剂合用有利于钙的完全吸收。

第七节　高催乳素血症

各种原因导致血清催乳素(PRL)异常升高,>1.14nmol/L(25μg/L),称为高催乳素血症。

一、病因和发病机制

(一)下丘脑疾病

颅咽管瘤、炎症等病变影响催乳素抑制因子(PIF)的分泌,导致催乳素升高。

(二)垂体疾病

是引起高催乳素血症最常见的原因,以垂体催乳素瘤最常见。1/3 以上患者为垂体微腺瘤(直径<1cm)。空蝶鞍综合征也可使血清催乳素增高。

(三)原发性甲状腺功能减退症

促甲状腺激素释放激素增多,刺激垂体催乳素分泌。

(四)特发性高催乳素血症

血清催乳素增高,多为 2.73～4.55nmol/L,但未发现垂体或中枢神经系统疾病。部分患者数年后发现垂体微腺瘤。

(五)其他

多囊卵巢综合征,自身免疫性疾病,创伤(垂体柄断裂或外伤),长期服抗精神病药、抗忧郁症药、抗癫痫药、抗高血压药、抗胃溃疡药和阿片类药物均可引起血清催乳素轻度或明显升高。

二、临床表现

(一)月经紊乱及不育

85%以上患者有月经紊乱。生育年龄患者可不排卵或黄体期缩短,表现为月经少、稀发,甚至闭经。青春期前或青春期早期妇女可出现原发性闭经,生育期后多为继发性闭经。无排卵可导致不育。

(二)溢乳

是本病的特征之一。闭经-溢乳综合征患者中约 2/3 存在高催乳素血症,其中有 1/3 患垂体微腺瘤。溢乳通常表现为双乳流出或可挤出非血性乳白色或透明液体。

(三)头痛、眼花及视觉障碍

垂体腺瘤增大明显时,由于脑脊液回流障碍及周围脑组织和视神经受压,可出现头痛、眼花、呕吐、视野缺损及动眼神经麻痹等症状。

(四)性功能改变

由于垂体 LH 与 FSH 分泌受抑制,出现低雌激素状态,表现为阴道壁变薄或萎缩,分泌物减少,性欲减退。

三、诊断

(一)临床症状

对出现月经紊乱及不育、溢乳、闭经、多毛、青春期延迟者,应考虑本病。

(二)血液学检查

血清催乳素>1.14nmol/L(25μg/L)可确诊为高催乳素血症。检测最好在上午9～12时。

(三)影像学检查

当血清催乳素>4.55nmol/L(100μg/L)时,应行垂体MRI检查,明确是否存在垂体微腺瘤或腺瘤。

(四)眼底检查

由于垂体腺瘤可侵犯和(或)压迫视交叉,引起视盘水肿;也可因肿瘤压迫视交叉致使视野缺损,故而眼底、视野检查有助于确定垂体腺瘤的大小及部位,尤其适用于孕妇。

四、治疗

确诊后应明确病因,及时治疗,治疗手段有药物治疗、手术治疗及放射治疗。

(一)药物治疗

1.甲磺酸溴隐亭

系多肽类麦角生物碱,选择性激动多巴胺受体,能有效降低催乳素。溴隐亭对功能性或肿瘤引起的催乳素水平升高均能产生抑制作用。溴隐亭治疗后能缩小肿瘤体积,使闭经-溢乳妇女月经和生育能力得以恢复。在治疗垂体微腺瘤时,常用方法:第1周1.25mg,每晚1次;第2周1.25mg,每日2次;第3周1.25mg,每日晨服,2.5mg,每晚服;第4周及以后2.5mg,每日2次,3个月为一个疗程。主要不良反应有恶心、头痛、眩晕、疲劳、嗜睡、便秘、直立性低血压等,用药数日后可自行消失。新型溴隐亭长效注射剂可克服口服造成的胃肠功能紊乱。用法为50～100mg,每28日注射1次,起始剂量为50mg。

2.喹高利特

为作用于多巴胺 D_2 受体的多巴胺激动剂。多用于甲磺酸溴隐亭不良反应无法耐受时。每日25μg,连服3日,随后每3日增加25μg,直至获得最佳效果。

3.维生素 B_6

维生素 B_6 与甲磺酸溴隐亭同用起协同作用。一般用量为0.2g每次,1天3次,口服。

(二)手术治疗

当垂体肿瘤产生明显压迫及神经系统症状或药物治疗无效时,应考虑手术切除肿瘤。手术前短期服用溴隐亭能使垂体肿瘤缩小,术中出血减少,有助于提高疗效。

(三)放射治疗

用于不能坚持或耐受药物治疗者、不愿手术者、不能耐受手术者。放射治疗显效慢,可能引起垂体功能低下、视神经损伤、诱发肿瘤等并发症,不主张单纯放疗。

不孕症是一组由多种病因导致的生育障碍状态,是育龄夫妇的生殖健康不良事件。近几十年来,辅助生殖技术发展迅猛,帮助许多不孕夫妇获得后代,但因技术本身存在一些伦理和法律问题,需要严格管理和规范。

第四章　妇科肿瘤

第一节　子宫肌瘤

子宫肌瘤是女性生殖器官最常见的良性肿瘤。好发于30～50岁妇女。据统计，约20%育龄妇女有子宫肌瘤。

一、类型及临床表现

（一）分类

按子宫肌瘤生长部位不同分体部肌瘤（90%）和宫颈肌瘤（10%）。按肌瘤与子宫肌壁的关系分为3类。

1.肌壁间肌瘤

肌壁间肌瘤占60%～70%，肌瘤位于子宫肌壁间，周围被肌层组织包围。

2.浆膜下肌瘤

浆膜下肌瘤占20%，肌瘤向子宫浆膜面生长，突向子宫表面，瘤体由浆膜覆盖。若肌瘤向宫旁生长突出于阔韧带两叶间，成为阔韧带肌瘤。

3.黏膜下肌瘤

黏膜下肌瘤占10%～15%，肌瘤向黏膜方向生长，突向宫腔，表面由黏膜层覆盖。黏膜下肌瘤在宫腔内生长犹如异物，易引起子宫收缩，常形成蒂，可被挤出宫颈外口而突出于阴道，甚至突出于阴道口外。

各种类型的肌瘤可发生在同一子宫，称为多发性子宫肌瘤。

（二）临床表现

1.症状

多无明显症状，仅于体检时偶被发现。症状与肌瘤部位、大小、生长速度、有无变性等相关。

（1）月经改变：多见于大的肌壁间肌瘤及黏膜下肌瘤使宫腔内膜面积增加，宫缩不良，子宫内膜静脉丛充血与扩张，从而导致经期延长、经量增多、不规则阴道出血等；黏膜下肌瘤发生坏死感染时，可发生持续性阴道流血或脓血性排液。

（2）耻区肿块：大的肌瘤使子宫超过如孕3个月大时可从腹部扪及，质硬，清晨空腹排尿前更易触及。

（3）阴道分泌物增多：子宫黏膜下肌瘤坏死感染时，可有大量脓血性伴臭味的分泌物。大的肌壁间肌瘤使宫腔面积增大，内膜腺体分泌增多，此外伴有盆腔充血而导致白带增多。

（4）压迫症状：如肌瘤较大可出现尿频、尿急、排尿困难、尿潴留等泌尿系统症状。如直肠受压，可引起下腹坠胀、便秘等表现。如压迫输尿管可出现输尿管扩张，甚至发生肾盂积水。

(5)其他：常见下腹坠痛及腰酸背痛，月经期加重。浆膜下肌瘤蒂扭转可有急性腹痛；黏膜下肌瘤突出宫腔时也可引起腹痛；红色变性时有急性腹痛，伴恶心、呕吐及发热，可引起不孕或流产。

2.体征

体征与肌瘤大小、数目、位置、有无变性有关。肌瘤较大时，可在耻区扪及实质性、无痛性肿块。妇科检查子宫增大，质硬，表面可有单个或多个结节突出。黏膜下肌瘤位于宫腔内时子宫均匀增大，带蒂黏膜下肌瘤可脱出宫颈外口至阴道，粉红色，表面光滑；感染时可有渗出液覆盖或有溃疡形成，伴恶臭分泌物。

二、病因与病理

(一)病因

确切病因尚未明确。根据肌瘤好发于生育年龄及绝经后萎缩或消退可能，提示子宫肌瘤的发生可能与女性性激素有关。肌瘤中高雌激素浓度与肌瘤组织局部对雌激素的高敏感性，是肌瘤发生的重要因素。孕激素有刺激肌瘤生长的作用。

(二)病理

1.大体检查

为实质性球形或结节状，表面光滑，质韧硬，压迫周围肌壁纤维组织形成假包膜，两者之间有一层疏松网状间隙，很易将肌瘤剥出。其切面呈旋涡状或编织状结构，颜色和硬度与纤维组织多少相关。

2.镜检

肌瘤是由梭形平滑肌细胞和不等量纤维结缔组织相交织而成，肌细胞大小均匀，排列成旋涡状、核杆状。

3.肌瘤变性

肌瘤变性是肌瘤失去原有的典型结构，可发生以下变性。

(1)玻璃样变：又称透明变性，最多见。肌瘤剖面由均匀透明状物质取代旋涡状结构。镜下见病变区肌细胞消失，为均匀粉红色无结构区。

(2)囊性变：继发于玻璃样变，肌细胞坏死液化形成囊性变，肌瘤内可出现大小不等数个囊腔，其间有结缔组织相隔，也可融合成大囊腔，腔内含清亮或草黄色液体，也可凝固成胶冻状，因无上皮覆盖，故不是真性囊肿。

(3)红色变：多发生于妊娠期或产褥期，是一种特殊类型的坏死，发生原因不清，可能和肌瘤内小血管退行性变，导致血栓及溶血、血红蛋白渗入肌瘤内相关。肌瘤剖面为暗红色，腥臭、质软，典型的旋涡状结构消失。镜下见假包膜及瘤体内静脉血栓形成及溶血，伴有出血，肌细胞减少并有较多脂肪小球沉积。患者常有剧烈腹痛伴发热及白细胞升高等，检查可发现肌瘤体积增大。

(4)肉瘤样变：肌瘤恶变为肉瘤的发生率为0.4%～0.8%，多见于年龄较大妇女。若绝经后妇女肌瘤迅速增大，更要警惕。肉瘤质脆软，切面灰黄色如烂鱼肉样，与周围组织界限不清。

(5)钙化:常见于细小蒂部、血供不足的浆膜下肌瘤或绝经后妇女的肌瘤。多在脂肪变性后,分解为三酰甘油与钙盐结合,沉积在肌瘤内。镜下钙化区为分层状沉积,呈圆形,有深蓝色微细颗粒。

三、诊断与鉴别诊断

(一)诊断

根据病史及体征,诊断并无困难。对于个别诊断困难患者,采用B超检查、腹腔镜检查、宫腔镜检查、子宫输卵管造影等可协助诊断。

(二)鉴别诊断

1.妊娠子宫

妊娠者有停经史、早孕反应,子宫增大变软,触之收缩变硬,妊娠试验阳性,B超示孕囊或胚胎。而子宫肌瘤无以上改变。应注意肌瘤囊性变与先兆流产的鉴别。

2.卵巢肿瘤

常无月经改变,肿块位于子宫一侧,与子宫能分开。卵巢实质性肿瘤应与带蒂浆膜下肌瘤鉴别,卵巢囊肿应与肌瘤囊性变鉴别。应体会肿块与子宫的关系,借助B超、腹腔镜或探针探测宫腔长度和方向等协助诊断。

3.子宫腺肌病

本病可使子宫增大,月经量增多,常有继发性进行性痛经史,子宫呈均匀增大,很少超过3个月妊娠子宫,经后子宫会缩小。而子宫肌瘤常呈不规则结节状突起,鉴别有一定难度,且有时两者并存。

4.其他

子宫畸形、盆腔炎性包块、卵巢子宫内膜异位囊肿等,可通过病史、体征及B超等检查鉴别。

四、处理

应根据患者意愿,年龄,生育要求,症状,及肌瘤的部位、数目、大小等全面考虑。

(一)随访观察

如肌瘤较小,无明显症状,不需特殊治疗,尤其绝经过渡期妇女,绝经后肌瘤常自然萎缩或消失。每3～6个月随访1次。

(二)药物治疗

适合于肌瘤在2个月妊娠子宫大小以内、症状轻、近绝经期年龄、全身状态不宜手术者。

1.促性腺激素释放激素类似物

促性腺激素释放激素类似物可抑制垂体和卵巢功能,降低雌二醇至绝经水平,缓解症状并抑制肌瘤生长使其缩小,用药6个月以上可使雌激素缺乏,出现骨质疏松等不良反应,不宜长期应用。

2.其他药物

雄激素、米非司酮等药物,均适用于绝经过渡期患者。

(三)手术治疗

1.手术适应证

(1)月经量过多致继发贫血,药物治疗无效。

(2)严重腹痛、性交痛,或慢性腹痛、由带肌瘤扭转引起的急性腹痛。

(3)能确定肌瘤是不孕或反复流产的唯一原因者。

(4)肌瘤生长较快,怀疑恶变。

(5)有膀胱、直肠压迫症状。

2.手术式

手术可经腹、经阴道,或宫腔镜及腹腔镜下手术。

(1)子宫切除术:无生育要求或疑有恶变者,可行子宫切除术或子宫次全切除术。

(2)肌瘤剔除术:适合于要求保留生育功能的患者。可经腹腔镜或经腹剔除,黏膜下肌瘤可经阴道或宫腔镜下摘除。

(四)介入治疗

介入治疗指针对肌瘤本身的局部治疗。在影像设备监视下,对病变定位,进行微创操作为特点的治疗方法。其包括子宫肌瘤射频消融术、子宫动脉栓塞术,聚焦超声治疗和瘤体内注射等治疗,有保留子宫、恢复快等优点。

第二节　阴道癌

阴道癌有原发性及继发性 2 种,以继发性阴道癌多见。继发性阴道癌的治疗,常为原发癌整体治疗的一部分,本节主要涉及原发性阴道癌。原发性阴道癌包括鳞状细胞癌及腺癌,以鳞状细胞癌多见,占阴道癌的 90%,腺癌占 5%～10%。

一、原发性阴道鳞状细胞癌

原发性阴道鳞状细胞癌较少见,仅占女性生殖道恶性肿瘤的 1%～2%。此肿瘤以老年妇女多见,国外报道平均发病年龄为 65 岁。国内报道发病年龄的高峰在 40～59 岁,较国外为低。

(一)病因

本病的病因不清楚,可能与阴道黏膜受到长期刺激或损伤有关,如子宫脱垂配戴子宫托、阴道壁膨出、阴道慢性炎症、阴道白斑等。近年来,女性下生殖道 HPV 感染与生殖道癌的发生引起人们的关注,HPV 感染与阴道癌之间的关系,需要进一步研究。

(二)组织发生

原发性阴道鳞状细胞癌来源于阴道的鳞状上皮,可以由阴道上皮内瘤样病变(VAIN)进展而来,VAIN 包括阴道鳞状上皮的不典型增生及原位癌,VAIN 可分为 3 级,Ⅰ级为阴道上皮轻度不典型增生，即异型细胞局限在上皮的下1/3；Ⅱ级为阴道上皮中度不典型增生，即异型细胞占据上皮的下2/3；Ⅲ级为阴道上皮的重度不典型增生及原位癌，即异型细胞占据上皮超过下2/3或已达全层，但未穿破基底膜。

(三)病理检查

1.大体检查

大体检查可分为3种类型。

(1)菜花型-外生型：最常见，多发生在阴道后壁上1/3，灰白色，质稍硬、脆，易出血，很少向内浸润，癌细胞多呈高分化，预后较好。

(2)结节型-内生型：多发生在阴道前壁，肿瘤向黏膜下浸润，呈硬节状，表面隆起，可向阴道周围浸润，以致阴道壁僵硬，病灶中心可出现坏死，溃疡，预后较差。

(3)表层型-黏膜型：较少见。病灶长时间局限在阴道黏膜，发展缓慢。此型常为多灶性病变，早期发现预后较好。

2.显微镜检查

多为中分化鳞癌，含少量角化珠，有角化不良细胞和细胞间桥。

(四)转移途径

由于阴道壁薄，黏膜下结缔组织疏松，并且阴道壁的血管、淋巴管丰富，有利于癌的生长及扩散，阴道癌的转移途径主要有直接浸润及淋巴转移。

1.直接浸润

向前累及膀胱、尿道，向后累及直肠及直肠旁，向上累及宫颈，向下累及外阴，向两侧累及阴道旁组织。

2.淋巴转移

病灶位于阴道上1/3者，转移途径与宫颈癌相同，可转移至髂内、闭孔、骶前淋巴结。病灶位于阴道下1/3者，转移途径与外阴癌相同，可转移至腹股沟淋巴结。病灶位于中1/3者，则同时具有阴道上1/3及下1/3的转移特点。

3.血行转移

血行转移少见，发生于晚期。

(五)临床分期

原发性阴道癌的1992年国际妇产科联盟(FIGO)分期标准如下。

0期：原位癌、上皮内癌。

Ⅰ期：癌局限于阴道黏膜。

Ⅱ期：癌已浸及阴道下组织，但未达盆壁。

Ⅲ期：癌已达盆壁。

Ⅳ期：癌已超过真骨盆或临床已累及膀胱直肠黏膜，但疱样水肿不属于Ⅳ期。

ⅣA期：肿瘤侵及邻近器官或直接扩展出真骨盆。

ⅣB期：肿瘤扩散至远处器官。

有人提出将Ⅰ期进一步分为：ⅠA期，癌侵犯阴道黏膜小于2cm；ⅠB期，癌侵犯阴道黏膜超过 2cm；Ⅰ C 期，癌侵犯阴道黏膜全长。

将Ⅱ期进一步分为：Ⅱ A 期，癌侵及阴道壁下组织，但未侵犯宫旁及阴道旁组织；Ⅱ B 期，癌侵及宫旁组织但未达盆壁。

（六）诊断要点

1.病史

阴道黏膜长期慢性炎症刺激病史。

2.症状

在病变的早期，尤其 VAIN 时可无症状或仅表现为性交后血性分泌物或少量出血，随着病变的进展，可出现以下症状。

（1）阴道出血：绝经前患者可表现为不规则阴道出血，绝经后患者表现为绝经后出血，流血时间可长可短，流血量或多或少，但多为接触性出血。

（2）阴道排液：可为水样、米汤样或混有血液，排液主要与肿瘤组织坏死、感染有关。

（3）疼痛：与肿瘤大小及组织反应有关。

（4）压迫症状：晚期可出现压迫症状，如压迫膀胱、尿道可出现尿急、尿频、血尿。压迫直肠可出现排便困难、里急后重，穿透直肠可出现便血。

（5）恶液病：晚期癌表现。

3.体征

妇科检查时可看到或扪及肿瘤。外生型肿瘤由阴道壁向阴道腔呈菜花状突出，触之易出血，并可伴有坏死、感染，体征较明显。而结节型由于向阴道黏膜下生长，有时阴道壁表面变化不大，但触诊时感觉阴道壁僵硬。表层型应注意病灶的多中心性。

4.辅助检查

（1）阴道细胞学检查：对阴道检查的可疑区域行阴道细胞学检查，可作为初筛的方法之一。

（2）阴道镜检查：对早期病变有价值，可发现阴道上皮有白色、镶嵌、点状等异常上皮和域异常血管病变区。

（3）活体组织检查：在碘试验的不着色区及阴道镜下做活体组织检查，可提高阳性检出率。临床上继发性阴道癌比较多见，因此，要诊断原发性阴道癌需符合以下条件：癌灶局限于阴道；子宫颈完整，活组织检查证实无癌存在；其他部位无原发性肿瘤依据。

（七）鉴别诊断

原发性阴道癌需同继发性阴道癌相鉴别，并确定病灶是否原发于阴道上皮或来自宫颈、尿道、外阴、前庭大腺、宫体、卵巢、直肠、膀胱等部位。此外还需同良性疾病相鉴别，如结核性溃疡、梅毒性溃疡、腺病、子宫内膜异位症、外伤性溃疡等，必要时行活检进行鉴别诊断。

（八）治疗

1.VAIN 的治疗

VAIN 的治疗主要以局部治疗为主，但在治疗前应除外浸润癌，可行局部电凝或 CO_2 激光治疗，或采用 5％氟尿嘧啶（5-FU）霜剂局部应用，每日 1 次连用 5 日，8～12 日后复查，观察治疗效果。如仍有病灶，继续应用一个疗程；如无效，则改用其他治疗方法。根据病变范围及部位也可选择手术治疗。如病灶仅累及阴道穹窿小部分组织,可行全子宫切除及局部阴道穹窿切除。如为其他部位的小病灶,可选择局部病灶切除术。如病变累及大部或全部阴道,可行部分阴道切除术或全阴道切除术,或行放射治疗。

2.阴道浸润癌的治疗

阴道浸润癌的治疗以放疗和手术为主,或两者联合应用。由于阴道癌毗邻膀胱和直肠,就诊时多为中、晚期,治疗比较困难。

(1)放射治疗:各种阴道癌均可行放射治疗,包括阴道腔内放疗及体外放疗。腔内治疗主要是针对阴道内原发灶及其周围浸润区。阴道腔内放疗应根据癌灶的位置、范围及深度选用放疗方法。可采用模型敷贴、组织内插植、阴道限光筒照射、后装式腔内放疗等,可参考以下方法。

1)癌灶位于阴道上1/3者,与宫颈癌放疗方法类似。阴道腔内肿瘤基底放射剂量70Gy/4～5周,每周治疗1次。

2)癌灶位于阴道下1/3,且肿瘤较局限者,可采用镭针(^{60}Co针或其他放射源)做阴道原发灶的组织间插植,肿瘤放射总剂量为70～80Gy/7d内;或者采用阴道腔内后装治疗,肿瘤放射剂量给予70Gy/5～6周。

3)癌灶位于阴道中1/3者,可选用后装腔内放射或模型敷贴,肿瘤放射剂量70Gy左右。

体外放疗主要是针对阴道旁组织、盆壁及其所属的淋巴区进行照射。可采用^{60}Co、加速器等。对阴道浸润癌应常规给予体外照射,照射范围应根据病灶位置决定。若癌灶位于阴道上1/3,体外放疗同子宫颈癌,采用盆腔四野照射,剂量为40～50Gy。若癌灶位于阴道中、下1/3段,应同时将盆腔、腹股沟区包入放射野,照射面积较一般宫颈癌常规体外放疗的放射野为大,肿瘤放射剂量40～50Gy/5～6周。

(2)手术治疗:主要适用于原位癌及较早期的病例(Ⅰ、Ⅱ期)和部分Ⅳ期仅累及膀胱或直肠的病例。手术切除范围应根据病灶的位置及浸润的深度而定。对位于阴道上1/3处的原位癌,可行单纯子宫切除加阴道上段切除。阴道中、下段原位癌因手术损伤大,不宜采用手术治疗,可选用放疗。对于Ⅰ期及Ⅱ期病例,病灶位于阴道上1/3者,可按宫颈癌根治术式行广泛性全子宫切除和阴道上2/5切除术及盆腔淋巴结清扫术。病灶位于阴道下1/3者,可做外阴广泛切除及阴道下1/3切除,必要时同时做盆腔淋巴结及腹股沟淋巴结清扫术。对于病灶位于阴道中1/3者,可行全阴道切除术,广泛性全子宫切除术及盆腔淋巴结清扫术,因手术创伤大,要选择合适的病例施行此手术。对于部分Ⅳ期仅累及膀胱或直肠者,患者年轻、体质好,可行盆腔内脏清除术。即在阴道手术同时切除受累膀胱、直肠,行结肠造瘘或尿路改道。关于盆腔内脏清除术是否可改善患者的生存率,国内外有争论,多因手术范围太大,患者生存质量低,而不被患者所接受。

(3)化疗:可作为辅助治疗手段。常用的化疗药物有顺铂、平阳霉素、多柔比星、环磷酰胺、长春新碱等。化疗可以静脉给药,也可行动脉灌注治疗,以盆腔动脉灌注化疗为好,可与手术或放疗联合使用。

(4)综合治疗及治疗方法的选择:阴道癌的主要治疗方法有放疗及手术,如何选择治疗方法及两者联合应用，可参考以下意见。

1)部分阴道切除术，术后根据情况决定是否行体外放疗。晚期行放射治疗(包括腔内及体外照射)或先行化疗再行放疗。

2)病灶位于中 1/3 者：以放疗为主，如病灶较小，肿瘤直径小于 2cm，可行组织间插植放疗。如患者年轻，一般情况好，也可行全阴道切除术。对病灶较大者，可先行体外放疗，待病灶缩小后行腔内放疗，也可先行化疗后再行放疗。

3)病灶位于下 1/3 者：以手术治疗为主，对病灶较大者，可先行体外放疗，待肿瘤缩小后，行阴道腔内放疗或手术切除。

(九)预后

阴道癌总的 5 年生存率为 50%。阴道癌的预后与分期、原发部位及治疗方法有关。Ⅰ期 5 年生存率为 85%，Ⅱ期 55%～65%，Ⅲ期 30%～35%，Ⅳ期 5%～10%。病灶在后穹窿部位，因较少累及邻近脏器及盆腔淋巴结，预后相对较好；而位于阴道下 1/3 的肿瘤，则容易侵犯邻近器官，且易有盆腔及腹股沟淋巴结转移，5 年生存率很低。总之，阴道癌的预后较宫颈癌、宫体癌为差，因此，临床应注意在防癌普查时，同时注意阴道有无异常，以便早期发现阴道癌，及时治疗，改善预后。

二、阴道透明细胞腺癌

原发阴道透明细胞腺癌是一种极少见的阴道恶性肿瘤，可发生于幼女、年轻妇女及老年妇女，但多见于年轻妇女。其组织来源为残留的中肾管、副中肾管或异位的子宫内膜。其发病原因可能与胚胎发育期母亲服用 DES 导致阴道腺病，进而恶变形成阴道透明细胞腺癌有关。但也有少部分患者并无 DES 接触史，其病因不明。

(一)病理检查

1.大体病理

肿瘤可呈结节状、息肉状或扁平斑，质地硬脆，可伴有溃疡，肿瘤大小不等，小者仅 1mm，大者可达 10cm。

2.显微镜检查

镜下见癌细胞胞浆透明，核呈鞋钉状，细胞结构可呈管囊型、实片型、乳头型、子宫内膜样型等。

(二)转移途径及分期

同阴道鳞状细胞癌。

(三)诊断要点

1.病史

胚胎期母亲服用 DES 史。

2.发病年龄

本病发病多在 20 岁左右。

3.症状

本病可表现为阴道出血和阴道排液。

4.体征

妇科检查见病变多位于阴道前壁上 1/3，大小不一，肿瘤一般比较表浅，呈息肉状、结节状、扁平斑，表面可有溃疡形成，质硬。

5.辅助检查

(1)阴道脱落细胞学检查：可发现异常细胞。

(2)阴道镜检查：可明确病变累及阴道的范围，协助选取活检部位。

(3)活组织检查：确诊方法。

(四)鉴别诊断

本病需与阴道腺病及其他阴道恶性肿瘤鉴别，活体组织检查为最后确诊的方法。

(五)治疗

1.手术治疗

用于早期(Ⅰ、Ⅱ期)病例。如病灶位于阴道上1/3，可行广泛性子宫切除、阴道上段切除术及盆腔淋巴结清扫术；如病变侵犯阴道下2/3，除行广泛性全子宫切除术、盆腔淋巴结清扫术外，应行全阴道切除术。

2.放射治疗

Ⅱ期及Ⅱ期以上的病例可行放射治疗，放射治疗可参照阴道鳞状细胞癌。

3.化疗

常用药物有环磷酰胺、长春新碱，5-FU、甲氨蝶呤(MTX)等，因病例数太少，疗效不肯定。

(六)预后

预后与肿瘤期别、病灶部位、淋巴结有无转移有关。据报道，总的5年生存率为80%，其中Ⅰ期为87%，Ⅱ期为76%，Ⅲ期为30%，阴道上段病变较下段预后好，淋巴结有转移者预后差。

第三节　宫颈癌

宫颈癌是一种发生于宫颈上皮的恶性肿瘤。本病是全球妇女中仅次于乳腺癌的第2常见肿瘤，在我国一直居妇科恶性肿瘤的首位。近年来由于宫颈细胞学筛查的普遍应用，使宫颈癌和癌前病变得到早期发现和治疗，宫颈癌的发病率和病死率已有明显下降。

一、流行病学

宫颈癌好发于社会地位低下的妇女，可能与性卫生、早婚、吸烟等有关。各国妇女宫颈癌的发病率随年龄的增长而上升，40岁后显著增加。地区差异也较明显，高发区在南美洲的哥伦比亚、巴西、哥斯达黎加等国及亚洲的印度、菲律宾等。全球每年新发病例约46.5万，每年有6万左右妇女死于宫颈癌。近30年来，全球宫颈癌发病率与病死率均有下降趋势。据世界卫生组织统计28个发展中国家的资料显示，1960—1980年宫颈癌的病死率下降了30%。上海纺织系统开展普查20余年，发病率下降了91.6%。北京市宫颈癌发病率由1977年的41.35/10万下降到1989年的2.3/10万。美国在20世纪50年代初每年有6万人死于宫颈癌，而1995年统计，年死亡4800例。但在许多经济不发达国家，宫颈癌仍是妇女死亡的主要恶性肿瘤之一。原位癌高发年龄为30～35岁,浸润癌为50～55岁。

二、病因

宫颈癌的病因不十分清楚,据国内外资料认为宫颈癌与性生活紊乱、过早性生活、早产、密产、多产、经济状况差、种族和地理环境等因素有关。近年发现通过性交感染某些病毒如单纯疱疹病毒Ⅱ型、人乳头状瘤病毒(HPV)、人巨细胞病毒等可能与宫颈癌发病有一定关系,感染后在多个性伴侣的刺激下患病的比例增加。分子生物学研究发现宫颈病变与HPV有非常密切的关系,90%以上宫颈癌伴有高危型HPV感染。现已分离和鉴定出120多种类型的HPV,低危型主要与良性病变有关,如湿疣,很少进展成恶性病变;高危型(HPV16、18、31、33、35、39、45、51、52、56、58)发生在CIN和浸润癌中,85%以上的子宫颈癌中含有高危的HPV序列。在良性病变中HPV DNA呈游离体,在癌组织中,HPV DNA整合到人的基因组中。

多个性伴侣或其性伴侣患阴茎癌或患前列腺癌的妇女,易患宫颈癌。

此外,子宫颈癌的高风险因素包括吸烟。研究发现,吸烟妇女宫颈黏液中存在诱变剂,有些诱变剂比血液中高几倍,吸烟者比不吸烟者子宫颈上皮中的DNA addicts水平高,异常巴氏涂片的妇女比正常巴氏涂片者有明显高的DNA addicts数,addicts高比例的妇女可能子宫颈癌的易患性增加,提示吸烟可能与宫颈癌有关。

维生素缺乏可能在子宫颈癌中也起着一定的作用。应用维生素A可以防治某些癌症;维生素A衍生物,尤其是类维生素A,在体内外通过抑制增生和促进细胞的分化和成熟来调节正常上皮细胞的生长。一项前瞻性的随机研究中,应用全反式视黄酸或相似的安慰剂直接放置到子宫颈,对CINⅡ级和CINⅢ级的一组患者进行治疗,视黄酸治疗的CINⅡ级患者中,43%获得了完全的组织学消退,而安慰剂治疗组仅27%,提示化学预防在子宫颈病变预防中起一定的作用。

综上所述,宫颈癌发病可能是多种因素综合在一起,各因素间有无协同或对抗作用,尚待进一步研究。

三、组织病理学

(一)鳞状细胞癌

此型占80%～85%。

1.镜下早浸癌

原位癌的基础上,镜下发现癌细胞小团似泪滴状、锯齿状穿破基膜,膨胀性间质浸润。镜下早浸癌的标准参见临床分期。

2.宫颈浸润癌

宫颈浸润癌指癌灶浸润间质的范围已超出可测量的早期浸润癌,呈网状或团块状融合浸润间质。根据细胞分化程度分3级:Ⅰ级,高度分化,细胞分化较好,癌巢中有多数角化现象,可见癌珠,核分裂相小于2个/高倍视野,即角化性大细胞型。Ⅱ级,中度分化,达宫颈上皮中层细胞的分化程度,细胞大小不一,癌巢中无明显角化现象,核分裂相2～4个/高倍视野,即非角化性大细胞型。Ⅲ级,低度分化,多为未分化的小细胞(相当于宫颈上皮底层细胞),核分裂相大于4个/高倍视野,即小细胞型。

(二)腺癌

腺癌占15%~20%。显微镜检有下列2型。

1.黏液腺癌

本型最常见,来源于宫颈黏膜柱状黏液细胞,镜下见腺体结构,腺腔内有乳头状突起,腺上皮增生为多层,细胞低矮,异型性明显,见核分裂相,细胞内含黏液。

2.恶性腺瘤

又称微偏腺癌,属高分化宫颈管黏膜腺癌。肿瘤细胞貌似良性,腺体由柱状上皮覆盖,细胞无异型性,表皮为正常宫颈管黏膜腺体,腺体多,大小不一,形态多样,常含点状突起,浸润宫颈深层,常伴有淋巴结转移。

(三)鳞腺癌

鳞腺癌来源于宫颈黏膜柱状下细胞,占3%~5%,同时含腺癌和鳞癌2种成分,是储备细胞同时向腺细胞和鳞状细胞分化发展而成。2种上皮性癌在同一部位紧密结合,有时可见从一种上皮癌过渡到另一种癌。

四、临床诊断

根据病史和临床表现,尤其有接触性出血者,应想到宫颈癌的可能,需做详细的全身检查及妇科检查,并采用必要的辅助检查。

(一)临床表现

早期宫颈癌的首发症状为稀薄、水样、血性白带,常不被患者重视,典型症状为不规则无痛性阴道流血,性交后点滴出血,阴道排液。随着肿瘤的增大,出血量逐渐增多,出血时间延长。绝经后妇女出血往往就诊较早。晚期有盆腔和腰骶部痛,常伴有下肢后部的放射性痛。如有膀胱或直肠受侵犯,则出现尿痛、血尿、便血或顽固性便秘。原发病灶发展至晚期或出现复发时可发生远处转移,以及因盆壁广泛受侵引起一侧或双侧下肢持续水肿。如出现肠道和尿道症状,意味着疾病已进入晚期或进展期。

(二)临床体征

宫颈癌的肉眼表现因肿瘤局部浸润情况和生长方式不同而各异。早期宫颈可无异常表现,但涂片可发现肿瘤细胞,也可以部分或全部被外生型或火山口样的肿瘤所代替。三合诊检查可以了解有无宫旁浸润,浸润达盆壁时形成冰冻骨盆。

1.外生型

外生型最常见。病灶向外生长,状如菜花又称菜花型。组织脆,初起为息肉样或乳头状隆起,继而发展为向阴道内突出的菜花状赘生物,触之易出血。

2.内生型

癌灶向宫颈深部组织浸润,使宫颈膨大并侵犯子宫峡部。宫颈肥大而硬,表面光滑或仅见轻度糜烂,整个宫颈膨大如桶状。

3.溃疡型

上述2型癌灶继续发展,癌组织坏死脱落形成凹陷性溃疡或空洞样形如火山口。

4.颈管型

癌灶发生在宫颈外口内,隐蔽在宫颈管,侵入宫颈及子宫峡部供血层,以及转移到盆壁的淋巴结。不同于内生型,此型是由特殊的浸润性生长扩散到宫颈管。

(三)放射影像检查

影像学检查的主要目的是显示肿瘤的侵及范围和确定有无转移,以利分期和治疗。临床上以超声为首选,其次为 MRI。

1.CT 检查

CT 检查表现为宫颈增大(大于 3cm),变形隆起,肿瘤中心坏死并出现软组织肿块,呈中等密度。晚期可侵犯宫旁组织,并可累及膀胱和直肠,增强扫描肿块多呈不规则强化。同时,盆腔内可出现淋巴结转移。CT 很少能直接显示肿瘤,因此,对肿瘤大小或肿瘤对基质侵犯深度的诊断无助。CT 的作用在于鉴别肿物是否向子宫外浸润,发现盆腔淋巴结的转移及对肿瘤术后复发的追踪观察。诊断肿物侵犯邻近器官时需谨慎,要确实观察到直肠膀胱壁受侵或盆壁软组织不对称才能做出诊断,单纯依靠脂肪层消失作为诊断依据有一定的假阳性;淋巴结增大亦只是形态学诊断,而不能完全代表病理学诊断,CT 诊断宫颈癌淋巴结转移的灵敏度为 70%～80%。假阴性 30%,假阳性 22%,因此,CT 扫描阴性不能排除盆腔淋巴结转移。

2.MRI 检查

MRI 检查表现为宫颈增大,其正常解剖层次模糊、中断,常有信号异常。宫颈软组织肿块在 T_2WI 上多较正常宫颈信号高,但较宫内膜及宫内分泌液信号低。在 T_1WI 肿块呈稍低或等信号,增强扫描时,肿瘤呈不规则或均匀强化,同时,MRI 很容易诊断肿块是否合并有坏死和出血。和 CT 一样,当肿块向宫旁或盆内其他脏器浸润时,可表现局部脏器壁增厚,脂肪界面消失,甚至见到不规则肿块影。但 CT 对宫颈外浸润多依据其形态学的改变,而 MRI 除此之外,尚可显示肿瘤内生长情况,并能分辨出器官的解剖层次,因此,在术前分期方面优于 CT。在低信号的宫颈肌层内 T_2 呈现异常高信号肿块,并根据肿物周围是否有完整的肌层包绕判断宫颈癌的分期。高信号的肿瘤组织对宫旁包绕提示已进入ⅡB 期。在 MRI 图像上复发肿瘤表现为不规则的高信号,横断及矢状面图像有助于肿瘤的显示,注射造影剂后肿瘤有不同程度的增强。

3.淋巴造影

淋巴造影是宫颈癌术前常用的检查,一般认为淋巴造影对宫颈癌淋巴结转移的诊断准确率为 85%。

(四)超声影像检查

超声难以发现早期宫颈癌,但超声检查尤其是阴道超声可识别进展期的宫颈癌,在超声图像中表现为宫颈增大,可见低回声包块,边界不清。宫颈癌宫旁浸润的超声表现为:宫颈正常外形消失或变得不规则;盆壁受累时表现为宫旁出现低回声包块,包块与盆壁粘连;膀胱受浸润表现为宫颈与膀胱之间的脂肪层消失,二者紧密粘连;部分患者可见到转移的淋巴结。同时,超声检查还可发现有无宫腔积液和肾积水等并发症。

(五)宫颈癌早期诊断的主要辅助检查

1.宫颈刮片细胞学检查

用于宫颈癌筛查的主要方法,应在宫颈移行带区取材。临床宫颈细胞学诊断的报告方式主要为巴氏五级分类法和 TBS 系统分类。TBS 系统是近年来提出的描述性细胞病理学诊断的报告方式。巴氏Ⅲ级及以上,TSB 分类中有上皮细胞异常时,应重复刮片并行阴道镜下宫颈活组织检查。

2.碘试验

碘试验是将碘溶液涂子宫颈和阴道壁,观察其着色情况。正常宫颈阴道部和阴道鳞状上皮含糖原丰富,被碘溶液染为棕色或深褐色。若不染色为阳性,说明鳞状上皮不含糖原。瘢痕、囊肿、宫颈炎或宫颈癌等鳞状上皮不含或缺乏糖原,均不染色,故本试验对癌无特异性。碘试验主要识别宫颈病变危险区,以便确定活检取材部位,提高诊断率。

3.阴道镜检查

宫颈刮片细胞学检查Ⅲ级或Ⅲ级以上,TBS法鳞状上皮内病变,应在阴道镜检查下观察宫颈表面病变状况,并选择病变部位进行活组织检查,以提高诊断正确率。

4.宫颈和宫颈管活组织检查

本检查是确诊宫颈癌最可靠和不可缺少的方法。选择宫颈鳞-柱交接部的3、6、9、12点处取此4点组织做活检,或在碘试验,阴道镜观察到的可疑部位取活组织做病理检查,所取组织应包含上皮及间质。若宫颈刮片为Ⅲ级或Ⅲ级以上涂片或TBS法鳞状上皮内病变,宫颈活检阴性时,应用小刮匙搔刮宫颈管,刮出物送病理检查。

5.宫颈锥切术或宫颈电圈刀切除术(Leep刀)

当宫颈刮片多次检查为阳性,而宫颈活检为阴性;或活检为原位癌,但不能排除浸润癌时,均应做宫颈锥切术或Leep刀,并将切下的宫颈组织分成12块,每块做2～3张切片检查以确诊。

(六)实验室检查

鳞状上皮细胞癌抗原(SCC-Ag):从宫颈鳞状上皮细胞癌的肝脏转移灶中提取并分离到的分子质量为45 000的关联抗原,是临床上用来检测宫颈癌的一种较好指标。SCC-Ag作为鳞癌细胞产生的一种特异抗原,与宫颈鳞癌发生发展有一定关系。

五、TNM分期与临床分期

FIGO分期与TNM分类如下。

表4-1 FIGO分期与TNM分类

FIGO分期		TNM分类
	无法评估原发肿瘤	T_1
	无原发肿瘤	T_0
0	原位癌(浸润前癌)	T_{is}
Ⅰ	局限于子宫的宫颈癌(不论是否到宫体)	T_1
ⅠA	显微镜诊断的微小浸润癌。所有肉眼可见病变即是表面浸润也是ⅠB/Ⅰb	T_{1a}
ⅠA1	间质浸润深度小于等于3.0mm,宽度小于等于7.0mm	T_{1a1}
ⅠA2	间质浸润深度大于3.0mm至小于等于5.0mm,宽度小于等于7.0mm	T_{1a2}
ⅠB	肉眼可见病灶局限于宫颈,或镜下病变大于ⅠA2	T_{1b}
ⅠB1	临床可见病变最大直径小于等于4cm	T_{1b1}
ⅠB2	临床可见病变最大直径大于4cm	T_{1b2}
Ⅱ	肿瘤浸润超出子宫但未达盆壁或阴道下1/3	T_2
ⅡA	无宫旁浸润	T_{2a}
ⅡB	宫旁浸润	T_{2b}

续表

FIGO 分期		TNM 分类
Ⅲ	肿瘤扩展至盆壁和/或阴道下 1/3 和/或肾积水或无功能肾肿瘤扩散至阴道下 1/3，未扩展至盆壁	T_3
ⅢA	肿瘤扩展至盆壁和/或肾积水或无功能肾	T_{3a}
ⅢB	肿瘤浸润至膀胱或直肠黏膜和/或超过真骨盆	T_{3b}
ⅣA	远处转移	T_4
ⅣB		M_1

六、治疗

(一)手术治疗

1.适应证

ⅠA～ⅡA 期患者，无严重内外科并发症，无手术禁忌证，年龄最好在 70 岁以下，全身情况能耐受手术；肥胖患者根据术者经验及麻醉条件而定。

2.手术方法

(1)ⅠA1 期：选用全子宫切除术，卵巢正常者应予保留；对要求保留生育功能者，可行宫颈锥切术。

(2)ⅠA2～ⅡA 期：子宫颈癌灶小于 4cm，能承担并愿意接受手术治疗者，选用广泛性子宫切除术及盆腔淋巴结清扫术，卵巢正常者应予保留。本类型手术为子宫浸润癌手术治疗的基本术式，游离组织时必须打开膀胱侧窝与直肠侧窝，在近骨盆壁切断连接子宫的各组韧带，阴道应切 3～4cm。因为切除的组织与重要脏器如肠管、膀胱、输尿管和盆腔大血管非常接近，手术比较复杂，原则是尽可能多地切除可能被侵犯的盆腔组织而不损伤膀胱、直肠和输尿管。

(3)保留生育功能的广泛性宫颈切除术，主要适应证：强烈要求保留生育能力；没有其他生育能力受损的临床证据；IA～IB 期，肿瘤直径小于 2cm；无明显宫旁或宫体旁扩散；局限于宫颈外口；无明显淋巴转移；宫颈腺癌应慎重。要点是解剖膀胱侧窝，暴露和寻找输尿管，处理子宫动脉下行支，夹切宫旁组织和主韧带。施行本术式必须有腹腔镜手术、阴道手术及宫颈内口环扎术的丰富经验，暴露膀胱子宫间隙时勿突破膀胱子宫反折进入腹腔，尽量避免损伤输尿管。

(二)放射治疗

放疗用于宫颈癌治疗的优点是适应证广，疗效好，除严重肝肾功能、造血功能障碍外，各期均可使用，宫颈癌合并卵巢肿瘤者，应先切除卵巢肿瘤后再行放疗。即使有病例得不到根治疗效，也能获得满意的姑息效果，症状得以改善，生命得以延长。

宫颈癌的放射治疗由肿瘤原发区及盆腔转移区 2 部分组成。肿瘤原发区的治疗，目前仍以腔内照射为主，其照射有效范围包括宫颈、阴道、宫体及宫旁三角区。盆腔转移区的治疗，目前仍以体外照射为主，其照射有效范围包括宫旁组织(子宫旁、宫颈旁及阴道旁组织)、盆壁组织及盆腔淋巴区。腔内照射与体外照射相互配合，在盆腔范围内形成一个以宫颈为中心的有效放射区。在精心处理的基础上，正确地运用个别对待的治疗原则，以达到消灭癌组织，最大限度地保护正常组织和器官的目的。

1.根治性放疗

根治性放疗以体外照射和腔内照射相结合。

(1)体外放疗:除宫颈原位癌、ⅠA期可以单纯腔内放疗外,其他各期均应配合体外照射。照射范围包括宫旁组织(子宫旁、宫颈旁及阴道旁组织)、盆壁组织及盆腔淋巴结。设计照射野的原则是增加肿瘤组织剂量、减少体积量、提高疗效和降低并发症。照射野包括髂总淋巴区以下的盆腔淋巴区及盆腔组织。照射野上缘在髂嵴水平(L_4、L_5椎体间),下界在耻骨联合上缘下4～5cm(或闭孔下缘),两侧界在股骨头内1/3处。全盆外照射,每周5次,每次1.8～2Gy,DT20～30Gy后,分四野(或前后大野挡中线4cm)照射DT20～25Gy,同时加腔内放疗,使B点总量达40～55Gy。如期别较晚,可予姑息放疗,全盆大野照射DT50～55Gy,视情况再补腔内放疗;也可按分期决定外照射剂量,Ⅰ期DT35～40Gy,Ⅱ期DT40～45Gy,Ⅲ～Ⅳ期大野照射DT45～55Gy。

(2)腔内放疗:对肿瘤原发区形成以宫颈为中心的放射区,一般在外照射DT20～25Gy后开始。中国医学科学院肿瘤医院研制的北京Ⅰ型铱-192后装腔内治疗机是每周照1次。每次A点剂量为700cGy,一般照射6次左右,A点总量4200cGy左右/5周。宫腔与阴道量之比为1∶1～1.5∶1。几年的实践证明,北京Ⅰ型铱-192后装腔内治疗机完全能适应宫颈局部复杂的病变需要,且取得了满意的效果。A点单次剂量5～7Gy,每周1次;总剂量取决于肿瘤大小,临床期别和外照射剂量。若肿瘤体积较大,应增加宫颈局部剂量;若宫旁浸润或阴道狭窄者,可增加全盆照射剂量,相应减少腔内放疗量。腔内放疗一般A点量为20～40Gy/4～7次,若单次量过大,后期肠道并发症较重,如放射性直肠炎。

A点:在子宫口水平上方2cm,子宫中轴旁开2cm,相当于输尿管与子宫动静脉交叉处。理论上的A点与实际A点相差较大,在很多情况下并不适用,如当肿瘤累及阴道、穹窿消失、宫颈空洞和外生肿瘤时。另外,肿瘤生长是非对称性的,子宫的位置也并非正好居中,以及肿瘤体积差异等,故在治疗中不能单一强调A点剂量,要结合临床肿瘤生物效应来调整。一般根治放疗宫颈癌,A点剂量来自腔内大约2/3,体外1/3。

B点:A点旁开3cm。相当于闭孔淋巴结的位置。剂量来自体外2/3,腔内1/3。腔内放疗的准备及注意事项如下。每次治疗前均应做阴道视诊或盆腔检查。每次检查均应详细记录并绘图示意。拟定治疗计划,治疗前备皮,灌肠(高剂量率后装治疗可不灌肠)。冲洗阴道,并做好解释工作。手术者要复习病历及检查记录。了解病情需要。操作时要保持无菌技术,动作要轻巧。根据宫腔深度、肿瘤范围、阴道宽窄及病情需要,决定放射容器的大小、放射源的排列、照射剂量。第1次腔内照射如探宫腔有困难,或目的为止血或消除肿瘤者,可以暂不上宫腔管,以免过多地触动肿瘤而引起创伤或出血。放射容器放置理想后,要切实填塞纱条固定,以防容器移位,并可加大膀胱和直肠与放射源的距离,减少直肠及膀胱的受量,但要注意在操作时防止阴道壁撕裂伤。操作完毕后手术者应认真填写记录。如有特殊情况应详细注明。治疗期间随时注意患者情况,发现问题及时处理。

2.术前放疗

(1)优点:改善局部情况,缩小肿瘤,提高手术切除率,减少术后感染,降低癌细胞活性及术中播散;有利于肿瘤的完整切除,并可获得切除边缘最宽的无瘤边带。

(2)适应证：ⅠB期，宫颈有较大的外生型肿瘤；ⅡA期，宫颈癌累及阴道较多；病理在Ⅲ级以上；病理为黏液腺癌、腺鳞癌及透明细胞癌。

术前放疗主要为腔内放疗，放射剂量一般为常规全量腔内放疗的1/3～1/2；也有少数学者给予全量腔内放疗和/或体外放疗剂量的1/2(30Gy)；手术与放疗间隔时间则依术前放疗的方式及剂量而定，一般为2～8周。

3.术后放疗

适应证：

盆腔或腹主动脉旁淋巴结转移；血管淋巴管有癌栓及手术切缘有残存癌；有下述不良预后因素者，无论期别多早，也需术后放疗：肿瘤巨大、隐匿性宫旁浸润、宫颈间质浸润达肌层外1/3者、淋巴管血管间隙受累、腺癌、癌细胞分化不良。

术后放疗多以体外照射为主，阴道残端有癌者可给予腔内放疗。一般在手术后1个月内进行，剂量为DT40～50Gy(根据术前是否行腔内放疗决定是否遮挡盆腔中部)；阴道腔内放疗表面剂量要视患者具体情况而定，通常为30～50Gy；若不给体外照射，则可单纯腔内放疗70Gy以下。

4.放疗并发症

由于放射源种类、照射体积、单次剂量、总剂量、疗程及精心处理，以及各人对放射线敏感性等因素的差异，放射治疗并发症发生的概率和程度也不尽相同。除放射治疗常见的胃肠道症状和血常规改变等一般反应外，还可有下列放射治疗并发症。

(1)早期并发症：包括治疗中及治疗后不久发生的并发症。

1)感染：宫颈癌经常合并局部感染，也有部分患者合并有盆腔感染或宫腔积脓。在放射治疗特别是腔内放疗时发作，也可以由于腔内放疗或其他原因引起新的感染。感染对疗效有明显影响，因此，必须积极预防和治疗感染。除肿瘤不控制，感染也不能控制的病例外，一般均应在感染控制后再行腔内放射治疗。

2)阴道炎：放射治疗中可以引起阴道物理性炎症，也可以合并阴道感染。表现为充血、水肿、疼痛及阴道分泌物增多。在此期间应加强阴道冲洗，必要时应用抗生素控制感染。

3)外阴炎：外阴是较潮湿的部位之一，由于宫颈癌阴道排物对外阴的刺激，以及当体外照射野较低时，较易出现不同程度的外阴反应。表现为局部充血、肿胀、疼痛，甚至出现溃疡、感染。出现上述反应后应保持局部干燥，保护创面，促进愈合。如在治疗期间出现，则在不影响治疗情况下，适当提高体外照射野的位置，以减少对外阴部照射，利于恢复。

4)直肠反应：宫颈癌放射治疗较常见的早期并发症。表现为里急后重、大便疼痛，甚至有黏液便等。直肠镜检查可见宫颈水平附近的直肠前壁黏膜充血、水肿。有直肠反应者，应减少对直肠的刺激，避免便秘，保证供应充足的营养和水分，预防感染。直肠反应在治疗期间发生者较少，如出现，必要时可修改照射计划或暂停放射治疗，积极处理，待症状好转后再恢复治疗。

5)机械性损伤：宫颈癌肿瘤体积较大或癌肿溃疡较深时，宫口常显示不清，在这种情况下进行宫腔操作，特别是在探宫腔时不慎，可引起子宫穿孔。如操作时发现患者突然下腹剧痛或宫腔已超过正常深度而仍无触及宫底感觉时，应考虑为子宫穿孔。这时要立即停止操作，严禁反复试探。给予预防感染措施,严密观察病情变化。宫颈癌患者阴道狭窄或弹性不佳者,在阴道内操作时,阴道容器过大,动作粗暴,均可能造成阴道裂伤。如在治疗中出现裂伤,则应中止治疗,充分冲洗阴道,局部用消炎药物,避免感染,促进愈合。如裂伤较深或有活动出血,则应及时缝合。

(2)晚期并发症

1)皮肤及皮下组织的改变:宫颈癌体外照射首先影响的就是皮肤及皮下组织。由于放射物理条件、照射面积、时间剂量及个体差异等因素的不同,并发症的程度亦各异。皮肤及皮下组织的并发症出现得较晚,表现为照射区皮肤,特别是皮下组织,甚至肌肉纤维化、挛缩,进而缺血,坏疽可引起放射性溃疡,但少见。若发生则治疗极其困难,重要的在于预防,要选择合适的放射工具,正确掌握时间剂量因素,照射范围要适当,在照射一定剂量后要根据肿瘤消退情况缩小照射野,避免放射野重叠形成超量区,注意保护照射区皮肤,避免外伤及刺激。

2)生殖器官的改变:宫颈癌的放射治疗,主要影响的部位是生殖器官,最多见的是放射治疗后的组织纤维化。表现为阴道弹性消失,阴道变窄,宫颈及宫体萎缩变小。卵巢纤维化则功能消失而出现绝经期症状。盆腔组织纤维化严重者,可引起循环障碍及压迫神经而引起水肿及疼痛。如局部出现超量区可形成放射性溃疡,溃疡发生在宫腔而颈管又引流不畅,则可引起宫腔积液,合并感染则形成宫腔积脓。出现宫腔积脓者,应高度警惕宫腔及颈管肿瘤复发,取内膜活检,为阴性则应进行抗感染,引流处理。

3)肠道的损伤:放射线对肠道的损伤与照射剂量和照射体积成正比相关。可出现肠黏膜充血、水肿,进而形成溃疡出血甚至穿孔成瘘,尤以直肠为多见。肠道纤维化可导致肠管粘连、狭窄,甚至梗阻,严重者可影响肠道功能。

4)泌尿系统的表现:放射治疗对泌尿系统的影响主要是与宫颈前方紧密相依的膀胱和与宫颈两侧相邻的输尿管。最多见的是放射性膀胱炎,主要症状为尿血,膀胱镜检查可见膀胱黏膜水肿、毛细血管扩张,严重者可形成溃疡,发展成瘘者罕见。放射性膀胱炎比放射性直肠炎出现为迟,74.4%的患者在放射治疗后1～6年出现,9年以后出现者占13%。持续时间亦较放射性直肠炎为长,可长期反复发作,绝大部分在4年内恢复。放射性膀胱炎出现则给予止血,预防感染。输尿管由于宫旁组织纤维化的压迫及其自身的改变,可形成输尿管梗阻而引起肾盂积水,其发生率约为1.8%。

5)对骨骼的影响:宫颈癌放射治疗对骨骼的影响主要是在体外照射区域内的骨盆及股骨上段部分。过去体外照射用低能射线时可见放射性骨炎,严重时可致股骨头坏死或股骨颈骨折等。体外照射改用高能射线后,基本上不存在严重的骨损伤。

6)放射致癌:指发生在原放射区域内,经组织学证实,有相当长的潜伏期,并能排除复发或转移的恶性肿瘤,是放射治疗晚期严重并发症,其中子宫体恶性肿瘤最多,其次为直肠腺癌,还有膀胱癌、卵巢癌、外阴癌、软组织纤维肉瘤及骨肉瘤。其平均潜伏期为14年。宫颈癌放射治疗后应终身定期随诊检查,如发现有阴道出血、异常排物、血尿、黏液血便及发现肿物等或在检查时发现子宫增大及其他异常情况,应想到放射癌的可能,应进一步检查确诊。确诊后要尽快治疗,考虑放射癌对放射线的敏感性和其周围正常组织器官对再次放疗的耐受性,应首选非放射疗法,适合再放射治疗者,应采取措施提高放射敏感性,保护正常组织和器官。如能早期发现、早期治疗,其预后并不是很悲观的。

5.宫颈癌放疗注意事项

(1)自放疗始最好每日或隔日冲洗阴道,用温开水或1∶5 000的呋喃西林液,直至放疗后半年以上,可改为每周冲洗2～3次,坚持2～3年。其目的是减少感染、促进上皮愈合和避免阴道粘连。

(2)放疗期间要注意血常规变化和消化道反应,给予及时对症处理;大便次数增多,可根据个人耐受程度而适当休息或药物辅助治疗。

(3)随诊时间:治疗结束后1个月行第1次随诊检查,包括宫颈刮片,常规妇科检查,腹部、盆腔及妇科B超,根据情况决定是否补腔内放疗;第2次随诊在放疗后2个月,以后可根据情况3～6个月随诊1次;2年以上可6个月到1年随诊1次。

(三)化学治疗

适应证:晚期或复发转移的患者,局部巨大肿瘤的术前化疗,中、晚期宫颈癌配合放疗增敏。

常用的有效药物有顺铂、卡铂、环磷酰胺、异环磷酰胺、氟尿嘧啶、博来霉素、丝裂霉素、长春新碱等,以顺铂疗效较好。一般采用联合化疗。治疗鳞癌的方案有PVB方案(顺铂、长春新碱与博来霉素)与BIP方案(博来霉素、异环磷酰胺与顺铂)。治疗腺癌的方案有PM方案(顺铂与丝裂霉素)与FIP(氟尿嘧啶、异环磷酰胺与顺铂)。近年来,出现了一些新的化疗方案,如PAM(DDP、aclacinomycine、MMC)、TP(紫杉醇、DDP)、TIP(紫杉醇、异环磷酰胺、DDP)等。

1.BIP方案

BLM 30mg,静脉滴注,第1日。

IFO 1.5mg/m^2,静脉滴注,第1～5日(美司钠解毒)。

DDP 50mg/m^2,静脉滴注(先水化),第1日。

每3周重复。

2.PVB方案

DDP 50mg/m^2,静脉滴注,第1日。

VCR 2mg,静脉注射,第1日。

BLM 15mg/m^2,静脉滴注,第1～5日。

每3周重复。

3.BL＋MMC顺序化疗

BLM 10mg,静脉滴注,第1～7日。

MMC 6～10mg/m^2,静脉注射,第8日。

每4周重复。

4.BOMP方案

BLM 30mg,静脉滴注,第1～4日,只用第1、2疗程。

VCR 1mg/m^2,静脉注射,第1、4日。

MMC 10mg/m^2,静脉注射,2日。

DDP 50mg/m^2,静脉滴注(先水化),第1、22日。

每6周重复。

5.PP方案

PTX 135～175mg/m²,静脉滴注,第1日。

DDP 60mg/m²,静脉滴注,第3日。

每3周重复。

(四)介入治疗

1.动脉插管化疗

近年来由于肿瘤化学治疗的进展,许多学者研究综合治疗以提高治疗效果。我国自20世纪60年代开始应用动脉插管化疗治疗中,晚期宫颈癌,有的配合放疗,有的配合手术治疗,取得了一些成功的经验。过去常用单一药物治疗如氮芥、噻替派等,近年来多选用包括顺铂及平阳霉素在内的联合化疗。动脉插管常用的动脉为腹壁下动脉、髂内动脉、子宫动脉,闭孔动脉等。一般将导管插至髂内动脉起点下1～2cm或髂总动脉交叉处,后者在灌注化疗药时需暂时阻断双下肢血流。这种治疗方法既可以使盆腔肿瘤直接接受较高剂量的药物浓度,又能够降低化疗引起的全身不良反应。根据肿瘤反应情况给1～2个疗程。

2.动脉栓塞治疗

动脉栓塞治疗主要用于晚期不能耐受手术的盆腔恶性肿瘤的化疗及恶性肿瘤伴有大出血的止血治疗。介入栓塞中止肿瘤血供,致使肿瘤组织缺血坏死,肿瘤周围组织变软,局部感染减轻,使手术时肿瘤易于剥离;同时栓塞也使术中出血减少,手术野清晰,并可控制术中癌细胞的播散和转移。介入栓塞在宫颈癌大出血时同样有效。

第四节　子宫内膜癌

子宫内膜癌是发生在子宫内膜的一组上皮性恶性肿瘤。绝大多数为腺癌。为女性生殖道常见3大恶性肿瘤之一,约占女性癌症总数的7%,占女性生殖道恶性肿瘤的20%～30%。近年来发病率在世界范围内有上升趋势。

一、临床表现

(一)症状

早期无明显症状,以后出现阴道流血、阴道排液、疼痛等。

1.阴道流血

绝经后不规则阴道流血,量不多。未绝经者表现为月经量增多、经期延长或月经紊乱。

2.阴道排液

早期为浆液性或血性分泌物,合并感染者有脓血性排液,恶臭。

3.疼痛

癌肿侵及宫颈内口,引起宫腔积脓时,可有下腹胀痛及痉挛样痛。晚期癌瘤浸润周围组织或压迫神经可引起下腹及腰骶区疼痛,并向下肢及足部放射。

4.其他

晚期可有贫血、消瘦、恶病质、发热及全身衰竭等。

(二)体征

早期妇科检查无明显异常，晚期时子宫明显增大伴子宫腔积脓时可有触痛，癌组织突出宫颈口时，触之易出血。癌灶浸润周围组织时，子宫固定或在宫旁或盆腔内扪及不规则结节状物。

二、病因与病理

(一)病因

病因不十分清楚。目前认为子宫内膜癌可能有 2 种发病类型。

1.雌激素依赖型

其发生可能是在无孕激素拮抗的雌激素长期作用下，发生子宫内膜增生症，甚至癌变，占子宫内膜癌的大多数，均为子宫内膜样腺癌。患者较年轻，常伴肥胖、高血压、糖尿病、不孕或不育及绝经期延迟。肿瘤分化好，雌激素、孕激素受体阳性率高，预后好。

2.非雌激素依赖型

发病与雌激素无明确关系。这类子宫内膜癌的病理形态属少见类型，如子宫内膜浆液性乳头状癌、透明细胞癌、腺鳞癌、黏液腺癌等。多见于老年体瘦妇女，肿瘤恶性度高、分化激素，雌激素、孕激素受体阴性，预后不良。

(二)病理

1.大体检查

依据病变形态和范围可以分为 2 型。

(1)弥散型：癌瘤累及全部或大部分子宫内膜，呈灰白色或浅黄色，质脆，易脱落，表面常有溃疡、坏死等。此型向肌层侵犯较少，晚期可浸润深肌层及宫颈管。

(2)局限型：癌瘤多见于宫腔底部或宫角部，可呈乳头状，易向深肌层侵犯，形成宫腔溃疡，甚至穿透子宫壁。

2.镜检及病理类型

病理类型主要分为 4 型。

(1)内膜样腺癌：占 80%～90%。内膜腺体高度异常增生，上皮复层，并形成筛孔状结构。癌细胞异型明显，核大、不规则，深染，核分裂活跃，分化差的腺癌腺体少，腺结构消失，成实性癌块。按腺癌分化程度分为：Ⅰ级，高分化；Ⅱ级，中分化；Ⅲ级，低分化。分化程度越低，恶性程度越高。

(2)腺癌伴鳞状上皮分化：腺癌组织中含鳞状上皮成分，伴化生鳞状上皮成分者称为棘腺癌(腺角化癌)，伴鳞癌者称为鳞腺癌，介于两者之间称为腺癌伴鳞状上皮不典型增生。

(3)浆液性腺癌：又称为子宫内膜乳头状浆液性腺癌，占 1%～9%。癌细胞多为不规则复层排列，呈乳头状或簇状生长，1/3 可伴砂粒体。恶性程度高，易有深肌层浸润和淋巴及远处转移，预后极差。无明显肌层浸润时也可能发生腹腔播散。

(4)透明细胞癌：多呈实性片状、线管样或乳头样排列，癌细胞细胞质丰富，透亮，核呈异型性,或由靴钉状细胞组成。恶性程度高,易早期转移。

三、转移途径

(一)直接蔓延

癌灶初期沿子宫内膜蔓延生长,向上经宫角至输卵管,向下至宫颈管,可继续蔓延至阴道。也可浸润深肌层达浆膜面,并广泛种植在盆腹膜、直肠子宫陷凹及大网膜。

(二)淋巴转移

淋巴转移是内膜癌的主要转移途径。当癌肿累及宫颈,深肌层或癌组织分化不良时,易早期发生淋巴转移。转移途径与癌肿生长部位有关;宫底部癌灶常沿阔韧带经骨盆漏斗韧带转移至卵巢,向上至腹主动脉旁淋巴结。子宫角或前壁上部病灶沿圆韧带转移至腹股沟淋巴结。子宫下段或已累及宫颈管的,可转移至宫旁、闭孔、髂内、髂外及髂总淋巴结。子宫后壁癌灶可沿宫底韧带转移至直肠淋巴结。约10%内膜癌逆行引流累及阴道前壁。

(三)血行转移

晚期患者经血行转移至全身各器官,常见部位是肺、肝、肾。

四、分期

现广泛采用FIGO制订的手术-病理分期。

0期 原位癌(浸润癌)

Ⅰ期 原位癌(浸润癌)

ⅠA 肿瘤局限于子宫内膜

ⅠB 肿瘤浸润深度小于1/2肌层

ⅠC 肿瘤浸润深度大于1/2肌层

Ⅱ期 肿瘤浸润宫颈,但未超越子宫

ⅡA 仅宫颈内膜腺体受累

ⅡB 宫颈间质浸润

Ⅲ期 局部和(或)区域的扩散(在ⅢA、Ⅲ B、ⅢC期中详述)

ⅢA 肿瘤侵犯浆膜层和(或)附件(直接蔓延或转移)和(或)腹腔积液或腹腔洗液有癌细胞

ⅢB 阴道浸润(直接蔓延或转移)

ⅢC 盆腔和(或)腹主动脉旁淋巴结转移

ⅣA 肿瘤侵犯膀胱和(或)直肠黏膜

ⅣB 远处转移

五、诊断与鉴别诊断

(一)诊断

除临床表现及体征外,需要有病理组织学检查确诊。

1.病史

注意有无月经紊乱、经量增多、经期延长或阴道不规则出血。有无绝经后阴道流血。注意本病的高危因素如老年、肥胖、绝经延迟、少育或不育。有无长期应用雌激素、他莫昔芬,或雌激素增高疾病等病史,并询问有无乳腺癌、子宫内膜癌家族史。

2.体格检查

注意血压、体重、有无贫血。全身浅表淋巴结,尤其注意锁骨上淋巴结、腹股沟淋巴结情况。早期妇科检查无明显异常,晚期时子宫明显增大,伴子宫腔积脓时可有触痛,癌组织突出宫颈口时,触之易出血。癌灶浸润周围组织时,子宫固定,或在宫旁或盆腔内扪及不规则结节状物。

3.辅助检查

(1)B 超检查:子宫增大,宫腔线紊乱,中断或消失。宫腔内见实质不均质回声区,有时肌层见不规则回声紊乱区,边界不清,提示肌层浸润。

(2)分段诊刮:最常用、最有价值的诊断方法。分段诊刮能鉴别子宫内膜癌和宫颈管癌,也可明确子宫内膜癌是否累及宫颈管。注意操作轻柔,防止子宫穿孔。

(3)宫腔镜检查;可直接观察宫腔及宫颈管内有无癌灶存在,癌灶大小及部位,直视下取活检,减少对早期子宫内膜癌的漏诊。

(4)其他:MRI、CT 等检查可协助判断病变范围。有子宫外癌肿播散者,血清 CA125 明显升高。宫颈刮片、阴道后穹窿涂片及宫颈管吸片取材做细胞学检查辅助诊断子宫内膜癌的阳性率不高。宫腔冲洗、宫腔刷或宫腔吸引涂片法等准确率可达 90%,但操作复杂,阳性也不能做确诊依据,应用价值不高。

(二)鉴别诊断

1.子宫内膜炎

(1)病史:绝经后不规则阴道流血或经量增多、经期延长、月经紊乱。

(2)妇科检查:晚期时子宫明显增大,子宫固定,宫旁或盆腔内扪及不规则结节状物。

(3)辅助检查:分段诊刮、B 超。

2.绝经过渡期阴道流血

(1)病史:经量增多、经期延长及不规则阴道流血。

(2)妇科检查:无异常发现。

(3)辅助检查:应做分段诊刮治疗。

3.萎缩性阴道炎

(1)病史:血性白带,治疗后好转。

(2)妇科检查:阴道黏膜变薄、充血或有出血点、分泌物增多。

(3)辅助检查:做诊断性刮宫可排除子宫内膜癌。

4.子宫黏膜下肌瘤或内膜息肉

(1)病史:月经过长或经期延长。

(2)妇科检查:未发现异常。

(3)辅助检查:B 超、宫腔镜及分段诊刮。

5.宫颈管癌

(1)病史:阴道排液增多或不规则流血。

(2)妇科检查:癌灶位于宫颈长管内时,宫颈管变粗,变硬或呈桶状。

(3)辅助检查:分段诊刮、B超。

6.子宫肌瘤

(1)病史:阴道排液增多或不规则流血。

(2)妇科检查:子宫明显增大、质软。

(3)辅助检查:分段诊刮、B超。

7.输卵管癌

(1)病史:阴道排液增多或不规则流血。

(2)妇科检查:间歇性阴道排液、阴道流血、下腹隐痛,可有附件包块。

六、处理

(一)治疗

主要治疗方法为手术、放疗及药物(化学药物及激素)治疗。应根据患者全身情况,癌变累及范围及组织学类型,决定治疗方案。早期患者以手术为主,按手术-病理分期的结果及存在的复发高危因素选择辅助治疗;晚期采用手术、放疗、药物等综合治疗。

1.手术治疗

目的一是进行手术-病理分期;二是切除癌变的子宫及其他可能的转移病灶,是内膜癌的主要治疗方法。Ⅰ期患者行筋膜外全子宫及双侧附件切除术;Ⅱ期患者行根治性子宫及双附件切除术加盆腔及腹主动脉旁淋巴结切除术;Ⅲ期、Ⅳ期的患者手术范围与卵巢癌相同,进行肿瘤细胞减灭术。

2.放疗

放疗是治疗子宫内膜癌的有效方法之一,分腔内放疗和体外照射。单纯放疗仅用于有手术禁忌证或无法手术的晚期患者。对有深肌层浸润、淋巴结转移、盆腔及阴道残留病灶的应术后放疗,是内膜癌最主要的术后辅助治疗,可以降低局部复发,提高生存率。

3.化疗

化疗为晚期或复发子宫内膜癌综合治疗措施之一。用于术后有复发高危因素的治疗,以减少盆腔外的远处转移。

4.孕激素治疗

孕激素治疗可用于晚期或复发癌的治疗,也可用于治疗子宫内膜不典型增生和极早期要求保留生育功能的患者。以高效、大剂量、长期应用为宜,至少应用12周才可评定疗效。口服醋酸甲羟孕酮每日200～400mg,己酸孕酮500mg,肌内注射,每周2次。

(二)预后

Ⅰ期5年生存率80%。75%～95%复发在术后2～3年。影响预后的因素:肿瘤的恶性程度及病变范围,包括病理类型,组织学分级,肌层浸润深度,淋巴转移及子宫外病灶等。

(三)预防

普及防癌知识,定期体检;重视绝经后妇女阴道不规则流血和绝经过渡期妇女月经紊乱的诊治;正确掌握雌激素应用指征及方法;对有高危因素的人群,密切随访。

第五节 原发性输卵管癌

原发性输卵管癌其发病率仅占妇科恶性肿瘤的0.5%，但由于部位隐匿，恶性度高，预后较差。平均发病年龄为55岁，多发生于绝经后。

一、病因

病因不明，可能与慢性输卵管炎有关。70%的输卵管癌患者有慢性输卵管炎，50%有不孕史。

二、病理

单侧居多，好发于壶腹部，病灶起自输卵管黏膜。输卵管肿大增粗形如腊肠，类似输卵管积水或积脓，肿瘤大小多数直径为5～10cm。晚期癌瘤可穿出浆膜层，并可侵犯整个输卵管，与周围组织粘连。切面见输卵管管腔扩大，腔内充满灰白色乳头状或颗粒状癌组织。伞端有时封闭，内有血性液体。镜下为腺癌，根据癌细胞分化程度及组织结构分3级。多数输卵管癌为中分化或低分化癌。组织结构多类似于卵巢的乳头状浆液性腺癌，可找到砂粒体。此外，肿瘤有多种变型，如子宫内膜样癌、腺棘癌、腺鳞癌、鳞癌、透明细胞癌、移行细胞癌及黏液性乳头状癌等。

三、转移途径及分期

癌细胞可经开放的伞端种植于腹膜，造成腹腔内广泛种植转移，也可经髂部、腰部及主动脉旁淋巴结转移，癌细胞还可经血液循环转移至阴道及肺等全身器官。现一般采用FIGO2000年制订的分期方法。

四、临床表现

患者的发病年龄为40～60岁，平均55岁。不育史常见。输卵管癌早期无症状，体征常不典型，易被忽视或延误诊断。临床上常表现为阴道排液、腹痛、盆腔肿块，称输卵管癌“三联征”。

(一)阴道排液

排液是输卵管癌患者最常见也是最具特征性的症状，为浆液性黄水，量多少不一，呈间歇性，有时为血水样稀液。一般无气味，但个别有恶臭。液体可能是输卵管上皮在癌组织的刺激下产生的渗液，由于输卵管伞端常常闭锁或被癌瘤阻塞而通过管腔自阴道流出。

(二)腹痛

大约半数患者有下腹部疼痛，多发生于患侧，为钝痛，一般不重，以后逐渐加剧呈痉挛性绞痛。当阴道排出水样或血性液体后，疼痛常随之缓解。钝痛可能与肿瘤发展，分泌物积聚，使输卵管壁承受压力有关，绞痛可能是输卵管企图排出其内容而增加输卵管蠕动所致。若出现剧烈腹痛，则多系并发症引起。

(三)下腹或盆腔包块

部分患者自己能在下腹扪及肿块。妇科检查可触及实性、囊性或囊实性肿物，大小不一，位于子宫一侧或后方，有的深陷于直肠子宫陷凹内，活动受限或固定不动。

(四)阴道出血

阴道不规则出血亦是常见症状之一，出血为肿瘤坏死侵破血管，血液流入子宫经阴道排出。

(五)腹腔积液较少见

腹腔积液呈淡黄色，有时呈血性。

(六)其他

晚期肿块压迫附近器官或广泛转移，可出现排尿不畅、部分肠梗阻的症状，以致恶病质。

五、诊断

本病因少见，易被忽视，术前诊断率极低。若注意患者的临床症状，提高警惕，结合盆腔检查及各种辅助检查，术前诊断率将会提高。常用的辅助检查方法有以下几个方面。

(一)阴道细胞学检查

由于输卵管与宫腔相通，涂片中找到癌细胞的机会也较卵巢癌高。阴道涂片阳性，特别是涂片中见不典型腺上皮纤毛细胞，而宫颈和子宫内膜检查又排除癌症存在者，应考虑为输卵管癌的诊断。

(二)分段诊断性刮宫

对绝经后阴道出血或不规则阴道出血，阴道排液者，经分段诊刮，除外宫颈及子宫内膜病变，有助于输卵管癌的诊断。

(三)腹腔镜检查

输卵管增粗，外观如输卵管积水，有时可见到赘生物。但晚期病变播散到盆腹腔器官及卵巢，并有粘连，腹腔镜检查不易与卵巢癌相鉴别。

(四)B超、CT及MRI检查

B超、CT及MRI检查可确定肿块部位、大小、性质及有无腹腔积液等，有助于明确诊断和术前估计分期。

(五)血清CA125测定

血清CA125测定有助于诊断，但无特异性。

六、鉴别诊断

输卵管癌与卵巢肿瘤、输卵管卵巢囊肿不易鉴别。若不能排除输卵管癌，宜及早剖腹探查确诊。

(一)附件炎性肿物

原发性输卵管癌与输卵管积水或输卵管卵巢囊肿均可表现为活动受限的附件囊肿，盆腔检查时很难区别，且两者均可有长期不育的病史。但是若患者有阴道排液，则应多考虑为输卵管癌。有时两者在手术中仍难鉴别，应在切下肿物后立即剖开，如输卵管腔内有乳头状组织应送冰冻检查，以利于诊断。

(二)卵巢肿瘤

早期时根据其临床表现鉴别一般不困难，当晚期伴有广泛的盆腹腔种植转移时，术前很难鉴别。

(三)子宫内膜癌

症状易混淆。一般内膜癌没有子宫外的肿块,通过刮宫病理即可确诊。但晚期输卵管癌侵及宫腔并扩散至附件时很难鉴别。

七、治疗

治疗原则同卵巢上皮性癌。

八、预后

输卵管癌的5年存活率为20%~30%。预后与临床分期密切相关,Ⅰ期高达77%,Ⅱ期约40%,Ⅲ期仅20%。

第六节 卵巢肿瘤

卵巢肿瘤是常见女性生殖道肿瘤,其中卵巢恶性肿瘤的发病率在女性生殖道癌瘤中占第2位,仅次于子宫颈癌,但病死率居首位。由于卵巢位于盆腔深部,不易扪及,待患者有自觉症状就诊时,70%以上的患者已属晚期,这些患者的5年生存率仅为30%左右。

卵巢肿瘤组织类型复杂。卵巢肿瘤在各种年龄均可发病,发生最多的为上皮性肿瘤,以50~55岁居多;其次为生殖细胞肿瘤,以年轻者为多。上皮性肿瘤又分为良性、交界性及恶性3种。另外,卵巢肿瘤需与卵巢瘤样病变鉴别,在临床上诊断有一定困难。

卵巢肿瘤病因尚不明确。目前认为有以下因素与卵巢肿瘤发生有关。

1.流行病学特点

流行病学特点表明种族间存在差异。

2.环境因素

如工业污染、饮食中高胆固醇均可导致癌的发生。

3.遗传因素

20%~25%卵巢恶性肿瘤患者有家族史。

4.内分泌因素

2种学说认为与发生机制有关,即持续排卵学说及高促性腺激素学说。妊娠期停止排卵,卵巢上皮减少损伤;而卵巢癌患者平均妊娠次数低,反映持续排卵与卵巢肿瘤发生有一定关系。乳腺癌、子宫内膜癌合并卵巢癌较一般妇女高2~3倍。

5.基因因素

卵巢肿瘤的发生可能与某些癌基因的激活,或抑癌基因的失活有关,已成为目前研究卵巢癌发病机制的重点。

一、卵巢上皮性肿瘤

卵巢上皮性肿瘤是卵巢肿瘤中最常见的一种,约占所有原发卵巢肿瘤的2/3,发病年龄在

30～60岁。卵巢表面上皮与腹腔间皮均来自原始体腔上皮，因此，具有向各种苗勒管上皮分化的潜能，导致了卵巢上皮性肿瘤的多样性。常见的几种卵巢上皮性肿瘤的细胞特征，分别与苗勒管上皮所分化的组织上皮相符合。当向输卵管上皮分化时，成为浆液性肿瘤；向宫颈黏膜分化时，成为黏液性肿瘤；向子宫内膜分化，成为子宫内膜样肿瘤；向中肾管上皮分化，成为透明细胞肿瘤。上皮性肿瘤又分为良性、交界性及恶性3种，交界性界于良、恶性之间，预后较恶性好，但又较良性差。

（一）卵巢良性上皮性肿瘤

1.病理特点

(1)浆液性囊腺瘤：占卵巢良性肿瘤的25%，常见于30～40岁的患者。肿瘤大小不一，表面光滑，多为单侧，也可有双侧性，囊内充满淡黄色液体。单纯型者多为单房，囊壁光滑；乳头型者常为多房，囊壁内可见乳头，偶也可见向囊外生长，此种情况必须详查有无恶性存在。前者恶变率为35%，后者则可达50%。镜下囊壁为单层立方或柱状上皮，间质内可见砂粒体，是浆液性囊腺瘤的特点。

(2)黏液性囊腺瘤：占卵巢良性肿瘤的20%，多发生于生育年龄，少数儿童也可发生。囊壁厚，多为单侧，可生长较大，以至引起压迫症状。肿瘤剖面可见大小数目不等的多房。内容物呈胶冻样，为黏蛋白或糖蛋白。镜下见囊壁为单层高柱状上皮细胞，分泌黏液，胞核位于底部，富有胞浆。高柱状上皮之间有杯状细胞，与宫颈内膜及肠的黏液细胞相似，特殊染色可见嗜银细胞。此瘤恶变率为5%～10%。

(3)卵巢勃勒纳瘤：占所有卵巢肿瘤的0.5%～1.7%，绝大多数为良性。多位于皮质或皮质、髓质交界处，极少位于卵巢门。单侧多，实性为主，质地坚硬，表面灰白色，大小不一。无包膜，但周围受挤压的卵巢组织形成分界清楚的肿瘤境界。镜检以上皮细胞为主，圆形或多边形，胞浆丰富，核较小，常见明显核纵沟，呈咖啡豆样外观。

2.临床表现

(1)症状：肿瘤较小时多无症状，生长至一定大小方出现。

1)腹胀：下腹不适、下坠感。

2)盆腹腔肿块：下腹部自行发现肿物，或自觉腹部增大，腰围变粗。

3)内分泌紊乱：可影响内分泌功能，出现月经紊乱、阴道不规则出血等。

4)压迫症状：有腹腔积液或肿瘤大可引起排尿困难、排便困难等。

5)合并腹腔积液或肿瘤过大时可引起呼吸困难、心悸、下肢水肿。

(2)体征：腹部隆起，并可触及肿瘤；合并腹腔积液时，腹部叩诊有移动性浊音；妇科检查，子宫旁一侧或双侧可触及肿块，多为囊性，边界清楚，表面光滑，蒂长时有活动度。

(3)并发症的临床表现

1)蒂扭转：常见并发症，10%卵巢肿瘤可出现蒂扭转。蒂部由卵巢固有韧带、骨盆漏斗韧带、部分阔韧带及输卵管构成。蒂扭转时，肿物缺血坏死，可引起继发感染或破裂。患者突然一侧下腹剧痛，常伴有恶心呕吐，呈阵发性或持续性疼痛等。检查腹部压痛，可有轻度肌紧张及反跳痛。妇科检查，于患侧可扪及张力大肿块，肿块表面尤以蒂部压痛明显。

2)破裂：3%卵巢肿瘤可发生。自发性破裂常因肿瘤增长过快引起；外伤性破裂可因腹部外伤或挤压、分娩、性生活、过于用力的妇科检查或腹部穿刺引起。腹痛因破口大小、流入腹腔内囊液性质及多少而出现程度不等。当破口小，流入腹腔内囊液少时，患者仅感轻度腹痛。大的卵巢肿瘤破裂后，患者出现下腹剧痛，伴有恶心呕吐，甚至休克，有时出现内出血，继发腹膜炎。检查腹部压痛、肌紧张及反跳痛。妇科检查，原有卵巢肿瘤消失，或可扪及缩小、张力不大的肿块。

3)感染：多发生于肿瘤扭转或破裂后，或阑尾脓肿扩散引起。临床可见发热、腹痛、腹肌紧张。腹部肿物有压痛、反跳痛。白细胞升高。

4)梅格斯综合征：卵巢良性肿瘤合并胸腹腔积液者在肿瘤切除后胸腹腔积液即消失。1%～5%纤维瘤及少数黏液性囊腺瘤、勃勒纳瘤均可出现。

3.诊断

(1)妇科检查：在子宫一侧或双侧触及肿物，肿物多为囊性，少数也可为囊实性，甚或实性。界限清楚，与子宫能分开。蒂长的肿瘤活动度大。肿物较大时，多可向上进入腹腔，只能在盆腔检查时触及肿物下端，但应注意辨别肿物位于子宫的侧、前或后方。应做妇科三合诊检查。

(2)辅助检查：B超波检查，尤其经阴道B超，或彩色多普勒超声观察肿瘤血流情况更有助于诊断；有腹腔积液时可行腹穿，并查腹腔积液常规及细胞学检查，查找有无癌细胞；必要时可行消化道影像学检查(X线、CT、MRI)或内镜检查(胃镜、纤维结肠镜)除外消化道肿瘤；肿瘤标志物检查(CA125、CA19-9、CEA、AFP、HCG、SA等)除外恶性肿瘤；必要时行腹腔镜检查。

4.鉴别诊断

(1)非卵巢肿瘤的鉴别

1)滤泡囊肿：常见多囊卵巢及黄素囊肿，滤泡囊肿单侧为多，壁薄，直径很少大于5cm。黄素囊肿有时也可较大，多并发于滋养细胞疾病，血HCG阳性。多囊卵巢直径不大，常为双侧卵巢增大，多伴有闭经。

2)盆腔炎性肿物：多有盆腔炎病史，或经过急性或亚急性盆腔炎后，形成炎性肿物甚至脓肿，包括卵巢肿瘤合并感染，输卵管积水，卵巢、输卵管脓肿。结核性腹膜炎多有肺结核史，消瘦、盗汗、乏力、午后低热，B超检查可协助鉴别，必要时行腹腔镜或剖腹探查确诊。

3)子宫内膜异位症：卵巢子宫内膜异位囊肿，可于子宫直肠凹陷处触及不规则肿物和结节，血清CA125也可轻度升高，与卵巢恶性肿瘤不易鉴别。患者多有痛经史，B超检查可协助鉴别，必要时行腹腔镜检查。

(2)子宫肌瘤：有蒂的浆膜下子宫肌瘤，子宫肌瘤囊性变或红色变性时，不易与卵巢肿瘤鉴别。此时子宫多增大，常有月经增多症状，肿瘤与子宫关系密切，B超可协助诊断。

(3)妊娠子宫：妊娠早、中期子宫增大变软，易误诊为卵巢肿瘤。早期妊娠子宫有停经史及早妊反应，妊娠反应阳性，B超检查可见胎囊或胎心搏动。中期妊娠时子宫大小与停经月份相符，于腹部可闻及胎心，B超可见胎儿及胎心搏动。

(4)充盈膀胱:妇科检查前未排空膀胱,或其他原因引起慢性尿潴留,而患者又自述能排尿,会造成误诊。故任何妇科检查一定注意先排空尿,必要时可导尿后再检查。

(5)卵巢良、恶性肿瘤的鉴别:良、恶性肿瘤临床特点不同。良性约5%为双侧,病程较长,逐渐长大;妇科检查表面光滑,多为囊性,活动度好。恶性约70%为双侧性,病程较短,增长较快;表面不光滑或呈结节状,活动度较差或固定,常于子宫直肠凹陷处触及结节状物或乳头状物,晚期出现腹腔积液及全身恶液病。

(6)腹腔积液的鉴别诊断

1)巨大卵巢囊肿:平卧时腹部表现为中央隆起,妇科检查尤其是三合诊时能触及肿物。腹腔积液则形如蛙腹。腹部叩诊有移动性浊音,盆腔检查未触及肿物。

2)内科疾病所致腹腔积液:如肝病、心脏病或胃肠道病史等,通过辅助检查如B超、X线胃肠造影、胃肠内镜检查等有助于诊断。

5.手术治疗

(1)指征:卵巢肿瘤一经确诊,即有手术指征。当发现卵巢实性肿瘤或超过5cm囊肿时,应考虑手术治疗。生育年龄妇女不除外卵巢瘤样病变时应定期检查,在月经前后对比观察,或行腹腔镜检查确诊。绝经期前后应特别警惕有无卵巢恶性肿瘤的可能。有扭转、破裂等并发症时应急诊手术。

(2)范围:根据年龄、生育要求及对侧卵巢情况决定手术范围。

年轻患者,为单侧卵巢肿瘤,对侧卵巢正常,可行肿瘤剥除术;当肿瘤较大时,可做患侧附件切除;对侧有明显病变时,患侧行肿瘤剥除,对侧应剖视检查;双侧卵巢均有肿瘤时,视情况行肿瘤剥除术,或一侧附件切除,一侧肿瘤剥除,以保留部分正常卵巢组织。绝经前后患者,多行全子宫及双附件切除或一侧附件切除。

巨大卵巢肿瘤应尽量完整切除,尤其是黏液性囊腺瘤。切口宜大,必要时术中可先穿刺放液,待体积缩小后再取出,穿刺时应用纱垫防护穿刺部位周围的组织,避免囊液外溢。放液速度不能过快,以免腹压骤降引起休克。

(3)手术前后注意事项:任何良性卵巢肿瘤在未经病理检查之前,均不能绝对肯定无恶变的可能。当术前可疑为恶性时应向患者及家属详细交代病情,并做好扩大手术的准备,术前应常规消毒阴道以备切除子宫之需要。

手术时腹部切口宜大,使肿瘤可完整取出;如可疑恶性,开腹后留腹腔冲洗液;术中应仔细探查子宫与双附件;切下肿物后,应立即切开肉眼检查,对可疑处送冰冻切片病理组织学检查。

6.预后

卵巢良性肿瘤预后均较好,但确诊后需及时治疗,并注意有无恶性的可能。

(二)卵巢上皮性癌

卵巢恶性肿瘤占全部卵巢肿瘤的2%～3%,妇科恶性肿瘤的27%,而病死率却极高。可发生于任何年龄,上皮性卵巢癌以50岁以后居多,生殖细胞肿瘤多发生于20岁以后。来自卵巢表面上皮及间质的恶性肿瘤占原发卵巢恶性肿瘤的75%～90%。

1.病理特点

(1)浆液性囊腺癌:占卵巢恶性肿瘤的40%～60%,大部分呈囊实性,少数为囊性、实性。乳头位于瘤内壁,或呈菜花状向外生长伴坏死及出血,囊液为浆液血性。镜下见瘤细胞异型性明显,有间质浸润,间质内可见砂粒体。细胞分化程度差者,腺样结构少。

(2)黏液性囊腺癌:占卵巢恶性肿瘤的10%～20%。良性、交界性及恶性常同时存在。可为囊性或实性,囊腔中有混浊的黏性或血性液体。囊腔多数境界不清,内有出血或坏死。上皮细胞异型性明显,腺体密集,间质有明显浸润。根据细胞分化及腺样结构多少决定分化程度。

(3)内膜样癌:占卵巢恶性肿瘤的10%～20%。组织型态与子宫内膜腺癌相似。包膜光滑或有外生乳头,瘤内可有内生乳头,液体清亮。癌细胞为立方形或柱状,基底膜清楚。

(4)透明细胞癌:在原发卵巢恶性肿瘤中低于6%,囊实性或实性。其特点为可见透明细胞或鞋钉样细胞。较易伴发子宫内膜异位症。

2.卵巢癌的手术-病理分期和组织学分级

(1)卵巢癌的分期:强调必须经规范的手术,并经组织病理学检查才能确定,称为手术-病理分期。现多采用FIGO制定的统一标准。

(2)组织学分级:采用的是WHO分级标准,根据组织结构和细胞分化程度分为1、2、3级(grade 1,2,3或缩写为G_1,G_2,G_3),分别代表高、中,低分化。级别越高,预后越差。

3.转移途径

(1)直接蔓延和种植:卵巢癌的转移途径主要是直接蔓延和腹腔种植。肿瘤穿破包膜,直接种植在邻近器官,并广泛种植在腹膜及大网膜,甚至横隔,引起全腹腔转移。

(2)淋巴转移:可由卵巢淋巴管向上至腹主动脉旁淋巴结,向外至髂内、外及髂总淋巴结;也可经圆韧带至腹股沟淋巴结。横隔是淋巴转移的好发部位,特别是右隔下因淋巴丛密集,更易发生肿瘤种植和转移。

(3)血行转移:发生较少,晚期癌可经血行转移到肺、肝、骨骼、脑等。

4.临床表现

(1)症状

1)年龄:卵巢上皮性癌多发生在40岁以上。

2)腹胀和腹部不适:可有消化不良、腹部发胀、腰围增粗、进食后肠胃胀气伴腹痛,此时常已有腹部包块,或合并腹腔积液。如出现破裂、出血等,常为急腹痛。

3)月经不调及内分泌功能障碍:部分肿瘤可出现月经量增多、月经紊乱、闭经或量少。绝经的患者也可出现绝经后阴道流血。

4)消瘦:晚期患者出现较多,严重时可表现为恶病质。

(2)体征

1)妇科检查(双合诊及三合诊);于子宫旁触及肿物,可为单侧或双侧,实性或囊实性,不规则,活动度较差,直径大于5cm。三合诊于后穹窿处可触及结节。对绝经3年后仍可触及卵巢者应注意鉴别有无恶性。

2)全身检查:腹部常有包块,伴有腹腔积液时可有移动性浊音;晚期全身淋巴结增大、肝脾因有转移可增大。

5.诊断

(1)根据病史及临床表现、妇科检查及全身检查的特点进行诊断。盆腔包块与卵巢癌三联征(年龄大于40岁,有胃肠道症状及卵巢功能障碍)同时存在时,应高度怀疑卵巢癌的可能。同时应进行必要的辅助检查。

(2)超声检查:应注意有无腹腔积液,肿物囊实性,边界是否完整,单房或多房,腔内有无乳头状突起,或回声不均。最好行经阴道彩色多普勒超声检查,测定肿物的血流情况有助于诊断。通常卵巢癌的血流丰富,且为低阻血流(RI<0.45)。

(3)肿瘤标志物:有助于恶性肿瘤的诊断,也是恶性患者治疗中及治疗后随访观察的指标。多项肿瘤标志物联合应用更为有效。

CA125:对浆液性乳头状癌更具有特异性,临床符合率达80%~90%。而黏液性癌阳性率较低。

AFP:对卵巢内胚窦瘤有特异性,对未成熟畸胎、无性细胞瘤有参考意义。

β-HCG:对卵巢原发绒癌有意义,对胚胎癌有参考意义。

性激素:颗粒细胞瘤、泡膜细胞瘤均可产生较高水平的雌激素;黄素化时,亦可有睾丸素分泌。浆液性、黏液性或纤维上皮瘤,也可分泌一定的雌激素。

(4)CT及MRI:能发现一些小的肿瘤或淋巴结有无转移。

(5)PET:对卵巢癌及其转移的诊断,特别是复发性卵巢癌的诊断具有较高的价值。

(6)细胞学检查:取腹腔积液经后穹窿穿刺或经皮局部细针穿刺,细胞学检查找癌细胞,均有助于诊断。

(7)腹腔镜检查:可直视下观察肿块情况,对有粘连或有手术史者,肿瘤广泛转移者慎用。

6.鉴别诊断

(1)与卵巢良性肿瘤鉴别。

(2)子宫内膜异位症盆腔或后穹窿也可触及结节,但多有痛经史而无恶液病,伴低热、消瘦等。卵巢内膜异位囊肿,血CA125也可阳性。B超可协助诊断,必要时可做腹腔镜检查。

(3)生殖器结核常有低热、消瘦、食欲缺乏等,CA125可为阳性,但多有不孕或其他部位结核病史,月经过少或闭经。盆腔检查也可触及包块或后穹窿结节,有时需短时间抗结核治疗观察疗效,必要时开腹探查,根据病理检查确定。B超、CT或MRI等有助于诊断。

(4)非肿瘤性腹腔积液应先做三合诊,非肿瘤性腹腔积液于盆腔或后穹窿处不应触及肿块。

(5)非卵巢的生殖器恶性肿瘤有时需与子宫内膜癌、妊娠性绒癌、输卵管癌、原发腹膜癌等鉴别。根据临床表现、肿瘤部位、肿瘤标志物等鉴别,确诊常需组织病理学诊断。

7.治疗

治疗原则:早期应首选手术,有高危因素时辅以化疗;晚期则以手术为主,加用化疗、放疗、生物治疗等综合治疗。

(1)手术是治疗卵巢恶性肿瘤的主要方法,根据临床分期及组织学类型等决定是否辅以其他治疗。有以下几种手术。

1)分期手术:通常在早期卵巢癌采用此种手术,通过手术明确分期,包括以下内容。

行腹部纵切口(从耻骨联合至脐上 4 横指),留腹腔积液或腹腔冲洗液检查癌细胞;经仔细探查并行横膈、肝表面、可疑腹膜等部位细胞学刮片后,进行全子宫切除术、双侧附件切除术、大网膜大部切除术、腹主动脉旁和盆腔淋巴结切除术、阑尾切除术。对可疑病灶及易转移部位也可多处取材送病理检查,以明确分期。

2)肿瘤细胞减灭术:对Ⅱ期以上的晚期患者,手术应尽可能切除原发及转移病灶,使残留病灶直径不超过 2cm(满意的肿瘤细胞减灭术)。手术范围应视能否满意切除肿瘤而定。如肿瘤切除满意,手术范围参见分期手术,必要时还可行肠切除+吻合术,膀胱部分切除术+成形术,及必要的造瘘术。如肿瘤残余较大,可不必进行盆、腹腔淋巴结切除术。

3)保守性手术:保留生育功能的手术,手术除保留子宫及健侧附件外,其他同分期手术。须严格掌握手术指征。

在上皮性癌患者中符合以下条件者,可考虑保留一侧卵巢:年轻渴望生育,ⅠaG_1期、对侧卵巢外观正常或活检阴性,腹腔冲洗液细胞学检查阴性,术中探查阴性,有随诊条件者。但完成生育后应再行手术切除子宫及对侧附件。

(2)化疗:重要的辅助治疗。因卵巢恶性肿瘤对化疗属中度敏感,除ⅠaG_1者外,几乎其他所有患者均需化疗,特别是晚期癌患者。对切除病灶满意者可巩固疗效,预防复发;对未切净者可经化疗消灭残留病灶;对晚期无法手术者,可使肿瘤缩小,为手术创造条件。

早期癌患者有以下情况均应化疗:无精确分期,组织类型为透明细胞癌,肿瘤分化 G_2 卵巢表面有肿瘤生长,肿瘤破裂或包膜不完整,肿瘤与盆腔粘连,腹腔积液或腹腔冲洗液细胞学检查阳性。化疗途径有静脉全身给药、超选择动脉介入插管化疗、腹腔化疗等途径。用药应根据个体化的原则。常用化疗方案如下。

1)TC 方案:目前国际公认的首选方案。紫杉醇 135~175mg/m^2,卡铂 AUC4-6 联合应用。每 21 日重复。

2)PC 方案:顺铂(DDP)70mg/m^2、环磷酰胺(CTX)500mg/m^{2}联合给药。每 21 日重复。该方案目前在国内还较常用。

(3)放射治疗:放疗多不甚敏感,仅用于局部复发的姑息治疗。

8.预后与监测

(1)预后相关因素:预后与年龄、手术-病理分期、组织类型及分化程度、治疗方法、全身情况等有关。

(2)随访:卵巢癌治疗后易复发,高峰期在 2~3 年。患者初次治疗结束后,应终身定期随访。每次复查均应了解有无临床症状,常规行全身和妇科三合诊检查,肿瘤标志物的动态检测,并定期进行腹部及盆腔的影像学检查。

(三)卵巢交界性肿瘤

卵巢交界性肿瘤占全部卵巢肿瘤的 10%~20%,在组织学上位于良性及恶性之间,又称为低度潜在恶性。诊断主要依据病理，以浆液性、黏液性交界性瘤常见，其他组织类型的交界性肿瘤均极少见。发病可能同卵巢恶性肿瘤有关因素。

1.病理特点

(1)浆液性交界瘤：占所有卵巢浆液性肿瘤的15%。双侧发生情况较良性多，与浆液性囊腺瘤相似。根据形态特征，可分为典型型和微乳头型2种类型。

90%浆液性交界性肿瘤为典型型，其特点：有典型的分支乳头结构，乳头被覆上皮复层化达2～3层，伴乳头或上皮簇形成；上皮有轻度或中度非典型性；核分裂象少见；一般无间质浸润，少数可以出现间质微浸润灶。囊液及间质中常可见到砂粒体。

卵巢浆液性交界性肿瘤经常伴有较高频率的卵巢外病变。有20%～46%的浆液性交界性肿瘤出现盆腹腔浆膜及网膜表面的种植。腹膜种植分为浸润性种植和非浸润性种植。前者容易复发，预后差，通常需按癌处理。淋巴结出现类似卵巢交界性的上皮增生，称为淋巴结受累。一般不影响预后。

(2)黏液性交界性瘤：占所有黏液性卵巢肿瘤6%～13%，外观与良性黏液性囊腺瘤无明显区别。有肠型和宫颈内膜型之分。二者共同的特点：上皮复层化不超过3层，伴有乳头和上皮簇形成；细胞轻至中度不典型性，伴黏液分泌异常，可见杯状细胞；核分裂象少；无间质浸润，或不超过微浸润的界限；可有腹膜表面种植但无深部浸润。卵巢黏液性囊腺瘤合并腹膜假黏液瘤时，多预后不好。

2.分期

同卵巢恶性肿瘤相同。

3.临床表现

与卵巢浸润性癌相似，但发病高峰较卵巢恶性肿瘤患者年轻。一般早期症状很难发现，有时可有腹部增大、包块、腹痛、不规则出血等。由于生长不快，转移率低，以局部扩展和盆腔腹膜种植为主，远处转移症状少见。

4.诊断及鉴别诊断

(1)诊断：同卵巢上皮性恶性肿瘤，主要依靠病史、临床表现和辅助检查。其中阴式彩色超声多可做出初步判断。浆液性交界性肿瘤CA125约50%升高。

(2)鉴别诊断：主要与浸润癌鉴别，需依据病理。

5.治疗

卵巢交界性肿瘤的治疗主要为手术治疗，除特殊病例外，现多不主张加用辅助治疗。

(1)手术治疗：手术范围应视患者年龄、生育状况、临床分期及病理类型等决定。有生育要求的Ⅰ期卵巢交界性肿瘤可行患侧附件切除术；囊肿剥除术仅限于双侧交界性卵巢肿瘤或已有一侧卵巢切除的患者；术后要求密切随访。术后病理检查如为癌，可根据情况进行卵巢癌再分期手术和(或)加用化疗。对有生育要求的晚期卵巢交界性肿瘤行保留生育功能的手术应慎重。原则是应尽可能切除所有肉眼可见病灶，其余范围同早期卵巢癌的保留生育功能手术。

已完成生育的Ⅰ期交界性肿瘤，标准术式应与早期卵巢癌的分期手术基本相同。Ⅱ、Ⅲ、

Ⅳ期者可行肿瘤细胞减灭术。

(2)辅助治疗:卵巢交界性肿瘤一般不需要辅助治疗。化疗仅用于手术后有残留病灶和存在腹膜浸润性种植的患者。但应明确不能期待利用化疗改善预后,因交界性肿瘤对化疗不敏感;化疗应有别于卵巢上皮癌,宜选用较温和的方案,疗程不宜过多和过于集中。

6.预后与随访

(1)影响预后的因素:组织类型、临床分期、初次手术后残存肿瘤大小、DNA为非整倍体、细胞异型性及有丝分裂指数。对黏液性囊腺瘤有无腹膜种植尤其重要。合并腹膜假黏液性瘤的交界性卵巢瘤,平均生存期为2年,而大多数患者在6年内死亡;无并发症者,20年生存率可达85%。

(2)预后:较恶性肿瘤预后好,5年生存率可达95%,Ⅰ期可达100%,Ⅲ期为56%～73%,与以上各因素均有关。

(3)随访:虽然交界性肿瘤预后较恶性好,但对保守治疗的患者,定期随访尤其重要。随访原则与卵巢恶性肿瘤相同。

二、卵巢生殖细胞肿瘤

卵巢生殖细胞肿瘤来源于原始生殖细胞,发生率高,仅次于上皮性肿瘤。患者以青少年者为多,占60%～90%;女性绝经后仅占6%。

(一)病理特点

1.良性肿瘤

(1)畸胎瘤:由多胚层构成,偶见单胚层成分,多数为囊性,少数为实性。成熟性畸胎瘤为良性肿瘤,未成熟性畸胎瘤为恶性肿瘤。

成熟畸胎瘤占所有卵巢肿瘤的10%～30%,占生殖细胞肿瘤的85%～97%,是卵巢良性肿瘤中最常见者。其包括实性成熟畸胎瘤,囊性成熟畸胎瘤,又称皮样囊肿。畸胎瘤可发生于任何年龄,5%～24%为双侧。9%～17%可发生扭转,出现急腹痛。肿瘤中等大小,外观圆形或椭圆形,包膜薄,光滑,呈白、灰、棕黄等色。囊内可见来自外、中、内3层胚叶的分化成熟的各种组织,如鳞状上皮、毛发、牙齿及皮脂样物。囊壁内常有一处较突起,即所谓"头节",各种胚叶组织最易于此处找到,"头节"上皮易恶变,是病理检查切片时需注意之处。此瘤恶变率为2%～3%,多发生在老年患者。

(2)卵巢甲状腺肿:很少见,占卵巢畸胎瘤2%～2.7%,为单胚层肿瘤,具有高度特异性。诊断标准是甲状腺组织占卵巢肿瘤成分的50%以上;或虽少于50%,但临床有甲状腺功能亢进症状,并证明不是由于颈部甲状腺肿引起。有10%～30%的卵巢甲状腺肿合并甲亢,患者年龄多在30～50岁。肿瘤多单侧,外观呈多房,囊性,表面光滑或结节状。剖面呈红木色,含有胶质,镜下可找到成熟的甲状腺组织,恶变率1%～5%。

2.恶性肿瘤

恶性生殖细胞肿瘤好发于青少年,15岁以前幼女发现的肿瘤80%为恶性。

(1)无性细胞瘤:来源于尚未分化的原始生殖细胞,为中等恶性肿瘤,占卵巢恶性肿瘤的2%～5%,占原始生殖细胞恶性肿瘤50%,好发于青春期和生育期。肿瘤中等大小,质硬,多实性,包膜多完整,可有出血、坏死或囊性变,剖面灰黄或黄色。镜下细胞圆形或多边形,胞浆丰富。对放疗敏感,预后较好。

(2)内胚窦瘤:也称卵黄囊瘤,占卵巢恶性肿瘤的1%,占原始卵巢生殖细胞恶性肿瘤的20%,儿童和年青者多,生长迅速,易发生早期转移,恶性度高,预后差。一般圆形或椭圆形,体积较大,白色或灰白色,质硬而脆,如豆腐脑样或胶冻样,有出血坏死及囊性变。细胞扁平,立方或低柱状,核膜清晰。囊内乳头中间含血管,形成 Schiller-Duva 小体。瘤细胞产生甲胎蛋白,故血中 AFP 阳性,为诊断及检测该肿瘤的重要标志。

(3)恶性畸胎瘤

1)未成熟畸胎瘤:占所有畸胎瘤中不到1%,占原始生殖细胞恶性肿瘤的20%。瘤体大,呈分叶状,包膜不坚实,常自行破裂。瘤内3种胚层组织均可找到,并可见未成熟的幼稚成分,其中以外胚层的幼稚神经组织最多见。根据未成熟组织所占比例、分化程度、幼稚神经成分所占比例多少决定肿瘤恶性程度,易复发和转移,但存在恶性逆转,再次手术时可见到肿瘤未成熟组织向成熟组织转化。

2)成熟型畸胎瘤恶变:发生率为1%～3%,瘤中任何一种成分均可发生恶变,恶变多在实性部分,易发生在乳头或头节附近。最常见为鳞癌,约占80%,其次为腺癌等。恶变者易直接扩散、直接浸润和腹膜种植,并常转移至淋巴结,预后差,5年存活率仅15%～30%。肉瘤变者主要为血行转移。

(二)临床表现

1.年龄

本病可发生于任何年龄,但好发于儿童及年轻妇女。

2.临床症状

(1)下腹部肿块:多为单侧。除成熟畸胎瘤为囊性或囊实性外,多为实性肿物。

(2)腹胀、腹痛、腹腔积液:恶性时由于肿瘤增长迅速,易发生破裂、转移,出现腹腔积液。

(3)内分泌紊乱:大多数胚胎癌具有内分泌紊乱表现。儿童半数以上性早熟,青春期后有闭经、阴道不规则出血,少数有男性化,如多毛。

(4)贫血、发热:内胚窦瘤时,由于肿瘤坏死出血,患者可出现贫血、发热。

3.体征

(1)下腹部实性肿块:妇科检查于宫旁一侧或双侧扪及边界清楚、表面光滑的实性肿物。

(2)合并胸腔积液、腹腔积液:恶性肿瘤增长迅速时,可有腹腔积液,甚至胸腔积液产生。

4.辅助检查

除影像学检查外,内胚窦瘤测定 AFP,胚胎癌测定 AFP、HCG,绒毛膜癌测定 HCG,均有诊断价值并可作为预后的观察指标。

(三)诊断与鉴别诊断

1.诊断

根据年龄、病史、体征诊断。

2.鉴别诊断

主要为恶性肿瘤与其他类型的卵巢恶性肿瘤鉴别。上皮性癌多为囊实性肿物伴腹腔积液;转移性癌多为双侧、肾形、活动度大的实性肿物,有消化道癌病史或有消化道症状。

3.恶性生殖细胞肿瘤的临床分期

同卵巢恶性肿瘤分期。

4.转移途径

同卵巢上皮癌。转移特点主要在盆腹腔腹膜及脏器表面种植。

(四)治疗

根据年龄、临床分期、肿瘤包膜是否完整及分化程度具体制定治疗方案。治疗以手术为主,恶性需术后辅以化疗。

1.手术

(1)良性肿瘤:对年轻患者,如为单侧卵巢肿瘤,对侧卵巢正常,可行肿瘤剥除术;当肿瘤较大时,可做患侧附件切除;对侧有明显病变时,患侧行肿瘤剥除,对侧应剖视检查;双侧卵巢均有肿瘤时,视情况行肿瘤剥除术,或一侧附件切除,另一侧肿瘤剥除,以保留部分正常卵巢组织,保存其功能。

(2)恶性肿瘤;因恶性生殖细胞肿瘤大多为单侧,患者年轻,术中对侧卵巢正常时,可行患侧附件切除,保留对侧卵巢和子宫,保留生育功能。术后应化疗和密切随访。40 岁以上或不需保留生育功能的患者,手术原则可与卵巢上皮癌相同。

2.辅助治疗

化疗多采用 PEB 方案、PVB 方案。由于对放疗不敏感,一般不采用放疗。

(五)预后

内胚窦瘤、胚胎癌、原发性绒癌是恶性度极高的肿瘤,预后差。

三、卵巢性索间质肿瘤

卵巢性索间质肿瘤来源于原始性腺的性索及间质组织,性索衍化为颗粒细胞或支持细胞,间质衍化为卵泡膜或睾丸型间质细胞,发生肿瘤后各保持原分化特性并具有其相应的内分泌特性。该类肿瘤分为 3 类:颗粒细胞-间质细胞瘤为来源于性索的颗粒细胞及来源于间质的成纤维细胞和泡膜细胞,其中泡膜细胞瘤和纤维瘤为良性,颗粒细胞瘤为恶性;支持细胞-间质细胞肿瘤(睾丸母细胞瘤)和两性母细胞瘤均多为恶性。

(一)泡膜细胞瘤

泡膜细胞瘤占全部卵巢肿瘤的 0.5%～1%,肿瘤可分泌雌激素,是卵巢具有内分泌功能的肿瘤中最常见者。多发现于绝经期前后,可有绝经后出血、月经过多,常合并子宫内膜增生,甚至腺癌,可与颗粒细胞瘤同时存在。

(二)纤维瘤

纤维瘤较常见,占所有卵巢肿瘤的 2%～5%。多发生于中老年妇女。单侧居多,仅约 10%为双侧。实性,大小不等,由于质地硬,肿瘤中等大小时易扭转。内分泌功能症状较泡膜细胞瘤低。有时患者可合并胸腔积液、腹腔积液,称梅格斯综合征,手术切除后,胸腹腔积液自行消失。

(三)颗粒细胞瘤

颗粒细胞瘤为低度恶性肿瘤，占卵巢肿瘤3%～6%，占性索间质肿瘤的80%。肿瘤可分泌雌激素，青春期患者出现假性早熟，生育期可有月经紊乱，绝经后有阴道不规则出血伴内膜增生甚至腺癌。颗粒细胞瘤分为2种类型;幼年型颗粒细胞瘤约占5%，大多发生在30岁以前，10岁以下占45%。单侧多，平均直径12cm，体积较大，成囊实性或实性。瘤细胞胞浆丰富，黄素化明显。细胞核圆深染，多在2年内复发;成人型颗粒细胞瘤占所有卵巢肿瘤的1.5%～2%，占卵巢恶性肿瘤的10%。1/3发生在生殖年龄，其余在绝经后。单侧多，大小不一，囊性或囊实性，表面光滑。细胞呈小多边形，极少成圆形或卵圆形，细胞核具典型的核沟，像咖啡豆样，可见颗粒细胞环绕成小囊腔，菊花样排列，称为Call-Exner小体。多在10年左右复发，主要在腹腔内扩散。

(四)支持细胞-间质细胞瘤

又称睾丸母细胞瘤。占所有卵巢肿瘤的0.2%，是卵巢肿瘤中最常见男性化瘤，但只有3/4表现男性化。75%发生在30岁以下。多单侧，平均直径10cm，表面光滑，实性。支持细胞块状或小柱状，间质细胞可成簇或成片，有时可找到Reinke结晶或有异源性成分。中分化及低分化预后不好，属恶性肿瘤，易有远处转移。

(五)两性母细胞瘤

两性母细胞瘤占性索间质肿瘤的10%，恶性程度不高，各年龄均可发生。肿瘤实性为主，部分有囊性变。可同时找到有Call-Exner小体的颗粒细胞及有Reinke结晶的Leydig细胞。

由于细胞成分比例不同，雌或雄激素分泌的比例也不同，因而出现不同的男、女性化症状。

卵巢性索间质肿瘤的诊断主要根据年龄、病史和体征等。女性激素水平检测可能有助于诊断。恶性性索间质肿瘤需与其他类型的卵巢恶性肿瘤，特别是与同样以实性为主的转移性癌鉴别。卵巢恶性性索间质肿瘤的临床分期与卵巢上皮性癌相同。

治疗原则:以手术为主，原则分别与卵巢上皮性良、恶性肿瘤相同;恶性肿瘤需术后辅以化、放疗。根据年龄、临床分期、肿瘤包膜是否完整及分化程度具体制定治疗方案。卵巢恶性性索间质肿瘤术后多采用PEB方案或PVB方案化疗。

卵巢恶性性索间质肿瘤多属低度恶性肿瘤，预后较好。但可晚期复发，故需终身定期随访。

四、继发性(转移性)肿瘤

任何部位的恶性肿瘤均可转移到卵巢成为转移性肿瘤，占卵巢肿瘤的5%～10%。来自胃肠道肿瘤主要为转移性腺癌，即库肯勃瘤，多为双侧实性，呈肾形或卵圆形，表面光滑，包膜较薄，灰黄或淡棕色。镜下见细胞核常被挤至细胞边沿呈星月形，形成典型的印戒细胞，间质少，细胞多为梭形。来自乳腺的转移癌多保留原乳腺癌的肿瘤形态。来自生殖道的转移癌中5%～13%来自子宫，1%来自宫颈，来自输卵管、外阴、阴道的很少。来自泌尿道中的以膀胱移行细胞癌较多，但应与原发卵巢移行细胞癌鉴别。

五、卵巢肿瘤合并妊娠

卵巢肿瘤合并妊娠比较常见，较非妊娠期危害大。良性90%以上为成熟性囊性畸胎瘤及浆液性或黏液性囊腺瘤。恶性肿瘤合并妊娠较少见，占妊娠合并卵巢肿瘤的 5%，但危害更严重，年轻孕妇常为无性细胞瘤，其次为胚胎癌、未成熟畸胎瘤及内胚窦瘤。40 岁左右孕妇以上皮性卵巢癌较多见。由于妊娠盆腔充血，肿瘤增长迅速，恶性则易扩散。早期妊娠可因肿瘤嵌入盆腔引起流产；中期妊娠时随子宫增大，肿瘤易发生蒂扭转，成为急腹症；妊娠晚期可导致胎位异常，分娩时可引起肿瘤破裂或出现梗阻性难产。其临床症状不明显，常在早孕三合诊或出现并发症时发现，需根据病史、临床表现、B 超检查诊断。根据妊娠时间、肿瘤大小、性质决定治疗。

一般情况下，如卵巢肿瘤高度怀疑为恶性，为保全孕妇性命，均应尽早手术治疗，而不以妊娠作为主要考虑。当考虑良性肿瘤时，可参考下列情况进行处理。

(一)早期妊娠

如卵巢肿瘤小于 5cm，且不能完全排除妊娠期黄体囊肿，因此时期手术易诱发流产，可密切观察其消长情况。

(二)中期妊娠

妊娠 14～16 周期间，最宜施行手术，可根据情况行单侧附件切除或肿瘤剔除术，术后应注意保胎防止流产。

(三)妊娠 28 周以后

手术较难进行，且易引起流产，最好能等待至产后进行。

(四)妊娠晚期

若肿瘤已被推至盆腔外，无阻塞产道可能，可在产后手术。如肿瘤阻塞产道，可根据情况行剖宫产同时切除肿瘤。

妊娠期发生卵巢肿瘤并发症，如卵巢肿瘤扭转、破裂或可疑恶性，均应立即手术。

第七节　外阴癌

在美国，外阴癌并不常见，每年新发病例 3 740 例，死亡病例 880 例，仅占女性生殖道恶性肿瘤的 3%～5%。鳞状细胞癌约占外阴原发性恶性肿瘤的 90%左右，而黑色素瘤、腺癌、基底细胞癌和肉瘤比较少见。20 世纪 70 年代中期至 90 年代中期，外阴原位癌的发生率几乎增加了一倍，而浸润癌的总体发生率仍保持相对稳定。然而，50 岁以下的女性罹患外阴癌的发生率无论是原位癌还是浸润癌均有明显的升高。

继美国 Taussig 和英国 Way 的报道之后，根治性外阴切除术和腹股沟淋巴结清扫术被视为治疗尚可手术的外阴癌患者的标准术式。但该术式术后病率高，住院时间长更是司空见惯。在过去的 20 年中，对外阴癌的治疗取得了显著的进步，体现了趋向保守手术模式的转变，同时并不降低生存率，而且与治疗相关的生理和心理障碍得到明显改善：

(1)对浸润癌患者施行个体化治疗。

(2)对仅有单个病灶且外阴其他部位正常的病例,采用保留外阴的手术。

(3)对 T_1 期和间质浸润＜1mm 的病例,不再行腹股沟淋巴结清扫术。

(4)取消常规盆腔淋巴结切除术。

(5)腹股沟淋巴结切除采用分离性切口,以改善创口愈合。

(6)对偏侧性 T_1 期肿瘤且同侧淋巴结阴性的病例,不再行对侧淋巴结切除术。

(7)采取术前放疗,避免对期别高的病例行盆腔廓清术。

(8)对已有多个腹股沟淋巴结转移的病例采取术后放疗,以减低腹股沟区复发率。

一、病因学

外阴癌的病因仅部分被阐明,而且可能是多因素的。基于组织病理学和环境因素,至少有 2 种独立的外阴鳞状细胞癌组型:

(一)基底细胞型和疣型

倾向于多灶发生,通常发生于年轻女性,与人乳头瘤病毒感染、外阴上皮内瘤变及吸烟相关。

(二)角化型

常为单个病灶,多见于老年女性,与 HPV 感染无关,通常见于硬化性苔藓或鳞状上皮增生的邻近部位。

高级别的外阴上皮内瘤变作为一种潜在的癌前病变备受关注。尽管难以证实由外阴上皮内瘤样病变(VIN)直接进展为癌,但近期的一项综述显示,3 322 例 VIN3 患者中,未经治疗的 9%进展为癌。10%～20%的外阴原位癌存在隐匿性浸润,并且 80%以上的基底细胞型或疣型鳞状细胞癌邻近区域存在 VIN。89%的 VIN3 病例和 86%的基底细胞型或疣型外阴癌病灶中可以检测到 HPV-DNA,但在角化型外阴癌中却只有不到 10%的病毒 DNA 呈阳性。基底细胞型和疣型鳞状细胞癌的流行病学高危因素与宫颈癌相似,包括多发的下生殖道肿瘤病史、免疫抑制和吸烟。而对于角化型外阴癌,通常因为病因与硬化性苔藓和鳞状上皮增生相关的瘙痒一搔抓有关,上皮在修复过程中出现了非典型变化。多于 80%的角化型癌中合并硬化性苔藓和鳞状上皮增生,但对其致癌的地位仍存在争议。分子生物学研究表明,某些硬化性苔藓和鳞状上皮增生的病变呈现 DNA 异倍体改变 p53 过度表达和角化细胞的单克隆扩增,从而支持这些病变可能是癌前病变的观点。过去的一些研究报道外阴癌多见于肥胖、高血压、糖尿病或未产的女性,但近期的病例对照研究未能证实上述因素确为高危因素。

二、外阴浸润癌的类型

(一)鳞状细胞癌

90%～92%的外阴浸润癌属于鳞状细胞癌。如前所述,外阴鳞癌分为 2 个组织学亚型:基底样或疣样瘤和角化癌。在浸润性外阴癌中可见核分裂相,但最重要的组织学特征是不典型角化。大多数外阴鳞癌为角化癌。和腹股沟淋巴结转移相关的组织学特征包括淋巴管、血管间隙浸润,肿块直径,间质浸润深度;浸润的组织学类型(散在不规则浸润和卫星病灶至带状和推移性浸润),以及角蛋白增多。

1.微浸润癌

外阴微浸润癌是指病灶直径≤2cm且间质浸润深度≤1mm的病变。所谓间质浸润深度是指从最表浅的上皮乳头的上皮-间质交界(即基底膜)至浸润最深点的垂直距离。肿瘤浸润深度≤1mm时,文献报道的腹股沟淋巴结转移极为罕见,而当浸润深度>1mm时,腹股沟淋巴结转移的风险明显增加。

2.临床特征

外阴鳞癌主要见于绝经后女性,诊断的平均年龄为65岁左右。但有15%的病例在40岁之前即发病。患者可能存在长期的外阴上皮性病变的历史,如硬化性苔藓、鳞状上皮增生或VIN。据报道,27%的外阴癌患者合并有另一种原发恶性肿瘤。根据国家癌症组织生存流行病学和终末结局(SEER)项目的数据,外阴癌患者罹患其他癌症的风险增加1.3倍。大多数并发肿瘤与吸烟相关(如肺癌、咽颊腔癌、食道癌、鼻腔癌和喉癌)或与HPV感染相关(如宫颈癌、外阴癌、阴道癌、肛门癌)。

大多数病例在诊断时无症状。如果有症状,瘙痒和肿块是最常见的表现。其他少见症状包括出血和溃疡性病变、排液、疼痛或排尿困难。偶然情况下,腹股沟部位大的转移性肿块表现为首发症状。

每次妇科检查时都应该仔细检查外阴部位。体格检查中,外阴癌常为隆起的病灶,可为鲜红、溃疡性、白斑状和疣状外观。病灶可有色素沉着,呈红色和白色,质嫩或无痛性。尤其在合并VIN和外阴营养不良的情况下,病变可以不明显。因此,任何外阴病变都应行活检除外恶性可能。

大多数外阴鳞癌(60%)发生在大、小阴唇部位,但阴蒂(15%)和肛周(10%)也可为原发部位。约10%的病例因病灶太广泛而无法判断起源部位,还有约5%的病例为多灶性病变。

作为临床评估的一部分,应仔细判断病变的程度,包括检查病灶是单发的还是多灶性的,还应仔细检查腹股沟淋巴结并行全面的盆腔检查。应做宫颈脱落细胞学检查,由于常常合并下生殖道的其他鳞状上皮内病变或浸润癌,也应做宫颈和阴道的阴道镜检查。

3.诊断

明确诊断需要做楔形切除活检,通常可以在门诊局部麻醉下进行。如果病灶直径仅1cm左右,那么做完整切除活检更合适。活检应包括足够的真皮层以判断有无微小浸润。

医生误诊是外阴癌诊断的常见问题,尤其当病变呈疣样外观时。任何融合的疣样病变在药物和切除治疗前均应行活检。

4.播散途径

外阴癌的播散途径如下:

(1)直接蔓延,累及邻近组织器官如阴道、尿道和肛门。

(2)淋巴转移,至腹股沟区域淋巴结和股淋巴结。

(3)血行播散,至远处器官,包括肺、肝和骨。

淋巴结转移可以在病变较早期即出现，12%的 T_1 期肿瘤可有区域淋巴结的转移。最初的转移通常发生在 Camper 筋膜和阔韧带筋膜之间的腹股沟淋巴结。从这些浅表淋巴结肿瘤播散到沿股血管中段走行的深部股淋巴结。Cloquet 或 Rosenmiiller 淋巴结位于腹股沟韧带下方，是股淋巴结群中最靠头侧的一组。文献中也有不经过腹股沟淋巴结直接发生股淋巴结转移的报道。近期，一项来自 Anderson 癌症中心的研究表明，104 例初次手术腹股沟浅淋巴结阴性的外阴癌患者，9%发生腹股沟区复发。术中淋巴"显影"显示，5%病例的前哨淋巴结位于深部的筛状筋膜。

外阴癌可以从腹股沟-股淋巴结转移到盆腔淋巴结，尤其是髂外淋巴结组。尽管有文献描述存在从阴蒂和巴氏腺至盆腔淋巴结的直接通路，但这种淋巴途径的临床意义不大。外阴淋巴从两侧在中线吻合形成丰富的淋巴结网。阴蒂、小阴唇前部和会阴的淋巴引流是双侧的。对于偏侧型外阴肿瘤，发生对侧淋巴结转移而无同侧淋巴结转移的情况是罕见的（T_1 期肿瘤中的发生率为 0.4%）。

腹股沟-股淋巴结转移的总体发生率为 30%左右。盆腔淋巴结转移的发生率为 12%左右。在无腹股沟淋巴结受累的情况下，发生盆腔淋巴结转移十分罕见（0.6%），但在腹股沟淋巴结阳性的情况下，盆腔淋巴结转移的平均发生率达 16%左右。当临床怀疑有腹股沟淋巴结转移时，盆腔淋巴结转移的风险增加至 33%；当病理学证实有 3 枚或更多腹股沟淋巴结转移时，盆腔淋巴结转移的风险增加至 50%左右。血行播散通常发生在病变后期，在无淋巴转移的情况下十分罕见。

5.分期

过去，临床上根据外阴癌肿瘤的大小、部位，可触及区域淋巴结的情况，以及对远处转移的有限探查进行分期。淋巴结状态对预后有重要意义，但临床上能准确判断淋巴结转移的方法有限。淋巴结内的微小转移可能不为临床所察觉，而肿大的淋巴结也可能仅仅是炎症反应。和手术分期相比，临床分期的错误率随期别升高而增加，Ⅰ期为 18%，Ⅳ期为 44%。

鉴于上述原因，FIGO 的肿瘤协会于 1988 年制订了外阴癌的手术分期系统，并在 1995 年修订标准，将浸润深度≤1mm 的 T_1 期肿瘤单列为Ⅰa 期。尽管手术分期比过去的临床分期有所改善，但仍需进一步的改进。其主要问题之一是Ⅲ期所涵盖的范围过宽，从肿瘤较小仅累及远端尿道或阴道同时淋巴结阴性或仅单个淋巴结显微镜下转移，到多个腹股沟淋巴结转移均属Ⅲ期，但显然两者的预后是不同的。

6.预后与生存率

外阴癌患者的生存率与 FIGO 分期相关，早期病例通常预后良好。最重要的独立预后因素是淋巴结转移状况。近期来自 Mayo 诊所 330 例原发外阴鳞癌的报道显示，淋巴结的转移状况与治疗失败的风险密切相关，尤其是在初治的 2 年内：淋巴结转移组的总体复发率为 44.2%，而无淋巴结转移组仅为 17.5%。有趣的是，1/3 以上的复发见于初治后 5 年或更久。淋巴结阴性患者的 5 年生存率约为 90%，而淋巴结阳性者的 5 年生存率降至 50%左右。阳性淋巴结的数量也十分重要：仅 1 枚淋巴结有显微镜下受累时，其预后与淋巴结阴性者相当，而当出现 3 枚或 3 枚以上淋巴结转移时则预后差，2 年生存率仅 20%。盆腔淋巴结转移者的生存率仅为 11%。组织学分级、肿瘤厚度，间质浸润深度以及淋巴－血管间隙受累与淋巴结转移相关，但不是独立的生存预后因素。肿瘤细胞的倍体特征是另一个重要的预后因素。来自挪威镭医院的资料显示，一倍体肿瘤的5年粗生存率为62%，而异倍体肿瘤仅为23%（$P<0.001$）。经多变量Cox回归分析，肿瘤倍体是仅次于淋巴结转移状态后第2位重要的预后因素。

7.治疗

继美国Taussig和英国Way开创性的工作之后，根治性外阴切除术加双侧腹股沟淋巴结和盆腔淋巴结清扫术已成为大多数可以手术的外阴癌患者的标准治疗方式。如果病灶累及肛门、直肠阴道隔或邻近尿道，那么还要行相应的去脏术。

尽管采用这种积极的手术方式可明显改善生存率，但在过去30年间，某些因素导致了对该治疗方案的修改。这些因素包括：

（1）越来越多的早期病例（在许多医疗中心高达50%）为T_1期。

（2）根治性外阴切除术术后病率高且住院时间长等问题令人担忧。

（3）根治性外阴切除术后的性心理障碍逐渐为人所关注。

为实现治疗的个体化并确定合适的治疗方案，有必要对原发灶和腹股沟淋巴结分别进行评估。在开始治疗之前，所有患者应行宫颈、阴道和外阴的阴道镜检查。在下生殖道的其他部位可能存在浸润前（罕见浸润癌）病变。

原发灶的处理：早期外阴癌（T_1）的现代治疗应为个体化的。对每例患者而言，不存在某种标准的术式，但强调在保证治愈疾病的基础上采取最保守的手术方式。根治性外阴切除术过去被认为是治疗原发外阴癌的标准术式，但其明显增加术后病率，包括性心理障碍和身体形象障碍。性心理障碍是外阴癌术后一个主要的长期后遗症。一项调查显示，与健康成年女性相比，根治性外阴切除术后患者的性唤起下降到第8个百分点，身体形象感下降到第4个百分点。

传统的观点认为，不行根治性切除，原发灶和腹股沟淋巴结之间存留组织的引流淋巴中可能存在微小的癌灶。但通过腹股沟淋巴结分离性切除的研究表明，当临床上无可疑腹股沟淋巴结转移时，皮桥间的转移是罕见的。

在过去的20年里，一些研究者提倡对T_1期患者行根治性局部切除，而非广泛性的根治切除。无论采用根治性局部切除还是根治性切除，肿瘤周围的手术切缘应是相同的。对现有文献资料的分析表明，根治性局部切除术后的局部浸润性复发并不比根治性切除术高。这一发现提示，当肿瘤以外的外阴外观正常的情况下，无论浸润深度如何，根治性局部切除是一种安全的术式。对135例各期外阴癌病例的分析结果表明，足够的手术切缘对防止局部复发十分重要。肿瘤外周1cm的无瘤切缘（病理标本中为0.8cm）可获得非常高的局部控制率。无论肿瘤的大小或并存的良性病理情况均与局部复发无关。需谨记的是，病理的石蜡包埋组织大约缩水25%左右。因此，在做根治性局部切除时应至少达到1cm以上的手术切缘，深度相当于尿生殖膈的下筋膜水平。对Ⅰa期肿瘤，范围较小的扩大局部切除与根治性手术对预防外阴复发同样有效。

当外阴癌来源于VIN或某些非肿瘤性的上皮病变时，治疗应考虑患者的年龄。年龄较大、有多年慢性瘙痒史的患者可能更容易接受外阴切除术，而年龄较轻的患者则希望尽可能地保留外阴。因此，浸润性病变应做根治性局部切除，而并存的上皮内病变应选择最适合患者的方式进行治疗。如对于硬化性苔藓或鳞状上皮增生可局部应用类固醇激素治疗，而 VIN 需行局部浅表切除达Ⅰ期愈合。

根治性局部切除术最适合外阴侧面或后部的病灶。中线部位的病变由于接近阴蒂、尿道口或肛门，引发了特殊的问题。对于前部的病灶，只要病理切缘达到 8mm 以上，保留阴蒂的手术无损于局部控制。累及阴蒂或接近阴蒂的前部病灶无论采用何种手术方式都应该考虑到性心理后果。另外，外因后部可能出现明显的水肿。对于阴蒂周围病变的年轻女性，可对病灶行小范围的放射治疗，也可辅助敏感的化疗方案。小的外阴病灶应对 5 000cGy 的外部照射反应良好，放疗后可行活检以确定有无残余病变。

8.T_2和 T_3期外阴癌

近年来，以将外阴癌保守性手术指征扩大到某些 T_2和 T_3期的病例。尽管相关报道有限，但近期研究表明，只要达到至少 1cm 的手术切缘，采用保守性手术治疗的 T_2期肿瘤的局部复发率和 T_1期肿瘤是相同的。无论是根治性外阴切除术，还是根治性局部切除术，对无瘤切缘的要求应是一致的，因此，扩大外阴癌保守性手术的指征是可行且令人期待的，尤其对年轻患者更是如此。最适宜做保守性外阴手术的病例是肿瘤仅累及外阴后半部的患者，其阴蒂和阴阜得以保留。

对于较晚期的 T_2和 T_3期肿瘤，治疗包括根治性外阴切除和双侧腹股沟-股淋巴结清扫术或放化疗，详见下文。若病变累及远端尿道、阴道或肛门，则需做相应脏器的切除术。对于这种情况，也常考虑给予术前放疗辅以化疗增敏以缩小病灶，进而实现相对小范围的根治性切除。

大缺损的缝合：根治性局部切除术后，较小的缺损可实现无张力的Ⅰ期缝合，但若是较大的缺损，则修复伤口可有如下选择：

(1)留置某缺损区开放以形成肉芽，这一过程通常需要 6～8 周。

(2)做全层皮瓣。菱形皮瓣最适宜修补外阴后部的较大缺损，而对于侧面的缺损，宜采用带蒂的阴阜皮瓣。

(3)利用肌皮瓣覆盖缺损。当切除阴阜至肛周区组织，产生较大缺损时，最常用单侧或双侧股薄肌肌皮瓣。移植的皮瓣可以给这一区域带来新的血供，因而尤其适用于那些有过外阴手术或放疗史而造成外阴血供较差的患者。

(4)如果外阴和腹股沟区存在广泛的缺损，最适宜采用阔韧带张肌肌皮瓣进行移植。

9.晚期

大的 T_3和 T_4期外阴癌。

对于已经累及尿道上段、肛门、直肠或直肠阴道隔的病例，为了达到首次手术彻底切净，除了做根治性外阴切除和腹股沟-股淋巴结清扫术外，还需行相应的盆腔去脏术。这种手术将带来极大的生理和心理障碍。据报道 5 年生存率约为 50%。对许多患者而言，手术联合放疗的方案可明显改善生存率并降低术后病率，因而成为更易接受的治疗方式。很多小样本的前瞻性和回顾性研究表明，体外放疗联合化疗可以使原发灶缩小，据报道初始反应率约为90%。重要的是，术前采用这种方式可以根据不同患者的情况缩小手术的切除范围。如果单独体外放疗（联合或不联合化疗），约半数标本含有残余癌灶，局部复发率高达50%～79%，因而强调联合放疗和手术的必要性。

联合方案的治疗经验显示，体外放疗通常适用于大多数病例，且更多地选择性应用近距离放射疗法。手术的广泛性也明显得以改善。目前提倡行局限性的外阴切除和单纯切除大块的N_2和N_3淋巴结，而不作彻底的腹股沟-股淋巴结清扫术以避免手术和放疗导致的下肢水肿。联合放疗-手术方案的5年生存率可达76%。随着经验的积累，术前放疗（无论是否联合化疗）应作为晚期外阴癌的首选治疗，否则就可能需行某种类型的去脏术。

（1）淋巴结的处理：淋巴结切除通常会伴有术后伤口感染、伤口裂开及慢性下肢水肿。尽管采用分离切开方式可使伤口裂开的发生率明显降低，但慢性下肢水肿仍然是一个主要问题。当考虑给患者做腹股沟淋巴结切除时，应考虑以下3方面因素：间质浸润深度＜1mm的肿瘤并无淋巴结转移的风险；未做腹股沟淋巴结切除而复发的患者，病死率高达90%以上；根据外阴癌病灶的侧别，有必要选择同侧或双侧的淋巴结清扫术。

恰当的腹股沟淋巴结切除是降低早期外阴癌病死率的最重要的独立因素。

1）微小浸润癌：肿瘤间质浸润＞1mm的所有患者需要做腹股沟-股淋巴结清扫术。为确定间质浸润深度，应做原发灶的楔切活检。若活检组织的浸润深度＜1mm，则应局部切除全部病灶供组织病理学再次判断浸润深度。若间质浸润深度仍＜1mm，并且没有淋巴-血管间隙浸润，临床上也没有可疑的腹股沟淋巴结转移的征象，则可免于行腹股沟淋巴结清扫术。尽管个案报道间质浸润深度＜1mm时也可伴有腹股沟淋巴结的转移，但这种情况极为罕见并无实际的临床意义。

2）腹股沟-股淋巴结清扫术：如果早期外阴癌需行腹股沟淋巴结切除，应行全面的腹股沟-股淋巴结清扫术。美国妇科肿瘤学组（GOG）报道，121例做了浅表（腹股沟）淋巴结切除术的T_1N_0期外阴癌患者，尽管没有发现淋巴结转移，仍有6例出现腹股沟区复发。而且，近期一项来自Anderson肿瘤中心的病例报告显示，104例腹股沟浅淋巴结阴性的患者中，9%发生腹股沟区的复发。尽管不确定这些复发是否都在股淋巴结，但2组资料均表明，腹股沟淋巴结的不完全切除将导致腹股沟区复发的增加，进而病死率亦升高。此外，GOG的资料还显示，尽管腹股沟淋巴结切除术后可行选择性放疗，但即使临床上无可疑的转移淋巴结，放疗也不能替代淋巴结清扫术。由于仅采用腹股沟区放疗的患者复发率明显高（19%比0%），GOG的这项研究提前终止了。其设计的放疗方案为总剂量5 000cGy，分每日200cGy照射，深度达腹股沟前壁皮下3cm。尽管上述放疗方法受到广泛的批评，但选择性放疗的效果仍有待进一步确定。

3）单侧与双侧腹股沟淋巴结切除术：若原发灶为单侧，而同侧腹股沟淋巴结为阴性，则没有必要行双侧腹股沟淋巴结切除。对于单侧T_1期肿瘤、同侧淋巴结阴性的患者，对侧淋巴结转移的风险为0.4%。然而，对侧淋巴结转移的风险随同侧腹股沟阳性淋巴结的数目增加而成比例增加。因此,建议对有显性或镜下同侧淋巴结转移的患者,应行对侧腹股沟-股淋巴结清扫术。对于中线病变(阴蒂、前小阴唇、后联合)或中线 2cm 以内的病变,由于该区域可通过淋巴引流到对侧,应行双侧淋巴结清扫术。

4)盆腔淋巴结的处理:过去,盆腔淋巴结清扫曾被作为浸润性外阴癌常规手术的一部分。但在无腹股沟淋巴结转移的情况下,发生盆腔淋巴结转移是极为罕见的。因此,现在更多地将盆腔淋巴结清扫作为一种选择性的手术方式。容易发生盆腔淋巴结转移的患者或经病理学证实腹股沟有 3 枚或 3 枚以上淋巴结阳性者,这些患者需要做盆腔淋巴结清扫术或行盆腔放疗。如果术前盆腔显影发现肿大的淋巴结,那么应经腹膜外途径切除这些淋巴结,外照射放疗不能杀灭淋巴结中的块状转移病灶。

5)前哨淋巴结的研究:许多研究者采用锝-99 标记的 nanocolloid 或 isosulfan 蓝染料行术中淋巴闪烁显影术以探查前哨淋巴结,确定是否存在区域淋巴结转移。近期,对公开发表的 29 项(多数为小样本研究)涉及 961 例腹股沟研究的系统性分析表明,淋巴闪烁显影术是最准确的探测前哨淋巴结的方法,集合的敏感度和阴性似然比分别为 97%和 0.12。这些初步的研究提示,大部分病例可以确定前哨淋巴结。评估前哨淋巴结的敏感度将通过系列切片和免疫组化探测微转移的超分期方法得以进一步提高。准确地确定前哨淋巴结,对临床没有疑似腹股沟淋巴结转移的患者进行全面的淋巴结切除术,发现阴性的前哨淋巴结可以明显地减少没有病变存在情况下的不必要、广泛的淋巴清扫术。近期,GOG 的一项大样本多中心研究正就术中淋巴结显影和前哨淋巴结确认的意义进行评估(GOG173),欧洲癌症研究和治疗组织也正在开展一项前哨淋巴结和全面腹股沟-股淋巴结清扫的随机对照研究(EORTC55001)。在上述研究证实未受累前哨淋巴结阴性预测值的准确性之前,除Ⅰa 期外阴癌外,由于不行腹股沟淋巴结切除的患者存在较高的复发和病死率,目前仍建议对所有病例行全面的腹股沟-股淋巴结清扫术。

(2)术后处理:罹患外阴癌的老年女性,无论年龄和一般情况如何,通常能较好地耐受外阴癌手术。术后第 1 天应开始吃低渣饮食。过去,术后要求 3～5 天内卧床休息以便于手术创口的制动并促进其愈合。由于越来越多地采用根治性外阴局部切除并通过分离性切口行腹股沟淋巴结清扫术,患者通常在术后 1～2 天就可以下床活动。为防止深静脉血栓形成,应鼓励患者多活动下肢,小腿气囊压迫或皮下注射肝素也应有所帮助。应勤换内衣以保持外阴创口干燥,并严谨地维护局部卫生。双侧腹股沟的引流应保留至引流物已很少时,有助于减少局部血清肿的发生。腹股沟引流管保留 10 天或 10 天以上的情况并不少见。一旦患者可以下床活动就可以拔除 Foley 尿管。如果尿道旁有明显的肿胀,那么建议延长放置尿管的时间。如果创口裂开,那么可行坐浴或涡流水浴治疗,其后用电吹风机吹干会阴部。

(3)早期术后并发症:早期的术后病率大多数与腹股沟伤口感染、坏死,以及伤口裂开有关。做根治性手术的病例中,发生上述并发症的概率高达 53%～85%。采用分离性切口技术后,伤口裂开的发生率下降到约 44%,较大的伤口裂开仅见于约 14%的患者。结合适宜的抗生素、清创和包扎,伤口将在其后的数周里形成肉芽并发生上皮再生,进而可出院做家庭护理。涡流水浴疗法能有效治疗较大的伤口裂开。

其他的早期术后并发症包括泌尿系感染、股三角区血清肿、深静脉血栓，肺栓塞、心肌梗死、出血，以及罕见的耻骨炎。淋巴囊肿或腹股沟血清肿的发生率为10%～15%，应在无菌状态下定期抽出囊内的液体。股神经损伤导致大腿前侧麻木的情况亦不少见，通常恢复缓慢。

(4)晚期并发症：最主要的晚期并发症是慢性淋巴水肿，平均发生率为30%左右。复发性下肢淋巴管炎或蜂窝组织炎发生率约为10%，通常口服抗生素即有效。根治性外阴切除术后的患者，张力性尿失禁(伴有或不伴有生殖器官脱垂)的发生率为10%左右，可能需要手术矫治。阴道口狭窄可能导致性交困难，应行垂直切开横向缝合的松解术。一种少见的晚期并发症为股疝，术中如将腹股沟韧带缝合到Cooper韧带以关闭股管可防止其形成。耻骨骨髓炎和直肠阴道瘘或直肠会阴瘘属于罕见的晚期并发症。

其他与外阴手术广泛程度相关的晚期并发症主要包括抑郁症、身体形象改变及性功能障碍。改进手术的根治程度以及术前、术后的咨询可能有助于减轻患者的心理创伤。

(5)放射治疗的作用：传统观点认为放射治疗对外阴癌的作用是有限的。在正电压时代，外阴局部对放疗耐受性差，常发生组织坏死。采用巨电压治疗后，局部组织的耐受性大为提高。因此，放射治疗，经常还可配伍化学治疗，在外阴癌的治疗中作用越来越大。须谨记的是，除了罕见的个例外，单纯放疗作为外阴癌的一线治疗几乎是无效的，通常应联合手术治疗。

原发性外阴癌的放疗指征仍在不断探索中。目前，下列情况具有明确的放疗指征：①术前放疗。针对晚期病例，否则可能需要行盆腔去脏术或丧失肛门或尿道括约肌。②术后放疗。针对盆腔淋巴结和腹股沟淋巴结有2枚及2枚以上镜下转移或1枚肉眼转移者。

放疗的可能作用包括：①术后放疗有助于防治肿瘤累及或接近手术切缘情况下的局部复发。②作为小灶原发外阴癌的一线治疗，尤其是对于年轻或中年女性阴蒂或阴蒂周围的病变，避免手术切除可能造成的严重心理影响。

如果证实为仅1枚腹股沟淋巴结镜下转移，那么不需要其他辅助治疗。这组患者的预后非常好，只需严密随诊即可。即使因偏侧型病灶做了一侧腹股沟淋巴结切除，也没有指征行对侧淋巴结切除术，因为对侧淋巴结仅在同侧腹股沟淋巴结存在多个镜下转移或肉眼转移的情况下才有可能发生。

如果存在腹股沟淋巴结肉眼转移或镜下有2枚及以上淋巴结转移，腹股沟区和盆腔复发的风险增加，需行术后腹股沟和盆腔的放疗，但这种情况在T_1期外阴癌患者中并不多见。1977年，GOG启动了一项前瞻性临床试验，将腹股沟淋巴结转移患者随机分为同侧盆腔淋巴结清扫术和双侧盆腔淋巴结清扫加腹股沟区放疗2组。放疗组以每天180～200cGy的剂量对盆腔中段平面进行放疗，累及剂量为4 500～5 000cGy；其生存率(2年为68%)明显优于盆腔淋巴结清扫组(2年为54%)($P=0.03$)。放疗的生存优势仅限于存在腹股沟淋巴结肉眼转移或镜下多于1枚淋巴结转移的病群。59例接受放疗的病例中，3例(5%)出现腹股沟区复发；而55例淋巴结清扫的病例中，13例(23.6%)复发($P=0.02$)。放疗组中4例发生盆腔复发，而淋巴结清扫组仅1例复发。上述资料表明，在预防盆腔复发方面，放疗与盆腔淋巴结清扫相比并无优势可言，但在防治多枚腹股沟淋巴结转移后的腹股沟区复发方面具有显著的预防意义。

10.复发性外阴癌

约2/3的外阴癌复发于初治后的2年内，腹股沟区的复发（中位时间为6个月）比外阴复发（中位时间为3年）要早。

外阴癌复发与腹股沟转移淋巴结的数量关系最为密切。淋巴结转移数目小于3枚，尤其是仅为镜下受累者，各部位的复发率均较低，而有3枚或更多淋巴结转移者，则局部淋巴引流区域及全身范围的复发率均较高。

(1)局部复发：外阴癌根治性切除的边缘状态是预测局部复发的最强指标，肿瘤外切缘小于0.8cm的情况下，几乎半数复发。切缘状态并不能预测生存率。原发癌灶直径大于4cm，尤其伴有淋巴-血管间隙浸润和存在深部浸润者，局部容易复发。若能早期发现复发，孤立的局部复发病灶可通过再次手术予以切除，通常采用股薄肌肌皮瓣移植覆盖局部缺损。放射治疗，尤其是体外照射联合间隙针放疗，有时联合化疗，也用于复发性外阴癌的治疗。有研究报道，10例复发癌患者经上述治疗后，9例在平均28个月的随诊时间内仍存活，但6例在放疗后中位时间8.5个月时发生严重的组织坏死并发症。因此，作者的结论为尽管上述治疗方法非常有效，并发症亦比较严重。

(2)区域和远处复发：区域和远处复发处理起来比较困难且预后较差。腹股沟区复发可采用手术治疗联合放射治疗，对鳞癌有效的化疗方案可用于远处转移者。针对复发性外阴癌化疗的文献资料多为小样本研究。研究最多的化疗方案包括博莱霉素＋甲氨蝶呤，加或不加顺铂或CCNU（一种亚硝基脲）和博莱霉素＋丝裂霉素C，但有效率低，有效期也往往令人失望。伴有区域性或远处复发者极少能长期存活。

三、黑色素瘤

外阴黑色素瘤罕见，发生率为0.1/10万～0.19/10万妇女。占外阴恶性肿瘤的4%～10%，是第2位常见的外阴恶性肿瘤。大多数黑色素瘤为新生，但也有的起源于交界痣。外阴黑色素瘤多见于绝经后的白人女性，但在世界范围内皮肤黑色素瘤的发生率正明显升高。外阴黑色素瘤的生物学行为与其他部位的皮肤黑色素瘤相似。

大多数外阴黑色素瘤除了色素病灶增大外，无明显临床症状。某些患者有瘙痒或出血，少数伴有腹股沟肿块。外阴黑色素瘤最常见于小阴唇或阴蒂，但在发现时已累及尿道或阴道的情况并不少见。任何外阴的色素性病变均应予以切除，大的病变应取活检，除非已知该病变已存在多年且无明显变化。大多数外阴痣为交界痣，可以是黑色素瘤的癌前病变，因此，任何的外阴痣均应予以切除。

（一）组织病理学

外阴黑色素瘤有3种基本的组织学类型。

1)黏膜雀斑样黑色素瘤，为扁平雀斑样，病变范围可以较广泛，但倾向于局限在浅表部位。

2)浅表扩散性黑色素瘤，病变早期通常相对表浅。

3)结节性黑色素瘤，侵袭性最强，以病变隆起、深部穿透和广泛转移为特征。

在至今最大的一组病例报道中，1/4 以上的黑色素瘤大体上呈无色素外观。外阴黑色素瘤倾向于早期播散，不仅通过淋巴途径，也经血行转移。

(二)分期

黑色素瘤通常较小，并且其预后主要与肿瘤的浸润深度而非病灶直径相关，因此，用于鳞癌的 FIGO 分期并不适用于它。由于不同部位的皮肤形态学存在差异，由 Clark 等制订的皮肤黑色素瘤分级系统也不能很好适用于外阴黑色素瘤。外阴皮肤缺乏明显的真皮乳头。Breslow 从完整上皮表面测量至肿瘤浸润最深点作为黑色素瘤厚度用以分期的系统更适合外阴黑色素瘤。Chung 等提出一种修正的分级方案，以毫米为测量单位，保留了 Clark 分级系统中Ⅰ和Ⅴ级的定义，又重新定义了Ⅱ～Ⅳ级的标准。

(三)治疗

随着对黑色素瘤显微分期预后意义的更深理解，一些个体化的治疗应运而生。有关外阴黑色素瘤的治疗仍存有争议，部分原因是缺乏大样本的回顾性资料，因此，对外阴黑色素瘤的生物学行为和最佳治疗方案难以得出肯定性结论。目前所采用的治疗普遍借鉴皮肤黑色素瘤和外阴鳞状细胞癌的经验。与皮肤黑色素瘤倾向于采用更保守的手术处理相似，外阴黑色素瘤也倾向于保守治疗。

病灶浸润深度小于 1mm 时，单纯行根治性局部切除的做法已被普遍接受。浸润更深的病变，推荐采用传统的病灶整块切除和腹股沟淋巴结清扫术。近 15 年来，根治性外阴切除术做得越来越少，但生存率似乎并无明显降低。一项研究报道 32 例外阴黑色素瘤病例，分别行局部切除(n＝14)、单纯外阴切除(n＝7)或根治性外阴切除(n＝11)。尽管总体 5 年生存率仅为 25%，但 3 组间的生存率无显著差别。近来，另一项研究比较了 59 例根治性外阴切除术和 19 例行相对保守术式患者的结局。结果显示更广泛的根治性切除并没有改善生存率，因此，该作者建议对肿瘤厚度超过 1mm 的病例行根治性局部切除，并同时做腹股沟淋巴结切除。近期有关皮肤黑色素瘤的文献提示，对于浅表局限性黑色素瘤，Breslow 肿瘤厚度≤0.76mm 者，皮肤和皮下组织手术切缘达到 1cm 就足够了，而对于中等厚度的病变(1～4mm)则要求达到 2cm 的手术切缘。由于外阴黑色素瘤常累及阴蒂和小阴唇，阴道尿道切缘不足往往成为手术失败的关键，所以对此类手术应注意达到足够的“内切缘”。偏侧型病变的 10 年生存率可达 61%，与中线型病变 37%的生存率相比，差异有显著性(P＝0.027)。

针对哪类患者可受益于腹股沟-股淋巴结清扫仍存有争议。GOG 的一项前瞻性研究显示，腹股沟-股淋巴结转移的风险与 Breslow 显微分期相关。同皮肤黑色素瘤一样，浅表性病变(Breslow 肿瘤厚度＜0.76mm)的淋巴结转移很低，只要临床无淋巴结转移征象，没有必要常规行淋巴结清扫。对于中等厚度(1～4mm)的皮肤黑色素瘤，一项比较选择性淋巴结切除和观察的随机对照研究表明，选择性淋巴结切除的患者 5 年生存率要优于观察组，该组病例的特征为，年龄小于 60 岁、病变厚度 1～2mm、没有溃疡。而深度浸润的皮肤黑色素瘤(肿瘤厚度＞4mm)有很高的区域和全身转移风险，即使行区域淋巴结切除也意义不大。鉴于外阴黑色素瘤与皮肤黑色素瘤在流行病学、组织病理学和预后等方面均存有差异，将上述数据外推至外阴黑色素瘤应谨慎。特异地就外阴黑色素瘤而言，只有很少的文献提示行选择性淋巴结切除和切除临床阳性的淋巴结可使临床受益。

没有腹股沟淋巴结转移的情况下，通常不会发生盆腔淋巴结转移。此外，一旦盆腔淋巴结转移则预后极差，这种情况下即使做盆腔淋巴结清扫也没有任何价值。免疫治疗和化学疗法对皮肤黑色素瘤显示了一定的效果。几项多中心的随机研究显示，对于高位的黑色素瘤患者，联合干扰素 α 治疗使无瘤间期和总体生存率显现轻微但具有统计学差异的改善。Dacarbazine(DITC)被认为是最有效的单剂化疗药，反应率为 16%。随机对照研究未能证实任一多药联合方案的效果优于它。单药或多药联合靶向治疗并联合化疗是具有肯定发展前景的领域。针对黑色素瘤细胞刺激抗体产生和 T 细胞反应的疫苗也有一定前景，尚处于研究的试验治疗阶段。放疗对脑转移和全身骨转移的姑息治疗有一定作用。已经发现人类黑色素瘤中存在雌激素受体，据报道少数情况下他莫昔芬可能有效。

(四)预后

黑色素瘤的生物学行为具有不可预测性，但总体而言预后差。据报道，外阴黑色素瘤的 5 年生存率为 25%～50%。由于外阴黑色素瘤有晚期复发的倾向，5 年生存率可能并不能反映其治愈率。显微分期是最好的预后因素。浸润深度≤1mm 的患者预后较好，随着浸润深度的增加，预后越来越差。有报道认为肿瘤体积与预后相关，病灶体积＜100mm^3 者预后良好。其他的预后因素还包括患者年龄、AJCC 分期、是否存在多灶或卫星病灶、肿瘤溃疡、是否为种线型病灶、组织生长类型、淋巴-血管间隙受累，以及 DNA 异倍体等。

四、巴氏腺癌

(一)流行病学

原发性巴氏腺癌是一种罕见的外阴癌，占外阴恶性肿瘤的 2%～7%。正因其罕见，所以治疗经验亦有限，进而所推荐的治疗必须是基于对少数出版文献的复习。至今只有约 300 例的病例报道。绝经后女性巴氏腺癌的发病率是绝经前女性的 5 倍。

(二)组织病理学

巴氏腺，即前庭大腺，位于外阴两侧的侧后方。其主导管内被衬复层鳞状上皮，至终末导管时转换为移行上皮。肿瘤可以来源于腺体或导管，因此巴氏腺癌可有多种组织学类型，包括腺癌、鳞癌、罕见的移行细胞癌、腺鳞癌和腺样囊腺癌。

界定外阴肿瘤为巴氏腺癌需满足 Honan 标准，具体规定如下：

(1)肿瘤位于正确的解剖部位。

(2)肿瘤位于大阴唇深部。

(3)被覆皮肤完整。

(4)存在可识别的正常腺体。

严格按上述标准诊断可能造成部分病例漏诊。大的肿瘤形成溃疡可穿透被覆皮肤并参与破坏正常腺体。尽管存在正常组织向恶性组织的移行过程是最好的诊断标准，但有些病例根据病变的组织学特征和解剖部位即可诊断。

(三)症状和体征

巴氏腺癌最常见的初始症状是外阴肿块或会阴疼痛。约 10%患者有巴氏腺炎症病史,恶性病变可能被误诊为良性囊肿或脓肿,因此,常会延误诊断,尤其是对绝经前的患者。鉴别诊断应考虑直肠阴道旁的肿瘤,包括泄殖腔癌和继发性肿瘤。

(四)治疗

传统的治疗方法实行根治性外阴切除加双侧腹股沟和盆腔淋巴结清扫术。然而,在没有腹股沟淋巴结转移的情况下,似乎没有指征行盆腔淋巴结清扫。另外,已有文献报道对巴氏腺癌行半外阴切除或根治性局部切除取得良好疗效。由于病变位于外阴深部,广泛切除需要达到坐骨直肠窝,即便如此,手术切缘仍通常较小。术后放疗可以使局部复发率由 27%(6/22)降至 7%(1/14)。如果同侧腹股沟淋巴结阳性,那么双侧腹股沟和盆腔放疗可以降低区域复发率。如果肿瘤已固定到耻骨下支或累及邻近组织结构,如肛门括约肌或直肠,那么为避免更大范围的手术,宜行术前放疗或化疗。

(五)预后

由于巴氏腺位置深在,确诊时常比鳞癌期别要晚,但临床期别相同的情况下预后相似。

五、巴氏腮腺样囊性癌

腺样囊性癌占巴氏腺癌的 15%。该肿瘤较少发生淋巴结转移,预后较好。但常见局部复发,一旦发生转移,容易转移至肺。肿瘤进展缓慢,倾向于晚期复发的特征反映为无进展间期与生存曲线不一致的现象。

六、其他腺癌

外阴的腺癌通常起源于巴氏或合并 Paget 病。罕见情况下,可以起源于皮肤附件、尿道旁腺、前庭小腺、迷路乳腺组织、子宫内膜异位症或异位泄殖腔残余物。

(一)腺鳞癌

腺鳞癌具有高度的侵袭性。该肿瘤有许多名称,包括圆柱瘤、假腺性鳞状细胞癌、腺样鳞状细胞癌、Lever 汗腺腺棘癌。外阴腺鳞癌具有神经旁浸润、早期淋巴转移和局部复发的倾向。一项研究表明,外阴腺鳞癌的粗略 5 年生存率为 5.5%(1/18),而一般的外阴鳞癌为 62.3%(48/77)。治疗应采用根治性外阴切除加双侧腹股沟淋巴结清扫,术后进行放疗。

(二)基底细胞癌

基底细胞癌约占外阴癌的 2%。同其他部位的基底细胞癌一样,外阴基底细胞癌常呈溃疡外观,锯齿状边缘,略隆起。有时呈结节状或痣样外观。大多数病变直径小于 2cm,通常位于大阴唇前侧。偶尔可呈巨大病变。基底细胞癌多见于绝经后的白人女性,为局部侵袭性病变。瘙痒、刺痛等症状经常持续较长时间。通过活检可予以诊断。治疗上通常行根治性局部切除即可。区域淋巴结转移虽有报道,但极为罕见。局部复发率为 10%～20%。外阴基底细胞癌常有家族史,或伴有其他部位的恶性肿瘤。在一组 28 例外阴基底细胞癌的患者中,10 例有其他部位的基底细胞癌,10 例合并其他的原发恶性肿瘤。

约 3%～5%的基底细胞癌含有恶性的鳞癌成分,即所谓的基底鳞状细胞癌。这类病变侵袭性更强，应按鳞癌治疗。基底细胞癌的另一亚型为腺样基底细胞癌，必须和起源于巴氏腺或皮肤的侵袭性更强的腺样囊腺癌鉴别。

(三)疣状癌

疣状癌是鳞状细胞癌的一种变异型，具有独特的临床和病理特征。虽然更常见于口腔，但也可见于由鳞状上皮覆盖的任何湿润的黏膜部位。女性生殖道内，可见于宫颈、外阴和阴道。导致女性生殖道疣状鳞癌的病因不完全清楚，某些研究发现与 HPV-6 和 HPV-11 有关，但也有的研究认为与 HPV 感染无关。有研究发现 1/3 之多的疣状癌同时合并外阴鳞癌，因此，强调仔细评估该类肿瘤组织病理学的重要性。

大体上，肿瘤呈菜花样外观，镜下呈无结缔组织中心柱的多个乳头样小叶，类似尖锐湿疣。疣状癌的大体和镜下特征均与 Buschke-Loewenstein 巨大尖锐湿疣极为相似，有可能属于同一种病变。为了和良性的尖锐湿疣及具有疣状生长类型的普通鳞状细胞癌相鉴别，必须从病变的基底部做充分的活检。

疣状癌常见于绝经后女性，生长缓慢，但具有局部破坏性，甚至可侵犯骨骼。区域淋巴结转移虽有报道，但十分罕见。根治性局部切除是基本的治疗，当可触及可疑的腹股沟淋巴结时，应行细针穿刺细胞学检查或淋巴结切除活检。通常肿大的淋巴结为炎性肥大。如果淋巴结确有转移，应行根治性外阴切除加双侧腹股沟-股淋巴结清扫。

几项小样本的研究未能证实放疗的治疗效果。此外，有顾虑认为放疗有可能诱导肿瘤的间变，继而发生区域和远处转移。一项研究表明，单纯采用手术治疗的 17 例患者，其校正后的 5 年生存率为 94%，而采用手术加放疗的 7 例患者仅为 42%。诚然，后组病例的期别要晚一些。如果肿瘤复发，应选择再次手术切除，个别情况下可能需要进行某种类型的去脏术。

(四)外阴肉瘤

肉瘤占外阴恶性肿瘤的 1.5%，有多种组织起源。平滑肌肉瘤最为常见，其他的组织学类型包括纤维肉瘤、神经纤维肉瘤、脂肪肉瘤、横纹肌肉瘤、血管肉瘤、上皮样肉瘤和恶性神经鞘瘤。

平滑肌肉瘤通常表现为进行性增大、常伴有疼痛的肿块，多位于大阴唇。外阴的平滑肌肿瘤至少应该具备下列标准中的 3 项才能被诊断为肉瘤：①直径＞5cm；②浸润性边缘；③核分裂象≥5/10 个高倍视野；④中一重度核异型性。缺乏其中之一，甚或全部也不能确保肿瘤不复发。淋巴结转移少见，根治性局部切除是通常采用的治疗手段。

上皮样肉瘤主要发生在年轻成人的肢体软组织，但罕见地也可见于外阴。一项 2 例个案附另 3 例文献复习的描述性报道中，作者指出上皮样肉瘤可以类似巴氏腺囊肿，而导致延误治疗。作者还指出外阴的上皮样肉瘤比生殖道外的病变侵袭性更强，5 例患者中 4 例死于转移。因此，提示早期诊断并广泛切除应该能改善预后。

横纹肌肉瘤是儿童期最常见的软组织肉瘤，约 20%累及盆腔或泌尿生殖道。在过去的 20 年间，该肿瘤的治疗取得了令人瞩目的成就。过去，根治性的盆腔手术是标准的手术方式，但效果很差。近年来，采用多模式的联合治疗，使生存率明显提高而病死率明显下降。一项观察原发于女性生殖道横纹肌肉瘤的研究(1972—1984)显示,9 例年龄 1～19 岁的患者,其外阴的原发肿瘤在活检前常被误诊为巴氏腺感染。她们均接受了化疗(长春新碱或放线菌素 D+环磷酰胺+多柔比星),辅以或不辅以放疗。化疗前或化疗后对肿瘤行局部扩大切除,行或未行腹股沟-股淋巴结清扫。7 例自诊断起无瘤生存 4 年以上,1 例无瘤生存但至第 5 年失访,1 例带瘤生存。

七、罕见的外阴恶性肿瘤

除上述提到的肿瘤外,许多更常见于身体其他部位的恶性肿瘤也可极罕见地见于外阴。

(一)淋巴瘤

生殖道可以发生原发性恶性淋巴瘤,但更常见地表现为全身性病变的一部分。在下生殖道、宫颈最常被累及,其次为外阴和阴道。大多数患者为 30 多岁到 60 多岁,约 3/4 的病例为弥散性大细胞或组织细胞性非霍奇金淋巴瘤,其余为结节性或 Burkitt 淋巴瘤。治疗以手术切除加化疗和/或放疗,总体的 5 年生存率约为 70%。

(二)内胚窦瘤

外阴内胚窦瘤有 4 例报道,其中 3 例死于远处转移。所有患者均 30 多岁,都没有接受过现代化疗。

(三)Merkel 细胞癌

Merkel 细胞癌是皮肤原发的小细胞癌,类似于肺的燕麦细胞癌。易于广泛转移,预后很差。治疗应采用局部切除,并辅以顺铂为主的化疗。

(四)隆突性皮肤显微肉瘤

这种罕见、低度恶性的皮肤恶性肿瘤,偶可累及外阴。该肿瘤具有显著的局部复发倾向,但很少发生系统播散。根治性局部切除即可。

(五)外阴转移性肿瘤

8%的外阴肿瘤为转移性。最常见的原发部位为宫颈,其次为子宫内膜、肾脏和尿道。大多数病例在发生外阴转移时,其原发肿瘤已属晚期,约 1/4 病例的原发灶和外阴转移是同时被发现的。

第五章 女性盆腔功能障碍及损伤性疾病

第一节 外生殖器损伤

外生殖器损伤主要指外阴(包括会阴)和阴道损伤,以前者为多见。在外阴损伤中,又包括处女膜裂伤和外阴血肿或裂伤。本节主要介绍外阴血肿或裂伤。

一、病因

由于外阴部血供丰富且皮下组织疏松,当骑车,跨越栏杆或座椅,沿楼梯扶手滑行,乘公交车突然刹车或由高处跌下时,外阴部直接撞击到硬物,可引起外阴部皮下血管破裂,而皮肤破裂很小或无裂口时,易形成外阴血肿,特别是当患者合并局部静脉曲张,或者损伤到前庭球或阴蒂静脉时,更易发生外阴血肿。有时外阴血肿很大,或撞击时外阴皮肤错位撕裂,常合并外阴裂伤。

二、临床表现

外阴血肿或外阴裂伤多发生于未成年少女或年轻女性。受伤后,患者当即感到外阴部疼痛,伴有或不伴有外阴出血。如血肿继续增大,患者除感到外阴剧烈疼痛和行走困难外,还可扪及会阴块物,甚至因巨大血肿压迫尿道而导致尿潴留。

检查可见外阴部一侧大小阴唇明显肿胀隆起,呈紫蓝色,有时血肿波及阴阜,压痛明显。血肿伴有裂伤时,可见皮肤黏膜破损、渗血或活动性出血。

三、诊断

患者有明显的外阴撞击史,伤后外阴疼痛,检查外阴局部隆起呈紫蓝色,伴有或不伴有皮肤破损,即可诊断外阴血肿或外阴裂伤。但在检查时应特别注意有无尿道、直肠和膀胱的损伤。如外阴为尖锐物体所伤,可引起外阴深部穿透伤。严重者可穿入腹腔、肠道和膀胱。

四、治疗

外阴血肿的治疗应根据血肿大小、是否继续增大及就诊时间而定。

血肿小,无增大趋势,可行保守治疗。嘱患者卧床休息,可采用臀部垫高的方法,降低会阴静脉压。最初 24 小时内宜局部冷敷(冰敷),以降低局部血流量和减轻外阴疼痛。24 小时后,可改用热敷或超短波远红外线等治疗,以促进血肿吸收。

血肿形成 4～5 天后,可在严密消毒情况下抽出血液,以加速血肿的消失。但在血肿形成的最初 24 小时内,特别是最初数小时内切忌抽吸血液,因渗出的血液有压迫出血点而达到防止继续出血的作用,早期抽吸可诱发再度出血。

血肿大,特别是有继续出血者,应在良好的麻醉条件下(最好骶管麻醉或鞍麻),切开血肿、排出积血，结扎出血点后再缝合。术毕应在外阴和阴道内同时用纱布加压以防继续渗血。同时放置导尿管开放引流。

止血同时，应使用有效抗生素预防感染，适当补液，必要时输血。对合并有脏器损伤者应先治疗关键性的损伤，暂时做简单的生殖器官损伤的止血处理，待重要器官损伤止血处理后，生命体征平稳，再处理外阴损伤。如果同时有多量出血，又可以同时处理者，应进行外阴清创缝合，以免失血过多，手术需在全麻下进行。

第二节　子宫损伤

一、子宫穿孔

子宫穿孔多发生于流产刮宫，特别是钳刮人工流产手术时，但诊断性刮宫、安放和取出宫腔内节育器(IUD)均可导致子宫穿孔。

(一)病因

1.术前未做盆腔检查或判断错误

刮宫术前未做盆腔检查或对子宫位置、大小判断错误，即盲目操作，是子宫穿孔的常见原因之一，特别是当子宫前屈或后屈，而探针、吸引头或刮匙放入的方向与实际方向相反时，最易发生穿孔。双子宫或双角子宫畸形患者，早孕时勿在未孕侧操作，易导致穿孔。

2.术时不遵守操作常规或动作粗暴

初孕妇宫颈内口较紧，强行扩宫，特别是跳号扩张宫颈时，可能发生穿孔。此外，如在宫腔内粗暴操作，过度搔刮或钳夹子宫某局部区域，均可引起穿孔。

3.子宫病变

以往有子宫穿孔史、反复多次刮宫史或剖宫产后瘢痕子宫患者，当再次刮宫时均易发生穿孔。子宫绒癌或子宫内膜癌累及深肌层者，诊断性刮宫或宫腔镜检查时，可导致或加速其穿孔或破裂。

4.萎缩子宫

当体内雌激素水平低落，如产后子宫过度复旧或绝经后，子宫往往小于正常，且其肌层组织脆弱、肌张力低，探针很容易直接穿透宫壁，甚至可将IUD直接放入腹腔内。

5.强行取出嵌入肌壁的IUD

IUD已嵌入子宫肌壁，甚至部分已穿透宫壁时，如仍强行经阴道取出，有引起子宫穿孔的可能。

(二)临床表现

绝大多数子宫穿孔均发生在人工流产手术，特别是大月份钳刮手术时。子宫穿孔的临床表现可因子宫原有状态，引起穿孔的器械大小，损伤的部位和程度，以及是否并发其他内脏损伤而有显著不同。

1.探针或IUD穿孔

凡探针穿孔，由于损伤小，一般内出血少，症状不明显，检查时除可能扪及宫底部有轻压痛外，余无特殊发现。产后子宫萎缩，在安放IUD时，有时可穿透宫壁将其直接放入腹腔而未察觉，直至以后B超随访IUD或试图取出IUD失败时方可发现。

2.卵圆钳、吸管穿孔

卵圆钳或吸管所致穿孔的孔径较大，特别是当穿孔后未及时察觉仍反复操作时，常伴急性内出血。穿孔发生时患者往往感突发剧痛。腹部检查示全腹均有压痛和反跳痛，以下腹部最为明显，但肌紧张多不显著，如内出血少，移动性浊音可为阴性。妇科检查宫颈举痛和宫体压痛均极显著。如穿孔部位在子宫峡部一侧，且伤及子宫动脉的下行支时，可在一侧阔韧带内扪及血肿形成的块物，但也有些患者仅表现为阵性颈管内活跃出血，宫旁无块物扪及，宫腔内亦已刮净而无组织残留。子宫绒癌或葡萄胎刮宫所导致的子宫穿孔，多伴有大量内、外出血，患者在短时间内可出现休克症状。

3.子宫穿孔并发其他内脏损伤

人工流产术发生穿孔后未及时发现，仍用卵圆钳或吸引器继续操作时，往往夹住或吸住大网膜、肠管等，以致内脏严重损伤。如将夹住的组织强行往外牵拉，患者顿感刀割或牵扯样上腹剧痛，术者亦多觉察往外牵拉的阻力极大，有时可夹出黄色脂肪组织、粪渣或肠管，严重者甚至可将肠管内黏膜层剥脱拉出。因肠管黏膜呈膜样，故即使夹出亦很难肉眼辨认其为何物。肠管损伤后，其内容物溢入腹腔，迅速出现腹膜炎症状。如不及时手术，患者可因中毒性休克死亡。

如穿孔位于子宫前壁，伤及膀胱时可出现血尿。当膀胱破裂，尿液流入腹腔后，则形成尿液性腹膜炎。

(三)诊断

凡经阴道宫腔内操作出现下列征象时，均提示有子宫穿孔的可能。

一是使用的器械进入宫腔深度超过事先估计或探明的长度，并感到继续放入无阻力时。二是扩张宫颈的过程中，如原有阻力极大，但忽而阻力完全消失，且患者同时感到有剧烈疼痛时。三是手术时患者有剧烈上腹痛，检查有腹膜炎刺激征或移动性浊音阳性；如看到夹出物有黄色脂肪组织、粪渣或肠管，更可确诊为肠管损伤。四是术后子宫旁有块物形成或宫腔内无组织物残留，但仍有反复阵性颈管内出血者，应考虑在子宫下段侧壁阔韧带两叶之间有穿孔可能。

(四)预防

术前详细了解病史、做好妇科检查，并应排空膀胱。产后3个月哺乳期内和宫腔小于6cm者不放置IUD。有剖宫产史、子宫穿孔史或哺乳期受孕而行人工流产术时，在扩张宫颈后即注射子宫收缩剂，以促进子宫收缩变硬，从而减少损伤。

经阴道行宫腔内手术是完全凭手指触觉的“盲目”操作，故应严格遵守操作规程，动作轻柔，安全第一，务求做到每次手术均随时警惕有损伤的可能。

孕 12～16 周行引产或钳刮术时，术前 2 天分 4 次口服米非司酮共 150mg，同时注射依沙吖啶 100mg 至宫腔，以促进宫颈软化和扩张。一般在引产第 3 天，胎儿胎盘多能自行排出，不排出时，可行钳刮术。钳刮时先取胎盘，后取胎体，胎块长骨通过宫颈受阻时，忌用暴力牵拉或旋转，以免损伤宫壁。此时应将胎骨退回宫腔最宽处，换夹胎骨另一端则不难取出。

疑诊子宫体绒癌或子宫内膜腺癌而需行诊断性刮宫确诊时，搔刮宜轻柔。当取出的组织足以进行病理检查时，不应再做全面彻底的搔刮术。

(五)治疗

手术时一旦发现子宫穿孔，应立即停止宫腔内操作。然后根据穿孔大小、宫腔内容物干净与否、出血多少和是否继续有内出血、其他内脏有无损伤，以及妇女对今后生育的要求等而采取不同的处理方法。

穿孔发生在宫腔内容物已完全清除后，若观察无继续内、外出血或感染，3 天后即可出院。

凡穿孔较小(用探针或小号扩张器所致)、无明显内出血、宫腔内容物尚未清除者，应先给予麦角新碱或缩宫素以促进子宫收缩，并严密观察有无内出血。如无特殊症状出现，可在 7～10 天后再行刮宫术；但若术者刮宫经验丰富，对仅有部分宫腔内容物残留者，可在发现穿孔后避开穿孔部位将宫腔内容物刮净。

穿孔直径大、有较多内出血，尤其合并有肠管或其他内脏损伤者，则不论宫腔内容物是否已刮净，应立即剖腹探查，并根据术时发现进行肠修补或部分肠段切除吻合术。子宫是否切开或切除，应根据有无再次妊娠要求而定。已有足够子女者，最好做子宫次全切除术；希望再次妊娠者，在肠管修补后再行子宫切开取胎术。

其他辅助治疗：凡有穿孔可疑或证实有穿孔者，均应尽早经静脉给予抗生素预防和控制感染。

二、子宫颈撕裂

子宫颈撕裂多发生于产妇分娩时，一般均在产后立即修补，愈合良好。但中孕人流引产时亦可引起宫颈撕裂。

(一)病因

多为宫缩过强但宫颈未充分容受和扩张，胎儿被迫强行通过宫颈外口或内口所致。一般见于无足月产史的中孕引产者。加用缩宫素特别是前列腺素引产者发生率更高。

(二)临床表现

临床上可表现为以下 3 种不同类型。

1.宫颈外口撕裂

与一般足月分娩时撕裂相同，多发生于宫颈 6 点或 9 点处，长度可由外口处直达阴道穹窿部不等，常伴有活跃出血。

2.宫颈内口撕裂

内口尚未完全扩张，胎儿即强行通过时，可引起宫颈内口处黏膜下层结缔组织撕裂，因黏膜完整，故胎儿娩出后并无大量出血，但因宫颈内口闭合不全以致日后出现复发性流产。

3.宫颈破裂

凡裂口在宫颈阴道部以上者为宫颈上段破裂，一般同时合并有后穹窿破裂，胎儿从后穹窿裂口娩出。如破裂在宫颈的阴道部为宫颈下段破裂,可发生在宫颈前壁或后壁,但以后壁为多见。裂口呈横新月形,但宫颈外口完整。患者一般流血较多。窥阴器扩开阴道时即可看到裂口,甚至可见到胎盘嵌顿于裂口处。

(三)预防和治疗

凡用依沙吖啶引产时,不应滥用缩宫素,特别是不应采用米索前列醇加强宫缩。引产时如宫缩过强,产妇诉下腹剧烈疼痛,并有烦躁不安,而宫口扩张缓慢,应立即肌内注射哌替啶100mg 及莨菪碱 0.5mg 以促使子宫松弛,已加用静脉注射缩宫素者应尽速停止滴注。

中孕引产后不论流血多少,应常规检查阴道和宫颈。发现撕裂者立即用人工合成可吸收缝线修补。

凡因宫颈内口闭合不全出现晚期流产者,可在非妊娠期进行手术矫正,但疗效不佳。现多主张在妊娠 14~19 周期间用 10 号丝线前后各套 2cm 长橡皮管绕宫颈缝合扎紧以关闭颈管。待妊娠近足月或临产前拆除缝线。

第三节　阴道脱垂

阴道脱垂包括阴道前壁脱垂与阴道后壁脱垂。

一、阴道前壁脱垂

阴道前壁脱垂常伴有膀胱膨出和尿道膨出,以膀胱膨出为主。

(一)病因病理

阴道前壁的支持组织主要是耻骨尾骨肌、耻骨膀胱宫颈筋膜和泌尿生殖膈的深筋膜。若分娩时,上述肌肉、韧带和筋膜,尤其是耻骨膀胱宫颈筋膜、阴道前壁及其周围的耻尾肌过度伸张或撕裂,产褥期又过早从事体力劳动,使阴道支持组织不能恢复正常,膀胱底部失去支持力,膀胱及与其紧连的阴道前壁上 2/3 段向下膨出,在阴道口或阴道口外可见,则称为膀胱膨出。膨出的膀胱随同阴道前壁仍位于阴道内,称Ⅰ度膨出;膨出部暴露于阴道口外称Ⅱ度膨出;阴道前壁完全膨出于阴道口外,称Ⅲ度膨出。

若支持尿道的耻骨膀胱宫颈筋膜严重受损,尿道及与其紧连的阴道前壁下 1/3 段则以尿道外口为支点,向后向下膨出,形成尿道膨出。

(二)临床表现

轻者可无症状。重者自觉下坠、腰酸,并有块物自阴道脱出,站立时间过长,剧烈活动后或腹压增大时,阴道块物增大,休息后减小。仅膀胱膨出时,可因排尿困难而致尿潴留,易并发尿路感染,患者可有尿频、尿急、尿痛等症状。膀胱膨出合并尿道膨出时,尿道膀胱后角消失,在大笑、咳嗽、用力等增加腹压时,有尿液溢出,称张力性尿失禁。

(三)诊断及鉴别诊断

诊断主要依靠阴道视诊及触诊,但要注意是否合并尿道膨出及张力性尿失禁。患者有上述自觉症状,视诊时阴道口宽阔,伴有陈旧性会阴裂伤。阴道口突出物在屏气时可能增大。若同时见尿液溢出，表明合并膀胱膨出和尿道膨出。触诊时突出包块为阴道前壁，柔软而边界不清。如用金属导尿管插入尿道膀胱中，在可缩小的包块内触及金属导管，则可确诊为膀胱或尿道膨出，也除外阴道内其他包块的可能，如黏膜下子宫肌瘤、阴道壁囊肿、阴道肠疝、肥大宫颈及子宫脱垂(可同时存在)等。

(四)预防

正确处理产程，凡有头盆不称者及早行剖宫产术，避免第二产程延长和滞产；提高助产技术，加强会阴保护，及时行会阴侧切术，必要时手术助产结束分娩；产后避免过早参加重体力劳动；提倡做产后保健操。

(五)治疗

轻者只需注意适当营养和缩肛运动。严重者应行阴道壁修补术；因其他慢性病不宜手术者，可置子宫托缓解症状，但需日间放置，夜间取出，以防引起尿瘘、粪瘘。

二、阴道后壁脱垂

阴道后壁脱垂常伴有直肠膨出。阴道后壁脱垂可单独存在，也可合并阴道前壁脱垂。

(一)病因病理

经阴道分娩时，耻尾肌、直肠-阴道筋膜或泌尿生殖膈等盆底支持组织由于长时间受压而过度伸展或撕裂，如在产后未能修复，直肠支持组织消弱，可导致直肠前壁向阴道后壁逐渐脱出，形成伴直肠膨出的阴道后壁脱垂。

若较高处的耻尾肌纤维严重受损，可形成子宫直肠陷凹疝，阴道后穹窿向阴道内脱出，内有肠管，称肠膨出。

(二)临床表现

轻者无明显表现，严重者可感下坠、腰酸、排便困难，甚至需要用手向后推移膨出的直肠方能排便。

(三)诊断与鉴别诊断

检查可见阴道后壁呈球形膨出，肛诊时手指可伸入膨出部，即可确诊。

(四)预防

同阴道前壁脱垂。

(五)治疗

轻度者不需治疗，重者需行后阴道壁及会阴修补术。

第四节　子宫脱垂

子宫脱垂是子宫从正常位置沿阴道下降，宫颈外口达坐骨棘水平以下，甚至子宫全部脱出阴道口以外。子宫脱垂常伴有阴道前壁和后壁脱垂。

一、临床分度与临床表现

(一)临床分度

我国采用1981年全国部分省、市、自治区“两病”科研协作组的分度，以患者平卧用力向下屏气时，子宫下降最低点为分度标准。将子宫脱垂分为3度。

1.Ⅰ度

轻型：宫颈外口距处女膜缘小于4cm，未达处女膜缘；重型：宫颈外口已达处女膜缘，阴道口可见子宫颈。

2.Ⅱ度

轻型：宫颈已脱出阴道口外，宫体仍在阴道内；重型：宫颈及部分宫体脱出阴道口。

3.Ⅲ度

宫颈与宫体全部脱出阴道口外。

(二)临床表现

1.症状

(1)Ⅰ度：患者多无自觉症状。Ⅱ、Ⅲ度患者常有程度不等的腰骶区疼痛或下坠感。

(2)Ⅱ度：患者行走、劳动、下蹲或排便等动作使腹压增加时有块状物自阴道口脱出，开始时块状物在平卧休息时可变小或消失。严重者休息后块状物也不能自行回缩，常需用手推送才能将其还纳至阴道内。

(3)Ⅲ度：患者多伴Ⅲ度阴道前壁脱垂，易出现尿潴留，还可发生压力性尿失禁。

2.体征

脱垂子宫有的可自行回缩，有的可经手还纳，不能还纳的，常伴阴道前后壁脱出，长期摩擦可致宫颈溃疡、出血。Ⅱ、Ⅲ度子宫脱垂患者宫颈及阴道黏膜增厚角化，宫颈肥大并延长。

二、病因

分娩损伤，产后过早体力劳动，特别是重体力劳动；子宫支持组织疏松薄弱，如盆底组织先天发育不良；绝经后雌激素不足；长期腹压增加。

三、诊断

通过妇科检查结合病史很容易诊断。检查时嘱患者向下屏气或加腹压，以判断子宫脱垂的最大程度，并分度。同时注意观察有无阴道壁脱垂、宫颈溃疡、压力性尿失禁等，必要时做宫颈细胞学检查。如可还纳，需了解盆腔情况。

四、处理

(一)支持疗法

加强营养，适当安排休息和工作，避免重体力劳动，保持大便通畅，积极治疗增加腹压的疾病。

(二)非手术疗法

1.放置子宫托

适用于各度子宫脱垂和阴道前后壁脱垂患者。

2.其他疗法

其他疗法包括盆底肌肉锻炼、物理疗法和中药补中益气汤等。

(三)手术疗法

适用于国内分期Ⅱ度及以上子宫脱垂或保守治疗无效者。

1.阴道前、后壁修补术

适用于Ⅰ度阴道前、后壁脱垂患者。

2.曼氏手术

曼氏手术包括阴道前后壁修补、主韧带缩短及宫颈部分切除术。适用于年龄较轻、宫颈延长,希望保留子宫的Ⅱ、Ⅲ度子宫脱垂伴阴道前、后壁脱垂患者。

3.经阴道子宫全切术及阴道前后壁修补术

适用于Ⅱ、Ⅲ度子宫脱垂,伴阴道前、后壁脱垂,年龄较大,无须考虑生育功能的患者。

4.阴道纵隔形成术或阴道封闭术

适用于年老体弱不能耐受较大手术、不需保留性交功能者。

5.阴道、子宫悬吊术

阴道、子宫悬吊术可采用手术缩短圆韧带,或利用生物材料制成各种吊带,以达到悬吊子宫和阴道的目的。

五、预防

推行计划生育,提高助产技术,加强产后体操锻炼,产后避免重体力劳动,积极治疗和预防使腹压增加的疾病。

第五节　生殖道瘘

生殖道瘘是指生殖道与其邻近器官间有异常通道。临床上尿瘘最多见且常有多种尿瘘并存,称多发性尿瘘,其次为粪瘘。尿瘘与粪瘘并存,称混合瘘。此外还有子宫腹壁瘘。本节仅介绍尿瘘和粪瘘。

一、尿瘘

尿瘘是指生殖道与泌尿道之间形成的异常通道。表现为患者无法自主排尿。尿瘘可发生在生殖道与泌尿道之间的任何部位,根据泌尿生殖瘘发生的部位,分为膀胱阴道瘘、膀胱宫颈瘘、尿道阴道瘘、膀胱尿道阴道瘘、膀胱宫颈阴道瘘及输尿管阴道瘘等。其中膀胱阴道瘘最多见,有时可同时并存2种或多种类型尿瘘。

(一)病因

导致泌尿生殖瘘的常见病因为产伤和盆腔手术损伤。

1.产伤

多发生在经济、医疗条件落后的地区。国内资料显示产伤引起的尿瘘占90%以上。根据发病机制分为以下2种。坏死型尿瘘:由于骨盆狭窄、胎儿过大或胎位异常所致头盆不称,产程延长,特别是第二产程延长者,阴道前壁膀胱尿道被挤压在胎头和耻骨联合之间,导致局部组织坏死形成尿瘘。损伤型尿瘘:产科助产手术直接损伤,应用缩宫素不当致宫缩过强,胎头明显受阻,发生子宫破裂并损伤膀胱等。

2.妇科手术损伤

近年妇科手术所致尿瘘的发生率有上升趋势。经腹手术和经阴道手术损伤均有可能导致尿瘘,通常是分离组织粘连时伤及输尿管或输尿管末端游离过度导致的输尿管阴道瘘。

3.其他病因

外伤、放射治疗后、膀胱结核、晚期生殖泌尿道肿瘤、子宫托安放不当、局部治疗药物注射等均能导致尿瘘,但并不多见。

根据病变程度可分为简单尿瘘、复杂尿瘘和极复杂尿瘘。简单尿瘘指膀胱阴道瘘,瘘孔直径<3cm;尿道阴道瘘,瘘孔直径<1cm。复杂尿瘘指膀胱阴道瘘,瘘孔直径>3cm或瘘孔边缘距输尿管开口<0.5cm;尿道阴道瘘,瘘孔直径>1cm。其他少见的尿瘘均归类为极复杂尿瘘。

(二)临床表现

1.漏尿

漏尿为主要症状,尿液不能控制地自阴道流出。根据瘘孔的位置,患者可表现为持续漏尿、体位性漏尿、压力性尿失禁或膀胱充盈性漏尿等。较高位的膀胱瘘孔患者在站立时无漏尿,而平卧时则漏尿不止。瘘孔极小者在膀胱充盈时方漏尿。一侧输尿管阴道瘘由于健侧输尿管的尿液进入膀胱,因此,在漏尿同时仍有自主排尿。漏尿发生的时间也因病因不同而有区别,坏死型尿瘘多在产后及手术后3～7天开始漏尿。手术直接损伤者术后即开始漏尿。放射损伤所致漏尿发生时间晚且常合并粪瘘。

2.外阴皮炎

由于尿液长期的刺激,局部组织炎症增生及感染等,表现为外阴部瘙痒和烧灼痛,外阴呈湿疹、丘疹样皮炎改变,继发感染后疼痛明显,影响日常生活。如为一侧输尿管下段断裂而致阴道漏尿,则尿液刺激阴道一侧顶端,引起周围组织增生,盆腔检查可触及局部增厚。

3.尿路感染

合并尿路感染者有尿频、尿急、尿痛及下腹部不适等症状。

4.闭经及不孕

约15%的尿瘘患者闭经或月经失调,可能与精神创伤有关。亦因阴道狭窄可致性交障碍,导致不孕。

5.复杂巨大的膀胱尿道阴道瘘

特别是有性生活者,膀胱被用作性交器官,导致膀胱慢性炎症,若向上蔓延至输尿管或肾,可有腰痛、肾区叩痛。

(三)诊断

尿瘘诊断不困难。应仔细询问病史、手术史、漏尿发生时间和漏尿表现。仔细行妇科检查以明确瘘孔部位、大小及周围瘢痕情况,大瘘孔极易发现,小瘘孔则通过触摸瘘孔边缘的瘢痕组织可明确诊断,阴道检查可以发现瘘孔位置。如患者系盆腔手术后,检查未发现瘘孔,仅见尿液自阴道穹窿一侧流出,多为输尿管阴道瘘。检查暴露不满意时,患者可取膝胸卧位,用单叶拉钩将阴道后壁上提，可查见位于耻骨后或较高位置的瘘孔。较难确诊时，行下列辅助检查。

1.亚甲蓝试验

用于鉴别膀胱阴道瘘、膀胱宫颈瘘或输尿管阴道瘘，并可协助辨认位置不明的极小瘘孔。将100～200mL亚甲蓝稀释液注入膀胱，若蓝色液体经阴道壁小孔流出为膀胱阴道瘘，自宫颈口流出为膀胱宫颈瘘或膀胱子宫瘘，阴道内为清亮尿液则为输尿管阴道瘘。

2.靛胭脂试验

亚甲蓝试验瘘孔流出清亮尿液的患者，静脉注射靛胭脂5mL，5～10分钟见蓝色液体自阴道顶端流出者为输尿管阴道瘘。

3.膀胱镜、输尿管镜检查

了解膀胱容积、黏膜情况，有无炎症、结石，憩室，明确瘘孔的位置、大小、数目及瘘孔和膀胱三角的关系等。必要时行双侧输尿管逆行插管及输尿管镜检查确定输尿管瘘位置。

4.静脉肾盂造影

限制饮水12小时及充分肠道准备后，静脉注射76%泛影葡胺20mL，分别于注射后5分钟、15分钟、30分钟、45分钟摄片，根据肾盂、输尿管及膀胱显影情况，了解双侧肾功能及输尿管有无异常，用于诊断输尿管阴道瘘、结核性尿瘘和先天性输尿管异位。

5.肾图

肾图能了解肾功能和输尿管功能情况。

(四)治疗

手术修补为主要治疗方法。非手术治疗仅限于分娩或手术后1周内发生的膀胱阴道瘘和输尿管小瘘孔，经放置导尿管和(或)输尿管导管后，2～4周偶有自行愈合可能。年老体弱不能耐受手术者，可使用尿收集器。

1.手术治疗时间的选择

直接损伤的尿瘘一经发现立即手术修补。其他原因所致尿瘘应等3～6个月，待组织水肿消退，局部血液供应恢复正常再行手术。瘘修补失败后至少应等待3个月后再手术。

2.手术途径的选择

手术途径有经阴道、经腹和经阴道腹部联合等。原则上应根据瘘孔类型和部位选择不同途径。绝大多数膀胱阴道瘘和尿道阴道瘘可经阴道手术，输尿管阴道瘘多需经腹手术。手术成功与否不仅取决于手术，术前准备及术后护理是保证手术成功的重要环节。

3.术前准备

术前要排除尿路感染，治疗外阴炎。方法：术前3～5天用1：5 000高锰酸钾液坐浴。有外阴湿疹者，在坐浴后局部涂搽氧化锌油膏，待痊愈后再行手术；老年妇女或闭经患者术前口服雌激素制剂15天，促进阴道上皮增生，有利于伤口愈合；常规进行尿液检查，有尿路感染应先控制感染，再行手术；术前数小时开始应用抗生素预防感染；必要时术前给予地塞米松，促使瘢痕软化。

4.术后护理

术后每日补液量不应少于3 000mL,留置尿管10～14天,增加尿量起冲洗膀胱的作用,保持导尿管引流通畅。发现阻塞及时处理,防止发生尿路感染。放置输尿管导管者,术后留置至少1个月。绝经患者术后继续服用雌激素1个月。术后3个月禁性生活,再次妊娠者原则上行剖宫产结束分娩。

(五)预防

绝大多数尿瘘可以预防,预防产伤所致的尿瘘更重要。提高产科质量是预防产科因素所致尿瘘的关键。经阴道手术助产时,术前必先导尿,若疑有损伤者,留置导尿管10天,保证膀胱空虚,有利于膀胱受压部位血液循环恢复,预防尿瘘发生。妇科手术时,对盆腔粘连严重、恶性肿瘤有广泛浸润等估计手术困难时,术前经膀胱镜放入输尿管导管,使术中易于辨认。即使是容易进行的全子宫切除术,术中也须明确解剖关系后再行手术操作。术中发现输尿管或膀胱损伤,须及时修补。使用子宫托需日放夜取。宫颈癌进行放射治疗时注意阴道内放射源的安放和固定,放射剂量不能过大。

二、粪瘘

粪瘘是指肠道与生殖道之间有异常通道,致使粪便由阴道排出,最常见的粪瘘是直肠阴道瘘。

(一)病因

1.产伤

与尿瘘相同,分娩时胎头长时间停滞在阴道内,阴道后壁及直肠受压,造成缺血、坏死是形成粪瘘的主要原因。难产手术操作、手术损伤导致Ⅲ度会阴撕裂,修补后直肠未愈合或会阴撕裂后缝线穿直肠黏膜未发现也可导致直肠阴道瘘。

2.先天畸形

先天畸形为非损伤性直肠阴道瘘,发育畸形出现先天直肠阴道瘘,常合并肛门闭锁。

3.盆腔手术损伤

行根治性子宫切除或左半结肠和直肠手术时,直接损伤或使用吻合器不当等原因均可导致直肠阴道瘘,此种瘘孔位置一般在阴道穹窿处。

4.其他

长期放置子宫托不取出、生殖道癌肿晚期破溃或放疗不当等,均能引起粪瘘。

(二)临床表现

阴道内排出粪便为主要症状。瘘孔大者,成形粪便可经阴道排出,稀便时呈持续外流,无法控制。瘘孔小者,阴道内可无粪便污染,但肠内气体可自瘘孔经阴道排出,稀便时则从阴道流出。

(三)诊断

除先天性粪瘘外,一般均有明确病因。根据病史、症状及妇科检查不难做出诊断。阴道检查时大的粪瘘显而易见,小的粪瘘在阴道后壁见到一颜色鲜红的小肉芽样组织,用示指行直肠指检，可以触及瘘孔，如瘘孔极小，用一探针从阴道肉芽样处向直肠方向探查，直肠内手指可以触及探针。阴道穹窿处小的瘘孔，小肠和结肠阴道瘘需行钡剂灌肠检查方能确诊。

（四）治疗

手术修补为主要治疗方法。手术或产伤引起的粪瘘应即时修补。先天性粪瘘应在患者15岁左右月经来潮后再行手术，过早手术容易造成阴道狭窄。压迫坏死性粪瘘，应等待3～6个月炎症完全消退后再行手术修补。高位巨大直肠阴道瘘合并尿瘘者，前次手术失败阴道瘢痕严重者，应先暂时行乙状结肠造口术，1个月后再行修补手术。术前3天严格肠道准备，少渣饮食2天，术前流质饮食1天，同时口服肠道抗生素、甲硝唑等3天以抑制肠道细菌。手术前晚及手术当日晨行清洁灌肠。每日用1∶5 000高锰酸钾液坐浴1～2次。术后5天内控制饮食及不排便，禁食1～2天后改少渣饮食，同时口服肠蠕动抑制药物。保持会阴清洁。第5天起，口服药物软化大便，逐渐使患者恢复正常排便。

（五）预防

原则上与尿瘘的预防相同。分娩时注意保护会阴，防止会阴Ⅲ度裂伤。会阴缝合后常规进行肛门指检，发现有缝线穿透直肠黏膜，应立即拆除重缝。避免长期放置子宫托不取出；生殖道癌肿放射治疗时应掌握放射剂量和操作技术。

第六节　压力性尿失禁

尿失禁是年长妇女的常见症状，类型较多，以压力性尿失禁最常见。压力性尿失禁是指增加腹压甚至休息时，膀胱颈和尿道不能维持一定压力而有尿液溢出。

一、临床表现

起病初期患者平时活动时无尿液溢出，仅在腹压增加（如咳嗽、打喷嚏、大笑、提重物、跑步等活动）时有尿液流出，严重者休息时也有尿液溢出。80%的压力性尿失禁患者有膀胱膨出。检查时嘱患者不排尿，取膀胱截石位，观察咳嗽时有无尿液自尿道口溢出。若有尿液溢出，检查者用示、中2指伸入阴道内，分别轻压阴道前壁尿道两侧，再嘱患者咳嗽，若尿液不再溢出，提示患者有压力性尿失禁。

二、病因

病因复杂，主要包括衰老、多产、产程延长或难产、分娩损伤、子宫切除等。排便困难、肥胖等造成腹压增加的因素也可能导致压力性尿失禁。常见于膀胱膨出、尿道膨出和阴道前壁脱垂患者。

三、诊断与鉴别诊断

根据病史、症状和检查可初步诊断。确诊压力性尿失禁必须结合尿动力学检查。尿道括约肌不能收缩，当腹压增加超过尿道最大关闭压力时发生溢尿。目前临床上常用压力试验、指压试验和棉签试验作为辅助检查方法,以排除其他类型尿失禁及尿路感染。

四、治疗

(一)非手术治疗

1.盆底肌锻炼

简单方法如下缩肛运动,每收缩5秒后放松,反复进行15分钟,每日3次,4～6周为1个疗程。经3个月锻炼,30%～70%患者能改善症状。

2.药物治疗

选用肾上腺素α受体药物,常用药物有丙米嗪、麻黄碱等。不良反应是使血压升高。老年患者特别是高血压患者慎用。

3.电刺激疗法

通过电流刺激盆底肌肉使其收缩,并反向抑制排尿肌活性。

4.尿道周围填充物注射

在尿道、膀胱颈周围注射化学材料,加强尿道周围组织张力,此法远期效果尚未肯定。

(二)手术治疗

1.阴道前壁修补术

该手术曾为压力性尿失禁标准手术方法,目前仍被广泛用于临床。因压力性尿失禁常合并阴道脱垂和子宫脱垂,该手术常与经阴道子宫切除、阴道后壁修补术同时进行。适用于需同时行膀胱膨出修补的轻度压力性尿失禁患者。

2.耻骨后膀胱尿道固定悬吊术

均遵循2个基本原则,即缝合尿道旁阴道或阴道周围组织,提高膀胱尿道交界部位,增大尿道后角,延长尿道,增大尿道阻力;缝合至相对结实和持久的结构上,最常见为髂股韧带,即Cooper韧带。

3.经阴道尿道悬吊手术

可用自身筋膜或合成材料。近年来,中段尿道悬吊术治疗压力性尿失禁的疗效已经得到普遍认同和广泛应用,为微创手术,尤其对老年和体弱的患者增加了手术安全性。

4.经阴道尿道膀胱颈筋膜缝合术

能增强膀胱颈和尿道后壁张力。

第六章　子宫内膜异位症与子宫腺肌病

第一节　子宫内膜异位症

传统的子宫内膜异位定义是，具有生长功能的子宫内膜组织出现在子宫腔被覆黏膜以外的身体其他部位而引起疾病。这个定义包含了 2 个概念，一是子宫内膜可异位于子宫以外的组织器官（曾称外在性子宫内膜异位症），另一个是子宫内膜也可异位于子宫肌壁间（曾称内在性子宫内膜异位症）。目前发现，位子子宫以外的异位症与位于子宫肌壁间的异位症（现称为子宫腺肌病），其组织学发生、治疗、预后均不相同，应分别为 2 个概念。目前的定义为，具有生长功能的子宫内膜出现在子宫腔被覆黏膜及子宫肌层以外的身体其他部位所致的疾病，称为子宫内膜异位症（EMT，简称内异症）。异位子宫内膜可侵犯全身任何部位，但以盆腔最为常见，依次顺序为，卵巢、直肠子宫陷窝、阔韧带后叶、宫骶韧带、子宫浆膜面、乙状结肠、腹膜脏层、直肠阴道隔。

一、发病率及高危因素

近年来内异症的发病率明显增高。由于内异症的诊断需要开腹或腹腔镜检查确诊，而不能在人群中普查，故内异症在人群中发生率不清。文献报道内异症的发病率为行妇科手术住院患者的相对发病率，由于行妇科手术的疾病不同，报道的发病率也不相同，一般认为，5%～15%经历妇科手术的患者术中发现合并内异症。内异症多见于育龄妇女。高危因素包括职业因素：干部、教师、技术员较多，而农民、无职业者较少见；月经因素：初潮早，月经周期短（≤27天）、行经时间长（≥8 天）或月经过多者，内异症发病率高。其他高危因素有遗传因素及免疫功能紊乱，将在病因及发病机制中介绍。

二、病因及发病机制

不同部位的内异症其病因及发病机制可能不同。

（一）子宫内膜种植学说

1921 年 Sampson 提出子宫内膜随月经血经输卵管逆流进入盆腔，种植于卵巢和邻近的盆腔腹膜并生长、蔓延，形成盆腔异位症。种植学说可以解释腹膜、盆腔脏器浆膜面及卵巢异位症。临床和实验室研究结果均支持这一学说：70%～90%女性有经血逆流。据报道，59%～79%女性在经期的腹腔中找到存活的子宫内膜细胞，猕猴实验也证实其经血直接流入腹腔可在盆腔内形成典型的内异症。经血排出受阻者，如处女膜闭锁、宫颈粘连、异位症发病率高。医源性子宫内膜种植：临床上典型病例是剖宫产后腹壁瘢痕异位症，会阴侧切口子宫内膜异位症。

(二)淋巴及静脉播散学说

1952 年 Javert 提出子宫内膜组织像恶性肿瘤一样,通过血管和淋巴管向远处转移。人们在光镜检查时发现淋巴结和盆腔静脉中有子宫内膜组织,临床上所见远离盆腔的器官如肺,四肢的皮肤,肌肉的异位症可能是子宫内膜通过血行和淋巴播散的结果。

(三)体腔上皮化生学说

目前认为直肠阴道隔的异位结节可能与体腔上皮化生有关。

(四)免疫学说

虽然多数妇女月经期有经血逆流至腹腔,但仅少数妇女发生盆腔异位症,说明内异症的发生可能与免疫系统异常有关。内异症时,脱落的子宫内膜要在腹膜等部位生长必须经过黏附、种植及血管生成几个环节,而免疫系统的变化可能与以上各个环节有关。

1.免疫监视作用减弱

正常免疫状态下,NK 细胞以及巨噬细胞能吞噬和清除逆流经血中的内膜细胞,而异位症患者的血液、腹腔液中 NK 细胞活性降低,免疫监视作用减弱,不能有效清除异位的内膜,为内膜的黏附提供了先决条件。此外,异位内膜细胞含有的黏附分子,如免疫球蛋白超家族、整合素家族、选择素家族、钙黏附素家族,也参与内膜的异位黏附过程。

2.内异症腹腔液微环境发生明显变化

腹腔液中巨噬细胞明显升高,巨噬细胞可分泌释放白细胞介素(IL),如 IL-1、IL-6、IL-8、IL-13,以及肿瘤坏死因子(TNF-α)、转化生长因子(TGF-3)、血管生长因子(VEGF)等,这些因子通过促进血管生成,促进细胞的分化或增生,使异位的子宫内膜进一步种植和发展。其中 VEGF、IL-6、IL-8、TGF、TNF 等均可促进血管生成,从而有利于病变进一步生长,而有些细胞因子,如 IL-6、IL-8 则可直接刺激间质细胞的生长。此外,多种白细胞介素可激活 T 和 B 淋巴细胞,介导免疫和炎性反应,导致粘连形成。

异位内膜的种植生长除与以上免疫因素有关外,还与子宫内膜的一些酶类异常有关,如异位内膜的基质金属蛋白酶(MMPs),细胞色素 P450 酶活性增强。MMPs 可以降解细胞外基质,促使异位内膜植入。细胞色素 P450 酶可使子宫内膜局部合成雌二醇(E_2)的能力增强,E_2 可刺激异位内膜逐渐生长,最后发展为典型的内异症。

(五)遗传因素

除以上内异症形成的机制外,遗传因素目前受到重视。文献报道内异症患者,其姐妹中异位症的发生率为 5.9%,母亲异位症的发生率为 8.1%,而患者丈夫的一级家属中内异症的发生率仅为 1%。内异症患者的一级亲属中,其内异症发生率与对照组相比高 3～9 倍。有关内异症的遗传基础研究发现 GSTM1 与 NAT2,可能为内异症的易感基因。GSTM10/0 纯合子基因型,在内异症中的发生率为 81%,明显高于对照组人群的 39%。

目前尚无一种学说可以解释所有异位症的发生,各学说的互相补充可以解释不同部位内膜异位灶的发病机制。

三、病理

内异症的基本病理变化为异位子宫内膜随卵巢激素变化而发生周期性出血,进而导致周围纤维组织增生、粘连、囊肿形成。因病变部位、病变程度不同,其局部表现有所差异。

(一)大体检查

由于腹腔镜有放大作用,腹腔镜下的肉眼直视检查将明显优于开腹探查时的发现。

1.卵巢异位症

卵巢是最容易被异位内膜侵犯的器官,80%患者病变累及一侧,20%累及双侧。卵巢的异位内膜分为微小病变型及典型病变型2种。前者为位于卵巢浅表层的红色、蓝色或棕色斑点、小囊。后者为异位内膜侵犯间质并在其内生长,随卵巢内分泌变化而周期性出血,以至形成单个或多个囊肿,称为卵巢子宫内膜异位囊肿,由于囊肿内含暗褐色陈旧性血液,状似巧克力液体,故又称为卵巢巧克力囊肿。囊肿张力大,囊肿近卵巢表面时易破裂,也易反复破裂,破裂后囊内容物刺激局部腹膜及卵巢呈炎性反应,导致卵巢破裂处与周围组织粘连,这种粘连多发生在子宫后方、阔韧带后叶及盆侧壁,致使卵巢固定在盆腔内,活动度差。若双侧卵巢子宫内膜异位囊肿在子宫后方互相粘连,可形成"对吻"卵巢。这种粘连是卵巢子宫内膜异位症囊肿的临床特征之一。有关卵巢子宫内膜异位囊肿的形成机制不明,有学者报道卵巢子宫内膜异位囊肿可分为2种类型。

(1)Ⅰ型:原发子宫内膜异位囊肿,较少见,直径1~2cm,含深褐色液体,囊壁均有子宫内膜组织。其是表浅子宫内膜异位灶发展的结果。手术治疗时常难剥除,而需分割切除。

(2)Ⅱ型:继发性子宫内膜异位囊肿,临床最为常见。它是卵巢功能性囊肿如黄体囊肿或滤泡囊肿与异位的子宫内膜灶共同形成的。根据内膜异位结节与囊肿的关系分为Ⅱa、Ⅱb及Ⅱc 3个亚型。

(3)Ⅱa:占1/4,出血囊肿与异位结节靠近,但不相连,囊肿直径一般在2~6cm,手术时囊壁容易撕剥。

(4)Ⅱb:占1/4,出血囊肿与异位结节相连,并与周围组织粘连,囊肿直径一般在3~12cm,通常7~8cm,除异位结节附着处,囊壁容易从卵巢剥出。

(5)Ⅱc:占1/2,最常见,出血囊肿与异位结节粘连致密,与周围组织粘连也严重,囊肿直径一般在3~20cm,剥离较困难。

在一个卵巢可能有不同类型的囊肿存在,特别是Ⅱb和Ⅱc型囊肿。Ⅱa型常合并黄素化囊肿或滤泡囊肿;Ⅱb、Ⅱc型则是表面内膜异位症的深部浸润,形成典型的卵巢巧克力囊肿。

2.宫骶韧带、直肠子宫陷凹和子宫后壁下段异位症

此3种异位症最多见,这些部位因位置低与经血中子宫内膜碎片接触机会多。早期局部有散在紫色斑点状出血,骶骨韧带呈增粗或结节改变。随病变发展,子宫后壁与直肠前壁粘连,直肠子宫陷凹变浅甚至消失,重者病灶向直肠阴道隔发展,在隔内形成肿块,但穿破阴道或直肠黏膜者罕见。

3.盆腔腹膜异位症

由于腹腔镜对病灶的放大作用,腹膜及脏器表面的早期病灶或微小病灶较肉眼直视时能呈现出各种不同的病理形态。盆腔腹膜异位症分为红色、黑色、白色3大类。红色包括红色火焰状病变、息肉样红色囊泡、区域性血管密集、紫蓝状腹膜。这些病变为临床早期病变,红色病

变的特点为病灶周围充血或血管增生。黑色病变为典型病变或晚期病变,最易识别,呈黑色或紫蓝色斑块状,为色素沉着及陈旧出血所致。白色病变主要为局部病变引起的纤维腹膜失去透明和可移动性,表现为白色混浊腹膜、黄褐色腹膜斑块粘连、腹膜缺损、腹膜袋、筛孔状腹膜。由于腹膜纤维瘢痕化,瘢痕收缩形成腹膜缺损,多个腹膜缺损及瘢痕融合在一起形成筛孔样病变。对于不典型的病变,术中进行热-色试验有助于诊断。热-色试验的原理是加热使病变内的含铁血黄素变为黑棕色,使病灶易于辨认。

4.输卵管及宫颈异位症

异位内膜累及输卵管及宫颈者少见,偶见输卵管浆膜层被累及,可见紫蓝色斑点,输卵管与其周围组织粘连、扭曲,但管腔多通畅。宫颈异位内膜病灶浅表者在宫颈表面见暗红色或紫色颗粒,经期略增大。深部病灶在宫颈剖面见点状紫蓝色或含陈旧血液的小囊腔。

5.直肠阴道内膜异位症

有学者提出直肠阴道内膜异位症结节是一种腺肌结节,外观直肠子宫陷凹腹膜完全正常,只有在三合诊时方可摸到直肠阴道间的结节。从组织学而言,结节中可看到上皮、腺体和间质,更有内膜组织周围增生的平滑肌。

(二)镜检

典型的异位内膜组织结构在显微镜下有子宫内膜腺体、子宫内膜间质、纤维素、出血 4 种成分,一般认为 4 种成分中出现 2 种成分即可做出诊断。但典型的组织结构可因异位内膜反复出血被破坏而难以发现,出现临床表现典型而病理组织学特征极少的现象,因此,镜下检查有以下特点:腹膜病变的镜下结果与病灶的类型有关。红色病变多可见到腺体及间质;黑色病变可见到腺体、间质及含铁血黄素的巨噬细胞;白色病变较少见到腺体,可有结缔组织纤维化。临床上典型病灶而镜下检查为阴性结果,这种病理与临床不一致者占 24%。由于出血来自间质内血管,在镜下找到少量内膜间质细胞即可确诊;卵巢子宫内膜异位囊肿可见到典型的腺体及间质。但有时卵巢子宫内膜异位囊肿壁受内容物压迫,大而薄,内层上皮结构破坏,见不到典型的上皮及间质,只见到含铁血黄素细胞,囊壁周围有破碎变性的结缔组织也应诊断子宫内膜异位囊肿;异位子宫内膜组织对卵巢激素有反应,随卵巢周期变化而有增生和分泌变化,但其多数改变与在位子宫内膜不同步,往往表现为增生期改变。异位子宫内膜组织对激素轴的调节反应程度和方式不一致,表现在即使是同一病灶的不同部位间质细胞和腺上皮细胞等对激素的调节反应有很大差异,差异取决于异位内膜组织的成熟程度。可能由于异位内膜的甾体激素受体不足,激素治疗只能起暂时抑制作用而不能达到根治目的。

四、临床表现

(一)症状

1.疼痛

疼痛是内异症最主要、最常见的症状。患者中 87%表现为痛经,71.3%为下腹痛,57.4%全腹痛,42.6%肛门痛,34.5%排便痛。痛经的特点为继发性、周期性、进行性加剧,常于月经来潮前 1～2 个月开始,月经 1～2 天加剧,以后逐渐减轻。部分患者有性交痛,表现为深部性交痛。多见于直肠子宫陷凹异位病灶或因病变导致子宫后倾固定的患者。疼痛与病变部位及浸润深度有关，与病灶大小关系不明显。如较大的卵巢子宫内膜异位囊肿，可能疼痛较轻；而盆腔腹膜散在小结节，可能导致剧烈疼痛。

2.不孕

内异症合并不孕者高达40%～50%，内异症导致不孕的机制非常复杂，可能与下列因素有关。

(1)粘连：重度内异症引起的盆腔广泛粘连及输卵管阻塞。输卵管蠕动减弱，影响卵子的排出、摄取和受精卵的正常运行。

(2)黄体期功能不足：内膜异位症患者卵泡和黄体细胞上的LH受体数量较正常妇女少，以致黄体期黄体分泌不足而影响受孕。

(3)未破卵泡黄素化综合征(LUFS)：LUFS表现为卵巢中卵泡发育但无排卵，虽无排卵但卵泡细胞出现黄素化，患者体温呈双相，子宫内膜呈分泌期改变，但无受孕可能。其诊断依据是在应有的排卵期后4～10天，腹腔镜检时，卵巢表面未见排卵孔；在LH高峰后2天，B超检查时卵泡仍继续生长；月经周期中，腹腔液量无增加，特别是腹腔液中雌激素和孕激素水平无突发性增高。有报道证实内膜异位症患者LUFS的发生率较正常妇女显著增高，故多并发不孕。

(4)腹腔液微环境变化：内异症患者腹腔液含大量活化的巨噬细胞，其除具有吞噬精子的作用，还分泌多种细胞因子，如IL-6、IL-8等，阻碍受精及胚胎发育。

3.月经异常

月经过多、经期延长、经前点滴状出血或不规则子宫出血等，与卵巢功能异常或同时合并子宫腺肌瘤或子宫肌瘤有关。

(二)体征

除巨大的卵巢子宫内膜异位囊肿可在腹部触及肿块，以及囊肿破裂出现腹膜刺激征外，一般腹部检查均无明显异常。由于内异症病变主要在子宫后壁及直肠子宫陷凹，在怀疑内异症而做妇科检查时，除做双合诊检查外，要做三合诊检查，有时双合诊不能发现阳性体征，而在三合诊时很明显。

内异症的体征特点：子宫后倾固定、活动差，直肠子宫陷凹、宫底韧带及子宫后壁下段可扪及触痛结节。若有卵巢巧克力囊肿存在，则可在子宫一侧或双侧附件区扪及囊性包块，多与子宫粘连、固定。直肠阴道隔病灶可在阴道后穹窿触及包块或在肛查时发现直肠阴道隔肿块。

五、诊断及鉴别诊断

凡育龄妇女出现典型继发性、进行性加重的痛经，以及其他各种疼痛或不孕，妇科检查发现盆腔内典型的触痛结节，或一侧或双侧与子宫关系密切的囊性包块，初步考虑内异症。下列辅助检查有助于诊断，腹腔镜检查可确诊。

(一)辅助检查

1.影像学检查

B超、CT、MRI等用于卵巢巧克力囊肿的诊断。B超诊断卵巢子宫内膜异位囊肿的特点为肿块囊性，边界欠清，内有稀疏光点，囊液稠厚，肿块位于子宫后侧，与子宫关系密切。

2.CA125

Ⅰ、Ⅱ期CA125多正常，Ⅲ、Ⅳ期有卵巢子宫内膜异位囊肿，病灶浸润较深或盆腔粘连广泛者CA125可为阳性，多在200U/mL以下。CA125诊断内异症敏感性较低，但若升高，特异性较高，有文献报道可达90%。内异症治疗有效时CA125降低，复发时增高，因此，CA125可用于检测疗效及有无复发。

3.其他免疫学检查

抗子宫内膜抗体敏感性、特异性不高，与CA125合用，可增加特异性。

4.腹腔镜检查

目前认为腹腔镜是诊断子宫内膜异位症的金标准。尤其对不明原因的不孕、腹痛均应积极行腹腔镜检查，明确诊断。腹腔镜检查不但有利于诊断，还有利于确定子宫内膜异位症的临床分期。

(二)鉴别诊断

1.卵巢恶性肿瘤

卵巢恶性肿瘤除在子宫旁扪及固定的肿块外，还可在盆腔内发现散在转移结节，因而易与内异症混淆。卵巢恶性肿瘤早期无症状，有症状时多有持续性腹胀腹痛，病情发展快，一般情况差。妇科检查除触及包块外，多伴有腹腔积液。B超图像显示肿瘤为混合性实性包块，肿瘤标志物CA125值多≥200U/mL。凡诊断不明确时，应及早剖腹探查。

2.慢性盆腔炎

慢性盆腔炎时子宫不活动、固定，子宫一侧或双侧扪及包块边界不清，尤其是结核性盆腔炎者，还能在宫骶韧带及直肠子宫陷凹处触及结核结节，因而与内异症容易混淆。但慢性盆腔炎患者有反复发作的盆腔感染史，平素可有下腹部隐痛，疼痛无周期性，可伴发热。妇科检查子宫活动差，一侧或双侧附件有边界不清的包块，抗生素治疗有效。

3.子宫腺肌病

痛经症状与异位症相似，但更剧烈，疼痛位于下腹正中。妇科检查子宫呈均匀性增大，质硬，经期检查子宫触痛明显。子宫腺肌病也可与盆腔子宫内膜异位症并存。

六、临床分期

内异症的分期方法很多。目前我国多采用美国生育协会(AFS)1985年提出的修正分期法(r-AFS)。分期需要以腹腔镜或剖腹探查手术的观察为基础，根据卵巢、腹膜病变的大小，粘连程度，以及直肠子宫陷凹的封闭情况进行评分。异位症的分期有利于评估疾病的严重程度，正确选择治疗方案，比较各种治疗方法的治疗效果。但r-AFS的缺点是不能反映病灶颜色，未包括对疼痛及生育的描述。

七、治疗

子宫内膜异位症虽为良性疾病，但其表现具有侵蚀、转移、复发的“恶性”生物学行为，治疗棘手。治疗方法的选择应根据患者年龄，有无生育要求，病变轻重、部位、范围，及家庭经济状况综合考虑，对不同患者，采取个性化治疗。此外，也要考虑医院的条件及医师的经验。原则上，对以疼痛为主诉者，应减轻及控制疼痛；以不孕为主诉者，应促进生育；对有盆腔包块者，应去除及缩减病灶，预防复发。

(一)手术治疗

腹腔镜是子宫内膜异位症的首选治疗方法。腹腔镜一方面可以明确诊断,确定分期,另一方面几乎可以完成开腹手术的所有操作,如分离粘连、去除病变等。并且腹腔镜的损伤小,恢复快,术后粘连少。在发达国家,腹腔镜基本取代了开腹手术。我国多数大、中型医院也具备了开展腹腔镜的设备及技术。对有条件的单位,应推荐腹腔镜手术作为内异症的首选治疗。

1.保留生育功能手术

保留患者的卵巢及子宫,切除所有可见的内膜异位灶,分离粘连,尽可能恢复正常的解剖结构。主要用于年轻、需要保留生育功能的患者。

2.保留卵巢功能手术

也称半根治手术,切除盆腔病灶及子宫,但至少保留一侧卵巢或部分卵巢,以维持患者卵巢功能,手术适于年龄45岁以下,且无生育要求的重症患者。

3.根治性手术

即将子宫、双侧附件及盆腔内所有内膜异位灶予以清除。适用于病变严重或以前曾经保守性治疗无效或复发的患者,多用于45岁以上的患者。由于内异症为激素依赖性疾病,切除双侧卵巢后,即使体内存留部分异位内膜灶,亦将逐渐自行萎缩以至消失。

(二)药物治疗

由于妊娠和闭经可避免发生痛经和经血逆流,并能导致异位内膜萎缩退化,故采用性激素治疗导致患者较长时间闭经(假绝经疗法)及模拟妊娠(假孕疗法)已成为临床上治疗内膜异位症的常用药物疗法。但对较大的卵巢子宫内膜异位囊肿,特别是卵巢包块性质尚未十分确定者则不宜用性激素治疗。目前临床上采用的性激素疗法如下。

1.短效避孕药

避孕药为高效孕激素和小量炔雌醇的复合片,连续周期服用,不但可以抑制排卵起到避孕作用,而且可使子宫内膜和异位内膜萎缩,导致痛经缓解和经量减少,从而避免经血及脱落的子宫内膜经输卵管逆流及腹腔种植的可能。服法与一般短效口服避孕药相同。此疗法适用于有痛经症状,但暂无生育要求的轻度内异症患者。此法治疗效果较达那唑及促性腺激素释放激素激动药(GnRH-α)的效果差,其不良反应及禁忌证同口服避孕药。

2.高效孕激素

Kistner(1956年)最早采用炔雌醇和高效孕激素长期连续服用9个月,造成类似妊娠的人工闭经以治疗内异症,故称假孕疗法。由于大剂量炔雌醇导致恶心、呕吐、乳房胀等严重不良反应,患者大多难以坚持,故目前已废弃此法而改用单纯大剂量高效孕激素连续服药进行治疗。高效孕激素抑制垂体促性腺激素的释放和直接作用于子宫内膜,导致内膜萎缩和闭经。常用的高效孕激素有甲羟孕酮20～50mg/d,连续6个月,炔诺酮30mg/d,连续6个月,或醋酸炔诺酮5mg/d,连续6个月,亦可采用醋酸甲羟孕酮避孕针150mg肌内注射,每个月1次连续6个月或羟孕酮250mg肌内注射,每2周1次共6个月。以上药物的不良反应有不规则点滴出血、乳房胀、体重增加等。若有点滴出血时,可每日加服妊马雌酮0.625mg以抑制突破性出血。一般停药数月后,月经恢复正常,痛经缓解,受孕率增加。

3.达那唑

达那唑为合成的17α-炔孕酮衍生物，20世纪70年代用于治疗内异症。此药能阻断垂体促性腺激素FSH及LH的合成和释放，直接抑制卵巢甾体激素的合成，以及有可能与子宫内膜的雄激素受体及孕激素受体相结合，从而使子宫内膜萎缩导致患者短暂闭经，故称假绝经疗法。达那唑用法为200mg，每日2～3次，从月经第1日开始，持续用药6个月。若痛经不缓解或不出现闭经时，可加大剂量至200mg，每日4次。用药时间也可根据病灶部位及大小而改变，对仅有腹膜病灶而无卵巢异位囊肿可以应用3～4个月；卵巢异位囊肿<3cm，用药6个月；>3cm，用药6～9个月。药物不良反应有雄激素同化作用及卵巢功能受到抑制的症状，如体重增加、乳房缩小、痤疮、皮脂增加、多毛、声音改变、头痛、潮热、性欲减退、肌痛性痉挛等，但其发生率低，症状多不严重，患者一般能耐受。由于达那唑大部分在肝内代谢，已有肝功能损害者不宜服用。用药期间，肝释放的转氨酶显著升高时应停药，停药后即可迅速恢复正常。

达那唑适用于轻度或中度内异症但痛经明显或要求生育的患者。一般在停药后4～6周月经恢复，治疗后可提高受孕率，但此时内膜仍不健全，可待月经恢复正常2次后再考虑受孕为宜。有文献报道800mg/d时的妊娠率为50%～80%。对于肥胖或者有男性化表现的患者不适宜选用达那唑。

4.孕三烯酮

孕三烯酮是19-去甲睾酮甾类药物，有抗孕激素和抗雌激素作用，用于治疗内膜异位症的疗效和不良反应与达那唑相同，但远较达那唑的不良反应为低，由于此药在血浆内半衰期长达24小时，故可每周仅用药2次，每次2.5mg，于月经第1日开始服药，第4日服用第2次药，1周中服药的2天固定下来以后，在整个治疗过程中保持不变。连续用药6个月。由于此药对肝功能影响较小，故很少因转氨酶过度升高而中途停药。

5.促性腺激素释放激素激动药(GnRH-α)

天然的促性腺激素释放激素(GnRH)是由10个氨基酸组成的短肽，由下丘脑分泌和脉冲式释放至门脉循环以调节垂体LH和FSH的分泌。GnRH-α为人工合成的类十肽化合物，改变GnRH肽链上第6位或(和)第10位氨基酸的结构，形成不同效能的GnRH-α复合物。其作用与天然的GnRH相同，能促进垂体细胞释放LH和FSH，但因其与垂体GnRH受体的亲和力强，且对肽酶分解的感受性降低，故其活性较天然的GnRH高数十倍至百倍。若长期连续应用GnRH-α，垂体GnRH受体被耗尽，将对垂体产生相反的降调作用，即垂体分泌的促性腺激素减少，从而导致卵巢分泌的激素显著下降，出现暂时性绝经，故一般称此疗法为“药物性卵巢切除”。目前临床上应用的多为亮丙瑞林缓释剂或戈舍瑞林缓释剂。用法为月经第1日皮下注射亮丙瑞林3.75mg或皮下注射戈舍瑞林3.6mg，以后每隔28日再注射1次，共3～6次。用药第2个月后一般可达到闭经，其疗效与达那唑治疗相近，均可缓解痛经症状和提高受孕率。此药的不良反应主要为雌激素过低所引起的潮热、阴道干燥、性欲减退及骨质丢失等绝经症状，但无达那唑所引起的体重增加、痤疮、转氨酶升高等不良反应。GnRH-α特别适用于不能应用甾体类激素治疗的患者或者合并子宫肌瘤的患者，禁用于骨质疏松、精神压抑及偏头痛患者。GnRH-α引起的骨质丢失近年引起人们的广泛关注。为避免长期应用GnRH-α对骨质丢失的影响，现主张用药达3个月以上，给予反向添加疗法，即在应用GnRH-α的同时给予雌激素或孕激素，使体内雌激素达到“窗口剂量”。雌激素“窗口剂量”为既能减少GnRH-α的不良反应又不降低其疗效的雌激素的量。目前多数学者认为血雌二醇浓度为30～45μg/mL时，异位内膜可被抑制，而骨质丢失可至最小。常用的反向添加治疗方案：GnRH-α＋妊马雌酮0.625mg/d＋甲羟孕酮2.5mg/d；GnRH-α＋炔诺酮5mg/d；GnRH-α＋替勃龙2.5mg/d。

目前有人提出反减治疗，即先用足量GnRH-α，然后调整GnRH-α的剂量，如用半量或小剂量至卵巢本身产生雌激素，达到理想的血雌二醇浓度（30～45μg/mL），减少药物的不良反应。

（三）药物与手术的联合治疗

病变严重者手术治疗前先用药物治疗2～3个月，以使病灶缩小、软化，从而有可能缩小手术范围，利于手术操作。术后给予药物治疗可使残留的病灶萎缩、退化，从而降低术后复发率。

以上叙述了子宫内膜异位症总的治疗方法，由于子宫内膜异位症主要表现为不孕及疼痛，应根据患者的症状在治疗上各有侧重。

（四）不孕的治疗

轻者可采用药物治疗或保留生育功能手术治疗。重者多需要行辅助生育技术。辅助生育技术包括人工授精（IUI）、控制性超排卵（COH）、体外受精和胚胎移植（IVF-ET）、配子输卵管移植（GIFT）及合子输卵管移植（ZIFT）等。

（五）盆腔疼痛的治疗

1.期待疗法

对于体检发现或妇科手术中意外发现的内异症，若患者疼痛不重，可采用期待疗法。但也有学者对期待治疗持反对意见，认为在早期给予治疗可以预防内异症的进展。

2.药物治疗

（1）镇痛药：如前列腺素抑制药，用于疼痛明显、体征轻微或不适宜手术及激素治疗者，作为初始治疗或应急治疗，不宜长期应用。

（2）药物治疗：如孕激素、达那唑及GnRH-α等各种药物均有一定的缓解疼痛的作用。若用药达6个月以上缓解盆腔疼痛的有效率为80%左右。

3.手术治疗

（1）对于年轻需保留生育功能者：

1）病变轻者，行病灶切除、分离粘连。

2）病变较重者，除行病灶切除、分离粘连外，可行宫骶韧带切断术（于距宫颈1.5～2.0cm处切断宫骶韧带）及骶前神经切除术，骶前神经切除术较为复杂，手术技巧要求高，一般不作为常规手术。

（2）对于不需保留生育功能者：

1）年轻患者行半根治术。

2)年龄较大、近绝经期、病变严重者,行根治术。

八、特殊部位子宫内膜异位症及处理

(一)宫颈、阴道、外阴的子宫内膜异位症

宫颈、阴道内异症的症状往往不典型,可表现为不规则阴道流暗红色血迹或咖啡色样物,检查宫颈可见暗紫色或紫蓝色斑点,阴道可见紫蓝色突起的硬结,多在穹窿部。治疗采取局部激光切除,病变重者配合药物治疗。外阴内异症多发生于会阴侧切口瘢痕,虽然会阴侧切较剖宫产常见,但会阴侧切口异位症较剖宫产腹壁切口异位症少见,可能与外阴局部微环境不适宜异位内膜种植、生长有关。外阴侧切口瘢痕异位症主要表现为与经期同步的周期性局部疼痛和硬节,硬节逐渐增大。治疗方法:若病灶较小、表浅,可行手术切除;若病灶较深、弥散,则以药物保守治疗为主。

(二)泌尿系统子宫内膜异位症

以累及膀胱最多见,其次为输尿管,累及肾脏及尿道者极少见。膀胱内异症表现为周期性尿频、尿痛、血尿。膀胱镜检查对确诊有帮助,镜下见膀胱内黏膜下肿块,呈紫蓝色突起,活组织检查可确诊。输尿管内异症多伴有严重的盆腔内异症,病变可为单侧,也可为双侧,多由于主、骶韧带病变严重导致输尿管下段受累,可表现为腰痛或腹痛。若输尿管周围组织纤维化,可引起尿路梗阻、肾积水。B超、输尿管造影、CT等检查将有助于诊断。泌尿系内异症首选药物治疗,病变较重者或有严重输尿管梗阻致肾盂积水者应行手术治疗,术后继续应用药物治疗。

(三)消化道内膜异位症

本病以结直肠最常见,占消化道内异症的71%,其次可累及阑尾及小肠。消化道内异症主要表现为腹痛、腹泻、里急后重、便秘,严重者可有周期性便血,或出现肠梗阻症状。查体下腹压痛,妇科检查有附件包块,宫骶韧带有触痛性结节。大便潜血试验阳性,钡灌肠显示肠黏膜下包块,肠壁变厚、变硬。内镜见肠黏膜下质地较硬的紫蓝色包块。消化道内异症的治疗首选药物治疗;对症状较重或肠道出血较多者,应行部分肠切除,术后联合药物治疗。

(四)呼吸系统内异症

本病可发生于胸膜、肺、支气管,是比较常见的盆腹腔外的内异症,表现为月经期的呼吸短促、胸痛、咯血、咳嗽,累及胸膜可发生气胸、血胸,以上这些症状多发生在月经来潮的48～72小时,并且90%以上累及右侧胸膜及肺。胸部异位症的发生与盆腔异位症有密切关系,55%的胸部异位症与盆腔异位症有关。胸部异位症的诊断多根据典型的临床表现,治疗可以应用激素类药物如GnRH-α,达那唑等保守治疗3～6个月,若效果不明显行胸腔镜检查或行开胸探查确诊。

(五)皮肤内异症

皮肤内异症较多见的为腹壁瘢痕处的异位症及脐部异位症。腹壁瘢痕异位症多为剖宫产后、子宫切开术后等内膜种植所致,是支持异位症种植学说的有力证据。不同作者报道的剖宫产后异位症的发生率差异较大,从0.03%～0.8%不等,剖宫产后发生异位症的时间不一,短者

2 个月，长者 20 年，多在术后 2 年左右。腹壁瘢痕内异症的表现为月经期腹壁切口处疼痛，并可触到硬结。随病变加重，硬结逐渐长大，局部疼痛可转为持续性，但常在月经期加重。检查瘢痕处硬结触痛明显，B 超及超声引导下的细针穿刺将有助于诊断。腹壁瘢痕异位症以手术切除为主。脐部内异症占所有异位症的 0.5%～1%。表现为脐部质硬的皮下结节，紫色或紫蓝色，硬结大小不等，小者几毫米，大者可至 6cm。部分患者可表现为月经期脐部血性或褐色分泌物。脐部内异症应与脐部皮肤的良性病变相鉴别，如脐息肉、黑痣，恶性疾病如黑色素瘤及鳞癌相鉴别。主要治疗方法为手术切除。

九、子宫内膜异位症并发急腹症的临床表现及处理

内异症导致的急腹症最常见的是卵巢子宫内膜异位囊肿破裂。国内报道卵巢子宫内膜囊肿破裂的发生率占 6.4%～10%。由于卵巢异位囊肿壁糟脆，有自发破裂倾向，异位内膜随月经周期变化而发生出血，导致囊腔内出血，压力增高，容易发生破裂。

卵巢内膜异位囊肿破裂表现为月经期或近月经期突发下腹剧痛，部分患者伴恶心、呕吐、肛门憋坠感及发热。腹部查体特点是腹膜刺激征明显、肌紧张、压痛、反跳痛，部分患者移动性浊音阳性，但患者血压、脉搏稳定，无内出血表现。其腹膜刺激征较异位妊娠破裂及卵巢囊肿蒂扭转明显，可能由于囊内巧克力样物质黏稠，对腹膜刺激性较大有关。妇科检查直肠子宫陷凹可触及触痛结节，子宫往往后位、饱满、活动差，附件区可触及活动度差的囊性包块，压痛。B 超可发现盆腔包块及盆腔积液。若有子宫内膜异位症病史对诊断有帮助，后穹穿刺或腹腔穿刺抽出咖啡色样液体即可确诊。卵巢子宫内膜囊肿破裂应与异位妊娠、黄体破裂及阑尾炎相鉴别。

过去认为，卵巢子宫内膜囊肿破裂一旦诊断，立即手术治疗，手术可解除患者痛苦，并可防止内异症的进一步播散。目前认为，对内异症囊肿破裂是否手术以及手术时间应根据破裂的时间、病变程度及急症手术能达到治疗目的综合考虑。因子宫内膜异位囊肿本身就存在小的破裂口，若破口不大，症状、体征不严重，也可以先保守治疗，然后根据内异症情况进行处理。若囊肿破口大，急腹症明显，破裂时间在 24～48 小时以内，则行急症手术。若破裂时间在 48 小时以上，患者腹痛缓解，此时组织充血水肿、糟脆、手术困难、手术效果常不理想，可先保守治疗，待局部反应消退后手术治疗。有关手术范围根据病变程度、年龄及有无生育要求行囊肿剥除术，附件切除术或全子宫、双附件切除术等。对年轻未生育患者应尽量保留生育能力，术后应用激素治疗 3～6 个月。

十、预后

以增加妊娠率及止痛为目的进行治疗的患者，治疗后能够妊娠或缓解疼痛为治疗满意，但并不意味着治愈。除根治性手术外，各种方法治疗后均有一定的复发率，其复发率与病情轻重、治疗方法、随访时间长短及统计方法有关，重症患者复发率高于轻症患者，病情越重越容易在短期内复发。年复发率 5%～20%，5 年累计复发率为 40%。单纯药物治疗后复发率高于手术治疗，术后应用孕激素并不减少复发率，根治手术后雌激素替代治疗不明显增加复发危险。

十一、预防

异位症病因不清，其组织学发生复杂，不能完全预防。根据可能的病因及流行病学发现，提出以下预防方法。

(一)防止经血逆流

及时发现并治疗引起经血逆流的疾病，如先天性处女膜闭锁、阴道闭锁和继发性宫颈粘连等。

(二)药物避孕

口服药物避孕者异位症发病风险降低，与避孕药抑制排卵，促使子宫内膜萎缩等有关。因此对有高发家族史者可口服避孕药物。

(三)防止医源性异位内膜种植

月经期避免性交及妇科检查。尽量避免多次的子宫腔手术操作，特别是在月经前期，手术操作要轻柔，如人工流产应避免造成宫颈损伤导致宫颈粘连。切开子宫的手术如剖宫产及子宫黏膜下肌瘤剥除术等，特别是中期妊娠剖宫取胎手术，注意保护好腹壁切口，防止子宫内膜的异位种植。

第二节　子宫腺肌病

子宫腺肌病是指子宫内膜腺体及间质侵入子宫肌层。多发生于30～50岁的经产妇，约有半数患者同时合并子宫肌瘤，约15%的患者合并子宫内膜异位症。

一、病因

子宫腺肌病的病因至今不明，大多认为它来源于子宫内膜，由子宫内膜的基底层直接向肌层生长，并向深层侵入平滑肌肌束间。可能与下列因素有关。

(一)子宫内膜损伤

子宫腺肌病患者多有妊娠、宫腔操作或手术史，妊娠或宫腔操作(或手术)时可能损伤子宫内膜及浅肌层，促使基底层内膜侵入肌层内生长而发病。双侧输卵管结扎后，月经期可使两侧宫角部压力增加进而诱发本病。宫内膜电切术、热球滚珠内膜去除术、微波内膜去除术操作时内膜损伤，局部均需加压，子宫内膜尚有部分残留，日后再生和修复过程中也易向子宫肌层生长而发病。

(二)性激素的作用

大量研究证实，雌激素可以诱发子宫腺肌病，且年龄大者其诱发成功率增加。子宫腺肌病的发病亦与孕激素有关，在孕激素水平高的条件下，子宫腺肌病的发病率也相应增加。

(三)催乳素的作用

动物实验证明催乳素(PRL)在子宫腺肌病的发病机制中起重要作用。将小鼠腺垂体移植到子宫可诱发血 PRL 升高，子宫腺肌病的发病率明显升高。若给腺垂体移植后的小鼠立即用溴隐亭，则 PRL 下降，腺肌病的发病率下降。PRL 升高可能因其直接干扰性激素及性激素受体浓度，从而促使腺肌病的形成。PRL 升高可能同时需要高水平的孕激素才能促使腺肌病形成。有报道给腺垂体移植后的小鼠应用抗孕激素制剂米非司酮，则腺肌病的发病率明显下降，从而证实 PRL 促进腺肌病的形成需要其他性激素参与。PRL 在雌、孕激素的作用下，可使子宫肌细胞变性从而使内膜间质侵入，最终导致腺肌病。

（四）免疫因素

子宫腺肌病患者的自身抗体阳性率升高，内膜中的 IgG、C3、C4 补体均增加，提示免疫功能可能参与了子宫腺肌病的发病过程。

二、病理

（一）大体

病变仅局限于子宫肌层，多使子宫呈一致性的球形增大，很少超过妊娠 12 周子宫大小。子宫内病灶有弥散型和局限型 2 种，一般为弥散性生长，且多累及后壁，故后壁常较前壁厚。少数子宫内膜在子宫肌层中呈局限性生长，形成结节或团块，类似肌壁间肌瘤，称为子宫腺肌瘤。病变处较正常的子宫肌组织硬韧，触之有结节感，切面呈肌纤维编织状，在增生的肌束间有暗红色或紫蓝色的小裂隙；病变部位与周边组织无明确的分界，亦无包膜。

（二）镜下

可在深肌层组织间见到片状或岛状的子宫内膜腺体及间质，多为仅对雌激素影响有反应和不成熟的内膜，呈增生期改变，少数可有增生表现，但一般很少有对孕激素有反应而出现分泌期改变，说明子宫腺肌病对孕激素治疗无效，病灶侵入的深度和广度，与痛经和月经过多密切相关。

三、诊断要点

（一）临床表现

约有 35％的子宫腺肌病患者无临床症状，临床症状与病变的范围有关，常见的症状和体征有以下几方面。

1.痛经

15％～30％的患者有痛经，疼痛的程度与肌层中内膜岛的多少及浸润的深度有关，约 80％的痛经者为子宫肌层深部病变。PGF2a 合成增加刺激子宫的兴奋性也可引起痛经。

2.月经过多

月经过多占 40％～50％，其发生可能与病变使子宫内膜面积增加、子宫肌层收缩不良，合并子宫内膜增生症，前列腺素的作用使肌肉松弛、血管扩张、抑制血小板的聚集等有关。一般病灶深者出血较多。

3.其他症状

性欲减退占 7％，子宫腺肌病不伴有其他不孕疾病时，一般对生育无影响，伴有子宫肌瘤时可出现肌瘤的各种症状。

4.体征

双合诊或三合诊检查可发现子宫呈球形增大,质硬,一般为一致性增大,如孕2～3个月大小,个别病灶局限者可有硬性突起,易与子宫肌瘤相混淆。子宫在经前期开始充血增大,随之痛经出现,月经结束后随痛经的缓解,子宫亦有所缩小,因此,对比经前及经后子宫大小及质地变化有助于诊断。

(二)辅助检查

1.B超检查

子宫腺肌病的B超图像特点为子宫增大,肌层增厚,后壁更明显,致内膜线前移。与正常子宫肌层相比,病变部位常为等回声或稍强回声,有时其间可见点状低回声,病灶与周围组织无明显界限。阴道B超检查可提高诊断的阳性率和准确性。

2.磁共振

正常子宫的MRI图像分为内带(子宫内膜及黏液)、结合带(子宫肌层的内1/3)、外带(子宫肌层的外2/3)。腺肌病的MRI图像特点:子宫增大,边缘光滑;T_2WI显示带状解剖形态迂曲或消失;T_1WI显示子宫前壁或后壁有一类似结合带的低信号肿物。有学者认为诊断腺肌病,结合带的变化非常重要,结合带越宽,腺肌病的可能性越大。

3.子宫腔造影

以往行碘油造影,可见碘油进入子宫肌层,阳性率为20%,现采用过氧化氢声学造影,可提高阳性率。

4.内镜检查

宫腔镜检查子宫腔增大,有时可见异常腺体开口,若用电刀切除子宫内膜及其下方的可疑组织送病理学检查,有时可以明确诊断。腹腔镜检查见子宫均匀增大,前后径更明显,子宫较硬,外观灰白或暗紫色,表面可见一些浆液性小泡。有时浆膜面突出紫蓝色结节。有条件时可行多点粗针穿刺活检或腹腔镜下取活检明确诊断。

5.血CA125

CA125来源于子宫内膜,体外试验发现内膜细胞可以释放CA125,且在子宫内膜的浸出液内有高浓度的CA125,有学者在子宫腺肌病的内膜中测出CA125,且浓度高于正常内膜的腺上皮细胞。其诊断标准为高于35U/mL。CA125在监测疗效上有一定的价值。

子宫腺肌病一般通过临床表现及辅助检查可做出初步诊断,主要须与子宫肌瘤相鉴别,最后确诊有赖于组织学检查。

四、治疗

治疗方案应根据患者的症状、年龄及生育情况而定。

(一)手术治疗

1.子宫切除术

子宫切除术是主要治疗方法,可以根治痛经和(或)月经过多,适用于年龄较大,无生育要求者。

2.子宫腺肌瘤挖除术

适用于年轻、要求保留生育功能的子宫腺肌瘤患者。弥散性子宫腺肌病做病灶大部分切除术后妊娠率较低，但仍有一定价值。术前可使用 GnRH-α 治疗 3 个月，以缩小病灶利于手术。

3.子宫内膜去除术

近年来，有学者对伴有月经过多的轻度子宫腺肌病患者子宫腔镜下行子宫内膜去除术，术后患者月经明显减少，甚至闭经，痛经好转或消失。但对浸润肌层较深的严重病例有术后子宫大出血需急症切除子宫的报道。

4.子宫动脉栓塞术

目前国内外均有报道应用子宫动脉栓塞术治疗子宫腺肌病，观察例数不多，近期效果较好，有少数复发，远期效果尚在观察。此疗法目前尚在探索阶段，有一定并发症，只用于其他疗法无效又不愿切除子宫者。

(二)药物治疗

对于症状轻，给予吲哚美辛、萘普生或布洛芬对症治疗后症状可缓解者，可采用对症保守治疗。对年轻有生育要求者或已近绝经期者可试用达那唑、孕三烯酮或促性腺激素释放激素类似物(GnRH-α)等，用药剂量及注意事项同子宫内膜异位症。高效孕激素及假孕疗法对此病无效。近年来，有报道应用米非司酮治疗子宫腺肌病取得良好效果，米非司酮是一种孕激素拮抗药，对垂体促性腺激素有抑制作用，具有抑制排卵、诱发黄体溶解、干扰子宫内膜完整性的功能。用法：米非司酮 12.5～25.0mg/d，3～6 个月为一个疗程，一般除轻度潮热外无明显不良反应，但要注意肝功变化。

第七章　性传播疾病

第一节　淋病

淋病是指由淋病奈瑟菌，又称淋球菌或淋病双球菌引起的急性或慢性传染病，主要引起泌尿生殖器黏膜的化脓性炎症，也可侵犯眼、咽喉、直肠，甚至全身各脏器，引起相应的损害。淋病是我国最常见的性传播性疾病，发病率占传统性病之首。在妇产科门诊经常可以见到，每一个妇产科医师对其都应该熟悉。它是一种古老的性病，最早记载于《圣经旧约》。1879 年 Albert Neisser 从 35 个急性尿道炎、阴疲乏炎及新生儿急性结膜炎患者分泌物中找到淋球菌，并相继为许多学者所证实，淋球菌的病原学诊断获得突破性进展。1882 年，Leistikow 和 Loffler 首次在体外培养淋球菌获得成功。1885 年，Bumm 在人、牛或羊的凝固血清上培养淋球菌成功，接种于健康人尿道亦产生同样症状，从而确定了淋球菌为淋病的病原体。淋病在中华人民共和国成立前流行甚广，中华人民共和国成立后，取缔娼妓、禁止卖淫，仅 15 年时间就基本消灭了性病。但从 20 世纪 80 年代初开始，随着国际交往增多及旅游事业的迅速发展，淋病再次在我国死灰复燃，成为危害人们身体健康的最主要性病。

一、微生物学

淋病的病原体是淋病双球菌，属奈瑟菌属，与同属的脑膜炎双球菌在微生物学上十分接近。人类对淋球菌普遍易感，无先天免疫性。虽然多数人在感染后经治疗或自然恢复，但获得性免疫力很低，所以再感染和慢性感染普遍存在。淋病双球菌为严格的人体寄生菌，对其他动物不致病。

在形态上，淋球菌外形呈肾形、卵圆形或豆形，常成双排列，故称淋病双球菌。两球菌邻近面扁平或略凹陷，0.6～0.8μm 大小，革兰染色阴性。从感染机体内直接取样涂片形态较典型，急性淋病的脓液标本涂片，可见淋球菌多位于多核白细胞胞质内，而慢性感染患者标本涂片，淋球菌多在多核白细胞外。若从人工培养的菌落上取材涂片，由于自溶作用，可见菌体大小和染色深浅差异较大。淋球菌表面有菌毛，无鞭毛，无荚膜，不形成芽孢。

在体外，淋球菌对培养的营养要求较复杂，在普通培养基上不易生长，需在含有动物蛋白及细菌生长所需各种因子的特殊培养基，如 Thayer-Martin（T-M）培养基、New York City（NYC）培养基和 Martin-Lewis（ML）培养基等上培养。最适宜的培养温度为 35～36℃，pH 以 7.5 为宜。淋球菌为需氧菌，但最初从人体分离时，为促进其生长发育，需在 5%～10%二氧化碳环境中培养，湿度以 70%为宜。淋球菌能分解葡萄糖，产酸不产气，但不分解麦芽糖、蔗糖、乳糖和果糖，不产生靛基质及硫化氧，不还原硝酸盐。氧化酶阳性，过氧化物酶阳性。

淋球菌对外界的抵抗力很弱，对热作用很敏感，不耐干燥，干燥环境下1～2小时就死亡，加热至55℃时5分钟可灭活，42℃时存活15分钟，室温下可存活1～2天。在温暖潮湿的环境中存活时间较长，如附着于衣裤、被褥和潮湿的毛巾上存活10～24小时；在脓液中可生存数天，在马桶座圈上存活18小时。对各种消毒剂的抵抗力也极差，易被灭活，1：4 000硝酸银能使淋球菌在2分钟内死亡，在1%苯酚溶液中1～3分钟死亡。

二、流行病学

人对淋球菌有易感性，而且人是淋球菌唯一的天然宿主，主要通过性接触传染，但是也可以通过污染的衣裤、寝具、毛巾，浴盆、马桶和手等间接传染。成年人淋病几乎都由性行为引起，极少数通过间接方式感染。幼女常通过间接途径受感染。新生儿主要是分娩时通过接触污染的分泌物而感染。口交或肛交可使患者咽喉及直肠受到直接感染，导致淋菌性咽喉炎和淋菌性直肠炎。

淋病经历了二战时期及20世纪70年代2个发病高峰。20世纪80年代以来，淋病发病率呈逐年下降趋势，但是仍然是美国的第1位传染性疾病。在病因，1991年淋病的年发病率为233/10万。美国在非性病门诊筛查出的淋球菌感染率为2.7%，在公立医院的妇产科门诊为5%，而在性病门诊的检出率为25%，妊娠期淋病发病率为0.5%～7%。东南亚国家和非洲国家，淋病的流行情况较为严重。泰国的淋病年发病率为400/10万，非洲撒哈拉南部国家一些城市淋病年发病率高达3 000/10万～10 000/10万不等。虽然总体上呈下降趋势，但是在某些人群中仍然在不断上升。据世界卫生组织估计，1995年全球新发性病病例3.4亿，其中淋病感染6 200万。

中华人民共和国成立初期，淋病在我国占性病的第2位，到20世纪60年代中期，已经基本绝迹。20世纪70年代末重新出现，其发病率不断上升。1991—1995年全国上报性病病例共1 279 196例，其中淋病804 994例，淋病在性病中的构成比为62.93%，占性传播疾病的第1位。1995年，全国淋病患者已超过20万，城市及农村淋病发病率分别为81.6/10万和31/10万，好发年龄为20～29岁。全国性病控制中心对1997年全国性病疫情进行流行病学分析后发现，全国性传播疾病仍然呈上升趋势，1997年报告性病461 510例，较1996年增长15.81%，报告总发病率37.34/10万。由于梅毒在8种性病中增幅大，淋病的构成比降低，非淋病性尿道炎上升为第1位，从而使得淋病成为发病率第2位的性传播疾病。人群中淋病的检出率以暗娼和嫖客为最高。尽管淋病发病率逐年上升(年增长率28.1%)，但其在性病中所占比重却呈下降趋势(1987年构成比为76.9%，1995年为56.4%)。女性淋病增加明显，男女淋病发病比例逐年缩小，1995年下降至1.7：1。淋病在我国的流行特点是，南方高于北方，沿海高于内地。并且有逐步向青少年、老年人蔓延，家庭内部感染上升，儿童淋病明显增加，高学历和文盲人群同时增加等趋势。

三、发病机制

淋球菌的细胞外层是淋球菌致病的最重要结构，在发病过程中起关键作用。淋球菌细胞外膜主要成分为膜蛋白、脂多糖和菌毛，其中膜蛋白分为蛋白Ⅰ、蛋白Ⅱ、蛋白Ⅲ。蛋白Ⅰ为外膜主要蛋白，占外膜蛋白的60%。不同菌株的蛋白Ⅰ不同，其抗原性也不同，但抗原性稳定，故可制成单克隆抗体对淋球菌进行分型。当淋球菌黏附于人体黏膜后，蛋白Ⅰ的分子迅速转移至人体细胞膜，淋球菌即被吞食，被吞食后的淋球菌再从细胞内排至细胞外黏膜下引起感染。蛋白Ⅰ也可在细胞膜上形成孔道，能使嗜水性物质如糖及某些抗生素通过细胞膜进入细胞内。蛋白Ⅱ能使淋球菌与宿主上皮细胞、白细胞相互黏合。蛋白Ⅱ性质不稳定，在不同环境下易发生改变。蛋白Ⅲ的性质不明。外膜结构中的脂多糖为淋球菌的内毒素，在人体黏膜下与体内补体协同作用，引起炎症反应，使上皮细胞坏死脱落，与多核白细胞形成脓液。从淋球菌表面伸出的菌毛由 1 000 个相同的蛋白亚单位（菌毛蛋白）组成，呈单丝状结构，在致病过程中起重要作用。有学者报告，有菌毛的淋球菌比无菌毛的淋球菌更易黏附到人的黏膜细胞而引起感染。

淋球菌感染人体以黏附过程开始。淋球菌外膜的菌毛、蛋白Ⅰ、蛋白Ⅱ使淋球菌黏附于柱状上皮细胞（泌尿生殖道、直肠、口咽及眼结合膜上皮细胞）上，淋球菌被上皮细胞吞饮，并在细胞内繁殖直至充满整个细胞。与此同时，淋球菌外膜释放脂多糖内毒素，介导免疫反应，引起黏膜细胞受损，免疫细胞聚集，黏膜上皮脱落、溶解，微脓肿形成，淋球菌随之侵入黏膜下间隙，引起黏膜下组织感染。

淋球菌感染后，黏膜上皮及黏膜下组织充血、水肿、渗出，上皮脱落，白细胞聚集形成脓液。炎症严重时，泌尿生殖道腺体开口阻塞形成脓肿，如女性前庭大腺脓肿。淋球菌沿泌尿道黏膜感染形成急性尿道炎、尿道旁腺炎；淋球菌沿生殖系统黏膜上行感染，在女性引起阴道炎、前庭大腺炎、急性宫颈炎和急性盆腔炎性疾病。孕妇感染淋病后，可发生胎膜早破、羊膜腔内感染、早产。宫内及分娩过程中感染胎儿，可引起新生儿淋菌性眼炎，若治疗不当，可致新生儿失明。约1%淋病可经血行扩散引起播散性淋病，引起全身其他器官感染，造成中毒性休克等严重后果。急性淋病治疗不当引起迁延不愈或反复发作，在男性演变成慢性尿道炎、慢性前列腺炎和慢性精囊炎等，被破坏的黏膜上皮可由结缔组织所替代，结缔组织纤维化可引起尿道狭窄、输精管狭窄或闭锁，最后引起继发性不育。在女性引起慢性盆腔炎，输卵管粘连、阻塞、积水，导致不孕、异位妊娠、盆腔内器官粘连，以及下腹疼痛等。另外，若治疗不彻底，淋球菌可长期潜伏在腺体（如尿道旁腺、宫颈腺体）深部而反复发作，迁延不愈。

四、临床类型与表现

感染淋球菌后，潜伏期一般为 3～7 天，在女性侵犯部位常为尿道旁腺、宫颈管、前庭大腺等，最早往往始于宫颈。但 40%～60%的妇女无明显症状，称为亚临床感染，有传染性，是容易忽略的淋病“感染库”。临床上对这一部分病例，应该予以更多注意。

（一）女性单纯性淋病（无并发症淋病）

1.女性急性淋病

（1）淋菌性宫颈炎：症状有白带增多，常为黄绿脓性，有时白带中带血，伴有外阴瘙痒或灼热感。妇科检查会发现宫颈口有脓性分泌物流出，宫颈红肿、糜烂，有触痛，触之易出血。

（2）淋菌性尿道炎：表现为尿频、尿急、尿痛，妇科检查外阴尿道口充血，有脓性分泌物自尿道口溢出，挤压后有脓液流出。

(3)淋菌性前庭大腺炎：外阴部疼痛，双侧多见。检查可见腺体开口处红肿、触痛、溢脓。女性急性淋病常常首先出现尿频、尿急、尿痛等急性尿道炎症状，并有白带增多，外阴瘙痒及前庭大腺炎。但是很多妇女的病变并不局限于某一部位，而是多器官、多部位发病，在临床上很难区分出某一部位为主。另外，由于亚临床感染在女性中尤其多见，所以在临床上对无症状的妇女，要高度重视。

2.女性慢性淋病

急性淋病未经治疗或治疗不彻底，转为慢性。淋球菌潜伏在宫颈腺体、尿道旁腺、前庭大腺深处，反复发作，表现为下腹坠痛、腰酸、背痛或白带增多。实验室检查常常找不到病原体，但具有传染性。

3.幼女淋菌性外阴阴道炎

幼女生殖器自然防御功能不完善，阴道上皮由于缺乏雌激素而十分薄嫩，容易受淋球菌感染。临床表现为外阴红肿，常有抓痕，阴道口有较多脓性分泌物，常有尿痛、尿频、尿急及外阴瘙痒，严重时可见会阴及肛周红肿、糜烂。

4.其他部位的淋病

(1)淋菌性咽炎，多因口交所致，很少因接吻而感染。通常症状轻微，咽部轻度充血、咽痛、急性咽炎、扁桃体炎等，但80%～90%的患者不表现出任何症状，比较难以治疗。

(2)淋菌性直肠炎，多见于男性同性恋者。女性则因为会阴生殖部位的特殊性，系阴道分泌物感染所致，个别情况系肛交感染。女性患者大多无症状，少数患者可主诉肛门烧灼不适感、里急后重、脓血便等，并有黏液及脓性分泌物排出。

(3)肝周围炎，是盆腔感染衣原体或淋球菌后，炎症波及肝包膜及邻近腹膜所致。

(二)有并发症淋病

有并发症淋病是指单纯性淋病未经治疗而进一步发展，感染了女性盆腔脏器，在这些部位形成了炎症，主要类型有子宫内膜炎、输卵管卵巢炎、盆腔结缔组织炎，甚至形成输卵管脓肿、盆腔脓肿和腹膜炎等。女性淋病发生并发症的主要诱因有：①经期卫生不良，如月经期性交、使用不洁月经垫；②产后或流产感染；③宫腔手术后感染等。10%～20%的单纯性淋病会发展为有并发症淋病，多在月经期或经后1周内发病。临床表现常为经期延长、月经过多、发热(体温38℃以上)，伴寒战、头痛、食欲缺乏、恶心、呕吐或下腹痛等，白带量多、脓性；若盆腔内脓液积聚，可有肛门坠痛感。妇科检查两侧下腹有深压痛，若有盆腔腹膜炎则下腹出现肌紧张及反跳痛。妇科检查宫颈充血、水肿、有举痛，颈口有脓性分泌物溢出。扪诊两侧附件增厚或条絮状增粗，有明显压痛；若有输卵管积脓或输卵管卵巢脓肿，可触及附件区包块，多为囊性，压痛明显；若有盆腔积脓，则后穹饱满，有波动感，压痛明显；若脓肿破裂，出现弥散性腹膜炎表现。治疗不当，可形成输卵管粘连、阻塞、积液等，常造成不孕不育和异位妊娠，以及盆腔内脏器之间的粘连。

(三)淋病合并妊娠

妊娠期感染淋病，对母婴危害极大。宫内感染易致自然流产，早产及胎儿宫内发育迟缓。

分娩时母婴垂直传播，可致新生儿淋菌性眼炎，治疗不及时可致盲。产妇抵抗力低，加上分娩时软产道损伤出血，淋病易扩散蔓延引起急性子宫内膜炎、子宫肌炎，成为产褥感染的重要病原菌，严重者可致产后败血症、感染性休克，甚至死亡。妊娠期淋病的临床表现与非孕期相同。妊娠期淋病也有部分患者无明显症状而呈亚临床感染状态。据符玉良等报道，在广州市妇产科门诊常规检查中随机抽取 1 697 例孕妇，检出淋病 8 例，发病率 0.5%。

新生儿淋菌性结膜炎：主要为分娩时胎儿经过母体软产道时感染所致。多在新生儿出生后 2～3 天发病，新生儿哭闹不安，检查时可见双侧眼睑红肿，有大量脓性分泌物，结膜充血，角膜呈云雾状。若治疗不当或不及时，可致角膜溃疡、穿孔，甚至失明。Kerr 曾调查美国及加拿大盲人学校的 351 名学生，发现有 23.9%的学生是由于淋球菌感染而失明。淋菌性结膜炎也可以见于成年人，主要为自身接种所致。

(四)播散性淋病

播散性淋病，是指淋球菌经血液传播，到达全身各个器官引起全身淋球菌感染，发病率为 0.5%～3%。多见于女性月经期、月经后或妊娠期，特别是经期和产后更易导致淋球菌全身扩散。其主要原因：经期及产后均有阴道流血，为淋球菌的繁殖提供了极为有利的条件；经期及产后宫颈口未很好关闭，也无黏液栓的保护，有利于病原体在宫腔内繁殖；月经期子宫内膜剥脱出血及分娩时软产道创面的形成，有利于淋球菌直接进入血液而迅速播散。常见症状有寒战、高热、关节炎及皮疹等，典型皮疹为脓疱疹，常见于手指及踝等小关节附件，严重者可有心内膜炎及脑膜炎。

播散性淋病分菌血症和关节化脓 2 个阶段。菌血症阶段持续时间短，有寒战、高热（38～40℃）、关节痛、皮疹，多侵犯膝、腕、肘、踝关节。发病 2 天内，关节液淋球菌培养多阴性而血培养阳性。也可发生腱鞘炎，多见于腿、臂的远端伸、屈肌肌腱的腱膜，表现为局部红肿、压痛。关节化脓阶段多在出现菌血症症状 4 天以后，全身症状较菌血症阶段轻，很少有皮肤病变。一般侵犯某一个关节，也可侵犯多个关节，关节腔内渗出液较多。关节液中有大量白细胞，可找到淋球菌，但此时血培养阴性。关节化脓多发生在大关节，如膝关节，其次为肩、肘关节。化脓性关节炎若不治疗，关节面可被破坏而形成纤维性或骨性强直。播散性淋病的皮肤病变为出血型及水疱血疹型 2 种类型。出血型首先出现红斑；不痛不痒，1 天内红斑处隆起一小脓疱，可出血，破溃后形成溃疡，周围为红斑，3～4 天后愈合，不留瘢痕，渐变成紫色。多见于手掌及足跖部，也可见于躯干，很少见于面部。水疱血疹型则在红斑上先出现丘疹，后变成水疱再形成脓疱，多见于四肢被侵犯关节的四周，全身分布不对称，病变区有疼痛感，4～5 天后隐退，若再发热仍可出现。皮肤损害涂片难以找到淋球菌，但直接荧光染色可找到染成草绿色的淋球菌上的抗原物质。

淋菌性脑膜炎较为少见，其症状与脑膜炎球菌引起的暴发性脑膜炎相似，有脑膜刺激症状，脑脊液中可培养出淋球菌。淋菌性心内膜炎也较少见，严重程度介于金黄色葡萄球菌与绿色链球菌心内膜炎之间。主动脉瓣和二尖瓣易受损，常伴皮肤斑丘疹，分批出现。可并发脑、肾及其他部位动脉栓子栓塞引起的相应病变。

五、诊断

淋病虽然是一个常见病，但是容易漏诊误诊。主要原因是40%～60%的女性患者表现为亚临床感染，没有任何症状，容易漏诊；另外，淋球菌感染与非淋球菌感染的临床表现基本相同，单凭经验容易产生误诊。因此，女性淋病的正确诊断必须建立在病史、临床表现及实验室结果基础之上，其中实验室检查是确定病原体诊断的关键。

(一)淋病的实验室检查

实验室检查方法主要有涂片法、培养法、药敏试验和产青霉素酶的淋球菌菌株鉴定。

1. 涂片法

依据细菌的形态，检测快速、简便，临床上比较常用，是基层医疗单位诊断淋病的主要手段。对男性淋病有较高的价值，敏感性和特异性均在95%以上，但对女性淋病，敏感性只有50%～60%。因此，涂片法在女性仅仅只能作为一种筛查手段。涂片时切忌用力涂擦，应将棉签在玻片上轻轻滚动即可。涂擦过度会导致细胞破裂或变形，使淋球菌从细胞内逸出，造成诊断上的混淆，涂片厚度要合适，过厚容易造成假阳性。

在可疑部位取材涂片后，自然干燥，加热固定，将玻片迅速通过火焰两三次，消除玻片上的水汽，然后进行革兰染色。淋球菌为革兰染色阴性，呈卵圆形或圆形，成对排列，常位于中性粒细胞胞质内，二菌接触面扁平或稍凹，像2粒黄豆并在一起。不少脓细胞中常含数对，甚至20～50对淋球菌。发现多形核白细胞内有革兰阴性双球菌者，为阳性。但在女性患者，符合率仅50%左右，故不能作为诊断手段。凡是发现可疑患者，或多形核白细胞的细胞外有革兰阴性双球菌，均需将标本送细菌培养，以证实诊断。

2. 培养法

是诊断淋病的标准方法，也是诊断淋病的“金标准”。除了能确定淋球菌的病原学诊断外，还能行药敏试验。由于淋球菌耐药问题严重，原则上应对每一个患者都使用培养法确诊，并行药敏试验。

淋球菌对营养要求复杂，培养基中应含有动物蛋白及细菌生长所需的各种因子，目前国内常用的是血琼脂或巧克力琼脂。为抑制杂菌生长，通常在培养基中加入了抗生素如多黏菌素B(25μg/mL)和万古霉素(3.3μg/mL)等。所用血液如羊血、兔血和人血均可，浓度8%～10%，或冻干血红蛋白粉，避免在血液中含有抗凝剂。培养基pH以7.4为好。国外常用Thayer-Martin(T-M)培养基，New York City(NYC)培养基和Martin-Lewis(ML)培养基。T-M培养基是在GC基础培养基中，加入2%血红蛋白，抗生素(万古霉素5μg/mL、多黏菌素7.5μg/mL和制霉菌素12.5μg/mL)和淋球菌增菌剂，使绝大多数杂菌被抑制，淋球菌在平皿中几乎呈纯培养，从而提高了淋球菌培养的阳性率。

为了保证培养成功，取材后应立即接种，标本离体时间越短越好。若离实验室较远，应将标本浸在运送培养箱中，以保证淋球菌存活，标本运送过程中要保温。接种用的培养基应先放在37℃温箱中预温，最适宜温度为35～36℃。淋球菌为需氧菌，但最初从人体分离时，为促进其生长发育，需在5%～10%二氧化碳环境中培养，最适宜湿度为70%。部分淋球菌对万古霉素敏感,因此,可出现假阴性,所以培养中最好不要加万古霉素。淋球菌在血平板上培养 36 小时后,是最佳观察时间。培养 24 小时后,虽也能见到细小的菌落,但难以辨认其特点;超过 36 小时,菌落特征会有较大改变,对于无任何细菌生长的培养基,应培养到 72 小时后,方能报告为培养阴性。

无论是涂片还是培养,取材都是保证正确诊断的关键。在女性患者,取材时最好取膀胱截石位,暴露宫颈后,以无菌棉签拭去宫颈表面分泌物,以另一棉签插入宫颈管 1～2cm,转动并停留 20～30 秒,取出后做涂片并送培养,取标本时棉签勿碰阴道壁以免影响结果。对于疑有尿道炎的妇女,取材前 4 小时内避免排尿,以无菌生理盐水清洁外阴、尿道口后,以一手指插入阴道内,向尿道口方向挤压尿道,以无菌棉签自尿道口蘸取分泌物涂片并培养。对于盆腔积液患者,可在消毒下经后穹穿刺取穿刺液送涂片并培养。在腹腔镜手术过程,怀疑患者有盆腔急性感染,或发现有肝周围炎征象时,应该在腹腔镜下取标本送检。对于疑有播散性淋病患者,或产褥感染者,应在发热时抽血做淋球菌培养,一般应送检 4 次,以避免漏诊。对婴幼儿或少女,可采集阴道标本送检。

3.确证试验

培养出细菌后,做氧化酶试验及革兰染色等,根据菌落形态,一般都可以做出诊断。但有少数患者标本难以诊断,应该进行确证试验。主要适用于菌落形态不典型;标本来自咽部、眼和非生殖道部位;就诊者为感染性病的低危人群,尤其是儿童等;涉及性犯罪的法医鉴定病例;治疗失败的病例标本。直接免疫荧光染色也常用来确证淋球菌。

4.药敏试验

主要用于选择抗生素。

(二)诊断与鉴别诊断

由于性传播性疾病的诊断在我国是一个比较复杂而又敏感的问题,所以对淋病的诊断必须采取谨慎的态度,诊断一定要建立在确凿可信的实验室结果之上,并尊重患者隐私,为患者病情保密。否则会造成夫妻不和、家庭解体、医患纠纷,甚至面临司法诉讼等诸多问题。多聚酶链式反应因其质控难以保证,存在较高的假阳性,现已明令禁止。

在成人,凡是有不洁性交史者,加上典型的症状、体征和实验室结果,诊断并不难。对于其配偶或性伴侣,即使没有症状与体征,也要高度怀疑,加强检查。由于家庭中淋病的患病率不断上升,家中幼女有白带增多等症状时,要考虑到淋病的可能。凡是新生儿眼结膜炎患者,都要取分泌物送检。对无症状感染及有并发症淋病患者,有条件时应在普通淋球菌培养的同时行淋球菌 L 型培养和药敏试验,以避免误诊和漏诊,并提高治疗效果。

在鉴别诊断方面,主要与非淋菌性尿道炎、滴虫性阴道炎、念珠菌性阴道炎及细菌性阴道病等相鉴别,其中最主要的是与非淋菌性尿道炎鉴别。后者主要由生殖道衣原体和支原体感染所致。需要特别指出的是,临床上沙眼衣原体生殖道感染常与淋球菌感染混合存在。

六、治疗

淋病的治疗以抗生素治疗为主。1935 年,仅用磺胺药百浪多息就能治愈淋病。青霉素问世后，更是以其疗效确切、治愈率高、不良反应小而一直是治疗的首选药物。1944 年，10 万 U 的青霉素便可治愈 90%的淋病，但自 20 世纪 70 年代中期分离出 PPNG 后，发现 PPNG 菌株在全世界迅速蔓延。我国 1983 年已有 PPNG 的报道，1987—1992 年全国性病耐药协作组监测青霉素对淋球菌最低抑菌浓度(MIC)不低于 1μg/mL 的菌株，平均阳性率高达 56.83%。对四环素的耐药也达到 70%，大观霉素也有 1.2%，并且耐药菌株逐年递增。耐药菌株的传播蔓延，给淋病的治疗带来了麻烦。为了有效治疗淋病，控制淋病的蔓延，正确掌握淋病的治疗原则和合理选择抗生素十分重要。目前，WHO 已不再把青霉素列为淋病治疗的首选药。

(一)治疗原则

(1)按淋病的临床类型，特别是有无并发症，进行针对性治疗。

(2)及时、足量、规范、彻底。

(3)同时治疗配偶及性伴侣。

(4)鉴于淋球菌耐药情况日益严重，故有条件的话，用药前应做药敏试验，或边培养边治疗。久治不愈的患者，均应先培养，并行药敏试验后，根据药敏试验结果用药。

(5)治疗结束后及时复查，判定治疗效果。

(6)治疗其他性传播疾病。

(二)亚临床感染与无并发症淋病

WHO 1993 年推荐治疗方案如下：①环丙沙星 500mg，一次口服(孕妇、儿童忌用)；②头孢曲松 250mg，一次肌内注射(儿童按 25～50mg/kg，一次肌内注射，最大量不超过 125mg)；③头孢克肟 400mg，一次口服；④大观霉素 4g，一次肌内注射(儿童 25mg/kg，最大量为 75mg)。若应用上述药物有困难，可根据耐药情况选用如下替代方案：卡那霉素 2g，一次肌内注射(儿童 25mg/kg，最大量 75mg)；复方磺胺甲基异嗯唑，口服 10 片，每日 1 次，共 3 天。上述每种治疗之后应加服抗沙眼衣原体药物多西环素或米诺环素，均为 100mg，每日 2 次，共 7 天。近年来文献报告阿奇霉素具有抗淋球菌、沙眼衣原体及支原体的作用，半衰期 68 小时，一次口服 1g，淋病治愈率 95%～97%，沙眼衣原体 99%，但此药一般不用于 15 岁以下儿童。

(三)有并发症淋病

所使用的药物及剂量同上，但疗程需延长至 10～15 日，并同时给予多西环素或米诺环素，100mg，每日 2 次，2～3 周。对于症状严重、体征明显的淋菌性盆腔炎性疾病，WHO(1993)推荐的方法强调同时对衣原体、支原体及某些厌氧菌有效的药物。

对于住院治疗的患者，建议使用以下方案；①头孢曲松 500mg，肌内注射，每日 1 次，加多西环素 100mg，口服或静脉滴注，每日 2 次，或四环素 500mg，每日 4 次，再加甲硝唑 400～500mg，口服或静脉滴注，每日 2 次；②克林霉素 900mg，静脉滴注，每 8 小时 1 次，加庆大霉素 1.5mg/kg 静脉滴注，每 8 小时 1 次；③环丙沙星 500mg 口服，每日 2 次；或大观霉素 1g，肌内注射，每日 2 次，加多西环素 100mg，口服或静脉滴注，每日 2 次，或多西环素 500mg，口服，每日 4 次，再加用甲硝唑 400～500mg，每日 2 次，口服或静脉滴注。多西环素或四环素在患者治疗明显好转后 2 日再应用，至少 2 周。前者为 100mg 口服，每日 2 次，后者 500mg 口服。

对于无法住院,在门诊治疗的患者,推荐采用无并发症淋病单剂量药物再加多西环素口服,每日2次,或四环素500mg口服,每日4次,均为14日。还需加服甲硝唑400～500mg,每日2次,共14日。也可以采用替代方案,即复方磺胺甲基异噁唑,每日1次口服10片,连续3日,然后改为每次2片,每日2次,连服10日。并加用多西环素100mg口服,每日2次,或四环素500mg口服,每日4次,均连用14日。再加甲硝唑400～500mg,每日2次,共14日。有IUD器的患者,建议取出IUD,因为IUD是诱发盆腔炎性疾病的危险因素。

对于播散性淋病患者,WHO(1993)推荐使用头孢曲松1g,肌内注射或静脉注射,每日1次,共7日;也可用其他第三代头孢菌素替代,但每日需用数次,或大观霉素2g,肌内注射,每日2次,共7日。淋菌性心内膜炎同上述头孢曲松之剂量,但应静脉注射,疗程4周。

对于淋病合并妊娠患者,应按有并发症淋病方案选择药物。但忌用四环素族类、喹诺酮类和甲硝唑等药物。新生儿娩出后,以1%硝酸银溶液、0.5%红霉素眼膏或1%四环素眼膏预防新生儿淋菌性眼结膜炎。

发生新生儿眼结膜炎后,使用头孢曲松50mg/kg,一次肌内注射,最大量为125mg;或卡那霉素或大观霉素,均为25mg/kg肌内注射,每日1次,最大75mg,应用时间以5～7日为宜,并以1%硝酸银溶液点眼或1%四环素眼膏涂眼。使用卡那霉素时,注意药物对肾脏功能和听力的损害,最好在能够检测药物浓度的情况下使用。没有条件检测药物浓度的,最好使用其他药物。

对于淋菌性咽炎患者,使用头孢曲松250mg,一次肌内注射;或环丙沙星500mg,一次顿服。淋菌性直肠炎患者,使用头孢曲松250mg,一次性肌内注射;或头孢克肟400mg,一次口服,或环丙沙星500mg,一次口服。

(四)治愈标准

治疗结束后2周内,在无性病接触史的情况下,符合如下标准,即判为治愈:①症状体征全部消失;②尿液常规检查阴性;③在治疗结束后第4日和第8日,分别对女性患者宫颈和尿道取材进行涂片和培养,2次均阴性。

七、特殊淋球菌感染的诊断与处理

(一)L型淋球菌

临床上,主要依靠分离培养加药敏试验来确诊。分离培养指除用常规培养外,还要行L型细菌培养。凡在L型细菌培养基上发现有呈多形态性、细胞壁缺损、染色不规则的菌落,就可以考虑为L型菌株。将L型菌落接种于血平板等传代返祖,直至恢复细胞壁。返祖后行糖发酵试验来鉴定是否为L型淋球菌,或者使用免疫染色抑制试验进行鉴定。

由孔型淋球菌缺乏细胞壁,所以治疗时应该联合应用作用于细胞壁与抑制蛋白质合成的药物,如头孢唑啉、头孢曲松加琥珀红霉素或阿米卡星等,或者在高渗培养的基础上行药敏试验,根据药敏结果使用药物。

(二)产青霉素酶的淋球菌

怀疑有产青霉素酶菌株时,应使用WhatmanⅠ号滤纸,检测淋球菌菌株是否对青霉素耐药。产青霉素酶阳性菌株会使其颜色由蓝变黄，表明菌株具有分解青霉素的β-内酰胺酶。

治疗上最好是进行药敏试验后，根据药敏试验结果选择敏感药物。

第二节　梅毒

梅毒是由梅毒螺旋体引起的一种性传播性疾病。大约在16世纪初由欧洲经广东传入我国。早期主要侵犯皮肤、黏膜，晚期侵犯心血管系统和中枢神经系统。因为梅毒螺旋体可通过胎盘传给胎儿，引起胎儿先天性梅毒或死胎，对胎儿危害极大，应当引起妇产科医师的高度重视。

一、微生物学与流行病学

病原为苍白密螺旋体，因其透明不易染色而得名，俗称梅毒螺旋体。长4～14μm，宽0.2μm，有8～14个规则的螺旋，其折光力强。梅毒螺旋体是厌氧微生物，离开人体不易生存，干燥环境下1～2小时死亡。不耐热，加热50℃5分钟死亡，100℃立即死亡；但耐寒力强，0℃冰箱内可存活48小时，－78℃数年仍具有传染性；对化学消毒剂亦敏感，在1%～2%苯酚中数分钟内会死亡；肥皂水能立即杀死梅毒螺旋体。

人是梅毒的唯一传染源。梅毒螺旋体只有通过紧密的直接接触，经由皮肤黏膜处的破损或微小损伤，才能进入人体，造成感染。其中，性接触感染占95%以上。通过间接途径如患者的污物、毛巾、食具、医疗器械等传播者，相当罕见。输入含有梅毒螺旋体的血液，可引起二期梅毒病变而没有硬下疳这个阶段，病程达4年以上的患者，已基本上失去传染性。

梅毒通过垂直途径传染给胎儿或新生儿。其中，螺旋体通过胎盘感染胎儿，引起先天性梅毒。妊娠16周前，梅毒螺旋体难以穿过胎盘，胎儿受到感染的较少。妊娠16周以后，梅毒螺旋体容易通过胎盘感染胎儿，产生这种现象的原因目前还不清楚。少数报道表明，早孕期感染梅毒也可以传染给胎儿。病程已经超过4年的患者或治疗不彻底的患者，传染给他人的可能性较小，但是容易将梅毒传染给胎儿。也有新生儿在宫内未被感染，但是在分娩时感染，其特征是其头部或皮肤表面有硬下疳。

梅毒在中华人民共和国成立前流行很广，后来经过禁娼而基本消失。20世纪80年代偶有报道，进入20世纪90年代以后，发病速度显著加快，且增幅超过其他性传播疾病，在15岁以下儿童中的增幅显著超过成人。从世界范围来看，梅毒有周期性增加或降低的规律。苏联和东欧等国家的梅毒在进入20世纪90年代后大幅度增加，并向北欧、西欧等蔓延，与我国接壤的蒙古国也是在这一时期发生梅毒流行的。整个20世纪80年代我国虽有少数梅毒报道，但是总体发病率相当低。进入20世纪90年代中期，才开始逐渐增加，可能与这个时期与俄罗斯的交往增加有关。

自从青霉素在20世纪50年代进入临床后，梅毒在世界范围内都呈下降趋势，在20世纪70年代末期达最低点，此后又有上升。20世纪80年代中期后，梅毒的发病率在美国再次升高，进入20世纪90年代后开始慢慢下降。但是神经梅毒与先天性梅毒却逆向上升。我国有关妊娠期梅毒和先天性梅毒的报道也逐渐增多，因此，应该引起妇产科医师的重视。

二、发病机制与分期

梅毒螺旋体从破损的皮肤黏膜进入人体后，数小时后侵入所属淋巴结，2～3天后经血液循环播散全身，大约经3周的潜伏期在入侵部位发生硬下疳，这是一期梅毒。此后机体产生抗体，螺旋体大部分被杀死，硬下疳自然消失，进入无症状的潜伏期，此即一期潜伏梅毒。但未被杀死的螺旋体在机体内繁殖，经6～8周，大量螺旋体进入血液循环引起二期早发梅毒，皮肤黏膜、骨骼、眼等器官及神经系统受损。二期梅毒的螺旋体最多，随着机体免疫反应的建立，抗体大量产生，大部分螺旋体又被杀死，二期早发梅毒亦自然消失，再次进入潜伏状态，称为二期潜伏梅毒。此时临床上虽无症状，但残存的螺旋体仍然隐藏于组织或淋巴系统内，一旦机体抵抗力下降，螺旋体再次进入血液循环，发生二期复发梅毒，以后随着机制免疫力的消失，病情活动与潜伏交替，2年后进入晚期(三期梅毒)。以上是梅毒的自然病程过程中出现的典型变化，由于个体免疫差异与治疗的影响，临床表现并不完全相同，有的患者可终身潜伏，有的仅有一期而无二期，或仅有三期梅毒症状。

一期、二期梅毒属早期梅毒，病期在2年以内，传染性很强；三期属晚期梅毒，病期在2年以上，传染性弱或无传染性。潜伏梅毒(隐性梅毒)系指梅毒未经治疗或用药剂量不足，无临床症状而血清反应阳性者。所有类型的女患者，对胎儿都具有传染性，可发生胎传梅毒，称先天性梅毒。

三、临床表现与诊断

(一)临床表现

1.一期梅毒

感染梅毒螺旋体后，经过2～4周的潜伏期，在螺旋体的入侵部位形成一个无痛性红色炎性硬结，称为硬下疳，呈圆形或椭圆形，直径1～2cm，边界清楚，周围隆起，绕一红晕，基底部呈肉红色，是螺旋体感染局部皮肤黏膜后产生的炎症反应。90%发生在外阴、阴唇、阴道、宫颈或肛周，也可以出现在口腔、乳房、眼等处。硬下疳上有少量渗出物，内含大量梅毒螺旋体，传染性强。硬下疳经过1个月左右时间，可不治而愈，留下表浅瘢痕。在硬下疳出现1～2周后，局部淋巴结(多为腹股沟)肿大，多为单侧，较硬，表面无炎症，不化脓。

2.二期梅毒

一般发生在感染后7～10周或硬下疳出现后6～8周，梅毒螺旋体通过血行播散全身，传染性大，以皮肤黏膜损害为主，亦见骨骼、感觉器官及神经损害。

皮疹形态多样，表现多种多样，如斑疹、丘疹、斑丘疹或脓疱疹，常出现在躯干前面和侧面、四肢屈侧、手掌和足跖等处，也可出现在面部与前额部。在肛门、外阴等皮肤摩擦和潮湿部位，可见丘疹的特殊类型即扁平湿疣，初为表面湿润的湿性丘疹，继而由湿性丘疹扩大或融合而成扁平湿疣。其形态为基底宽而无蒂，直径1～3cm，扁平或分叶的疣状损害，表面溃烂渗出，不痛，表面糜烂渗液，内含大量螺旋体。在口腔或生殖器黏膜，还可见黏膜白斑，表现为黏膜表面糜烂，呈灰白色，内含极多梅毒螺旋体；毛发受到螺旋体浸润性损伤后，发生梅毒性秃发，表面为头面部有0.5cm左右大小的虫柱状秃发斑。在颈部，发生梅毒性白斑，表现为圆形或椭圆形色素减退斑，女性多见。此外，在50%～85%的患者，有全身淋巴结肿大，但不痛、不化脓、不破溃；少数患者有梅毒性骨膜炎、关节炎与中枢神经系统损害。

二期早发梅毒疹经2～3个月后可自行消退，有的患者在1～2年内复发，称二期复发梅毒。多为治疗不彻底或免疫力低下所致，二期复发梅毒疹与二期早发梅毒疹相似，但数目较少，皮疹较大，形状奇异，好发于口角、前额及外阴、手掌、足跖等处。

3.三期梅毒(晚期梅毒)

指发生感染后2年以上，占未经治疗梅毒患者的40%，与未治疗或未正规治疗，机体对体内梅毒螺旋体的变态反应增加有关。不仅限于皮肤黏膜损害，还可侵犯机体多种组织、器官。皮肤黏膜损害破坏性大，数目少，自觉症状轻微或阙如。皮损中极难找到梅毒螺旋体，但动物接种可为阳性，本期梅毒传染性很弱或无传染性。皮肤黏膜损害有结节性梅毒疹和树胶肿。前者表现为直径0.5～1.0cm大小的结节，质硬有浸润，结节可吸收，留下小的萎缩斑，愈后可留下表浅瘢痕。后者多在感染后3～5年内发生，多发生在皮肤黏膜，开始为结节，而后中心破溃，形成特异性马蹄形溃疡，边界清楚，基底紫红，分泌黏稠脓汁似树胶状，故为树胶肿。晚期梅毒还表现有骨、眼、心血管和神经系统梅毒。10%未经治疗的患者，在感染后10～30年发生晚期心血管梅毒，约25%同时合并神经梅毒，病程长，破坏性大，造成残废或死亡。

4.潜伏梅毒

指有梅毒感染史，但无临床症状或临床症状已消失，梅毒血清反应阳性者。感染时间在2年以内为早期潜伏梅毒，2年以上为晚期潜伏梅毒。

(二)实验室检查

尽管暗视野显微镜检查梅毒螺旋体是最准确的方法，但不普及。最常使用的方法是血清学检查，有2种：一种以非特异性抗体试验为基础，如快速血浆反应素试验和性病研究实验室试验，另外一种是特异性抗梅毒螺旋体抗体试验，包括荧光螺旋体抗体吸收试验和梅毒螺旋体血凝试验及其改良方法微量梅毒螺旋体血凝试验。

非梅毒螺旋体抗原血清试验是使用心磷脂作抗原，测定血清中抗心磷脂抗体，亦称反应素。反应素存在于梅毒和其他一些螺旋体及非螺旋体所致疾病血清中，与动物组织中提取的一种絮状脂质如心磷脂胶体悬液中的脂样物结合，产生沉淀。本试验敏感性高而特异性低，与其他螺旋体感染有交叉反应，易产生假阳性。目前仅作为筛选和定量试验，观察疗效、复发与再感染。其中，性病研究实验室试验(VDRL)操作简单，但需显微镜读取结果，且一期梅毒敏感性不高。目前临床上是使用其改良方法——不加热血清反应素玻片试验(USR)，其敏感性及特异性与VDRL相似，结果快，价廉，适于普查，在国内使用较广，国外使用快速血浆反应素试验(RPR)较多。

特异性抗体检测方法是使用活的或死的梅毒螺旋体或其成分作抗原，测定人体抗螺旋体抗体滴度。其中，荧光密螺旋体抗体吸收试验(FTA-ABS)最敏感、最特异，是诊断梅毒的“金标准”。而梅毒螺旋体血凝试验(TPHA)的敏感性和特异性均高，操作简便，但对一期梅毒不如FTA-

ABS 试验敏感。特异性抗体检测方法一般用作证实试验，由于检测的抗体在患者体内存在时间较长，不能用于观察疗效、复发和再感染。

梅毒血清试验虽然使用最广，但也存在一些缺陷，如对潜伏梅毒、一期梅毒、先天梅毒及神经梅毒的特异性及敏感性不够强；不能鉴别性病与非病螺旋体病；同时感染 HIV 的患者，其血清试验结果可以发生改变。因此，常常需要检测梅毒病原体加以补充或证实。

(三)诊断

主要建立在病史、体征与实验室检查基础上。对于一期患者，梅毒血清试验在就诊时往往阴性，1～2 周后开始出现阳性，7～8 周后才全部转为阳性。如果发现疑有硬下疳的患者，最好取分泌物在暗视野显微镜下检查有无螺旋体。发现有可疑梅毒疹患者，应常规行血清学检查，多可确诊，也可以在暗视野显微镜下寻找螺旋体。三期梅毒与潜伏梅毒主要以检查患者的血清学证据作为诊断依据。鉴别诊断上，应与软下疳、药疹、生殖器疱疹、尖锐湿疣脓疱疮、鹅口疮、瘤型麻风、溃疡、癌肿等鉴别。

(四)妊娠期的检查

由于梅毒可以引起胎儿感染，潜伏梅毒成为先天梅毒的主要原因之一，加上梅毒在我国呈上升趋势。因此，对产前检查的产妇，要常规进行普查。一般人群在第 1 次产前检查时检查 USR 或 RPR，对于有其他性传播疾病的高危患者，应该在第 1 次产前检查，第 28～32 周和分娩前再次进行检查。虽然这些检查会出现假阳性，但是因为梅毒的治疗在经济上不是很重，所以应该采取保守的措施，宁可“过度治疗”，也不要漏诊患者或治疗不足，尤其不要漏诊潜伏梅毒患者。对于体内仍然有低滴度抗体水平的患者，或者过去已经治疗过但随访 1 年以上，血清学试验仍然没有完全转阴的患者，最好也予以治疗。对于疑有神经梅毒的患者，要检查脑脊液中的 VDRL 和细胞计数。如果患者拒绝或难以进行脑脊液穿刺，那么要当作神经梅毒进行治疗。

四、先天性梅毒

虽然妊娠本身对梅毒的病程几乎没有任何影响，但是梅毒对妊娠的影响却非常大。胎儿在宫内感染梅毒后可导致流产、死胎，幸存者体内会发生多种病变，称为先天梅毒儿，2 岁以内为早期先天梅毒，超过 2 岁为晚期先天性梅毒。母体梅毒处于早期的胎儿最容易发生先天性梅毒。一般情况下，一期患者的胎儿中 50％会发生先天性梅毒，而二期患者则下降为 40％，晚期患者将梅毒传染给胎儿的概率降到 6％～14％。近年来先天性梅毒有增加趋势，主要与患儿母亲没有得到正规的治疗或潜伏梅毒没有及时查出而感染有关。

早期先天梅毒相当于后天二期梅毒，但病情较重，出生后 3 周才出现临床症状，发育营养差，梅毒疹与成人二期梅毒疹相似。晚期先天梅毒一般在 5～8 岁才开始发病，13～14 岁才表现出多种症状，如基质性角膜炎、神经性耳聋、畸形牙、梅毒疹、鼻中隔穿孔、马鞍鼻等，在妇产科难以见到。先天性梅毒的特点是没有硬下疳；早期病变较后天性梅毒为重，晚期较轻，心血管受累少，骨骼，感官系统如耳、眼、鼻受累多见。也有的患儿没有任何临床症状，但梅毒血清反应阳性，称为先天性潜伏梅毒。

由于先天性梅毒儿很少有皮损，所以难以使用暗视野显微镜检查梅毒螺旋体。诊断主要依靠临床表现和实验室检查。在多种临床表现中，最常见的是肝脾大与黄疸，其次是骨软骨炎和骨干骺端改变。95%以上的患儿在出生后4周都可以出现这些变化。由于新生儿脐血中含有大量母体IgG抗体，所以检测新生儿脐血中抗体，对诊断帮助不大。只有当脐血中的抗体滴度升高大于母体抗体滴度4倍以上时，才有诊断价值。IgM虽然不能通过胎盘，其升高肯定代表了胎儿感染，但是以IgM为基础的抗螺旋体IgM抗体试验至今没有获得很肯定的价值。因此，先天性梅毒的诊断有时还很困难。

凡是母亲具有梅毒，或曾经感染过梅毒但未经正规治疗，对其新生儿都要穿刺脑脊液检查VDRL，细胞与蛋白计数。对于流产，死胎标本，要常规进行病检。先天性梅毒胎盘大而苍白，镜下可见绒毛增大、间质细胞增生、局灶性绒毛炎、绒毛血管内膜或血管周围炎。常规染色大多找不到梅毒螺旋体，但Warthin-Stary染色对有些感染胎盘可找到梅毒螺旋体。孕期接受过治疗或新生儿外观正常者胎盘多无异常发现。

五、治疗

梅毒的治疗以青霉素为首选，要早期、足量、正规使用，妊娠期梅毒与非妊娠期梅毒基本相同，但以青霉素为主。治疗上使用苄星青霉素240万U，分两侧臂部肌内注射，一期患者一次性肌内注射即可。对于二期及早期潜伏梅毒患者，则每周1次，连续2～3周。晚孕期孕妇也应该连续使用3周。对青霉素过敏者选用四环素或红霉素，0.5g，每日4次，连用15日（共30g），晚期患者连续服用30日，或口服多西环素100mg，每日2次，连续30日。无论期别早晚，治愈后都应随访2～3年，第1年每3个月1次，以后半年1次，每次抽血查梅毒血清试验。

妊娠期梅毒患者或潜伏梅毒，治疗上以青霉素为主，剂量和疗程与非妊娠期相同。但是，对青霉素过敏的患者，治疗上则稍有不同。多西环素和四环素对胎儿发育有影响，不能用于孕妇；红霉素对成人梅毒治疗效果虽好，但是不能防止先天性梅毒，所以也不恰当。头孢类抗生素对梅毒的治疗效果非常好，但是在青霉素过敏的患者，头孢类抗生素引起的过敏反应更为强烈，所以也不是很恰当。

因为没有更好的替代疗法，美国疾病控制中心推荐使用青霉素“脱敏疗法”治疗妊娠期梅毒。该方法是对皮试阳性的患者，口服青霉素V钾片，从小剂量开始，逐渐增加青霉素剂量，最后达到脱敏目的。脱敏疗法中，在非肠道使用青霉素前，应该观察至少30分钟。脱敏疗法过程中，每次间隔为15分钟。所有药物溶解在30mL溶液内，累计剂量为130万U左右。接受脱敏治疗的患者，原则上都应该收入院治疗。服药前先开通静脉输液通道，并将复苏设备置放在病床旁，以备过敏时抢救。服药后患者还应该在医院停留至少24小时以上，防止迟发性过敏反应。脱敏治疗有一定危险，而且不能防止此后发生变态反应。因此，在治疗前，应该将危险性向患者和家属讲清楚。

在梅毒治疗过程中，由于大量梅毒螺旋体被杀灭，产生大量异型蛋白质，释放进入患者血液之中，使得患者发生急性发热，头痛，肌肉疼痛，妊娠期患者还可以有子宫频繁收缩或先兆早产，胎心率表现为各种难以评价的图形，急速下降，患者可以发生早产甚至分娩死胎。这种现象称为Jarish-Hersheimer反应。在早期梅毒患者，大约有60%的患者在治疗过程中可以发生这种反应，主要发生在治疗开始后2小时内。可以使用对乙酰氨基酚治疗发热，而其他情况,如子宫收缩、胎心异常或胎儿死亡等,则要预先对患者讲清楚。

妊娠妇女治疗时,医师要经常看望患者,对患者的配偶也要进行检查与治疗。治疗期间最好不要有性生活,治疗后每个月都要进行随访,行血清学检查,了解治疗效果,及时发现和处理无症状性梅毒。如果在随访期间发现 VDRL 又上升了 4 倍以上,说明有复发,应该重新进行治疗。

分娩时要将所有的诊疗情况反映给儿科医师,以配合对新生儿的治疗。脐血、长骨 X 线片,体检和腰穿结果有助于儿科医师对新生儿是否患有先天性梅毒进行评价。

新生儿治疗:对新生儿可采取水溶性青霉素或普鲁卡因青霉素治疗,至少 10 日为一个疗程。对于患儿母亲在妊娠晚期才进行治疗且新生儿没有症状的,或没有使用青霉素制剂进行治疗的,都应该视为不恰当的治疗,其新生儿都应该按 5 万 U/kg 予以苄星青霉素肌内注射,每日 1 次,共 10 日。

产妇已接受足量治疗,新生儿外观正常,无随访条件者,苄星青霉素 5 万 U/kg,肌内注射 1 次,8 岁以下儿童禁用四环素,随访观察到血清阴转为止。

合并 HIV 感染的治疗:HIV 感染的患者,在诊断上与梅毒血清学反应有交叉反应,使得血清学反应有时有假阳性,但是大多数血清学反应是精确的。在治疗上与未发生 HIV 感染的患者没有任何区别。

第三节　黏液脓性宫颈炎

黏液脓性宫颈炎(MPC)又称非淋菌性尿道炎(NGU),是指由性接触传染的尿道、宫颈及阴道的炎症,但在尿道和宫颈分泌物中查不到淋球菌,主要是由衣原体和支原体引起,是我国目前最常见的性传播疾病之一,有些城市发病率已超过淋病。

一、病原体及传染途径

本病 40%~50%由沙眼衣原体引起,20%~30%由支原体引起,尚有 10%~20%由阴道毛滴虫、白色念珠菌和单纯疱疹病毒等引起。

衣原体是大小介于细菌和病毒之间的微生物,寄生于细胞内,有 15 个血清型,其中 A、B、Ba 和 C 型是引起沙眼的病原体;L_1、L_2、和 L_3 型是引起性病性淋巴肉芽肿病原体;引起 NGU 的为血清型 D~K 型。

引起 NGU 的支原体,主要是解脲支原体。人型支原体和生殖支原体是否也参与了 NGU 的发病尚不肯定。

NGU 的传染源是患者,主要通过性接触传染,少数为通过衣物等间接传染,此外,衣原体还可经母亲的产道传染,引起婴儿的眼结膜炎、肺炎、鼻炎、中耳炎和女婴的阴道炎。

二、临床表现

潜伏期平均为 1~3 周。女性通常症状不明显或无症状,当引起尿道炎时,有尿频、尿急等症状;但主要引起宫颈内膜炎,宫颈有充血、水肿,触之易出血。有黄色黏液脓性分泌物增多,以及下腹部不适等症状。

主要并发症为输卵管炎、盆腔炎,并可引起异位妊娠及不孕症等,也可并发前庭大腺炎,症状较淋球菌感染者为轻。母亲生殖道衣原体感染,还可在分娩时传染新生儿,引起眼结膜炎和肺炎。也可通过衣物等间接感染,引起儿童尿道炎和阴道炎。

三、实验室检查

(一)涂片、培养检查无淋球菌的证据

宫颈分泌物涂片在油镜下平均每视野多形核白细胞>10 个有诊断意义(但应除外滴虫感染)。

(二)荧光抗体检查

用荧光素标记的抗衣原体单克隆抗体,来检查分泌物涂片中的衣原体,方法简便、快速,敏感性及特异性均较高,但需专门设备。

(三)酶免疫检查

用酶标试验检查宫颈分泌物中的衣原体抗原,方法简便快速,目前已有试剂盒出售。

(四)支原体培养

可用解脲支原体或人型支原体专用培养基进行分离培养,并可同时做药敏试验。

由于部分正常妇女宫颈分泌物可培养出支原体,因此,对培养结果阳性者,应结合本人及性伴的临床表现慎重考虑。

四、诊断

应根据病史、临床表现和实验室检查做综合分析。

五、治疗

可用于衣原体、支原体治疗的药物有四环素类、大环内酯类、喹诺酮类和甲砜霉素。原卫生部 2000 年 8 月公布的《性病诊断标准及处理原则》推荐的治疗方案如下。

(一)初发 NGU 病例

多西环素(强力霉素)100mg,口服,2 次/日,连用 7～10 日;或阿奇霉素 1g,1 次顿服,需在饭前 1 小时或饭后 2 小时服用;或红霉素 500mg,口服,4 次/日,连用 7 日。或琥乙红霉素 800mg,口服,4 次/日,连用 7 日;氧氟沙星 300mg,口服,2 次/日,连用 7 日;米诺环素(美满霉素)100mg,口服,2 次/日,连用 10 日。

(二)复发性或持续性 NGU 病例

尚无有效的治疗方案,推荐方案为:甲硝唑 2g,单次口服,加红霉素 500mg,口服,4 次/日,共 7 日;或琥乙红霉素 800mg,口服,4 次/日,连用 7 日。

(三)孕妇 MPC 病例

禁用多西环素和氧氟沙星,推荐方案为红霉素 500mg,口服,4 次/日,共 7 日;也可用红霉素 250mg,口服,4 次/日,共 14 日;或琥乙红霉素 800mg,口服,4 次/日,共 7 日;或阿奇霉素 1g,1 次顿服。

然而，当前深圳、广州及其他一些地区报道解脲支原体对红霉素、四环素、多西环素和氧氟沙星的耐药比例分别为 41.8%～76%，23.3%～48%，11.6%～33%，10.6%～15%，因此，有条件时应做药敏试验，选择敏感药物治疗。或选用以下几种较新的药物治疗：①克拉霉素 250～500mg，口服，2 次/日；②罗红霉素 150～300mg，口服，2 次/日；③芦氟沙星 200mg，口服，1 次/日；④司帕沙星 200mg，口服，1 次/日；⑤甲砜霉素 500mg，口服，3 次/日，首次加倍。以上几种药均为连服 7～14 日，孕妇及哺乳期禁用四环素类和喹诺酮类药。

六、预后

患者的自觉症状及临床表现消失，宫颈分泌物涂片在油镜下平均每视野多形核白细胞＜10 个。一般可不做病原体检查。

NGU 经及时正规治疗，预后良好，如患者经治疗但症状持续存在，或症状消失后又出现，最可能的原因是其性伴未经治疗，发生再感染；或是由于引起宫颈炎的其他原因存在，应劝告患者查明原因。

第四节　生殖道沙眼衣原体感染

本病为最常见的性传播疾病，而且现在仍有上升趋势，女性较男性多见，女性多无症状，且常与淋球菌混合感染。沙眼衣原体上行感染子宫内膜、输卵管，引起盆腔炎、不育及异位妊娠等。感染方式以性传播为主。妊娠期沙眼衣原体感染的感染率为 10%～20%，是导致胎膜早破、早产、胎儿生长受限、宫内感染及新生儿眼结合膜炎和婴儿肺炎的主要原因。

一、诊断要点

(一)症状和体征

(1)约 2/3 的妇女无临床症状。

(2)沙眼衣原体感染所致子宫颈炎的临床特征，主要有异常宫颈排液、宫颈充血、水肿及宫颈接触性出血等。

(二)辅助检查

(1)宫颈内口分泌物中性粒细胞计数升高。

(2)单克隆抗体检测：应用较多且快速，敏感性 86%～93%，特异性 96%～99%。注意与金黄色葡萄球菌磷脂多糖等的交叉反应。

(3)组织培养：金标准，但方法复杂，尚不能推广。可用它来评价一些新的诊断方法。

(4)其他检测方法：PCR、核酸杂交及免疫抗原抗体检测，其中 PCR 法因假阳性过多，不宜作为临床诊断手段。

(三)鉴别诊断

需与由非特异性病原所致的前庭大腺脓肿、急性子宫颈炎、急性盆腔炎及盆腔脓肿等鉴别。

二、治疗

1.沙眼衣原体感染患者的性伴侣应同时治疗

2.对沙眼衣原体感染(L_1、L_2、L_3)引起的不同疾病，药物治疗的时间及方案不完全相同

(1)对沙眼衣原体感染引起的盆腔炎患者，应同时加用针对其他需氧菌和厌氧菌的抗生素，并延长治疗时间到10～14日。

(2)对沙眼衣原体感染引起的性病性淋巴肉芽肿患者，抗衣原体治疗的时间延长到21日。

3.不同性别、年龄的沙眼衣原体感染患者

如男性、女性，孕妇、儿童的用药方案及疗程也不相同。

4.成人单纯尿道、子宫颈或直肠沙眼衣原体感染

(1)首选治疗(选择以下方案之一):阿奇霉素1g顿服。多西环素100mg，每日2次，口服，共7日。

(2)替换治疗(选择以下方案之一):红霉素500mg，每日4次，口服，共7日。红霉素琥珀酸乙酯800mg，每日4次，口服，共7日。氧氟沙星300mg，每日2次，口服，共7日。米诺环素100mg，每日2次，口服，共7日。磺胺异噁唑500mg，每日4次，口服，共10日(其疗效低于其他疗法)。

5.儿童沙眼衣原体感染

(1)体重<45kg的儿童:红霉素每日50mg/kg，分4次口服，共10～14日。红霉素的有效率约80%，可能需要2个疗程治疗。

(2)体重>45kg的8岁以下儿童:按成人红霉素疗法进行。

(3)体重>45kg的8岁以上儿童:按成人多西环素或四环素方案进行，也可选用阿奇霉素。

6.疗效评价及随诊

根据沙眼衣原体感染引起的不同疾病如子宫颈炎、子宫内膜炎、附件炎及盆腔炎，分别进行临床疗效评价及微生物学评价。疗效评价通常在治疗完成后7～10日、第一次评价后1～2周及完成治疗后4～6周进行。沙眼衣原体感染所致宫颈炎的临床评价指标，主要有异常宫颈排液，宫颈内口分泌物中性粒细胞计数，宫颈充血、水肿，及宫颈接触性出血等。

第五节　尖锐湿疣

尖锐湿疣又称生殖器疣或性病疣，是由人类乳头瘤病毒引起的外生殖器部位的增生性损害，是我国目前最常见的性病之一。

一、病原体

人类乳头瘤病毒属DNA病毒，具有72个壳微粒，排列成立体对称的20面体，中心为

DNA 链，其直径为 45～55nm。迄今已分离的 HPV 有 60 多个类型，其中约 1/3 与本病有关，如 HPV1、2、6、11、16、18、31、33、35 型等。每一型与特殊的临床损害有关，且各有其好发部位。在宫颈部位，HPV 类型与其致癌性有关，如 HPV6、11 型致癌性小，31、33、35 型有中等致癌性，16、18 型有高度致癌性。

二、临床表现

(一)潜伏期

1～8 个月，平均 3 个月。

(二)好发部位

小阴唇、前庭、后联合、阴蒂等处最常见，亦可发于阴道壁、宫颈与肛周。

(三)损害

初发为淡红色小丘疹，渐增大、增多，相互融合成菜花样、乳头瘤样、鸡冠样和蕈样赘生物，大小不等，发生在较干燥部位如大阴唇，常表现为扁平高起斑块，皮色，易被忽略。妊娠期尖锐湿疣增长很快，疣体明显增大。巨大的损害称 Buschke-Lowenstein 巨大型尖锐湿疣，与癌有关。

(四)局部症状

患处多无不适，少数可有瘙痒；阴道、宫颈损害可出现白带增多、刺痒或性交后出血。

(五)亚临床感染

近年来认识到 HPV 有亚临床感染，即肉眼未发现明显疣体，但组织病理学有尖锐湿疣改变，可单发或与尖锐湿疣伴发。多在前庭或小阴唇内侧黏膜处有小片呈乳头状或绒毛状隆起；或外观无特殊，但涂布 3%醋酸后局部发白。

(六)生殖器鲍温样丘疹病

与 HPV16、18 感染有关，故有认为是尖锐湿疣的亚型。多见于大小阴唇之间、小阴唇内侧及后联合，表现为多发性暗红或褐黑色扁平丘疹，直径 2～10mm，可互相融合。组织病理检查类似 Bowen 病(皮肤原位鳞癌)的改变。

三、诊断

典型损害根据临床表现易于诊断，必要时可做以下检查。

(一)醋酸白试验

用 3%醋酸液涂可疑损害处，3～5 分钟后局部呈乳白色为阳性；或在 3%醋酸溶液中加入 1%甲苯胺蓝，涂于可疑处，2～3 分钟后用 3%醋酸溶液洗去，局部呈蓝色为阳性。此试验对黏膜处及宫颈损害诊断有帮助，但炎症剧烈时可有假阳性。

(二)组织病理学检查

可见表皮浅层有挖空细胞。

(三)免疫组织化学检查

用特异性抗 HPV 的抗血清作过氧化物酶-抗过氧化物酶复合物法(PAP 法)显示损害中的病毒抗原，标本可用病理切片或细胞学涂片。

(四)阴道镜检查

对小阴唇、前庭不典型损害及阴道、宫颈损害的诊断有帮助。

四、鉴别诊断

(一)女阴假性湿疣(多毛状小阴唇)

可能是一种发育的变异,慢性炎症刺激可使其更明显。见于小阴唇内侧皮肤黏膜交界处、阴道口及前庭,表现为多数息肉状、指状、丝状或鱼卵状损害,与周围黏膜颜色一致,两侧分布对称,一般无自觉症状。诊断不清时可随访,损害长期无变化;而尖锐湿疣则不断发展,短期内即可增多、增大。不必治疗。

(二)异位皮脂腺

为成群针尖大小密集淡黄色小丘疹,如鱼卵状,见于大阴唇内侧、小阴唇内外侧及阴蒂包皮处,亦不必治疗。

(三)扁平湿疣

为二期梅毒的一种特殊皮肤损害,主要见于大阴唇、会阴及肛周,为直径约 1cm 的灰白色或暗红色扁平结节,基底宽,表面可有轻度糜烂,暗视野显微镜检查可发现梅毒螺旋体。

(四)鳞状细胞癌

多由女阴黏膜白斑或巨大尖锐湿疣发展而来,多见于中老年,可长期有女阴瘙痒,表现为局限性肿块,菜花状,基底浸润明显,触之易出血,常形成边缘外翻的溃疡。病理检查可区别。

五、治疗

(一)去除疣体

(1)CO_2激光或 YAG 激光治疗仪。

(2)高频电离子治疗仪或电灼器。

(3)微波治疗机。

以上 3 种治疗均为利用高温使疣组织蛋白质凝固或炭化而破坏脱落,需局麻后进行,适用于损害较集中者。

(4)液氮冷冻:用棉签浸液氮或液氮冷冻治疗机专用冷冻头接触损害,利用低温破坏疣组织。此法不必麻醉,适用于多发、分散的较小损害。

(5)手术切除:适用于巨大损害,局麻后连同损害基底皮肤,切除缝合。

(6)药物局部涂布:①足叶草酯类:20%～25%足叶草酯安息香酊或 20%足叶草酯与 10%水杨酸的复方制剂,需由医务人员操作,用小棉签浸药液仔细涂局部,1～4 小时后洗去,通常 1 周后脱落,必要时 1 周后再用 1 次;足叶草毒素(鬼臼毒素)为 0.5%酊剂,可由患者自己涂用,每次涂药前先清洗外阴,拭干后涂药,每日 2 次,每周连用 3 天。未愈可续用,直至疣体脱落。本品有致畸作用,孕妇禁用。②氟尿嘧啶(5-FU):可用 2.5%～5%注射剂或 5% 5-FU 软膏外涂,每日 2 次,直至皮损消退。注意勿接触正常皮肤和黏膜,孕妇禁用。③化学腐蚀剂:如 30%～50%三氯醋酸液或 80%～90%石炭酸液涂损害处,待损害处发白,即用 75%酒精涂布以洗去多余药液,须由医务人员操作,每日 1 次,2～3 次即可,适用于较小的损害。④5%咪喹莫特霜外用,每周 3 次,用药 6～10 小时后洗去,最多使用 16 周。此药为外用免疫调节剂,通过刺激局部产生干扰素及其他细胞因子而起作用。

(二)抗病毒药物

1.干扰素

此药有抗病毒、抗增生和免疫调节作用,主要用于多次复发的患者,用不同方法去除疣体后,再用干扰素。

一般用基因重组干扰素α,300万~500万U,肌内注射,或注射于损害基底部,隔日1次,连续用10次。其疗效各地报道不一,据笔者观察,可减少复发率,但剂量及用药方法(肌内注射或局部注射),尚在探索中。Gross等报道局部用重组干扰素β凝胶,可在一定程度上减少尖锐湿疣的复发。对宫颈、阴道损害,可在疣体去除后,使用干扰素阴道栓。

2.更昔洛韦

系新型核苷类药,对HPV中度敏感,据多家医院观察,用GCV 250mg,静脉滴注,2次/日,3日后局部激光烧灼,术后继续静脉滴注GCV 4次,结果临床治愈率95%,比激光加干扰素组的复发率低。孕妇禁用此药。

(三)疫苗

Lacey等用一种重组的HPV6 L2E7(称为TA-GW)作为治疗尖锐湿疣的疫苗,进行临床试验,4周内接受3次免疫,结果部分病例疣体在8周内完全消退;未消退者改用常规治疗,治疗后无复发,初步结果尚满意,但有效性有待进一步观察。

(四)孕妇尖锐湿疣的处理

孕妇患尖锐湿疣时,不仅损害发展迅速,且如阴道口附近有损害,分娩时可使新生儿被传染,发生外生殖器、肛周尖锐湿疣或引起咽喉乳头状瘤,后者的处理相当困难,故对孕妇尖锐湿疣的处理一直受到临床医师的关注。治疗孕妇尖锐湿疣一定要考虑对孕妇和胎儿有无不利影响,可致畸药物肯定不能用,即使激光、冷冻等治疗亦可能因术中疼痛引起流产或早产,且术后复发的可能性亦很大。故一些作者提出对孕妇尖锐湿疣暂不治疗,待分娩时酌情处理:若损害大,可能堵塞产道或疣体出血过多等情况下应采用剖宫分娩方式;若损害小,仍采用阴道分娩方式。但Sedlacek等报道HPV-DNA检测阳性的孕妇,经阴道分娩的新生儿鼻咽部分泌物HPV-DNA阳性率高达47.8%,故Lucas主张为了预防HPV的母婴传播,对感染HPV的孕妇分娩时行剖宫产。

研究者报道对于患尖锐湿疣的孕妇,用温和无刺激性的溶液外用,保持局部清洁卫生的非手术方法,直至预产期行剖宫分娩,产后再处理其尖锐湿疣,结果13例婴儿均无尖锐湿疣的征象。

六、预防

口服核苷类抗病毒药不能预防尖锐湿疣的发病。国外报道经常使用避孕套可显著降低患尖锐湿疣的概率。

第六节　生殖器疱疹

生殖器疱疹由单纯疱疹病毒(HSV)所引起，人 HSV 分为 2 型：HSV-Ⅰ与 HSV-Ⅱ。生殖器疱疹主要由 HSV Ⅱ型感染引起，估计约 85%的原发生殖器疱疹和 98%的复发患者与 HSV Ⅱ型有关。复发者症状轻，原发者的胎儿感染率为 30%～50%，而复发者的胎儿感染率仅为 1%～2%。

HSV 通过胎盘感染引起胎儿宫内感染率低，但胎儿感染后畸形严重。有生殖道病灶的孕妇经阴道分娩可引起新生儿感染，患儿出现黄疸、发绀、呼吸窘迫和循环衰竭，中枢神经系统感染可引起嗜睡、癫痫和昏迷。所幸新生儿发生率低，约为 0.5 万。

一、诊断要点

(一)症状和体征

1.主要依靠临床表现诊断。典型的疱疹水泡有一个红斑性基底，含有淡黄色渗液，病损常常融合而产生广泛溃疡，如波及外阴、小阴唇将出现水肿和浸软。阴道疱疹病毒感染时可出现大量白带。

2.性接触史。

(二)辅助检查

(1)单纯疱疹病毒分离。

(2)单纯疱疹病毒包涵体检测。

(3)单纯疱疹病毒血清抗原和抗体检测。

(4)基因探针分析，如聚合酶链反应、连接酶链反应及核酸杂交。

(三)鉴别诊断

本病属于溃疡型 STD，需与梅毒硬下疳、软下疳及其他皮肤病，如接触性皮炎、脓疱病、带状疱疹及白塞病等相鉴别。要同时测血清 HIV 抗体。

二、治疗

(一)生殖器疱疹的治疗

包括支持治疗和抗病毒治疗。细致的局部治疗能减轻患者的痛苦及局部并发症。

(二)防止局部继发性细菌感染

应保持局部清洁，尽可能保持局部干燥。大腿、臀部及生殖器部位的病损应每天用生理盐水轻轻洗 2～3 次，特别注意勿让疱疹顶部脱落，长时间浸泡或坐浴若引起皮肤浸渍或真菌感染，则需要应用适当的抗生素或抗真菌药。

(三)局部止痛

可用局部表面麻醉药(如 2%盐酸丁卡因)。

(四)抗病毒治疗

1.生殖器疱疹第一次发作的治疗方案

阿昔洛韦 200mg，口服，每日 5 次，连续 7～10 日或直至临床症状消退。

2.疱疹性肠炎第一次发作的治疗方案

阿昔洛韦 400mg,口服,每日 5 次,连续 7~10 日或直至临床症状消退。或伐昔洛韦 1g,口服,每日 2 次,连续 7~10 日。

3.复发患者的治疗(选择以下方案之一)

阿昔洛韦 200mg,口服,每日 5 次,连续 5 日。

阿昔洛韦 400mg,口服,每日 3 次,连续 5 日。

阿昔洛韦 800mg,口服,每日 2 次,连续 5 日。

伐昔洛韦 500mg,口服,每日 2 次,连续 5 日。

阿昔洛韦静脉注射的效果优于口服治疗。目前推荐静脉注射用药量为每日 15mg/kg,注射 3 日可减少皮疹内的病毒,减轻疼痛,使皮损干燥并愈合。一般患者用口服法,每次 200mg,每日 5 次,连续 5 日。可使病毒迅速减少,症状减轻,病损愈合时间缩短。皮肤、黏膜疱疹病损可用 5%阿昔洛韦膏治疗。

(五)生殖器疱疹患者

应避免性交,避孕套不能完全防止病毒传播。目前尚无特异性疱疹疫苗。

第七节 人类免疫缺陷病毒

人类免疫缺陷病毒就是我们通常所说的艾滋病病毒,导致的既是一种感染性疾病,又是一种增生性疾病。HIV 感染后,并不立即发病,而是有一个相当长的"潜伏期"。

在这期间,患者会陆续出现各种各样的表现,但最终都是产生获得性免疫缺陷综合征,也就是通常所说的艾滋病。开始,学术界将艾滋病看作是一种仅在男性同性恋群体中流行的疾病,现在仍有少数医务人员持这种观点。其实,在疾病流行的早期,同性恋与吸毒是主要的传播方式,但是一旦感染人群达到一定的基数之后,异性间的性接触就会为 HIV 传播的主要方式之一。而血液和血液制品的传播,则会退居到非常次要的地位。另外,在妇产科要考虑到的还有病毒可以通过胎盘传播给胎儿。

一、流行病学

1981 年,美国首先报道了 5 例同性恋男人患有卡氏肺孢子虫性肺炎和黏膜念珠菌病。同时,在纽约和旧金山发现了 26 例同性恋男人患有卡波西肉瘤由于这些机会感染通常只在免疫力十分低下的患者身上发生,因此,美国 CDC 认定这是一种新的疾病,并在 1981 年秋天报告了 100 多例获得性免疫缺陷综合征(艾滋病)。随后,CDC 对艾滋病的定义做了规定。到 20 世纪 80 年代末期,几乎在美国所有州都发现了艾滋病病例。1989 年 8 月,美国的艾滋病患者达到 10 万例,1991 年 1 月上升到 20 万例,1993 年上到 253 448 例。全世界目前的 HIV 携带者已经超过了 4 000 万人,已有 1 000 万人死于艾滋病,每天大约新增病例6 000例。我国于 1985 年发现第 1 例艾滋病患者,此后不断在使用进口血液制品的人员和吸毒人员中发现 HIV 感染者。到目前为止,我国登记在册的艾滋病患者累计已达 1 万多人,HIV 感染者估计在 30

万人以上。

研究表明，通过异性性传播，最终有38%的女性会发展成艾滋病患者。仅2%的病例为污染的血液和血液制品传播。总之，在女性患者中，有66%的患者与高危男子有性行为，而27%的患者非法使用了静脉注射毒品。异性性行为人群中，有38%的女性与静脉使用毒品的男性有性行为，7%的妇女与双性性行为的男性有性行为。

1993年，美国有1 000～2 000个围产儿感染HIV，围生期传染率为15%～30%。齐多夫定被推荐用于感染了HIV的孕妇及其新生儿，以减少产前HIV的传播。与男性HIV携带者有性行为的妇女一直是增长最快速的群体。1990年，美国28%的患者是女性，都是因与异性有性行为而感染，而且年龄趋向于年轻化。女性的性伴侣如果是双性恋人员、静脉吸毒人员、有多个性伴侣或性传播疾病患者，那么她通过异性性行为获得HIV感染的机会就更大。而且，HIV从男性传播给女性似乎比女性传播给男性更容易。

尽管避孕套在预防HIV传播方面的实际效能还不完全清楚，但目前避孕套还是主要的预防措施之一。坚持与HIV阳性的性伴侣在性交过程中使用避孕套的妇女，不大可能感染HIV，而不坚持使用的妇女，有4.8%的妇女发生血清学转阳。而且，随着HIV感染者病情的进展、生殖道溃疡的出现，传染的危险性也随之而增加。

二、传播方式

HIV可存在于感染者的血液、精液、阴道分泌物、眼泪、尿液、乳汁、脑脊液中。艾滋病患者及HIV携带者均具有传染性。HIV主要经性接触直接传播，包括同性接触及异性接触。以往同性恋是HIV的主要传播方式，目前异性间的传播日趋严重。其次为血液传播，见于吸毒者共用注射器，接受HIV感染的血液、血制品，接触HIV感染者的血液、黏液等。此外，HIV感染孕妇在妊娠期能通过胎盘传染HIV给胎儿，或分娩时经软产道及出生后经母乳喂养感染新生儿。

三、临床特征

感染HIV后，患者并不立即发病，大多数人没有症状，只是容易获得机会性感染或患癌症。HIV感染后要产生症状，也往往是在暴露于病毒之后2～6周。急性感染的患者，往往会产生单核细胞增多症样的症状，如发热、全身乏力、关节痛、畏光、头痛、咽喉炎、斑丘疹样皮疹，以及腹泻，血清HIV呈阳性。在53%～93%的成年人血清转变过程中，都会产生上述症状。

在首次暴露于病毒后，血清由阴性转变为阳性大约需要3个月的时间，但是也有迟至6个月甚至更晚才转换呈阳性的。一旦出现血清转换，这个被感染了病毒的个体就可以继续向别人传染病毒达数年之久。在血清学反应呈阳性后1～12周，也就是单核细胞增多症样时期，会出现病毒血症。在病毒血症时期，身体的许多部位包括淋巴组织都会出现病毒。随着急性综合征的消失，HIV免疫反应会潜伏下来，最长可以达到10年之久或更长。这个时期实际上不是什么潜伏期，而是免疫系统缓慢而又持续变化时期，其最大特征是T淋巴细胞CD4亚群减少以致消失。

四、诊断

检测HIV是否出现的最简单、经济的方法就是检查血清中是否有抗HIV抗体。这种检查方法偶尔会出现假阳性。产生假阳性的原因很多，例如流感时就有可能会产生假阳性。国内已经有了因假阳性而导致医疗纠纷的报道。在我国,一旦检查出 HIV 阳性患者,还要到卫生防疫部门进行再次鉴定,以免误诊,产生不必要的麻烦与纠纷。即使的确阳性,也要注意保护患者的隐私,为患者的病情保密。

抗 HIV 抗体通常在首次感染后 3～6 个月出现。因此,高危个体在首次检测之后 6 个月要进行一次检查。对高危人群进行 HIV 检查,最好在检查前给予一次有关方面的咨询。如果检查结果阳性,那么还要进行进一步的咨询,并向卫生防疫部门报告疫情,不可轻易向无关人员泄露患者的病情。

抗原检查仅仅只能作为筛选试验。如果阳性,还要使用 Western blot 或者免疫荧光试验进行核实。与 Western blot 相比,免疫荧光试验所需时间更短,也更加经济,但需要荧光显微镜。

其他确定 HIV 感染的方法,有“替代标志物”法,分间接法和直接法。间接法中应用最广泛的是计数 $CD4^+$ T 淋巴细胞。这种方法也可以作为抗病毒治疗的监测手段之一。$CD4^+$ T 淋巴细胞数量与疾病进展程度和发生条件病菌感染的危险直接相关。

现在,还可以从患者的 $CD4^+$ T 淋巴细胞或巨噬细胞,含有游离病毒颗粒的血浆、血清、浆液或其他体液中进行病毒培养。HIV 感染的细胞也可以在各种器官中得到认定。这些器官包括骨髓、淋巴结、脾脏、脑和肝脏。HIV 感染的细胞既可以含有潜伏的病毒,又可以含有活跃、正在复制的病毒。分离、培养 HIV 的最大源泉外周血单核细胞或血浆。

对于艾滋病的诊断与监测,世界上绝大多数地方使用美国 CDC 提出的艾滋病定义。1982－1993 年,这个定义经历了 3 次修改。根据这个定义,单纯的 HIV 阳性,还不足以诊断艾滋病。只有 HIV 阳性,合并下列情况之一者,才能诊断为艾滋病。

(1)$CD4^+$ T 淋巴细胞低于 $200/mm^3$ 或者 $CD4^+$ T 淋巴细胞百分率低于 14%。

(2)临床上具有下列情况之一。

1)气管、支气管或肺肿,出现了念珠菌病。

2)食管念珠菌病。

3)浸润性宫颈癌。

4)弥散性或肺外球孢子菌病。

5)肺外隐球菌病。

6)慢性肠炎性隐孢子虫病。

7)巨细胞病毒疾病(肝、脾、淋巴结除外)。

8)巨细胞病毒性视网膜炎。

9)HIV 相关性脑病。

10)单纯疱疹病毒感染。

11)慢性溃疡、支气管炎、肺炎或食管炎。

12)弥散性或肺外组织胞质菌病。

13)慢性肠炎性等孢子球虫病。

14)卡波西肉瘤。

15)伯基特淋巴瘤。

16)免疫母细胞性淋巴瘤。

17)原发性脑淋巴瘤。

18)播散性或肺外鸟型结核分枝杆菌复合物或堪萨斯分枝杆菌。

19)结核杆菌。

20)其他类型的分枝杆菌。

21)肺孢子菌肺炎(PCP)。

22)复发性肺炎。

23)进展性多中心性脑白质病。

24)反复发作的沙门菌败血症。

25)脑弓形虫病。

26)HIV 所致的进行性消瘦。

五、妊娠期人类免疫缺陷病毒感染

新生儿感染主要在分娩过程中由母亲垂直传播给胎儿。在体外也可以通过哺乳传播给新生儿。据预测,母亲 HIV 阳性时,有 15%～40%的婴儿会受到感染。母亲使用静脉吸毒的话,53%的婴儿出生时 HIV 阳性,20%HIV 阳性婴儿父母有吸毒史。对不同的静脉毒品使用者进行检查发现,在自然流产、选择性流产、异位妊娠、早产、死胎、低体重儿等方面,母亲在妊娠前后变成 HIV 阳性的与 HIV 始终阴性的孕妇相比,2 组没有什么差别。无症状 HIV 携带者在感染后,受孕情况不会受到影响,妊娠本身对 HIV 也没有什么大的影响,不会加速疾病的活动。在妊娠期间,CD4 和 CD8 细胞下降的比值不会受到影响。产后这些淋巴细胞数会下降,并且难以恢复到妊娠时水平。但这与另外的一些研究结论相反。因此,对于妊娠合并有 HIV 感染者,国外推荐在妊娠的早、中、晚 3 个时期都检查 $CD4^+$ T 淋巴细胞数。

对于妊娠期 CD4 低于 $500/mm^3$ 的孕妇,应该使用齐多夫定,每天口服 5 次,每次 100mg。在分娩过程中,患者还应该接受静脉注射,每次剂量为 2mg/kg,而后每小时注射 1 次,每次剂量为 1mg/kg,直到分娩。新生儿也要口服齐多夫定,直到出生后 6 周,以减少 HIV 传播的危险,剂量为 2mg/kg,每 6 小时服用 1 次,服用 6 周。对于接受齐多夫定治疗的患者,每个月都要检查血常规,并进行白细胞分类。如果血红蛋白剂量低于 80g/L 的水平,中性颗粒绝对数量低于 $750/mm^3$ 时,就应该减少齐多夫定的剂量。

六、人类免疫缺陷病毒阳性孕妇的处理

母亲 HIV 阳性的婴儿中,有 15%～40%的新生儿是先天性 HIV 感染者,感染发生在待产、分娩或哺乳过程中,但大部分胎儿是在妊娠期或分娩过程中感染的。

孕期用药适应证:①已经获知患者是 HIV 阳性;②患者在最近的妊娠中没有得到抗反转录病毒治疗;③首次评估时,患者的 $CD4^+$ T 淋巴细胞数高于 $200/mm^3$。

使用 AZT 方案治疗步骤:①在妊娠 14～34 周开始使用 AZT,并持续下去,剂量为每次 100mg,每日 5 次,口服;②在待产过程中使用负荷剂量,即以 2mg/kg 计算,静脉注射,持续 1 小时完毕;之后以 1mg/(kg·h)的维持剂量给药,直到分娩结束;③新生儿齐多夫定剂量为每次 2g/kg,水剂,口服,每 6 小时 1 次,连续应用 6 周,首次用药应该在新生儿出生 8～12 小时给药。

如果患者 CD4 数量不高于 $200/mm^3$,应该使用复方磺胺甲基异噁唑(TMP-SMX,SMZco),

以预防卡氏肺孢子虫性肺炎的发生。如果患者以前就是PCP感染，那么也要使用复方磺胺甲基异噁唑。尽管复方磺胺甲基异噁唑可以穿过胎盘，但是至今还没有其致畸形的报道。有人担心，磺胺有引起胆红素脑病及诱发胎儿宫内G6PD缺乏的危险。然而，在母亲使用了复方磺胺甲基异噁唑的患者，这2种情况到目前为止都没有发现。具有PCP危险的母亲，还要将剂量加倍，每周3次，直到妊娠结束。每2周检查1次全血计数，以监测药物对造血系统的毒性。

长期暴露于血液、阴道宫颈分泌物，以及待产等，都是促进HIV感染新生儿的重要因素，但由于不能排除垂直传播的可能，所以选择剖宫产终止妊娠似乎没有什么意义。

第二篇　产科疾病

第八章　病理妊娠

第一节　妊娠剧吐

妊娠剧吐是指妊娠期恶心，频繁呕吐，不能进食，导致脱水，酸、碱平衡失调，以及水、电解质紊乱，甚至肝肾功能损害，严重可危及孕妇生命。其发生率0.3%～1%。

一、病因

尚未明确，可能与下列因素有关。

（一）绒毛膜促性腺激素（HCG）水平增高

因早孕反应的出现和消失的时间与孕妇血清HCG值上升、下降的时间一致，另外，多胎妊娠、葡萄胎患者HCG值显著增高，发生妊娠剧吐的比率也增高；而终止妊娠后，呕吐消失。但症状的轻重与血HCG水平并不一定呈正相关。

（二）精神及社会因素

恐惧妊娠、精神紧张、情绪不稳、经济条件差的孕妇易患妊娠剧吐。

（三）幽门螺旋杆菌感染

近年研究发现，妊娠剧吐的患者与同孕周无症状孕妇相比，血清抗幽门螺旋杆菌的IgG浓度升高。

（四）其他因素

维生素缺乏，尤其是B族维生素缺乏可导致妊娠剧吐、过敏反应。研究发现几种组胺受体亚型与呕吐有关，临床上抗组胺治疗呕吐有效。

二、病理生理

（1）频繁呕吐导致失水，血容量不足，血液浓缩，细胞外液减少，钾、钠等离子丢失使电解质平衡失调。

（2）不能进食，热量摄入不足，发生负氮平衡，使血浆尿素氮及尿酸升高；由于机体动用脂肪组织供给热量，脂肪氧化不全，导致丙酮、乙酰乙酸及β-羟丁酸聚集，产生代谢性酸中毒。

（3）由于脱水、缺氧，血转氨酶值升高，严重时血胆红素升高。机体血液浓缩及血管通透性增加，另外，钠盐丢失，不仅尿量减少，尿中可出现蛋白及管型。肾脏继发性损害，肾小管有退行性变，部分细胞坏死，肾小管的正常排泌功能减退，终致血浆中非蛋白氮、肌酐、尿酸的浓度迅速增加。肾功能受损和酸中毒使细胞内钾离子较多地移到细胞外，出现高钾血症，严重时心脏停搏。

（4）病程长达数周者，可致严重营养缺乏，由于维生素C缺乏，血管脆性增加，可致视网膜出血。

三、临床表现

(一)恶心,呕吐

多见于年轻初孕妇,一般停经6周左右出现恶心、呕吐,逐渐加重直至频繁呕吐不能进食。

(二)水电解质紊乱

严重呕吐、不能进食导致失水、电解质紊乱,使氢、钠、钾离子大量丢失,出现低钾血症。营养摄入不足可致负氮平衡,使血浆尿素氮及尿素增高。

(三)酸、碱平衡失调

机体动用脂肪组织供给能量,使脂肪代谢中间产物酮体增多,引起代谢性酸中毒。病情发展,可出现意识模糊。

(四)维生素缺乏

频繁呕吐、不能进食可引起维生素 B_1 缺乏,导致 Wernicke-Korsakoff 综合征。维生素 K 缺乏,可致凝血功能障碍,常伴血浆蛋白及纤维蛋白原减少,增加孕妇出血倾向。

四、辅助检查

(一)尿液检查

患者尿比重增加、尿酮体阳性、肾功能受损时,尿中可出现蛋白和管型。

(二)血液检查

血液浓缩,红细胞计数增多,血细胞比容上升,血红蛋白值增高;血酮体可为阳性,二氧化碳结合力降低;肝、肾功能受损害时,胆红素、转氨酶、肌酐和尿素氮升高。

(三)眼底检查

严重者出现眼底出血。

五、诊断及鉴别诊断

根据病史、临床表现及妇科检查,诊断并不困难。可用B超检查排除滋养叶细胞疾病,此外尚需与可引起呕吐的疾病,如急性病毒性肝炎、胃肠炎、胰腺炎、胆管疾病、脑膜炎、脑血管意外及脑肿瘤等鉴别。

六、并发症

(一)Wernicke-Korsakoff 综合征

发病率为妊娠剧吐患者的10%,是由于妊娠剧吐长期不能进食,导致维生素 B_1 缺乏引起的中枢系统疾病,Wernicke 脑病和 Korsakoff 综合征是一个病程中的先后阶段。

维生素 B_1 是糖代谢的重要辅酶,参与糖代谢的氧化脱羧代谢。维生素 B_1 缺乏时,体内丙酮酸及乳酸堆积,发生糖代谢的三羧酸循环障碍,使得主要靠糖代谢供给能量的神经组织、骨骼肌和心肌代谢出现严重障碍。病理变化主要发生在丘脑、下丘脑的脑室旁区域、中脑导水管的周围区灰质、乳头体、第四脑室底部、迷走神经运动背核,可出现不同程度的神经细胞和神经纤维轴索或髓鞘的丧失,伴有星形细胞和小胶质细胞的增生,毛细血管扩张,血管的外膜和内皮细胞明显增生,有散在小出血灶。

Wernicke 脑病表现为眼球震颤、眼肌麻痹等眼部症状,躯干性共济失调及精神障碍,可同时出现,但大多数患者精神症状迟发。Korsakoff 综合征表现为严重的近事记忆障碍,表情呆滞、缺乏主动性，产生虚构与错构。部分伴有周围神经病变。严重时发展为永久性的精神、神经功能障碍，出现神经错乱、昏迷，甚至死亡。

(二)Mallory-Weis 综合征

胃食管连接处的纵向黏膜撕裂出血，引起呕血和黑便。严重时，可使食管穿孔，表现为胸痛、剧吐、呕血，需急症手术治疗。

七、治疗

治疗原则：休息，适当禁食，计出入量，纠正脱水、酸中毒及电解质紊乱，补充营养，并需要良好的心理支持。

(一)补液治疗

每日应补充葡萄糖液、生理盐水、平衡液，总量 3 000mL 左右，加维生素 B_6 100mg。维生素 C 2～3g，维持每日尿量≥1 000mL，肌内注射维生素 B_1 每日 100mg。为了更好地利用输入的葡萄糖，可适当加用胰岛素。根据血钾、血钠情况决定补充剂量。根据二氧化碳结合力值或血气分析结果，予以静脉滴注碳酸氢钠溶液。

一般经上述治疗 2～3 天后，病情大多迅速好转，症状缓解。待呕吐停止后，可试进少量流食，以后逐渐增加进食量，调整静脉输液量。

(二)终止妊娠

经上述治疗后，若病情不见好转，反而出现下列情况，应迅速终止妊娠：①持续黄疸；②持续尿蛋白；③体温升高，持续在 38℃以上；④心率大于 120 次/分；⑤多发性神经炎及神经性体征；⑥出现 Wernicke-Korsakoff 综合征。

(三)妊娠剧吐并发 Wernicke-Korsakoff 综合征的治疗

如不紧急治疗，该综合征的病死率高达 50%，即使积极处理，病死率也有约 17%。在未补给足量维生素 B_1 前，静脉滴注葡萄糖会进一步加重三羧酸循环障碍，使病情加重，导致患者昏迷甚至死亡。对长期不能进食的患者应给维生素 B_1，400～600mg 分次肌内注射，以后每日 100mg 肌内注射至能正常进食为止，然后改口服，并给予多种维生素。同时应对其内分泌及神经状态进行评价，对病情严重者及时终止妊娠。早期大量维生素 B_1 治疗，上述症状可在数日至数周内有不同程度的恢复，但仍有 60%的患者不能得到完全恢复，特别是记忆恢复往往需要 1 年左右的时间。

八、预后

绝大多数妊娠剧吐患者预后良好，仅少数病例因病情严重而需终止妊娠。然而对胎儿方面，曾有报道妊娠剧吐发生酮症者，所生后代的智商较低。

第二节 异位妊娠

正常妊娠时，受精卵着床于子宫体腔内膜。当受精卵于子宫体腔以外的部位着床、发育，称异位妊娠，习称宫外孕。根据着床部位的不同，可分输卵管妊娠、卵巢妊娠、腹腔妊娠及宫颈妊娠等,其中以输卵管妊娠最为常见,约占95%。本节主要讨论输卵管妊娠。

输卵管妊娠发生在壶腹部最为多见,约占65%,其次为峡部,约占25%,伞部及间质部少见。输卵管妊娠是妇产科常见的急腹症之一,发生流产或破裂时,可引起严重腹腔内出血,导致失血性休克,甚至死亡。

一、病因

(一)输卵管炎症

是输卵管妊娠最常见病因,可分为输卵管黏膜炎和输卵管周围炎。输卵管黏膜炎症造成管腔粘连、狭窄、不完全性堵塞、纤毛损伤而影响受精卵在管腔内正常运行。输卵管周围炎,病变累及输卵管的浆膜层或肌层,使输卵管周围粘连、输卵管扭曲、管壁僵硬,影响输卵管肌层的蠕动。2种情况均可造成受精卵运行受阻。轻者造成输卵管妊娠;重者管腔完全堵塞,造成不孕症。

(二)输卵管手术史

输卵管绝育史及手术史,输卵管妊娠发生率10%～20%。尤其是腹腔镜下电凝输卵管及硅胶环套术绝育,可因输卵管漏或再通而导致输卵管妊娠。

(三)输卵管发育不良及功能异常

输卵管过长、过细,肌层发育不良,黏膜纤毛缺损,输卵管痉挛或蠕动异常,均影响受精卵运行而致输卵管妊娠。

(四)辅助生殖技术

近年辅助生殖技术的应用使输卵管妊娠发生率增加。

(五)避孕失败

宫内节育器避孕失败,发生输卵管妊娠概率增加。

(六)其他

盆腔肿瘤,如卵巢肿瘤、子宫肌瘤压迫输卵管,使输卵管发生狭窄或扭曲而造成受精卵运行受阻。

二、病理

(一)输卵管妊娠的结局

输卵管管腔狭小,管壁很薄,肌层远不如子宫肌壁厚,妊娠时不能形成完整的蜕膜层,不能适应胚胎的生长发育,当输卵管妊娠发展到一定时期,将发生以下结局。

1.输卵管妊娠流产

输卵管妊娠流产多发生于输卵管壶腹部妊娠,发病多在妊娠8周左右,由于输卵管管壁形成蜕膜不完整,发育中的囊胚向管腔突出,最终突破包膜而出血。囊胚与管壁分离,进入输卵管管腔。若囊胚完整剥离通过输卵管伞端进入腹腔,称完全流产,出血一般不多。若囊胚部分剥离,一部分排入腹腔,一部分附着于管壁则形成不全流产,滋养细胞继续侵蚀输卵管管壁,而管壁肌层收缩力差,不易止血,血液充满管腔,在输卵管内形成血肿。由于反复出血,血液经伞端流出,形成盆、腹腔积血。多积于子宫直肠陷窝形成盆腔血肿。

2.输卵管妊娠破裂

输卵管妊娠破裂多见于输卵管峡部妊娠，发病多在6周左右。当绒毛侵蚀输卵管管壁时，可穿透管壁，导致输卵管妊娠破裂。输卵管肌层血管丰富，出血量多。输卵管妊娠破裂所致出血较输卵管妊娠流产剧烈，短时间内由于失血过多致休克。如反复出血，可在盆腔内与腹腔内形成血肿。输卵管间质部妊娠时，因管腔周围肌层较厚，妊娠可长达12～16周才发生破裂。由于血管丰富，一旦破裂，出血极为严重，可危及生命。

3.陈旧性宫外孕

输卵管流产或破裂，若长期反复内出血形成的盆腔血肿不消散，血肿机化变硬并与周围组织粘连，临床上称陈旧性宫外孕。

4.继发腹腔妊娠

输卵管流产或破裂后，排入腹腔内的囊胚多数死亡。极少数存活的囊胚及附着绒毛排入腹腔后，重新种植于腹腔脏器获得营养，可继续生长发育形成继发腹腔妊娠。若排入阔韧带则形成阔韧带妊娠。

(二)子宫的变化

输卵管妊娠与正常妊娠一样，滋养细胞分泌HCG维持黄体生长，在大量甾体激素作用下，子宫增大、变软，月经停止来潮，子宫内膜呈蜕膜反应。若胚胎死亡，则滋养细胞活力消失，HCG及甾体激素水平下降，子宫内膜失去了激素的支持作用，蜕膜发生退行性变和坏死，形成小片脱落，阴道少量出血。有时蜕膜完整从宫壁剥离，随阴道出血排出，呈三角形，称为蜕膜管型。

三、临床表现

输卵管妊娠在未破裂或流产前，除停经、早孕反应外，没有明显的临床症状，偶有一侧下腹胀痛不适。一旦破裂或流产则出现明显的临床表现，病情的轻重取决于孕卵着床部位及妊娠时间。

(一)症状

1.停经

停经时间长短取决于受精卵的着床部位。壶腹部妊娠停经多为8周左右，峡部妊娠停经多为6周左右，间质部妊娠停经多为12～16周。有20%的患者无停经史，将不规则阴道出血误认为月经来潮。

2.腹痛

腹痛为本病就诊的主要症状。当输卵管妊娠破裂或流产时患者突感下腹部一侧呈撕裂样疼痛，伴恶心、呕吐，当血液积于子宫直肠陷凹时，可伴有肛门坠胀感。随着出血的增多，血液由下腹部流向全腹，疼痛可由下腹部向全腹部扩散，血液刺激膈肌时，可引起肩胛部放射痛。

3.阴道出血

多为不规则点滴出血，少于月经量，色暗红或深褐色，阴道出血可伴有蜕膜管型或蜕膜碎片排出，一般在病灶去除后阴道出血停止。

4.昏厥与休克

腹部剧烈疼痛及腹腔内的急性出血，轻者出现昏厥，重者由于失血过多，出现失血性休克。

出血越多症状越重，但与阴道出血不成正比。

5.腹部包块

输卵管流产或破裂时所形成的血肿时间较长，形成的包块较大或位置较高者，腹部可触及。

(二)体征

1.一般情况

失血多时呈贫血貌，大量出血者可以出现面色苍白、脉细数、血压下降、尿量减少等休克征象。体温一般正常。

2.腹部检查

下腹部有明显的压痛、反跳痛，尤以患侧为剧，腹肌稍紧张。若出血较多，叩诊有移动性浊音。个别患者若反复出血并积聚，形成血块，则下腹部可触及包块。

3.盆腔检查

阴道内可见少量血液，后穹窿饱满，有触痛。宫颈着色，呈紫蓝色。宫颈举痛或摇摆痛明显，将宫颈轻轻上抬或左右摇动时，引起剧烈疼痛，此为输卵管妊娠的主要体征之一。子宫稍大(与停经月份不符)、较软。出血多时，检查子宫有漂浮感。患侧附件区或子宫后侧方，或在子宫直肠陷凹方向可触及一不规则、边界不清、触痛明显的包块。病程时间长，包块机化较硬，边界渐清楚。

四、诊断

输卵管妊娠未发生流产或破裂时症状不明显，常需借助辅助检查。近年来国外对异位妊娠的诊断重点放在破裂前诊断及破裂前治疗，这样既减轻了患者的痛苦，同时也减少了因输血而造成的交叉感染。国内文献报道认为血β-HCG、孕酮和腹部B超检查对未破裂前诊断均有一定的参考价值。输卵管妊娠一旦破裂或流产，有明显的症状、体征，诊断一般不困难。

(一)血β-HCG测定

血β-HCG测定是早期诊断异位妊娠的重要方法。异位妊娠体内HCG水平通常较宫内妊娠低，因此，需要用灵敏度高的放射免疫法或酶联免疫法测定血β-HCG。对保守治疗疗效评定有重要意义。对β-HCG阴性，但症状明显者仍不能完全排除异位妊娠。

(二)孕酮测定

血清孕酮的测定对判断正常妊娠胚胎的发育情况有帮助。输卵管妊娠时，血清孕酮水平偏低，多数在10～25ng/mL。如果血清孕酮值≥25ng/mL，那么异位妊娠概率小于1.5%；如果血清孕酮值＜5ng/mL，那么应考虑宫内妊娠流产或异位妊娠。

(三)超声诊断

B超检查对诊断异位妊娠有一定帮助。一般停经5～6周若宫腔内未见孕囊，而在宫旁见低回声区或见到孕囊，提示有宫外妊娠，可能停经7周后B超提示子宫增大，宫腔空虚，在宫旁可见低回声区，见胚芽及原始心管搏动，则可确诊异位妊娠。当输卵管妊娠破裂或流产后，B超查出腹腔内及子宫直肠陷凹内有无回声暗区，说明腹腔有积液，对诊断异位妊娠有一定价值。

（四）阴道后穹窿穿刺

阴道后穹窿穿刺是一种既简单又可靠的诊断方法，因子宫直肠陷凹为盆腔最低点，即使出血不多，也可积于此处。用 18 号或 20 号穿刺针，自阴道后穹窿刺入直肠子宫陷凹内，而后回抽。若抽出暗红色不凝固血，可诊断腹腔内有积血；若抽出血液鲜红，放置 10 分钟内自然凝固，可能穿刺针头误入血管；若血肿位置较高抽不出血液，可结合临床症状、体征做出诊断。后穹窿穿刺阴性者不能否定输卵管妊娠存在，需进一步做其他检查。

（五）腹腔镜检查

目前腹腔镜检查被视为异位妊娠诊断的金标准，而且可以在确诊的同时进行治疗。腹腔镜检查适用于尚未破裂或流产的早期患者。大量出血或休克患者禁做腹腔镜检查。腹腔镜下可见患侧输卵管肿大，表面紫蓝色，腹腔内可见少量出血或无出血。

（六）子宫内膜病理检查

很少依靠诊断性刮宫进行异位妊娠的诊断。只适合阴道出血多的患者，主要目的是排除宫内妊娠流产。将宫腔排出物或刮出物送病理检查，切片中见到绒毛，可诊断宫内妊娠，仅见蜕膜未见绒毛有助于异位妊娠的诊断。

五、鉴别诊断

输卵管妊娠应与以下疾病相鉴别。

（1）流产：临床上早期异位妊娠最易与流产相混淆，有时尚需与宫内妊娠相鉴别。超声可见宫内妊娠囊。

（2）黄体破裂：因急腹症及腹腔内出血易混淆。血 β-HCG 测定正常。

（3）急性出血性输卵管炎及急性附件炎、急性盆腔炎。

（4）卵巢囊肿蒂扭转。

（5）急性阑尾炎。

（6）其他急腹症，如急性胃肠炎等。

六、治疗

治疗包括药物治疗和手术治疗。

（一）药物治疗

1.化学药物治疗

主要适用于早期输卵管妊娠、要求保存生育能力的年轻患者。符合下列条件可采用此法：①无药物治疗的禁忌证；②输卵管妊娠未发生破裂；③输卵管妊娠包块直径≤4cm；④血 HCG＜2 000IU/L；⑤无明显内出血。化疗一般采用全身用药，亦可采用局部用药。全身用药常用甲氨蝶呤，治疗机制是抑制滋养细胞增生，破坏绒毛，使胚胎组织坏死、脱落、吸收。治疗方案很多，常用剂量为 0.4mg/(kg·d)，肌内注射，5 日为一个疗程；若单次剂量肌内注射，常用 50mg/m^2 体表面积计算，在治疗第 4 日和第 7 日测血清 HCG，若治疗后 4～7 日血 HCG 下降＜15%，应重复剂量治疗，然后每周重复测血清 HCG，直至血 HCG 降至 5IU/L，一般需 3～4 周。应用化学药物治疗，未必每例均获成功，故应在 MTX 治疗期间，应用 B 超和血 HCG 进行严密监护，并注意患者的病情变化及药物毒不良反应。若用药后 14 日血 HCG 下降并连续 3 次阴性，腹痛缓解或消失，阴道流血减少或停止者为显效。若病情无改善，甚至发生急性腹痛或输卵管破裂症状，则应立即进行手术治疗。局部用药可采用在 B 超引导下穿刺或在腹腔镜下将甲氨蝶呤直接注入输卵管的妊娠囊内。

2.中医治疗

适合于出血少、症状轻者。中医治疗是我国目前治疗输卵管妊娠的一种有效方法，优点是可以免除手术损伤，保留输卵管。根据中医辨证论治，输卵管妊娠属血瘀少腹，不通则痛。采用活血化瘀消癥为治则。主要方药为丹参、赤芍、桃仁、红花、乳香、没药等，根据病情加减。治疗中密切观察病情变化，如有出血多，保守治疗效果不佳或诊断输卵管间质部妊娠，应停止中医治疗及早手术。

(二)手术治疗

手术治疗分为保守手术和根治手术。保守手术为保留患侧输卵管，根治手术为切除患侧输卵管。手术治疗适用于：①生命体征不稳定或有腹腔内出血征象者；②诊断不明确者；③异位妊娠有进展者(如血 HCG＞3 000IU/L 或持续升高、有胎心搏动、附件区大包块等)；④随诊不可；⑤药物治疗禁忌证或无效者。

第三节　过期妊娠

平时月经周期规则，妊娠达到或超过 42 周(大于等于 294 天)尚未分娩者，称过期妊娠。发生率占妊娠总数的 3%～15%。过期妊娠使胎儿窘迫、胎粪吸入综合征、过熟综合征、新生儿窒息、围生儿死亡、巨大儿及难产等不良结局发生率明显增高。妊娠期间，定期行产前检查，加强孕妇的宣教工作，使她们认识过期妊娠的危害，不要等到过期妊娠再处理，这样才能降低其发生率。

一、病因

过期妊娠的病因可能与下列因素有关。

(一)雌、孕激素比例失调

内源性前列腺素和雌二醇分泌不足而孕酮水平增高，导致孕激素优势，抑制前列腺素和缩宫素的作用，导致分娩延迟，发生过期妊娠。

(二)头盆不称

部分过期妊娠胎儿较大，由于先露高浮，不能压迫子宫下段及宫颈内口，影响子宫颈成熟及内源性前列腺素分泌，容易发生过期妊娠。

(三)胎儿畸形

无脑畸形儿且无羊水过多者胎儿无下丘脑，使垂体-肾上腺轴发育不良，由胎儿肾上腺皮质产生的肾上腺皮质激素分泌不足，雌三醇的前身物质(脱氢表雄酮)也不足，故胎盘合成雌三醇减少，子宫对缩宫素敏感性降低，也可导致过期妊娠。

(四)遗传因素

过期妊娠可能与家族遗传有关。缺乏胎盘硫酸酯酶，是一种罕见的伴性隐性遗传病，均见于怀男胎病例，胎儿胎盘单位无法将活性较弱的脱氢表雄酮转变为雌二醇及雌三醇，致使发生过期妊娠。若给孕妇注射硫酸脱氢表雄酮后，血浆雌激素值不见升高，即可确诊。

二、病理

(一)胎盘

过期妊娠的胎盘有 2 种类型。一种是胎盘功能正常，胎盘外观和镜检均与妊娠足月胎盘相似，仅重量略有增加。另一种是胎盘功能减退，胎盘绒毛内血管床减少，间质纤维化增加，合体细胞小结增加，某些合体细胞小结断裂、脱落，绒毛表面出现缺损，缺损部位由纤维蛋白沉积填补并在纤维蛋白沉积表面出现钙化灶，绒毛上皮与血管基底膜增厚。另外，有绒毛间血栓、胎盘梗死，绒毛周围纤维素或胎盘后血肿增加等胎盘老化现象，使物质交换与转运能力下降。

(二)羊水

妊娠 38 周以后，羊水量开始减少，妊娠 42 周后羊水迅速减少，30%减少至 300mL 以下；羊水粪染率明显增高，是足月妊娠的 2～3 倍。随着妊娠推延，羊水量越来越少。

(三)胎儿

过期妊娠胎儿生长模式有以下几种。

1.正常生长

过期妊娠的胎盘功能正常，胎儿继续生长，体重增加成为巨大胎儿，颅骨钙化明显，不易变形，导致经阴道分娩困难，使新生儿病率相应增加。

2.成熟障碍

由于胎盘血流不足和缺氧及养分的供应不足，胎儿不易再继续生长发育。可分为 3 期：第Ⅰ期为过度成熟，表现为胎脂消失，皮下脂肪减少，皮肤干燥松弛多皱褶，头发浓密，指(趾)甲长，身体瘦长，容貌似“小老人”。第Ⅱ期为胎儿缺氧，肛门括约肌松弛，有胎粪排出，羊水及胎儿皮肤粪染，羊膜和脐带绿染，围生儿发病率及围生儿病死率最高。第Ⅲ期为胎儿全身因粪染历时较长广泛着色，指(趾)甲和皮肤呈黄色，脐带和胎膜呈黄绿色。此期胎儿已经度过Ⅱ期危险阶段，其预后反较Ⅱ期好。

3.胎儿生长受限

小样儿可与过期妊娠并存，后者更增加胎儿的危险性。1/3 死产为生长受限小样儿。

三、诊断

过期妊娠准确诊断非常重要。首先确定是否真正过期妊娠，然后通过特殊检查，判断胎盘功能有无减退，做出准确的诊断。

(一)病史

详细询问末次月经时间，再次核对预产期。

(1)询问平时月经情况：如月经周期 28～30 天者，预产期大于 42 周，可确诊过期妊娠；月经周期长者，预产期相应向后推移。

(2)根据基础体温上升时间,推算预产期。

(3)根据早孕反应时间,绝大多数在停经6周左右出现早孕反应。

(4)根据胎动开始日期推算预产期,一般初次感觉胎动时间多在18～20周。

(5)孕早期做妇科检查,孕中期检查宫底高度与孕周关系,以及可闻及胎心的时间。

(6)B超检查;妊娠早期B超测量妊娠囊直径,孕中期以后测量胎头双顶径、股骨长度、羊水量以便推测是否过期妊娠。

(二)查体

过期妊娠孕妇体重不再增加或稍减轻,B超检查羊水明显减少。此外,检查子宫颈成熟度,如宫颈已成熟(即宫颈软、颈管缩短)提示妊娠已足月或已过期。

(三)辅助检查

辅助检查主要检查胎盘功能,采取以下方法。

1.胎动计数

正常足月妊娠胎动大于10次/12小时。若胎动12小时计数少于10次或逐日下降超过50%,又不能恢复者,均应考虑胎盘功能减退导致胎儿宫内缺氧。

2.胎心监护

无应激试验(NST)每周做2次,无应激试验有反应型提示胎盘功能正常,胎儿无缺氧。若无反应型提示胎盘功能减退,胎儿缺氧。NST为无反应型者,应做缩宫素激惹试验(OCT)或宫缩应激试验(CST)。OCT或CST出现胎心晚期减速者,为阳性,提示胎盘功能不全,胎儿宫内缺氧,须及时处理。

3.B超监测

观察胎动、胎儿肌张力、呼吸运动及羊水量。羊水暗区直径小于3cm,提示胎盘功能减退,小于2cm提示胎儿危险。当羊水过少时,脐带受压胎儿危险性增加。胎儿宫内严重缺氧,提示预后不良,应立即终止妊娠,故监测羊水量是重要指标之一,必要时用彩色超声多普勒测定胎儿脐带血流了解胎盘功能。

4.羊膜镜检查

宫颈成熟较好者,可用羊膜镜观察羊水有无黄染,也可行人工破膜,直接观察羊水性状与羊水量。

5.尿雌三醇与肌酐(E/C)比值

E/C比值在正常情况下大于等于15,等于10为警戒值,小于10为危险值,或E/C比值下降速度超过50%,考虑胎盘功能减退。

四、处理

过期妊娠对母儿均有影响,一旦确诊应尽快终止妊娠,根据孕妇的全身情况、有无并发症、胎儿大小、胎盘功能检查、宫颈成熟度检查,综合分析后做恰当的处理,以确保母儿平安。

(一)终止妊娠指征

(1)宫颈条件已成熟。

(2)胎儿体重大于4 000g或胎儿生长受限。

(3)12 小时胎动小于 10 次或 NST 无反应型。

(4)B 超检查羊水暗区小于 3cm 和(或)羊水污染。

(5)尿雌三醇与肌酐比值持续偏低。

(6)并发重度子痫前期或者子痫。

(二)引产

宫颈已成熟,宫颈评分 7 分以上应予引产。胎头已衔接,采用人工破膜,如羊水清亮、量正常,可静脉滴注缩宫素,严密监护,行阴道自然分娩。宫颈不成熟者,可用促宫颈成熟药物,如前列腺素、硫酸普拉酮钠等。待宫颈成熟后,行缩宫素引产。

(三)剖宫产

出现胎盘功能减退或胎儿窘迫征象,不论宫颈条件成熟与否,均行剖宫产尽快结束分娩。指征:①引产失败者;②产程进展缓慢,产程延长;③头盆不称,胎位不正;④胎儿宫内窘迫;⑤巨大儿;⑥破膜后羊水过少或混浊;⑦骨盆狭窄;⑧高龄初产;⑨妊娠并发症如妊娠高血压综合征、心脏病等。

第四节　多胎妊娠

一次妊娠同时有 2 个或 2 个以上的胎儿,称多胎妊娠。其中双胎最多见,3 胎以上妊娠少见。根据大量统计资料推算,多胎妊娠发生率可按 1∶80($n-1$)计算(n 代表多胎数),即双胎发生率为 80 例妊娠中有一例。发生率在不同国家、地区、人种之间有一定差异。根据我国统计双胎与单胎之比为 1∶(66～104)。多胎妊娠发生率与家族史有关,孕妇年龄越大,胎次越多,多胎机会也就越多。近年来,应用促排卵药物如氯米芬、人绝经促性腺素、人绒毛膜促性腺素等诱发排卵,双胎与多胎妊娠发生率明显增高。多胎妊娠,孕产妇并发症较多,围生儿及新生儿病死率也增高,因此,对多胎妊娠应做到早期诊断,加强孕期保健,正确处理,对母儿安全非常重要。以下重点介绍双胎妊娠。

一、分类

双胎妊娠根据形成机制的不同,可分为双卵双胎及单卵双胎 2 种类型。单卵双胎占双胎妊娠 20%～25%,双卵双胎占双胎妊娠 75%～80%。

(一)双卵双胎

由 2 个卵子分别受精形成的双胎妊娠,称为双卵双胎。其发生与种族、遗传、胎次及促排卵药物的应用有关。2 个卵子可以由一侧的卵巢成熟排出,或由两侧卵巢分别排出,分别受精形成。因双卵双胎 2 个胎儿基因不同,故胎儿性别、血型可以相同也可以不同,其容貌相似程度同其他的兄弟姐妹。2 个受精卵各自种植于子宫腔内不同部位,形成 2 个独立的胎盘和胎囊。2 个羊膜囊间的中隔,在显微镜下可分为 4 层,即 2 层羊膜,2 层绒毛膜。有时 2 个胎盘紧靠在一起,相互融合,甚至 2 层胎膜亦融合一层,形成 2 层羊膜一层绒毛膜,但两者的血液循环并不相通。因此，妊娠期2个胎儿血液循环一般不出现相互影响。

(二)单卵双胎

由一个受精卵分裂而成的双胎称为单卵双胎。单卵双胎原因不明，其发生与种族、遗传、年龄、胎次或促排卵药的应用无关。由于胎儿基因相同，其性别及血型相同，容貌相似，单卵双胎的胎盘和胎膜根据受精卵复制时间的不同而有差别，可有4种不同类型。

1.分裂发生在桑葚胚期前(受精3～4天)

复制成2个独立的受精卵，形成2个胚囊，可着床于宫腔的不同部位，形成各自胎盘，如双卵双胎，这种类型的单卵双胎常被误认为双卵双胎，其发生率占单卵双胎的18%～36%。

2.囊胚期(受精5～8天)

内细胞团与滋养细胞明显分化后，内细胞团复制为2个，形成2个胎儿。2个胎儿有共同的胎盘和绒毛膜，但有各自的羊膜囊，两个囊间的中隔为2层羊膜无绒毛膜，其发生率占单卵双胎的约2/3。

3.羊膜囊形成后(受精后9～13天)

胚胎分裂复制成各自的胎儿，2个胎儿共用一个胎盘，且在同一个羊膜腔内，形成单羊膜囊双胎。2个胎儿共用一个胎盘，共存于一个羊膜囊内，一旦脐带扭转，胎儿可因血循环障碍而死亡。因此，这类双胎病死率较高，约占双胎病死率60%。此类较罕见，不足1%。

4.分裂复制发生在原始胚盘形成后(受精13天以上)

可能导致不同程度、不同形式的联体畸形。

由于单卵双胎2个胎儿血循环通过胎盘互相通连，可发生双胎输血综合征，即一个胎儿接受另一个胎儿大量血液，致使受血胎儿血量增多、心脏肥大、体重增快，由于多尿而导致羊水量过多；另一个供血胎儿因而发育不良、贫血、体重轻、羊水少，严重时，可因营养缺乏，缺氧死亡。而死亡后可被另一个胎儿压成薄片，称为纸样儿。

二、诊断

(一)病史及临床表现

多有家族史，孕前曾用排卵药或体外受精多个胚胎移植。早孕反应较重，子宫增大速度比单胎快，羊水量也较多。孕晚期可出现压迫症状。孕中晚期体重增加过快，不能用水肿及肥胖解释。

(二)产科检查

子宫大于停经月份，孕中晚期腹部可触及多个肢体或3个以上胎极。不同部位可听到2个胎心，其间有无音区。多为纵产式，以2个头位和一头一臀位常见。

(三)辅助检查

1.超声检查

可早期诊断及为分娩方式的选择提供依据。

2.多普勒胎心仪

孕12周后听到2个频率不同的胎心。

三、并发症

(一)孕妇并发症

(1)妊娠期高血压疾病：双胎妊娠最重要并发症，易发生子痫。

(2)贫血:发生率是单胎的2.4倍。

(3)羊水过多:双胎妊娠羊水过多的发生率为12%。

(4)胎膜早破:由于双胎胎位异常并羊水过多,子宫张力大,易发生胎膜早破。

(5)胎盘早剥及前置胎盘。

(6)妊娠肝内胆汁淤积症:其发生率是单胎的2倍。

(7)宫缩乏力:由于子宫过度膨胀,肌纤维过度延伸,易发生原发性宫缩乏力,使产程延长。

(8)胎位异常:双胎妊娠常伴有羊水过多,胎儿较小,常发生胎位异常。当第1胎儿娩出后,宫腔空间变大,第2胎儿容易转为横位。

(9)产后出血及产褥感染:子宫过度扩张导致宫缩乏力,胎盘娩出后易致产后出血,产后出血发生率为正常产的3倍。双胎并发症多,阴道助产机会增多,加之产前贫血,产后出血,故产褥期感染机会也增多。

(二)围生儿并发症

(1)早产:50%双胎妊娠发生早产,多为胎膜早破,宫腔压力高所致。

(2)胎儿生长受限;原因尚不清楚,可能与胎儿拥挤、胎盘面积相对较小、双胎输血综合征有关。

(3)双胎输血综合征:通过胎盘间的动脉、静脉吻合支,血液从动脉向静脉分流,使得一个胎儿成为供血儿,一个胎儿成为受血儿,造成供血儿贫血、血容量减少、生长受限、肾灌注不足、羊水过少,甚至营养不良而死亡;受血儿血容量增多、动脉压增高、各器官体积增大、胎儿体重增加,可发生充血性心力衰竭,胎儿水肿、羊水过多。双羊膜囊单绒毛膜单卵双胎的2个胎儿体重相差≥20%、血红蛋白相差>50%,提示双胎输血综合征。

(4)脐带异常:易发生脐带互相缠绕、扭转及脐带脱垂。

(5)胎头交锁及胎头碰撞:如第1个胎儿为臀位,第2胎儿为头位,当第1个胎儿尚未娩出时,第2个胎儿已降入骨盆,2个胎头可以相交锁嵌顿在骨盆内,即双头交锁。多发生在胎儿小,产妇骨盆较大。如2个胎儿均为头位,产妇骨盆较大,两头同时入盆而胎头碰撞造成难产。

(6)胎儿畸形。

四、治疗

(一)妊娠期

定期产前检查,孕期增加营养,补充微量元素,纠正贫血,增加胎儿体重。预防和治疗并发症。孕晚期应多休息,以减少早产的发生。

(二)分娩期

双胎多能阴道分娩。分娩过程中,严密观察产程进展及胎心变化,对有并发症的产妇进行母、儿监护。

1.第一产程

首先要明确2个胎儿的胎位,尤其第1个胎儿的胎位与分娩是否顺利,关系密切。若第1个胎儿为纵产式,可任其自然分娩,并做好输血,输液及抢救新生儿准备工作。一旦出现下列情况之一可行剖宫产术结束分娩。①第1个胎儿横位;②联体双胎;③脐带脱垂,胎心存在;

④妊娠期高血压疾病已发生子痫；⑤前置胎盘（中央型）；⑥胎膜早破、羊水污染、胎心异常。若阴道分娩在第一产程出现宫缩乏力，可用缩宫素2.5～5U加入5%葡萄糖液500mL静脉滴注加强宫缩。

2.第二产程

第1个胎儿娩出后，立即断脐，靠胎盘端脐带应注意扎紧，以免在单卵双胎时因胎盘端脐带出血影响第2个胎儿。随后行阴道检查，确定第2个胎儿的胎先露。在腹部固定第2个胎儿，保持纵产式并勤听胎心。第2个胎儿娩出时间，掌握在距离第1个胎儿娩出后约20分钟。若15分钟时仍无宫缩，可行人工破膜加缩宫素静脉滴注促进子宫收缩。若发现脐带脱垂或胎盘早剥，及时用产钳或臀牵引术娩出第2个胎儿。若胎头高浮，则应行内倒转术，娩出胎儿。第1个胎儿为臀位，第2个胎儿为头位时，为预防胎头交锁，以手在腹部上推第2个胎儿，以便使第1个胎儿顺利娩出。若出现胎头交锁，并且第1个胎儿已死，可行断头术，确保第2个胎儿。当2个胎儿均为头位，第1个胎儿娩出时，助手应从腹部推开第2个胎儿，以免妨碍第1个胎儿的肩娩出。

3.第三产程

预防产后出血及休克，当第2个胎儿娩出后，立即行腹部包扎或腹部放置2kg重的沙袋，以防腹压突然下降致休克。由于双胎妊娠子宫过度膨胀，产后子宫收缩较差，在第2个胎儿娩出后，静脉快速滴注缩宫素，胎盘娩出后持续按摩子宫防止产后大出血。

(三)产褥期

应加强营养，可适当选用抗生素预防感染。

(四)产后注意事项

(1)胎盘娩出后应详细检查胎盘是否完整，并识别单卵双胎或双卵双胎。

(2)剖宫产术后、阴道助产术后常规用抗生素以防感染。

(3)新生儿体重低于2 500g，按早产儿护理。

第五节　前置胎盘

妊娠28周后，胎盘附着于子宫下段，甚至胎盘下缘达到或覆盖宫颈内口处，其位置低于胎先露部，称为前置胎盘。前置胎盘是妊娠晚期阴道流血最常见的原因，严重威胁母子生命安全。

一、类型及临床表现

(一)类型

前置胎盘根据胎盘下缘与宫颈内口的关系，可分为3种类型。

1.完全性(中央性)前置胎盘

宫颈内口全部被胎盘组织覆盖。

2.部分性前置胎盘

宫颈内口部分被胎盘组织覆盖。

3.边缘性前置胎盘

胎盘附着于子宫下段,其边缘达到但未覆盖宫颈内口。

前置胎盘的类型可因诊断时期不同而改变,故目前均以处理前最后1次检查来决定其分类。

(二)临床表现

1.症状

前置胎盘的典型症状是妊娠晚期或临产时突然发生的无诱因、无痛性反复阴道流血。一般初次出血量少,多能自然停止。随着孕周增加,出血常反复发生,出血量也逐渐增多。阴道流血发生时间早晚、出血量的多少、反复发生的次数、间隔时间与前置胎盘类型关系密切。完全性前置胎盘初次出血时间早,多在妊娠28周左右,称"警戒性出血",且反复出血的次数频繁,量较多,有时1次大量出血使患者陷入休克状态。边缘性前置胎盘初次出血发生晚,多在妊娠晚期或临产后,出血量较少。部分性前置胎盘初次出血时间和出血量介于上述两者之间。

2.体征

患者一般状况与出血量密切相关。反复出血者可出现贫血貌,贫血程度与失血量成正比。大量出血者呈现面色苍白、血压下降、脉搏细速等休克征象。腹部检查:子宫大小与妊娠周数相符,较软,无压痛。胎儿先露部高浮,易并发胎位异常。胎心音听诊清楚,若出血量多,可使胎儿宫内缺氧甚至胎死宫内。当胎盘附着于子宫前壁时,可在耻骨联合上方听到胎盘杂音。

二、病因

前置胎盘的发病可能与下述因素有关。

(一)子宫内膜病变或损伤

多见于多次刮宫、分娩、子宫手术史、剖宫产等情况。

(二)胎盘异常

如胎盘面积过大、存在副胎盘或膜状胎盘等均可发生前置胎盘。

(三)受精卵发育迟缓

受精卵到达子宫腔后,滋养层尚未具有着床能力,继续下行到达子宫下段,在该处着床发育即形成前置胎盘。

另外,高龄初产妇、经产妇及多产妇、吸烟及吸毒妇女是前置胎盘的高危人群。

三、诊断与鉴别诊断

(一)诊断

根据上述临床表现,可对前置胎盘及其类型做出初步判断。诊断有困难者,可采用下列辅助检查协助诊断。

1.阴道检查

阴道检查仅适用于终止妊娠前为明确诊断并决定分娩方式时。必须在有输液、输血及有手术条件的情况下方可进行。若诊断已明确或流血过多不应再做阴道检查。前置胎盘患者严禁肛查。

2.B超检查

B超检查是辅助诊断前置胎盘的重要方法,可清楚显示子宫壁、胎先露部、胎盘及宫颈的位置,并根据胎盘边缘与宫颈内口的关系明确前置胎盘的类型。B超诊断前置胎盘时须注意妊娠周数,不宜过早诊断前置胎盘。若妊娠中期B超检查即发现胎盘前置,可称为胎盘前置状态。

3.产后检查胎盘及胎膜

产后应仔细检查胎盘胎儿面边缘有无血管断裂,可提示有无副胎盘。若前置部位的胎盘母体面有黑紫色陈旧性血块附着或胎膜破口距胎盘边缘小于7cm,即可诊断前置胎盘。若行剖宫产,术中能直接了解胎盘位置,胎膜破口失去诊断意义。

(二)鉴别诊断

前置胎盘主要应与胎盘早剥、前置血管破裂、胎盘边缘血窦破裂及宫颈病变等相鉴别。

四、对母儿的影响

前置胎盘的患者可发生产后出血、植入性胎盘、产褥感染,以及羊水栓塞等,同时早产及围生儿病死率增高。

五、处理

处理原则是抑制宫缩、止血、纠正贫血及预防感染。应综合考虑患者前置胎盘类型、阴道流血量、有无休克、发病时间、产次、胎位、胎儿是否存活、是否临产等情况,做出相应的处理。

(一)期待疗法

适用于妊娠小于34周、胎儿体重小于2 000g、阴道流血不多、一般情况良好、胎儿存活者。目的是在保证孕妇安全的前提下尽可能延长孕周,提高围生儿存活率。期待不同于等待,期待是积极主动地做转化工作,即减少母亲出血、促进胎儿存活、适时分娩3个方面。应住院治疗,绝对卧床休息,定时间断吸氧,保持心态平静,并密切观察阴道流血量,监护胎儿宫内情况,积极纠正贫血及预防感染。必要时给予宫缩抑制药,如硫酸镁、盐酸利托君等。需终止妊娠者,若胎龄小于34周,可用地塞米松促胎肺成熟。

(二)终止妊娠

孕妇发生大出血或反复多量出血甚至休克者,无论胎儿是否成熟,应终止妊娠;胎龄达36周以上;胎儿成熟度检查提示胎儿肺成熟者;胎龄未达36周,出现胎儿窘迫征象或胎儿电子监护发现胎心音异常者,均可终止妊娠。

1.剖宫产术

剖宫产术是目前处理前置胎盘最安全有效的方法,也是处理前置胎盘的主要手段,能迅速将胎儿娩出,结束分娩,达到止血目的,对母儿相对安全。术前应积极纠正贫血,预防感染等,在输液备血条件下做好抢救母儿准备。子宫切口的选择应根据前置胎盘类型与附着部位,尽量避开胎盘附着处以减少术中出血。胎儿娩出后立即子宫肌壁注射缩宫药,并在按摩子宫的同时，迅速徒手剥离胎盘。胎盘剥离面出血的最简便的止血方法：在吸收性明胶海绵上放凝血酶或巴曲酶，迅速置于出血部位，再加湿热纱布垫压迫，持续10分钟；或用可吸收线8字缝合开放血窦；或宫腔及子宫下段填纱条24小时后经阴道取出。以上方法无效时，可结扎子宫动脉、髂内动脉，甚至行子宫切除术。

2.阴道分娩

阴道分娩仅适用于边缘性前置胎盘，枕先露，阴道流血不多，无头盆不称或胎位异常，短时间内能结束分娩者。应先行人工胎膜破裂，胎膜破裂后胎头下降压迫胎盘而止血，并可促进子宫收缩加速产程进展。若胎膜破裂后胎先露下降不理想，仍有出血或产程进展不顺利，应立即改行剖宫产术。

3.转诊

患者大量阴道流血而当地无医疗条件处理时，应先输血、输液，补充血容量，在消毒条件下用无菌纱布行阴道填塞，腹部加压包扎以暂时止血，然后迅速转送到上级医院治疗。

4.预防

做好计划生育，避免多产、多次刮宫及引产，严格执行人工流产术或分娩等手术时的无菌操作技术，防止产后感染，以减少前置胎盘的发生；要做好产前检查和孕期卫生指导工作，告之孕妇一旦出现妊娠晚期无痛性阴道流血时，应及时就诊。

第六节　胎盘早剥

妊娠20周后或分娩期，正常位置的胎盘在胎儿娩出前，部分或全部从子宫壁剥离，称胎盘早剥。胎盘早剥是妊娠晚期的一种严重并发症，往往起病急，进展快，若处理不及时可威胁母儿的生命。据统计国内发生率0.46％～2.1％，国外发生率1％～2％。

一、病因

胎盘早剥的原因尚不完全清楚，其发病与下列因素有关。

（一）孕妇血管病变

胎盘早剥常并发重度子痫前期、慢性肾炎和慢性高血压，尤其已有全身血管病变者居多。由于底蜕膜螺旋小动脉痉挛或硬化，引起远端毛细血管缺血坏死致破裂出血，血液流至底蜕膜层形成血肿，导致胎盘与子宫壁剥离。

（二）机械性因素

腹部受到撞击，行外倒转术纠正胎位操作不当，手法粗暴，亦可造成胎盘早剥。

（三）宫腔压力骤减

若羊水过多，破膜后羊水突然流出或双胎妊娠第1个胎儿娩出过快，可使宫腔压力突然下降，子宫体积缩小，胎盘与宫壁错位而剥离。

（四）子宫静脉压突然升高

妊娠晚期或临产后，孕妇长时间处于仰卧位时，可发生仰卧位低血压综合征。由于妊娠子宫压迫下腔静脉,使回心血量减少,血压下降,而子宫静脉淤血,使静脉压升高,导致蜕膜静脉床充血或破裂,形成血肿,致使胎盘部分或全部自子宫壁剥离。

(五)其他因素

脐带因素,如脐带过短或脐带绕颈,当胎头下降时,脐带牵拉胎盘可导致胎盘早剥。全身性疾病,如血液病,叶酸或维生素缺乏,影响了凝血系统。

二、病理变化

胎盘早剥的基本病理变化是底蜕膜出血,在子宫壁与胎盘母面之间形成血肿,使胎盘自附着处剥离。胎盘早剥分为显性、隐性及混合性 3 种类型。如剥离面积小,血液很快凝固,临床多无症状,当胎盘娩出后进行检查时,发现胎盘剥离处有凝血块压迹。若胎盘剥离面积大,继续出血,形成胎盘后血肿,使胎盘剥离面积不断扩大,出血逐渐增多,当血液冲开胎盘边缘,沿胎膜与子宫壁之间经宫颈流出时,称显性出血。如胎盘边缘仍附着于子宫壁上,血液未将胎盘边缘冲开,血液积聚在胎盘与子宫壁之间,形成胎盘后血肿,则称隐性出血。当内出血过多时,血液冲开胎盘边缘经宫颈口流出,既有内出血又有外出血,称混合性出血。有时出血穿透羊膜进入羊水中成为血性羊水。

胎盘早剥发生内出血时,血液积聚于胎盘与子宫壁之间,由于胎盘后血肿压力加大,血液侵入到子宫肌层,引起肌纤维分离、断裂、变性,当血液侵入子宫肌层至浆膜层时,子宫表面呈紫色,以胎盘附着处明显,称子宫胎盘卒中。子宫肌纤维变性、断裂,导致产时及产后子宫收缩不良或完全丧失收缩功能,引起产后出血。有时血液渗入阔韧带及输卵管系膜,甚至可经输卵管流入腹腔。

严重的胎盘早剥可发生凝血功能障碍,主要是由于剥离处的胎盘绒毛和蜕膜中释放大量的组织凝血活酶,因宫内压力增高时,凝血活酶进入母体内激活凝血系统,导致弥散性血管内凝血(DIC)。毛细血管内微血栓形成,造成组织缺氧,致使重要脏器损伤。随着胎盘早剥持续时间的增加,DIC 继续发展,使凝血因子大量消耗,最终导致严重的凝血功能障碍,造成难以控制的产后大出血,危及产妇生命。

三、临床表现及分类

病情的严重程度取决于胎盘剥离面积的大小和出血量的多少,分为 3 度。

Ⅰ度:多见于分娩期,以外出血为主,胎盘剥离面积少,患者常无腹痛或者腹痛轻微。腹部检查时子宫软,宫缩时有间歇期,子宫与妊娠周数相符,胎位清楚,胎心率多正常,出血多时胎心有改变,子宫轻压痛(剥离处)。产后检查胎盘母体面有凝血块压迹。

Ⅱ度:胎盘剥离面积为胎盘面积的 1/3 左右。主要症状为突发持续性剧烈腹痛伴腹胀、腰酸,疼痛轻重与胎盘后积血多少有关,积血越多疼痛越剧烈。无阴道出血或出血量不多,子宫收缩时,阴道出血量增多。腹部检查时子宫大于妊娠周数,子宫软,胎盘附着处压痛明显,宫缩时有间歇期,胎儿存活。

Ⅲ度:胎盘剥离面积超过 1/2,严重时可伴有恶心、呕吐、面色苍白、出冷汗、血压下降、休克状态。患者也可伴或不伴有阴道出血,阴道出血多少与贫血程度及全身情况不成正比。腹部检查,宫底常因内出血而高于妊娠月份,腹围增大或进行性增大,子宫呈持续收缩状态,坚硬如板，全腹有压痛(尤以胎盘剥离处最明显)，因子宫呈持续性收缩，故胎位不清。若胎盘剥离面积较大，胎儿在宫内严重缺氧致胎心异常或消失。

四、辅助检查

(一)B超检查

B超检查可见胎盘与子宫壁之间出现液性暗区，界限不太清楚，如内出血机化则暗区内可见光点反射，当液性暗区延及胎膜与子宫壁之间时可见绒毛膜板向羊膜腔突出，提示胎盘后血肿形成。同时探查胎心搏动及胎动可以了解胎儿存活情况。超声检查阴性结果不能排除胎盘早剥。

(二)实验室检查

实验室检查主要了解贫血程度与凝血功能。应进行血常规、血小板、凝血功能及纤维蛋白原等DIC的化验检查，以便及早明确是否并发凝血功能障碍。对急症患者或无化验检查条件的情况下，可采取简便凝血功能检测方法即全血凝块观察及溶解试验。取血2～5mL放入试管内，倾斜静置，若6分钟不凝固或凝固不稳定，于1小时内又溶化则提示凝血异常；若血液在6分钟凝固，其体内的纤维蛋白原含量通常在1.5g/L以上；血液凝固时间超过6分钟，体内纤维蛋白原含量通常在1～1.5g/L；血液凝固时间超过30分钟仍不凝固，体内纤维蛋白原含量通常小于1g/L。有条件情况下，可进行DIC筛选试验与纤溶试验检查，以便预防和尽早确诊DIC。

五、诊断与鉴别诊断

根据病史、症状及体征，结合实验室结果可做出临床诊断。Ⅰ度胎盘早剥症状与体征不典型，诊断较为困难。主要与前置胎盘相鉴别。Ⅱ度、Ⅲ度胎盘早剥症状典型，诊断多无困难，主要与先兆子宫破裂鉴别。

六、并发症

(一)DIC与凝血机制障碍

胎盘早剥是妊娠期发生凝血功能障碍最常见的原因。主要表现阴道出血不止，严重者出现多脏器出血，如皮肤黏膜出血、咯血及呕血等。一旦发生DIC，病死率较高，应积极预防。

(二)产后出血

胎盘早剥发生子宫胎盘卒中时，影响子宫肌层收缩导致产后出血，经治疗多可好转。

(三)急性肾衰竭

主要原因是大出血导致肾灌注严重受损，导致肾皮质或肾小管缺血坏死，出现急性肾衰竭。

(四)羊水栓塞

胎盘早剥时，羊水可经剥离的胎盘面开放的子宫血管进入母体血液循环，羊水有形成分形成栓子，栓塞肺血管导致羊水栓塞。

七、治疗

胎盘早剥处理不及时，严重危及母儿生命，应及时诊断，积极治疗。

(一)纠正休克

对处于休克状态的危重患者，积极开放静脉通路，补充血容量，输新鲜血，若发生DIC，应测量中心静脉压以指导补液量。最好输入新鲜血,既可补充血容量,又可补充凝血因子,使血细胞比容提高到0.30以上,尿量>30mL/h。

(二)及时终止妊娠

胎盘早剥危及母儿生命,其预后与处理的及时性密切相关。胎儿娩出前胎盘剥离可能继续加重,难以控制出血,时间越长,病情越重,因此,一旦确诊重型胎盘早剥,必须及时终止妊娠。

1.阴道分娩

Ⅰ度胎盘早剥产妇一般情况较好,出血不多且以显性出血为主,胎儿在宫内情况良好,已进入临产,宫口开大,估计短时间内能分娩者,可经阴道分娩。人工破膜,使羊水缓慢流出,腹部包扎使宫腔压力及宫腔容积减少,先露压迫胎盘制止进一步剥离及出血。破膜也可刺激宫缩,加速分娩,并可使宫腔内压力降低后,减少凝血活酶进入血液循环,阻断DIC发生。可静脉滴注缩宫素加强宫缩。若产程无进展,或胎儿宫内窘迫,估计短时间不能结束分娩者立即改行剖宫产。严密观察产程进展,并注意血压、脉搏及胎心的变化,有条件者应用胎儿电子监护仪进行监护,如胎心异常立即处理。

2.剖宫产

适用于:①Ⅱ度胎盘早剥,估计短时间不能结束分娩者。②Ⅰ度胎盘早剥,出现胎儿窘迫征象,需抢救胎儿者。③Ⅲ度胎盘早剥,胎儿已死,产妇病情继续恶化者。④破膜后产程无进展者。剖宫产取出胎儿与胎盘后,应立即给予宫缩药,加强宫缩,减少产后出血。若发生难以控制的大出血,可在输血同时行子宫次全切除术。

3.并发症处理

(1)凝血功能障碍:迅速终止妊娠,阻断促凝物质继续进入母血液循环;及时输新鲜血,补充血容量,有条件可输血小板浓缩液,输纤维蛋白原。无新鲜血时,可选用新鲜冷冻血浆作为应急措施。①抗凝治疗:首选肝素,适用于DIC高凝阶段及未去除病因之前。可阻断DIC的发展。DIC的晚期应用肝素可加重出血,故一般不主张应用肝素治疗;②抗纤溶药物:如氨基己酸4~6g,氨甲环酸(止血环酸)0.25~0.5g,氨甲苯酸(对羧基苄胺)0.1~0.2g溶于5%葡萄糖液500mL内静脉滴注。

(2)急性肾衰竭:胎盘早剥出血过多致休克及发生DIC均影响肾脏血流量,严重时可使双肾皮质或肾小管缺血坏死,临床上出现少尿无尿,如每小时尿量少于30mL,应补充血容量;如每小时小于17mL或无尿时应考虑肾衰竭,立即静脉注射呋塞米40~80mg。以上治疗无效,应控制液体入量,积极采取透析疗法进行抢救。

(3)产后出血:分娩后及时应用宫缩剂(如缩宫素、马来酸麦角新碱、前列腺素),按摩子宫等加强子宫收缩,防止产后出血。剖宫产时发现子宫胎盘卒中,用热盐水纱布热敷及按摩子宫等各种治疗后无效,可行子宫动脉上行支结扎,也可用肠线8字缝合卒中部位的浆肌层。上述处理仍无效,出血不能控制者,应及时行子宫切除术。

八、预防

做好产前检查,防治妊娠期高血压疾病,加强高危妊娠管理,对合并高血压或慢性肾炎者,应积极治疗，加强监护。妊娠晚期，避免外伤，孕中、晚期应左侧卧位，以增加子宫胎盘血液灌注量。行外倒转术时，操作轻柔。避免宫腔内压力骤降。如羊水过多，破膜时应使羊水缓慢流出。双胎分娩时避免第1胎儿娩出过快。

第七节　羊水过多

正常妊娠时羊水量随孕周的增加而增多，最后2～4周开始逐渐减少，妊娠足月时约为800mL，凡在妊娠任何时期羊水量超过2 000mL者，称羊水过多，最高可达20 000mL。羊水过多的发病率文献报道为0.5%～1%，但合并妊娠糖尿病者，其发病率高达20%。羊水过多时，羊水的外观、性状与正常者并无明显差别。临床常根据羊水形成情况将其分为急性羊水过多和慢性羊水过多。

一、诊断

(一)病史

1.现病史

(1)子宫明显大于妊娠月份：常于产前检查时发现宫高、腹围均明显大于同期妊娠子宫，妊娠图可见宫高曲线超出正常百分位数。

(2)呼吸困难：多见于急性羊水过多，常于孕20～24周发生，由于羊水快速增多，数日内子宫急剧增大，横隔上抬，出现呼吸困难，不能平卧，甚至出现发绀。腹部张力过大，患者可感到疼痛，食量减少，发生便秘。由于增大的子宫压迫下腔静脉，影响血液回流，可引起下肢及外阴部水肿及静脉曲张。慢性羊水过多多发生在妊娠28～32周，数周内羊水缓慢增多，多数孕妇能适应，无明显自觉症状，多于产前检查时发现。

2.生育史

既往有不良生育史，如不明原因的流产、死胎、死产及新生儿畸形。

3.家族史

家族中可能有多胎、胎儿畸形等生育史。

(二)体格检查

腹部明显膨隆，宫高、腹围均明显大于妊娠月份，腹壁皮肤发亮、变薄。触诊时感到皮肤张力大，有液体震颤感，胎位不清，有时扪及胎儿部分有浮沉感，胎心遥远或听不到。如为急性羊水过多，则可有发绀、下肢及外阴水肿及静脉曲张。

(三)辅助检查

1.实验室检查

如有羊水过多，通常需考虑有无胎儿畸形的可能，有开放性神经管缺陷的胎儿(如无脑儿、脊柱裂及脑脊膜膨出等)，羊水中甲胎蛋白(AFP)值超过同期正常妊娠平均值3个标准差以上，而母血清AFP值超过同期正常妊娠平均值2个标准差以上。

2.特殊检查

(1)B超检查:以单一最大羊水暗区垂直深度测定表示羊水量的方法(AFV),≥8cm即可考虑为羊水过多;若用羊水指数法(AFI),则≥25cm为羊水过多。经比较,AFI法显著优于AFV法,当AFV法发现羊水过多时需以AFI法测定羊水量。B超可见胎儿在宫腔内只占小部分,胎儿与子宫壁间的距离增大,肢体呈自由体态,漂浮于羊水中,并可同时发现胎儿畸形、双胎等。

(2)羊膜囊造影及胎儿造影:可了解胎儿有无消化道畸形,但羊膜囊造影可能引起早产,宫内感染,且造影剂、放射线对胎儿有一定损害,应慎用。

二、鉴别诊断

诊断羊水过多时需与双胎、葡萄胎、巨大儿、胎儿水肿等相鉴别。

(一)双胎妊娠

宫高、腹围明显大于妊娠月份,产科检查时可触及2个胎头,可于不同部位闻及2个频率不同的胎心音,B超可见2个胎头光环及2个胎心搏动。

(二)葡萄胎

停经后有不规则阴道出血史,有时阴道可排出葡萄串样组织,早孕反应较剧。体检时子宫明显大于妊娠月份,但宫体较软,不能触及胎体,不能闻及胎心音。B超可见增大的宫腔内充满弥散分布的光点和小囊样无回声区,呈落雪状图像,无胎儿结构及胎心搏动征,血β-HCG明显高于同期妊娠。

(三)巨大儿

孕妇常合并有糖尿病史及巨大儿分娩史。产科检查发现宫高、腹围大于正常妊娠月份,先露高浮。B超提示胎头双顶径大于10cm,胎儿腹围及股骨长径均大于同期胎儿。

三、治疗

羊水过多的围产儿病死率为28%,其处理主要取决于胎儿有无畸形和孕妇自觉症状的严重程度。

(一)有胎儿畸形的羊水过多

羊水过多合并胎儿畸形,在患者知情同意并签字的基础上及时终止妊娠。

(二)无胎儿畸形的羊水过多

羊水过多,经检查证实胎儿正常时,应根据羊水过多的程度与胎龄决定处理方法。羊水量反复增长,自觉症状严重,妊娠≥34周,胎肺已成熟者,可以终止妊娠;如胎肺未成熟,可在羊膜腔内注入地塞米松10mg促胎肺成熟,24～48小时后再考虑引产。

1.前列腺素抑制剂(吲哚美辛)治疗

吲哚美辛有抑制利尿的作用,它可以抑制胎儿排尿以治疗羊水过多。具体用量为每天2.2～2.4mg/kg,用药时间1～4周,羊水再次增加时可重复应用。用药期间应每周做一次B超监测。鉴于吲哚美辛在妊娠晚期有使胎儿动脉导管闭合的作用,该药不宜长期应用。

2.羊膜腔穿刺放羊水

对于孕周比较早,胎儿不成熟,症状又比较明显的患者,可以行羊膜腔穿刺放出部分羊水。

为了避免宫腔内压力骤减引起胎盘早剥，每小时放出羊水的速度不宜超过 500mL，一次不超过 1 500mL。经此治疗，多数患者的症状可以很快消失，如果再次发生羊水过多而引起明显的临床症状，可以重复此手术。

3.高位破膜

羊水过多而胎儿足月，需要终止妊娠时，可以采用高位破膜。用破膜器械自宫颈口沿胎膜向上送入 15～16cm 处刺破胎膜，使羊水缓慢流出，以免宫腔内压力骤减而引起胎盘早剥。破膜放羊水过程中应注意血压、脉搏及阴道流血情况。放羊水后，腹部放置沙袋或加腹带约束，以防休克。若破膜后 12 小时仍无宫缩，则需用抗生素预防感染，并予缩宫素引产。

第八节　羊水过少

妊娠晚期羊水量少于 300mL 者，称羊水过少。羊水过少时，羊水呈黏稠、混浊、暗绿色。羊水过少的发病率为 0.4%～4%。羊水过少严重影响围生儿的预后，据报道，若羊水量少于 50mL，胎儿窘迫发生率达 50%以上，围生儿病死率达 88%。

一、病因

羊水过少主要与羊水产生减少或者羊水吸收、外漏增加有关，临床上多见以下情况。

1.胎儿畸形，如胎儿先天性肾阙如、肾发育不全、输尿管或尿道狭窄等畸形导致少尿或无尿而引起羊水过少。另有肺发育不全、短颈或巨颌畸形也可引起羊水过少。

2.胎盘功能减退，灌注量不足，胎儿脱水，导致羊水过少。也有学者认为过期妊娠时，胎儿成熟过度，其肾小管对抗利尿激素的敏感性增高，尿量减少导致羊水过少，由过期妊娠导致羊水过少的发生率达 20%～30%。

3.胎儿生长受限，慢性缺氧引起胎儿血液循环重新分配，主要供应脑和心脏，而肾血流量下降，胎尿生成减少致羊水过少。羊水过少是胎儿宫内发育迟缓的特征之一。

4.羊膜病变，电镜观察发现羊膜上皮层在羊水过少时变薄，上皮细胞萎缩，微绒毛短粗、尖端肿胀，数目少，有鳞状上皮化生现象。细胞中粗面内质网及高尔基复合体也减少，上皮细胞和基膜之间桥粒和半桥粒减少。认为有些原因不明的羊水过少可能与羊膜病变有关。

5.胎膜早破，羊水外漏速度超过羊水生成速度，导致羊水过少。

6.孕妇患病，脱水，血容量不足，服用药物如利尿药、吲哚美辛等，均能引起羊水过少。

二、临床表现及诊断

(一)临床表现

1.孕妇于胎动时常感腹痛，孕期检查发现腹围、宫高均较同期妊娠者小，子宫敏感性高，轻微刺激即可引起宫缩，临产后阵痛剧烈，宫缩多不协调，宫口扩张缓慢导致产程延长。容易发生胎儿窘迫和新生儿窒息，增加围生儿病死率。上海统计围生儿病死率，羊水过少者较正常妊娠者高 5 倍。因此，是重点防治的疾病之一。

2.羊水过少发生在妊娠早期，胎膜可与胎体粘连，造成胎儿畸形，甚至肢体短缺。若发生在妊娠中、晚期，子宫四周的压力直接作用于胎儿，容易引起肌肉骨骼畸形，如斜颈、曲背、手足畸形或胎儿皮肤干燥呈羊皮纸状。现已证实妊娠期胎儿吸入少量羊水有助于胎肺膨胀和发育，羊水过少可致肺发育不全。

3.有学者认为对过期妊娠、胎儿宫内发育迟缓、妊高征孕妇、在正式临产前已有胎心变化，应考虑羊水过少的可能。

(二)B超诊断法

近年此法对羊水过少的诊断取得很大的进展。B超诊断羊水过少的敏感性为77%，特异性为95%，但其诊断标准尚未统一，妊娠28～40周期间，B超测定最大羊水池与子宫轮廓相垂直深度测量法(AFV)≤2cm为羊水过少，≤1cm为严重羊水过少。近年提倡羊水指数(AFI)法，此法比AFV更敏感，更准确。将AFI≤8.0cm作为诊断羊水过少的临界值，以≤5.0cm作为诊断羊水过少的绝对值。除羊水池外，B超还发现羊水和胎儿交界不清，胎盘胎儿面与胎体明显接触，以及肢体挤压卷曲等表现。

(三)羊水直接测量

破膜时以羊水少于300mL为诊断羊水过少的标准，其性质黏稠、混浊、暗绿色。另外，在羊膜表面常可见多个圆形或卵圆形结节，直径2～4mm，淡灰黄色，不透明，内含复层鳞状上皮细胞及胎脂。直接测量法最大缺点是不能早诊断。

(四)羊膜镜检查

如羊水过少可见羊膜紧贴胎头，同时可观察羊水性质有无污染，及早做出诊断。

三、治疗

(1)确诊有胎儿畸形者，应立即引产终止妊娠。

(2)羊水过少是胎儿危险极其重要的信息。若妊娠已足月，应尽快破膜引产，破膜后羊水少而且黏稠，有严重胎粪污染，同时出现胎儿窘迫等其他表现，估计短时间内不能结束分娩，在除外胎儿畸形后，应选择剖宫产结束分娩，剖宫产比阴道分娩可明显降低围生儿病死率。

(3)近年来应用羊膜腔输液防治妊娠中晚期羊水过少取得满意效果。方法之一是产时羊膜腔安放测压导管及头皮电极监护胎儿，将37℃的0.9%氯化钠液，以每分钟15～20mL的速度灌注羊膜腔，一直滴注至胎心率变异减速消失，或AFI达到8cm。通常解除胎心变异减速约需输注0.9%氯化钠液250mL(200～300mL)。通过羊膜腔输液可解除脐带受压，使胎心变异减速率、胎粪排出率及剖宫产率降低，提高新生儿成活率，是一种安全、经济、有效的方法，但多次羊膜腔输液有发生绒毛膜羊膜炎等并发症的可能。

(4)无论有无宫内窘迫，均应做好新生儿抢救及复苏准备工作，因临产前后，宫缩时宫壁压迫脐带及胎体，易有胎儿宫内窒息。若羊水中有胎粪，在分娩时应特别注意预防新生儿胎粪吸入综合征的发生，避免诱发新生儿肺炎。

第九节 胎儿窘迫

胎儿在宫内有缺氧征象危及胎儿健康和生命时，称胎儿窘迫。大多发生在分娩期，也可发生在妊娠晚期。胎儿窘迫是当前剖宫产的主要指征之一。

一、病因

凡使胎儿供氧环节发生障碍的因素，均可引起胎儿窘迫。

（一）母体因素

母体血氧含量不足是重要原因，如微小动脉供血不足的疾病：高血压、重度妊娠高血压综合征；红细胞携氧量不足：重度贫血、心力衰竭、严重肺部疾病、高热等；产前出血：前置胎盘、胎盘早剥等。

（二）胎盘、脐带因素

胎盘和脐带是母体与胎儿间氧及营养物质的输送传递通道，当其功能障碍时必然影响胎儿获得氧及营养物质。如过期妊娠、妊娠高血压综合征等使胎盘发生血管硬化或其他退行性变，导致胎盘功能低下；急产，缩宫素使用不当引起子宫收缩过强、过频或痉挛性收缩，可使胎盘血流受阻；胎盘早剥和前置胎盘；胎盘发育障碍、胎盘形状异常和胎盘感染等。脐带缠绕、过短、打结、扭转等使脐带血运受阻。

（三）胎儿因素

胎儿心血管系统功能障碍，如严重的先天性心脏病和颅内出血，母儿血型不合、胎儿畸形等。

二、临床表现及诊断

（一）胎心率的改变

胎心率是了解胎儿是否正常的一个重要标志，胎心率改变是胎儿窘迫最早期的表现。胎儿缺氧初期表现为胎心率增快，系因胎儿血氧不足和二氧化碳蓄积，兴奋交感神经，使心率代偿性加快，可达 160～180 次/分。如缺氧得不到改善，则转为迷走神经兴奋，胎心率减慢至 100～120 次/分，尤其是低于 100 次/分，心率不规则，为胎儿危险征象。胎心改变不能只凭一次听诊而确定，应多次检查并改变体位左侧卧位后再持续检查数分钟。胎心监护仪出现频繁的晚期减速，多为胎盘功能不全所致；重度变异减速的出现，多为脐带受压的表现。基线率缺乏变异伴有晚期减速时为胎儿缺氧严重。

（二）胎动改变

胎动过频或减少均为胎儿宫内缺氧的表现，在缺氧早期可出现胎动过频，随缺氧加重胎动减少，最终胎动消失，胎动消失后 24～48 小时，胎心消失。

（三）羊水改变

正常晚期妊娠的羊水为白色半透明的液体，质薄，内含有胎儿上皮细胞、毳毛及胎脂等，当胎儿缺氧时，肠蠕动亢进，肛门括约肌松弛，胎粪排出，羊水污染。根据胎粪污染羊水的程度可分为 3 度。

Ⅰ度：羊水呈淡绿色，稀薄，往往表现胎儿呈慢性缺氧，胎儿仍有一定的代偿功能。

Ⅱ度：羊水呈深绿色，质较厚，多为急性胎儿缺氧所致。

Ⅲ度：羊水呈黄褐色，质厚，呈糊状，提示胎儿缺氧严重。若胎膜未破，可用羊膜镜协助诊断，根据羊水的颜色及黏稠度判定胎儿窘迫的程度，头先露有诊断意义。

（四）胎儿头皮血 pH 测定

可反映胎儿体内酸碱平衡的状态，了解有否宫内窘迫及其程度，破膜后取胎儿头皮血进行酸碱度测定及血气分析。诊断胎儿窘迫的指标有血 pH＜7.20（正常值 7.25～7.35），PO_2＜1.33kPa（正常值 2.00～4.00kPa），PCO_2＞8.00kPa（正常值 4.67～7.33kPa）。

三、处理

一旦发生胎儿窘迫，立即分析产生缺氧的原因，积极处理。

（一）左侧卧位

左侧卧位可缓解子宫右旋，减少子宫对下腔静脉的压迫，改善子宫及全身的血液循环，恢复子宫正常灌注量。改变体位也是松解脐带受压的有效措施。

（二）吸氧

吸氧可用面罩间歇性吸入高浓度氧，提高母体血氧含量，改善胎儿血氧供应。

（三）纠正酸中毒

产妇有进食少、肠胀气、呕吐时，易发生酸中毒，应静脉滴注 5％碳酸氢钠 250mL。

（四）缓解过强的子宫收缩

若因使用缩宫素宫缩过强造成胎心率减慢，应立即停止静脉滴注，使用宫缩抑制药物，如盐酸利托君、硫酸镁等。

（五）产科处理

出现以下指征时应尽快终止妊娠。

（1）胎心率低于 120 次/分或高于 180 次/分，伴羊水Ⅱ～Ⅲ度污染。

（2）羊水Ⅲ度污染，B 超显示羊水池小于 2cm。

（3）持续胎心减慢达 100 次/分以下。

（4）胎心监护反复出现晚期减速或出现重度可变减速，胎心 60 次/分以下持续 60 秒以上。

（5）胎心率图基线变异消失伴晚期减速。

（6）胎儿头皮血 pH＜7.20 者。

胎儿窘迫发生在第一产程，估计胎儿不能在短时间内经阴道分娩，并经上述处理无效，还来得及抢救胎儿时，立即行剖宫产手术。若发生在第二产程，宫口已开全，胎先露部已达坐骨棘平面以下 3cm 者，行会阴侧切术或行胎头吸引术尽快经阴道娩出胎儿。无论何种方式结束分娩，均应在术前做好抢救新生儿准备。

第十节　自然流产

妊娠不足 28 周，胎儿体重不足 1 000g 而终止者，称为流产。妊娠 12 周前终止者，称为早期流产；妊娠 12 周至不足 28 周终止者，称为晚期流产。根据引起流产动因不同可将流产分为自然流产和人工流产。自然因素导致的流产称为自然流产,机械或药物等人为因素终止妊娠者,称为人工流产。本节内容仅涉及自然流产。自然流产占妊娠总数的10%~15%,其中80%以上为早期流产。

一、病因

(一)胚胎因素

胚胎染色体异常是自然流产常见的原因,在自然流产中,胚胎检查约50%~60%有染色体异常。夫妻中如一方染色体异常可传至后代,或导致流产。染色体异常包括数目异常和结构异常。数目异常以三体最常见,其次是单体X(monosomy X,45X),如能存活,足月分娩以后即形成特纳综合征。三倍体及四倍体少见,活婴极少,绝大多数极早期流产。结构异常主要是染色体易位、缺失、嵌合等染色体异常。

(二)母体因素

1.全身疾病

(1)全身感染时高热可促进子宫收缩引起流产,弓形虫、单纯疱疹病毒、巨细胞病毒、流感病毒、支原体、衣原体、梅毒螺旋体等感染可导致流产。

(2)结核和恶性肿瘤不仅导致流产,还可威胁孕妇生命。

(3)严重贫血、心脏病可引起胎儿胎盘单位缺氧,慢性肾炎、高血压可使胎盘发生梗死进而可导致流产。

2.内分泌异常

(1)黄体功能不足:可引起妊娠蜕膜反应不良,影响孕卵着床和发育,导致流产。

(2)多囊卵巢综合征:认为多囊卵巢高浓度的LH可能导致卵细胞第2次减数分裂过早完成,从而影响受精和着床过程。

(3)高泌乳素血症:高水平的泌乳素可直接抑制黄体颗粒细胞增生及功能。

(4)糖尿病:妊娠早期高血糖可能是造成胚胎畸形的危险因素。

(5)甲状腺功能低下亦可导致流产。

3.生殖器异常

(1)子宫畸形如单角子宫、双角子宫、双子宫、子宫纵隔等,可影响子宫血供和宫腔内环境造成流产。

(2)宫腔粘连、子宫内膜不足可影响胚胎种植,导致流产。

(3)宫颈功能不全在解剖上表现为宫颈管过短或宫颈内口松弛,多引发胎膜早破及晚期流产。

4.免疫功能异常

可以是自身免疫引起,由于体内产生过多抗磷脂抗体,其不仅是一种强烈的凝血活性物质,可导致血栓形成;还可直接造成血管内皮细胞损伤,加剧血栓形成,影响胎盘循环,死胎,导致流产。也可以是同种免疫引起,妊娠是半同种移植过程,孕妇免疫系统产生一系列的适应性变化,如产生封闭因子、组织兼容性抗原(HLA),从而对宫内胚胎移植物产生免疫耐受。当免疫抑制因子或封闭因子不足,可使胚胎遭受免疫损伤,导致流产。另外,正常妊娠时子宫蜕膜局部出现明显的适应性反应,NK细胞亚群发生表型转换。如果子宫局部生理性免疫反应不足，NK 细胞仍然以杀伤型为主，那么可能直接与流产发生有关。

5.不良习惯

过量吸烟，酗酒，吗啡，海洛因等毒品均可导致流产。

6.创伤刺激

焦虑、紧张、恐吓、忧伤等严重精神刺激，均可导致流产；子宫创伤（手术、直接撞击）、性交过度亦可引起流产。

（三）环境因素

过多接触放射线、砷、铅、甲醛、苯、氯丁二烯、氧化乙烯等化学物质，均可引起流产。

二、病理

流产的过程为妊娠物逐渐与子宫剥离直至排出子宫的过程。妊娠 8 周以前的流产，胚胎多已死亡，此时绒毛发育不全，着床还不牢固，妊娠物多可完全排出，标本常是囊胚包于蜕膜内，切开可在胚囊中仅见少量羊水而不见胚胎，有时可见结节状胚、圆柱状胚、发育阻滞胚、肢体畸形及神经管缺陷的胚胎。妊娠 8～12 周时绒毛发育茂盛，与底蜕膜关系较牢固，流产时妊娠物不易完全排出，部分滞留在宫腔内，排出后的妊娠物大体上可分为血肿样或肉样胎块、结节性胎块及微囊型胎盘。妊娠 12 周后，晚期流产的胎儿变化，可见以下几种病理状态：压缩胎儿、纸样胎儿及浸软胎儿，也可以形成肉样胎块，或胎儿钙化后形成石胎。脐带病变则有脐带扭曲、缠绕、打结、过短、过长。

三、临床表现

（一）停经

多数自然流产患者均有停经史。但是，如果妊娠早期发生流产，往往没有明显的停经史。有报道，大约 50％的流产是妇女未知已妊娠就发生受精卵死亡和流产。

（二）阴道流血

早期流产患者，由于绒毛和胎膜分离，血窦开放，出现阴道出血；妊娠 8 周以前的流产，阴道出血不多；妊娠 8～12 周时，阴道出血量多，而且持续时间长。妊娠 12 周以后，胎盘已完全形成，流产时如胎盘剥离不全，残留组织影响子宫收缩，血窦开放，可引起大量阴道出血、休克，甚至死亡。胎盘残留过久，可形成胎盘息肉，引起反复阴道出血、贫血及继发感染。

（三）腹痛

剥离的胚胎及血液如同异物刺激子宫收缩，排出胚胎，产生阵发性下腹痛。

早期流产时，首先胚胎绒毛与底蜕膜剥离，导致剥离面出血，已分离的胚胎组织如同异物，刺激子宫收缩，因此，表现为先出现阴道出血，后出现腹痛；晚期流产的临床过程与足月产相似，经过阵发性子宫收缩，排出胎儿和胎盘，因此，表现为先出现腹痛，而后阴道流血。

四、临床分型

临床上根据流产发展的不同阶段，分为以下类型。

（一）先兆流产

出现少量阴道出血，常为暗红色或血性白带，无妊娠物排出，继而出现阵发性下腹痛或腰背痛。妇科检查宫颈口未开，胎膜未破，子宫大小与停经周数相符合。经休息及治疗，症状消失，可继续妊娠。如症状加重，可发展为难免流产。

(二)难免流产

难免流产指流产将不可避免,在先兆流产的基础上,阴道出血增多,似月经量或超月经量,阵发性下腹痛加重,可伴有阴道流液,妇科检查宫颈口已扩张,有时可见妊娠物堵塞于宫颈口内,子宫大小与停经周数相符或略小。B超检查仅见妊娠囊,无胚胎或无胚胎心管搏动。

(三)不全流产

部分妊娠物排出宫腔,部分仍残留在宫腔内或嵌顿于子宫颈口内,或胎儿排出后胎盘滞留宫腔或嵌顿于宫颈口内。由于宫内残留物影响子宫收缩,故阴道出血量多,甚至休克。妇科检查可见宫颈口已扩张,有妊娠物嵌顿和持续的血液流出,子宫小于停经周数。

(四)完全流产

妊娠物已经完全从宫腔排出,阴道出血明显减少并逐渐停止,腹痛缓解。常常发生于妊娠8周以前。妇科检查宫颈口已关闭,子宫大小接近正常。

(五)稽留流产

稽留流产指胚胎或胎儿已死亡,未及时排出,而滞留于宫腔。临床表现为,早孕反应消失,有先兆流产症状或无任何症状,子宫不再增大反而缩小。若已到妊娠中期,孕妇腹部不继续增大,胎动消失。妇科检查宫颈口未开,子宫质地不软,未闻及胎心。

(六)复发性流产

复发性流产指连续自然流产3次或3次以上者。其特点为,流产多发生于同一妊娠月份,临床经过与一般流产相同。引起早期流产的原因,多是胚胎染色体异常、孕妇免疫功能异常、黄体功能不足、甲状腺异常等。引起晚期流产的常见原因,有子宫畸形或发育不良、宫颈内口松弛、子宫肌瘤等。宫颈内口松弛引起的流产常发生在妊娠中期,随着胎儿长大,羊水增多,宫腔内压力增加,羊膜囊突到宫颈内口,宫颈管逐渐扩张、缩短。多数患者无自觉症状,一旦胎膜破裂,胎儿随即娩出。

(七)感染性流产

流产过程中,阴道出血时间过长或者宫腔有胚胎组织残留,引起宫腔内感染,严重时扩展到盆腔、腹腔,甚至全身,引起盆腔炎、腹膜炎、败血症,以及感染性休克。

五、诊断

根据病史、临床表现及妇科检查做出初步诊断,然后通过辅助检查确诊流产的临床类型。

(一)病史

详细询问患者有无停经、早孕反应及其出现的时间,阴道出血的量及持续时间,有无阴道排液和妊娠物排出;有无腹痛,腹痛的部位、性质、程度;有无发热,阴道分泌物有无臭味,有无流产史。

(二)体格检查

测量体温、脉搏、呼吸、血压。检查有无贫血及感染征象。消毒外阴后行妇科检查,了解宫颈有无柱状上皮异位及息肉,出血来自柱状上皮异位、息肉还是宫腔,注意宫颈口是否扩张、有无羊膜囊膨出、有无妊娠物堵塞,子宫大小是否与停经周数相符,有无压痛;双附件有无压痛、增厚或包块。疑为先兆流产患者操作应轻柔。

(三)辅助检查

1.B超检查

测定妊娠囊的大小、形态、有无胎芽、胎心搏动,可辅助诊断流产类型。若妊娠囊形态异常或位置下移,提示预后不良。附件的检查有助于异位妊娠的鉴别诊断。同时B超的连续检测也有很大的意义,如仅见胎囊,而迟迟不见胎芽,或仅见胎芽,而迟迟不见胎心出现,均提示预后不良。

2.妊娠试验

早孕试纸法,可判断是否妊娠。连续进行血β-HCG定量检测,观察其动态变化,有助于流产的诊断和预后判断。妊娠6~8周时,血β-HCG是以每日66%速度增加,若48小时增加不到66%,则提示妊娠预后不良。

3.其他

测定血孕酮水平、人胎盘泌乳素含量有益于判断妊娠预后。复发性流产的患者有条件,可行妊娠物的染色体检查。

六、鉴别诊断

早期自然流产应与异位妊娠、葡萄胎、功能性子宫出血及子宫肌瘤等疾病相鉴别。

七、处理

应根据流产类型的不同进行相应处理。

(一)先兆流产

处理原则:保胎治疗,可辅以B超和动态血β-HCG、孕酮监测以便了解胚胎发育情况,避免盲目保胎造成稽留流产。若B超提示胚胎发育不良,血β-HCG持续不升或下降,表明流产不可避免,应终止妊娠。

1.休息镇静

应卧床休息,禁止性生活,对精神紧张者可给予少量对胎儿无害的镇静剂。

2.激素治疗

对黄体功能不全引起的先兆流产者,可给予黄体酮10~20mg,每日或隔日肌内注射一次。或绒毛膜促性腺激素HCG 2 000~3 000U,隔日肌内注射一次。症状缓解后5~7天停药。

3.其他药物治疗

维生素E为抗氧化剂,有利于胚胎发育,每日100mg口服。基础代谢率低者可口服甲状腺素片,每日一次,每次40mg。

4.晚期先兆流产的治疗

可给予硫酸沙丁胺醇2.4~4.8mg口服,每日4次;前列腺素合成酶抑制剂吲哚美辛25mg口服,每日3次。

(二)难免流产

处理原则:确诊后尽早使妊娠物排出。

(1)妊娠子宫小于8周,可直接行刮宫术。

(2)妊娠子宫超过8周,可用缩宫素10~20U加于5%葡萄糖注射液500mL中静脉滴注,或使用米非司酮和米索前列醇，促进子宫收缩，使胚胎组织排出。出血多者可行刮宫术。

(3)出血多，伴休克者，应在纠正休克同时行清宫术。

(4)清宫后要对刮出物仔细检查，注意胚胎组织是否完整，并送病理检查，必要时做胚胎染色体检查。术后可行B超检查。

(5)术后应用抗生素预防感染，出血多者可使用缩宫素肌内注射以减少出血。

(三)不全流产

处理原则：一旦确诊，立即清宫。

(1)出血多合并休克者，应抗休克同时行清宫术。

(2)刮宫标本应送病理检查；术后常规使用抗生素，行B超检查。

(四)完全流产

行B超检查，如宫腔无残留物而且没有感染，可不予特殊处理。

(五)稽留流产

处理原则：凝血功能检查，预处理后清宫。

(1)死亡的胚胎及胎盘组织在宫腔内稽留过久，可导致凝血功能障碍，可能发生弥散性血管内凝血。因此，应首先检查血常规、出凝血时间、血纤维蛋白原、凝血酶原时间、血浆鱼精蛋白副凝试验(3P试验)等。

(2)若凝血功能正常，在备血、输液条件下行刮宫术；若凝血功能异常，可用肝素、纤维蛋白原、新鲜血、血小板等纠正后再行刮宫术。

(3)稽留流产时，妊娠物及胎盘组织与子宫壁粘连较紧，清宫困难，为提高子宫肌层对缩宫素的敏感性，刮宫前可口服炔雌醇1mg，每日2次，连用5天，或苯甲酸雌二醇2mg肌内注射，每日2次，连用3天，可提高子宫肌对缩宫素的敏感性。子宫＜12孕周者，可行刮宫术，术中肌内注射缩宫素，手术应特别小心，避免子宫穿孔，一次不能刮净，于5～7日后再次刮宫。子宫＞12孕周者，可使用米非司酮加米索前列醇，或静脉滴注缩宫素，促使胎儿、胎盘排出。

(4)术后常规使用抗生素，行B超复查。

(六)复发性流产

处理原则：针对病因进行治疗。

(1)染色体异常的夫妇孕前进行咨询，确定可否妊娠；明确女方有无生殖道畸形、肿瘤、宫腔粘连等，妊娠前施行矫正手术，还可行男方精液检查。

(2)黄体功能不全者，妊娠后给黄体酮20～40mg，每日一次肌内注射，也可口服黄体酮，或使用黄体酮阴道制剂，用药至孕12周时即可停药。

(3)宫颈口松弛者应在妊娠14～18周时行宫颈环扎术，术后定期随诊，待分娩前拆除缝线。若环扎术后有流产征象、治疗失败，则及时拆除缝线，避免造成宫颈裂伤。

(4)免疫治疗：对不明原因的复发性流产患者行主动免疫治疗，将男方或他人的淋巴细胞在女方前臂内侧或臀部做多点皮内注射，妊娠前注射2～4次，妊娠早期加强免疫1～3次。妊娠成功率达86%以上。

(七)感染性流产

处理原则：迅速控制感染，尽快清除宫内残留物。

(1)轻度感染或阴道出血多,可在静脉滴注有效抗生素的同时进行刮宫,以达到止血的目的。

(2)感染较严重但出血不多时,可用广谱抗生素控制感染后再行刮宫术。刮宫时可用卵圆钳夹出残留组织,忌用刮匙全面搔刮,以免感染扩散。术后继续用广谱抗生素,待感染控制后再行彻底刮宫。

(3)对已合并感染性休克者,应积极进行抗休克治疗,待病情稳定后再行彻底刮宫;感染严重或盆腔脓肿形成,应行引流手术,必要时切除子宫。

第九章　正常及异常分娩

第一节　分娩动因

分娩发动的确切原因至今尚不清楚，分娩是一个复杂的生理活动，单一学说难以完整地阐明，目前公认为多因素综合作用的结果，可能与以下学说有关。

一、机械性理论

子宫在妊娠早、中期处于静息状态，对机械性和化学性刺激不敏感。妊娠末期，宫腔容积增大，子宫壁伸展力及张力增加，宫腔内压力升高，子宫肌壁和蜕膜明显受压，肌壁的机械感受器受到刺激，尤其是胎先露部压迫子宫下段及宫颈发生扩张的机械作用，通过交感神经传至下丘脑，使神经垂体释放缩宫素，引起子宫收缩。过度增大的子宫如双胎妊娠、羊水过多常导致早产支持机械性理论。但发现母血中缩宫素值增高却是在分娩发动之后，故不能认为机械性理论是分娩发动的始发原因。

二、内分泌控制理论(母体的内分泌调节)

(一)前列腺素

PG 对分娩发动起重要作用。现已确认 PG 能诱发宫缩并能促进宫颈成熟，但其合成与调节步骤尚不确切了解。妊娠子宫的蜕膜、羊膜、脐带，血管、胎盘及子宫肌肉都能合成和释放 PG，胎儿下丘脑、垂体、肾上腺系统也能产生 PG。因 PG 进入血液循环中迅速灭活，能够引起宫缩的 PG 必定产生于子宫本身。在妊娠末期临产前，孕妇血浆中的 PG 前身物质花生四烯酸、磷酸酯酶 A2 均明显增加，在 PG 合成酶的作用下使 PG 逐渐增多，作用于子宫平滑肌细胞内丰富的 PG 受体，使子宫收缩，导致分娩发动。

(二)缩宫素及缩宫素受体

缩宫素有调节膜电位、增加肌细胞内钙离子浓度、增强子宫平滑肌收缩的作用；缩宫素作用于蜕膜受体，刺激前列腺素的合成和释放。足月妊娠特别是临产前子宫缩宫素受体显著增多，增强子宫对缩宫素的敏感性。但此时孕妇血液中缩宫素值并未升高，故不能认为缩宫素是分娩发动的始发原因。

(三)雌激素和孕激素

妊娠末期，雌激素能兴奋子宫肌层，使其对缩宫素敏感性增加，产生规律宫缩，但无足够证据证实雌激素能发动分娩，雌激素对分娩发动的影响可能与前列腺素增多有关。孕激素能使妊娠期子宫维持相对静息状态，抑制子宫收缩。既往认为孕酮撤退与分娩发动相关，近年观察分娩时产妇血液中未发现孕酮水平明显降低。

(四)内皮素

内皮素(ET)是子宫平滑肌的强诱导剂,子宫平滑肌有ET受体。ET通过自分泌和旁分泌形式,直接在产生ET的妊娠子宫局部对平滑肌产生明显收缩作用,还能通过刺激妊娠子宫和胎儿胎盘单位,使合成和释放PG增多,间接诱发分娩。

(五)胎儿方面

动物实验证实,胎儿下丘脑-垂体-肾上腺轴及胎盘、羊膜和蜕膜的内分泌活动与分娩发动有关。胎儿随妊娠进展所需氧和营养物质不断增加,胎盘供应相对不足,胎儿腺垂体分泌促肾上腺皮质素,刺激肾上腺皮质产生大量皮质醇,皮质醇经胎儿胎盘单位合成雌激素,促使蜕膜内PG合成增加,从而激发宫缩。但临床试验发现未足月孕妇注射皮质醇并不导致早产。

三、神经递质理论

子宫主要受自主神经支配,交感神经能兴奋子宫肌层的α肾上腺素能受体,促使子宫收缩。5-羟色胺、缓激肽、前列腺素衍生物,以及细胞内的Na^{+}、Ca^{2+}浓度增加,均能增强子宫收缩。但自主神经在分娩发动中起何作用,至今因分娩前测定上述物质值并无明显改变而无法肯定。

综上所述,妊娠末期的机械性刺激、内分泌变化、神经递质的释放等多种因素使妊娠稳态失衡,促使子宫下段形成和宫颈逐渐软化成熟,子宫下段及成熟宫颈受宫腔内压力而被动扩张,继发前列腺素及缩宫素释放,子宫肌细胞内钙离子浓度增加和子宫肌细胞间的间隙连接的形成,使子宫由妊娠期的稳定状态转变为分娩时的兴奋状态,子宫肌出现规律收缩,形成分娩发动。分娩发动是一个复杂的综合作用的结果,这一综合作用的主要方面就是胎儿成熟。最近研究发现成熟胎儿有通过羊水、羊膜向子宫传递信号的机制。

第二节　决定分娩的因素

决定分娩的因素是产力、产道、胎儿及精神心理因素,若上述各因素均正常并能相互协调,胎儿经阴道顺利自然娩出,称为正常分娩。

一、产力

将胎儿及其附属物由子宫内逼出的力量,称为产力。产力包括子宫收缩力(简称宫缩)、腹肌及膈肌收缩力(统称腹压)和肛提肌收缩力。

(一)子宫收缩力

子宫收缩力是临产后的主要产力,贯穿于分娩的全过程。临产后的正常宫缩能使宫颈管变短直至消失、宫口扩张,胎儿先露部下降、胎儿胎盘娩出。正常宫缩具有以下特点。

1.节律性

临产的重要标志为出现节律性宫缩。正常宫缩是宫体肌不随意、规律的阵发性收缩,且伴有疼痛。每次收缩由弱到强(进行期),持续一段时间(极期),然后逐渐减弱(退行期),直至宫缩完全消失进入间歇期,间歇时子宫肌肉松弛。阵缩如此反复直至分娩结束。

临产后随产程的进展,宫缩持续时间逐渐延长,由临产开始时的30秒延长至宫口开全后的60秒;间歇期逐渐缩短,由临产开始时的5～6分钟缩短至宫口开全后的1～2分钟。宫缩强度也随产程进展逐渐加强,宫缩时的宫腔内压力在临产初期为25～30mmHg,第一产程末增至40～60mmHg,于第二产程可达100～150mmHg,而间歇期宫腔压力仅为6～12mmHg。宫缩时子宫肌壁血管及胎盘受压,子宫血流量及胎盘绒毛间隙的血流量减少;间歇期子宫肌肉松弛,子宫血流量恢复到原来水平,胎盘绒毛间隙的血流重新充盈,胎儿得到充足的氧气供应,对胎儿有利。

2.对称性和极性

正常宫缩受起搏点控制起自两侧宫角部,左右对称、协调地向宫底中间集中,而后向下扩散,速度为2cm/s,约在15秒内均匀协调地扩散至整个子宫,称为宫缩的对称性。宫缩以宫底部最强且持续时间最长,向下则逐渐减弱,称为宫缩的极性。宫底部收缩力的强度约为子宫下段的2倍,此为宫缩的极性。

3.缩复作用

宫体平滑肌与身体其他部位的平滑肌和骨骼肌有所不同,即宫缩时,宫体部肌纤维缩短变宽,间歇期宫体部肌纤维虽又重新松弛,但不能完全恢复到原来的长度,随着产程进展,经过反复收缩,宫体部肌纤维越来越短,称为缩复作用。缩复作用使宫腔逐渐缩小,迫使胎先露部逐渐下降及宫颈管逐渐缩短直至消失。

(二)腹肌及膈肌收缩力

腹肌及膈肌收缩力是第二产程娩出胎儿的重要辅助力量。当宫口开全时,胎先露部下降至阴道。每当宫缩时,前羊水囊或胎先露部压迫直肠及盆底组织,引起反射性排便感。产妇表现为主动屏气,向下用力,腹肌及膈肌强力收缩使腹内压增高,配合子宫收缩力,促使胎儿娩出。合理使用腹压的关键时机是在第二产程,特别是在第二产程末期子宫收缩时运用最有效,过早使用腹压则会使产妇疲劳和宫颈水肿,导致产程延长。腹肌及膈肌收缩力在第三产程还可协助已剥离的胎盘娩出。

(三)肛提肌收缩力

肛提肌收缩力可协助胎先露部在骨盆腔进行内旋转。胎头枕部下降至耻骨弓下时,能协助胎头仰伸及娩出;当胎盘降至阴道内时,能协助胎盘娩出。

二、产道

产道是指胎儿娩出的通道,分为骨产道、软产道2部分。

(一)骨产道

骨产道指真骨盆,是产道的重要组成部分,其大小、形状与胎儿能否顺利娩出有着密切的关系。为便于了解分娩时胎先露通过骨产道的过程,将骨盆分为3个假想平面,每个平面又有多条径线组成。

1.骨盆入口平面

骨盆入口平面为骨盆腔上口,呈横椭圆形。其前方为耻骨联合上缘,两侧为髂耻缘,后方为骶岬上缘。有 4 条径线。

(1)入口前后径:真结合径。耻骨联合上缘中点至骶岬上缘正中间的距离,正常值平均为 11cm,其长短与分娩有着密切的关系。

(2)入口横径:左右两髂耻缘间最宽距离,正常值平均为 13cm。

(3)入口斜径:左右各一。左斜径为左骶髂关节至右髂耻隆突间的距离;右斜径为右骶髂关节至左髂耻隆突间的距离,正常值平均为 12.75cm。

2.中骨盆平面

中骨盆平面为骨盆的最小平面,是骨盆腔最狭窄部分,呈前后径长的椭圆形。其前为耻骨联合下缘,两侧为坐骨棘,后为骶骨下端。有 2 条径线。

(1)中骨盆前后径:耻骨联合下缘中点通过两侧坐骨棘连线中点至骶骨下段间的距离,正常值平均为 11.5cm。

(2)中骨盆横径:也称坐骨棘间径。为两坐骨棘间的距离,正常值平均为 10cm,其长短与分娩机制关系密切。

3.骨盆出口平面

骨盆出口平面为骨盆腔下口,由 2 个在不同平面的三角形组成。2 个三角形共同的底边为坐骨结节间径。前三角形的顶端为耻骨联合下缘,两侧为左右耻骨降支;后三角形的顶端为骶尾关节,两侧为左右骶结节韧带。有 4 条径线。

(1)出口前后径:耻骨联合下缘至骶尾关节间的距离,正常值平均为 11.5cm。

(2)出口横径:也称坐骨结节间径。两坐骨结节末端内侧缘间的距离,正常值平均为 9cm,其长短与分娩机制关系密切。

(3)出口前矢状径:耻骨联合下缘至坐骨结节间径中点的距离,正常值平均为 6cm。

(4)出口后矢状径:骶尾关节至坐骨结节间径中点间的距离,正常值平均为 8.5cm。若出口横径稍短,而出口后矢状径较长,两径之和>15cm,正常大小的胎头可通过后三角区经阴道娩出。

4.骨盆轴

骨盆轴是连接骨盆各平面中点的一条假想曲线。正常的骨盆轴上段向下向后,中段向下,下段向下向前,经阴道分娩时,胎儿沿骨盆轴娩出,助产时也应根据此轴的方向协助胎儿娩出。

5.骨盆倾斜度

骨盆倾斜度指妇女直立时,骨盆入口平面与地平面所形成的角度,一般为 60°。若倾斜角度过大,将影响胎头衔接。

(二)软产道

软产道是由子宫下段、宫颈、阴道及骨盆底软组织构成的弯曲通道。

1.子宫下段的形成

非孕时长约 1cm 的子宫峡部随妊娠进展逐渐被拉长,妊娠 12 周后已扩展成宫腔的一部分,至妊娠末期形成子宫下段。临产后子宫收缩使子宫下段进一步拉长达 7~10cm,肌壁变薄成为软产道的一部分。由于子宫肌纤维的缩复作用，子宫体部肌壁越来越厚，子宫下段肌壁被牵拉越来越薄。由于子宫体和子宫下段的肌壁厚薄不同，在两者间的子宫内面有一环状隆起，称为生理缩复环。

2.宫颈的变化

(1)宫颈管消失：临产前宫颈管长2～3cm，临产后由于规律宫缩的牵拉，胎先露部及前羊水囊的直接压迫，宫颈内口向上向外扩张，宫颈管呈漏斗形，随后逐渐变短、消失，成为子宫下段的一部分。初产妇多是宫颈管先消失，而后宫颈外口扩张；经产妇则多是宫颈管消失与宫颈外口扩张同时进行。

(2)宫口扩张：临产前宫颈外口仅能容1指尖，经产妇可容1指。临产后，在子宫收缩和缩复牵拉，前羊水囊压迫和破膜后胎先露直接压迫下，宫口逐渐扩张，直至宫口开全(宫颈口直径约10cm)。

3.骨盆底、阴道及会阴体的变化

前羊水囊及胎先露部下降使阴道上部扩张，破膜后胎先露部进一步下降直接压迫骨盆底，使软产道下段扩张成为一个向前弯曲的通道，阴道黏膜皱襞展平使腔道加宽。肛提肌肌束分开，向下，向两侧扩展，肌纤维拉长，5cm厚的会阴体变成2～4mm，以利于胎儿通过。临产后，会阴体虽能承受一定压力，若分娩时会阴保护不当，也易造成裂伤。

三、胎儿

在分娩过程中，除产力、产道因素外，胎儿能否顺利通过产道，还取决于胎儿大小、胎位及有无胎儿畸形。

(一)胎儿大小

胎儿大小是决定分娩难易的重要因素之一。胎儿过大致胎头径线过大，或胎儿过熟使胎头不易变形时，即使骨产道正常，也可出现相对性头盆不称，造成难产。胎头主要径线有以下几种。

1.双顶径

双顶径是胎头最大横径，为两顶骨隆突间的距离。妊娠足月时平均值约为9.3cm。临床上常用B超检测此值估计胎儿大小。

2.枕额径

枕额径为鼻根上方至枕骨隆突间的距离，胎头以此径衔接，妊娠足月时平均值约为11.3cm。

3.枕下前囟径

又称小斜径，为前囟中央至枕骨隆突下方间的距离，胎头俯屈后以此径通过产道，妊娠足月时平均值9.5cm。

4.枕颏径

又称大斜径，为颈骨下方中央至后囟顶部间的距离，妊娠足月平均值13.3cm。

(二)胎位

产道为一纵行管道。若为纵产式(头先露或臀先露)时，胎体纵轴与骨盆轴一致，容易通过产道。枕先露是胎头先通过产道,较臀先露易娩出,矢状缝和囟门是确定胎位的重要标志。头先露时,在分娩过程中颅骨重叠,胎头周径变小有利于胎头娩出;臀先露时,较胎头周径小且软的胎臀先娩出,阴道未经充分扩张,胎头娩出时无变形机会,使胎头娩出发生困难;肩先露时,胎体纵轴与骨盆轴垂直,妊娠足月胎儿不能通过产道,对母儿威胁极大。

(三)胎儿畸形

若胎儿畸形造成胎儿某一部分发育异常,如脑积水、连体儿等,由于胎头或胎体过大,常发生难产。

四、精神心理因素

影响分娩的因素除了产力、产道、胎儿之外,还包括产妇的精神心理因素。分娩对产妇是一种持久、强烈的应激源,可产生生理上及心理上的应激,产妇的精神心理因素可影响机体内部的平衡、适应力和产力。紧张、焦虑、恐惧等不良精神心理状态,可导致呼吸急促,气体交换不足,心率加快,循环功能障碍,神经内分泌发生异常,交感神经兴奋,使子宫收缩乏力,产程延长,造成难产;子宫胎盘血流量减少,胎儿缺血缺氧,出现胎儿窘迫。

在分娩过程中,产科工作者应耐心安慰产妇,鼓励产妇进食、保持体力,讲解分娩是生理过程,教会孕妇掌握必要的呼吸技术和躯体放松技术,尽可能消除产妇的焦虑和恐惧心情。同时,开展家庭式产房,允许丈夫或家人陪伴分娩,以便顺利度过分娩全过程。

第三节　枕先露正常分娩机制

胎儿先露部随骨盆各平面的不同形态,被动地进行系列的适应性转动,以其最小径线通过产道的全过程,称为分娩机制。

枕先露分娩占头位分娩总数的95.75%~97.75%,其中以枕左前位最多见。如前所述,骨盆轴方向代表胎儿娩出的路线,是通过骨盆各假想平面中点的连接线,上段向下、向后,中段向下,下段向下、向前。且骨盆入口平面横径大于斜径大于前后径,中骨盆平面和骨盆出口平面均为前后径大于横径。分娩时,胎儿适应骨盆的特点,在下降过程中被动地进行衔接、俯屈、内旋转、仰伸、复位、外旋转,以胎头最小径线通过产道,从而完成分娩过程。

以枕左前位为例,枕先露正常分娩机制如下。

一、衔接

胎头双顶径进入骨盆入口平面,胎儿颅骨最低点接近或达到坐骨棘水平,称为衔接。胎头进入骨盆入口时呈半俯屈状态,以枕额径(11.3cm)衔接,由于枕额径大于骨盆入口前后径(11cm),胎头矢状缝坐落在骨盆入口的右斜径(12.75cm)上,胎儿枕骨在骨盆左前方。

部分初产妇可在预产期前1~2周内胎头衔接。若初产妇分娩开始而胎头仍未衔接,应警惕有无头盆不称。经产妇多于临产后胎头衔接。

二、下降

下降指胎头沿骨盆轴前进的动作。下降呈间歇性，贯穿于整个分娩过程中，与其他动作相伴随。促使胎头下降的动力有以下几方面。

(1)宫缩时通过羊水传导的压力由胎轴传至胎头。

(2)宫缩时子宫底直接压迫胎臀。

(3)腹肌收缩的压力。

(4)胎体由弯曲而伸直、伸长，使胎头下降。

初产妇因为子宫颈扩张缓慢及盆底软组织大，所以胎头下降的速度较经产妇慢。临床上将胎头下降的程度作为判断产程进展的重要标志。伴随着胎头下降，胎儿受骨盆底的阻力作用，同时发生俯屈、内旋转、仰伸、复位及外旋转等分娩动作。

三、俯屈

胎头衔接进入骨盆入口时，呈半俯屈状态。当胎头以枕额径(11.3cm)进入骨盆腔后沿骨盆轴继续下降至骨盆底，处于半俯屈状态的胎头枕部遇肛提肌的阻力，借杠杆作用进一步俯屈，胎头下颌紧贴于胸部，变胎头衔接时的枕额径为枕下前囟径(9.5cm)，以胎头最小径线适应产道的最大径线继续下降。

四、内旋转

胎头沿骨盆的纵轴旋转，使矢状缝与中骨盆及骨盆出口前后径相一致以适应中骨盆平面及出口平面前后径大于横径的特点，此过程称为内旋转。胎头的内旋转动作一般于第一产程末完成。

枕先露时，胎儿的枕部位置最低，枕左前位时遇到骨盆底肛提肌的阻力，肛提肌收缩将胎儿枕部推向骨盆阻力较小、空间较宽的前方，向前向中线旋转45°，使胎头小囟门转至耻骨弓下方。

五、仰伸

胎头到达阴道外口后，宫缩、腹肌及膈肌的收缩力迫使胎头继续下降，而骨盆底肛提肌收缩力又将胎头向前推进，上下合力共同作用使胎头沿骨盆轴下段向下向前，再转向上，当胎头的枕骨下部到达耻骨联合下缘时，以耻骨弓为支点，胎头逐渐仰伸，胎头的顶、额、鼻、口、颏相继娩出。当胎头仰伸时，胎儿双肩径处在骨盆入口左斜径上。

六、复位

胎头娩出时，胎儿双肩径沿骨盆左斜径下降。胎头娩出后，枕部向左旋转45°，使胎头与胎肩保持正常位置，这一过程称为复位。

七、外旋转

胎头娩出后，胎肩在骨盆腔内继续下降时向中线旋转45°，使双肩径与骨盆出口前后径一致，而胎头为保持其矢状径与胎肩径的垂直关系随即在外继续向左转动45°，称为外旋转。

八、胎儿娩出

胎头完成外旋转后，前肩(右肩)在耻骨弓下先娩出，随即后肩(左肩)从会阴前缘顺利娩出。胎头是胎体周径最大的部分，亦是分娩最困难的部分，当胎头及胎肩娩出后，胎体及四肢顺势滑出产道。

第四节　分娩的临床经过及处理

一、先兆临产

分娩发动之前，往往出现一些预示孕妇不久将临产的症状，称为先兆临产。

(一)不规则子宫收缩

孕妇临产前1～2周子宫的敏感性增加。常发生不规则收缩，但不逐渐增强，也不使子宫颈扩张和胎先露下降，故又称为假临产。

(二)胎儿下降感

胎儿下降感是指多数初孕妇可在分娩前2～3周有胎儿下降感觉，上腹部较前舒适，进食量增多，呼吸较轻快，此为胎先露下降进入骨盆上口使宫底下降的原因。因为压迫膀胱，常引起尿频的症状。

(三)见红

分娩开始前的24～48小时内，由于宫颈内口附近的胎膜与子宫壁分离，毛细血管破裂，引起少量出血，并与宫颈管的黏液相混而排出的血性分泌物称为见红，是分娩即将开始的一个比较可靠的征象。如果出血多，那么应警惕前置胎盘和胎盘早剥等异常情况。

二、临产的诊断

临产开始的主要标志是指有规律的子宫收缩且逐渐增强，持续30秒或以上，间歇5～6分钟，宫颈管消失，伴有进行性宫颈扩张和胎先露下降。

三、产程分期

分娩的全过程是指从规律性子宫收缩开始到胎儿及附属物娩出为止，简称总产程。临床一般将其划分为3个产程。

第一产程：又称宫颈扩张期。从规律宫缩开始到子宫颈口开全为止，初产妇约12～16小时，经产妇6～8小时。

第二产程：又称胎儿娩出期。从子宫颈开全(10cm)到胎儿娩出为止，初产妇1～2小时，经产妇数分钟至1小时。

第三产程：又称胎盘娩出期。从胎儿娩出到胎盘娩出为止，5～15分钟，不应超过30分钟。

四、分娩的临床经过

(一)第一产程的临床经过

1.规律宫缩

产程开始时，宫缩持续时间较短(约30秒)，间歇期较长(5～6分钟)。随着产程进展，宫缩持续时间逐渐延长(50～60秒)，间歇时间逐渐缩短(2～3分钟)，到宫颈口近开全时，间歇时间仅1～2分钟，持续时间可达1分钟或1分钟以上。

2.子宫颈口扩张

随着子宫收缩增强，子宫颈口逐渐扩张，胎先露逐渐下降。子宫颈口扩张的规律是先慢后快，可分为 2 期。

(1)潜伏期：从规律宫缩到宫颈口开大 3cm，平均每 2～3 小时开大 1cm，约需 8 小时，超过 16 小时为潜伏期延长。

(2)活跃期：从子宫颈口扩张 3cm 到子宫颈口开全，此期又分为加速阶段、最大倾斜阶段和减速阶段。此期扩张速度明显加快，平均约 4 小时，超过 8 小时为活跃期延长。

若不能如期扩张，多因宫缩乏力、胎位不正、头盆不称等原因。当宫口开全时，宫口边缘消失，子宫下段及阴道形成宽阔管腔。

3.胎先露下降

在观察宫颈扩张的同时，要注意胎先露下降的程度，以坐骨棘平面为标志判断先露高低。为细致观察产程进展、及时检查记录结果、及早处理异常情况，目前临床上多绘制产程图。产程图是以临产时间(小时)为横坐标，以宫口扩张程度(cm)为纵坐标在左侧，先露下降程度(cm)在右侧，画出的宫口扩张曲线和胎头下降曲线，对产程进展可一目了然。

4.胎膜破裂

简称破膜。随着宫缩逐渐增强，当羊膜腔压力增加到一定程度时自然破膜。破膜多发生在宫口近开全时。

(二)第二产程的临床经过

第二产程子宫收缩频而强，宫口开全，胎膜已破，胎头降至阴道口，会阴逐渐膨隆、变薄，肛门隆起。胎头下降压迫直肠时，产妇有排便感，不由自主地向下屏气，在宫缩时胎头露出于阴道口，间歇时又缩回，称胎头拨露。经过几次拨露以后，胎头双顶径越过骨盆下口(骨盆出口)，宫缩间歇时不再回缩，称为胎头着冠。

此后，胎头会发生仰伸、复位及外旋转等动作，继之胎肩、胎体娩出，羊水随着涌出，第二产程结束。

(三)第三产程的临床检查

胎儿娩出后，子宫底降至脐平，子宫收缩暂时停止，产妇感到轻松。几分钟后，宫缩重新又开始，促使胎盘剥离娩出。由于子宫腔容积突然缩小，胎盘与子宫壁发生错位而剥离，然后排出。

胎盘剥离的征象有：①子宫底上升，子宫收缩呈球形；②阴道少量流血；③阴道口外露的脐带自行下降延伸；④用手掌足侧在耻骨联合上方按压子宫下段时，子宫体上升而外露的脐带不再回缩。

胎盘剥离及排出方式有 2 种。①胎儿面娩出式：特点是胎盘从中央开始剥离，胎盘后血肿逐渐扩大，而后边缘剥离，胎盘的子体面首先露出阴道口，胎盘娩出后，才有少量阴道流血。这种方式多见，出血量较少。②母体面娩出式：特点是胎盘从边缘开始剥离，血液沿剥离面流出，娩出时以胎盘母体面先露出阴道口，先有较多阴道流血，而后胎盘排出。这种方式少见。

五、分娩各产程的处理及护理

(一)第一产程的处理及护理

1.询问病史

对未做产前检查者，应全面询问病史，完整填写产科记录表。包括孕产史、既往病史、遗传病史、本次妊娠及临产后的情况。

2.体查

除重点了解产妇呼吸循环系统的功能状况外，还必须全面进行产科检查。必要时尚需采取辅助诊断，如超声检查和某些化验检查。

3.一般处理

(1)沐浴更衣：产妇入院后，估计距分娩时间还长，可进行沐浴或擦浴，更衣后进入待产室待产。

(2)外阴皮肤准备：剃去阴毛，然后用温肥皂水和清水将外阴部皮肤洗净。

(3)灌肠：初产妇宫颈口开大3～4cm、经产妇宫颈口开大2cm以前，子宫收缩不是很强，可用温肥皂水灌肠，清理直肠内的大便，使先露部易于下降，并避免污染，又可反射性地刺激子宫收缩，加速产程进展。但若患者有阴道流血、胎位异常、剖宫产史、子宫收缩过强、先兆早产、胎儿窘迫、严重心脏病及妊娠高血压综合征等情况，禁忌灌肠。

(4)其他：胎头已入盆而宫缩不强者，可在室内活动，有助于产程进展；鼓励产妇少量多次进食以及时补充分娩时大量消耗的能量和水分。对于食少或呕吐，出汗多，尿少及产程进展缓慢者，应适当给予静脉补充；定时排尿，以免充盈的膀胱影响产程进展；给产妇适当的精神关怀。

4.观察产程

(1)子宫收缩情况：可通过胎儿监护仪或腹部检查观察子宫收缩的持续时间、间歇时间、强度，并加以记录。

(2)胎心：临产后每隔1～2小时在子宫收缩间歇时听一次胎心音，随着产程进展，应半小时听一次，并记录其速率、强弱、规律性，如果胎心音由强变弱或超过160次/分、少于120次/分，均提示胎儿宫内窘迫，应给产妇吸氧并寻找原因进行处理。

(3)宫颈扩张及胎先露下降情况：通过肛门检查了解。方法是让产妇两腿屈曲分开，检查者右手示指戴橡皮指套或手套涂少量润滑剂，轻轻插入肛门，了解宫颈软硬、厚薄、宫颈扩张程度、胎膜有无破裂、胎先露及其高低、骨盆情况。此检查次数不宜过多，临产初期每4小时1次，经产妇或宫缩较紧者，间隔应适当缩短。

胎先露下降的程度以颅骨最低点与坐骨棘水平的关系为标志。胎头颅骨最低点平坐骨棘水平时以“0”表示，记录为S^0，坐骨棘水平下1cm为“+1”，记录为S^{+1}；在坐骨棘水平上1cm为“-1”，记录为S^{-1}；以此类推。

(4)破膜情况：破膜后立即听胎心并记录破膜时间，注意羊水性质、颜色和量及有无并发脐带脱垂，破膜后胎头尚未入盆或胎位异常者，应绝对卧床休息，抬高床尾，并保持外阴清洁。破膜超过12小时，给予抗生素预防感染。

(5)准备接生：初产妇宫口开全、经产妇宫口开大3～4cm，应护送至分娩室准备接生。

(二)第二产程的处理及护理

此期的处理及护理对产妇和胎儿的预后极为重要。

1.准备接生

产妇取仰卧位后，两腿屈曲分开，在臀下放一便盆或橡皮垫，先将消毒棉球或纱布球堵于阴道口，以防冲洗液进入阴道，然后用无菌肥皂水棉球擦外阴，再用温开水冲洗干净，冲洗顺序是自上而下，先周围后中间，冲洗后用棉球或纱布擦干，用0.1%苯扎溴铵进行消毒，消毒顺序是先中间后周围。消毒完毕，撤去便盆，以无菌巾铺于臀下。接生者按外科手术要求，消毒、穿接生衣、戴无菌手套，站在产妇右侧，先铺大单于产妇臀下，再相继穿腿套，铺消毒巾，并准备好接生用品。

2.指导产妇正确使用腹压

宫口开全后，应指导产妇正确使用腹压，以加速产程进展。此时，可将产妇两腿屈曲，足蹬于床上，两手抓紧床边把手，每等宫缩时让产妇深吸一口气，然后缓慢持久地向下屏气用力，宫缩间歇时全身放松，安静休息，以恢复体力。当胎头将要着冠时，告诉产妇不要用力过猛，以免引起会阴裂伤，可在宫缩间歇时稍向下屏气，使胎头缓慢娩出。

3.密切注意胎心音

此期宫缩频繁而强烈，通常应每5～10分钟听一次胎心音，必要时用胎儿监护仪观察胎心率及其基线变异。若发现确有异常，应立即做阴道检查，尽快结束分娩。

4.接生及保护会阴

保护会阴的原则：协助胎头俯屈，让胎头以最小径线（枕下前囟径）在宫缩间歇时缓慢地通过阴道口，以防会阴裂伤。具体方法：在会阴部盖上一块消毒巾，接生者右肘支在床上，右手拇指与其余四指分开，利用手掌大鱼际肌顶住会阴部，每当宫缩时向上内方托压，同时左手应轻轻下压胎头枕部，协助胎头俯屈和下降，宫缩间歇时，保护会阴的手稍放松，以免压迫过久引起会阴水肿。当胎头着冠，枕骨在耻骨弓下露出时，胎头即将娩出，是发生会阴裂伤的关键时期，右手不可离开会阴，同时嘱产妇在阵缩时不要用力屏气，反要张口哈气，让产妇在宫缩间歇时稍向下屏气，助产者左手帮助胎头仰伸，并稍加控制使胎头缓慢娩出。

胎头娩出后，助产者先用左手从胎儿鼻根部和颈前部向下颏，挤出口鼻腔的黏液和羊水，然后协助胎头复位和外旋转，继而左手轻轻下压胎头，使前肩娩出，再上托胎头，协助后肩娩出。双肩娩出后，才可以松开保护会阴的手，双手扶持胎儿躯干及下肢，使胎儿以侧屈姿势娩出。胎儿娩出后用盆或弯盘放于阴道口下方接流出的血液，以测量出血，记录胎儿娩出时间。

（三）第三产程的处理及护理

1.新生儿处理及护理

（1）清理呼吸道：胎儿娩出后，在距离脐轮约15cm处，分别用2把止血钳夹住脐带，在两钳之间将脐带剪断，再次清除口鼻腔内的黏液及羊水，可用洗耳球或吸痰管吸之。新生儿哭声响亮表示呼吸道通畅，可按Apgar评分法进行评分。此评分以新生儿出生后的心率、呼吸、肌张力、喉反射及皮肤颜色5项体征为标准。

正常新生儿每项均得2分，共10分；7分以上只需进行一般处理；4～7分缺氧较严重，需清理呼吸道、人工呼吸、吸氧，用药等抢救措施才能恢复；4分以下缺氧严重，需紧急抢救，行气管内插管并给氧等，经处理后5分钟再次评分，借以估计胎儿情况是否好转。

（2）处理脐带：用75%酒精溶液消毒脐根部周围，在距脐轮上0.5cm处用脐带线结扎第1道，于第1道结扎线上的1cm处再结扎第2道，松紧要适度，以防脐出血或脐带断裂。于第2

道结扎线上 0.5cm 处剪断脐带，以 2.5％碘酊或 75％酒精溶液消毒脐带残端，用无菌纱布覆盖，脐绷带包扎。目前还有气门芯、脐带夹、血管钳等方法取代双重结扎脐带法，均获得脐带脱落快和减少脐带感染的良好效果。在处理时，要注意新生儿的保暖。

以上处理完毕，经详细的体格检查后，让产妇看清新生儿性别，擦净新生儿足底胎脂，打新生儿左足印及产妇右手拇指印于新生儿病历上，系以标明新生儿性别、体重、出生时间，母亲姓名和床号的手腕带和包被，由助手送入新生儿室，用 5％弱蛋白银或 0.25％氯霉素滴眼，预防眼炎。

(3)注意保暖：擦干新生儿体表的血迹和羊水，注意保暖。

2.协助胎盘娩出

胎盘剥离征象：①宫体变硬，由球形变为狭长形，宫底升高达脐上；②阴道少量出血；③阴道口外群的脐带自行下降延长；④接生者用左手掌尺侧缘轻压产妇耻骨联合上方，将宫体向上推，而外露的脐带不再回缩。确定胎盘已剥离后，让产妇稍加腹压，或接生者轻压宫底，另手轻轻牵拉脐带，使胎盘娩出。等胎盘排到阴道口时，即用双手托住胎盘向一个方向旋转，同时向外牵引，直至胎盘、胎膜全部娩出。

3.检查胎盘胎膜

将胎盘平铺在产床上，先用纱布擦去母体面血块，检查胎盘小叶有无缺损；然后提起胎盘，检查胎膜是否完整、胎儿面边缘是否有断裂血管以及时发现副胎盘，如有残留组织，应在无菌操作下伸手入宫腔内取出残留组织，记录胎盘大小、脐带长度和出血量。

4.检查软产道

胎盘娩出后，用无菌纱布拭净外阴血迹，仔细检查会阴、小阴唇内侧、尿道口周围、阴道及宫颈有无裂伤。若有裂伤，应立即缝合。

5.加强产后观察预防产后出血

正常分娩出血量多数不足 300mL。产后在产房继续观察产妇 2 小时，注意子宫收缩、子宫底高度、阴道流血量、有无血肿、膀胱是否充盈等，测量血压、脉搏。若阴道流血量虽不多，但子宫收缩不良、子宫底上升者，表示宫腔内有积血，应挤压子宫底排出积血，并给予及时处理。产后 2 小时，将产妇同新生儿送同病室。

第五节　分娩镇痛

子宫本身的收缩并不带来疼痛，产痛主要因宫缩对肌肉的牵拉造成。有效的放松技巧，如深呼吸及转移注意力等，有助于缓解产时不适，统称为非药物镇痛。它具有方便、安全、有效及对母体和胎儿无害等特点，应加以提倡。

一、非药物镇痛

(一)孕期活动锻炼

孕妇尽可能保持正常的日常活动，坚持锻炼可加强盆底肌肉及腹肌的力量，增加弹性，有利于正常分娩。

孕期锻炼需要在专业人员的指导下进行，排除可能导致胎儿及母体危险的可能因素。活动强度由轻至重逐渐增加，以不感到疲劳为宜。如有持续的腹痛或阴道流血等应及时与医生联系。

1.坐位锻炼

坐位锻炼可加强盆底肌肉力量，适于看电视或玩牌时采用。孕妇在坐时两腿不能交叉受压，一腿应放在另一腿前方。两大腿尽可能地平行于地面，以可感觉到会阴部张力为宜。腰部要挺直，头部力量上引有助于伸展背部，防止身体的重量压在腰骶部，导致腰背酸痛。

2.蹲姿锻炼

蹲姿锻炼对加强盆底肌肉有效。蹲时两大腿平行于腹部两侧，防止挤压腹部。注意要穿平底鞋或赤足，双脚平放于地面以加强效果。下蹲时注意盆底肌肉要收缩上提，而不是向下屏气，以达到锻炼效果。

3.盆底肌肉收缩锻炼

做肛门会阴部收缩，如同憋尿的动作，坚持 3 秒后放松，重复 10 次；然后尽可能快地收缩与放松 10～25 次，再做盆底肌肉上提动作，每次坚持 3 秒后放松。可与坐姿锻炼同时进行。这一动作在产后同样有效，有助于恢复盆底肌肉的张力。

4.背部运动

背部运动可放松腰背部肌肉，防止腰背疼痛。两手、两膝着地，尽可能高地弓起背部，以放松拉伸腰背肌肉，坚持 3 秒，然后放低。可在每天睡前做 5～10 次。

(二)深呼吸技巧

在第一产程宫口开全以前，应用深呼吸放松技巧，可以减轻宫缩带来的不适，有如下 3 种类型的呼吸。

1.慢吸慢呼式腹式呼吸

一般于每次宫缩开始时和结束时应用，呼吸要领是腹式呼吸，自宫缩开始时用鼻部缓慢向内吸气，同时腹部肌肉放松向前膨隆，吸气尽可能慢，以放松腹部肌肉，让子宫在收缩时有较大的向前伸张的空间，有助于缓解宫缩带来的不适。然后屏气，尽可能延长，使嘴收缩如壶嘴状，缓慢向外吐气。避免张口呼吸以防止口唇干燥。

2.快吸快呼式胸式呼吸

用于宫缩达高峰时，做快速表浅的胸式呼吸，如同轻微呻吟时的呼吸。

3.喘气和吹气式呼吸

用于第一产程活跃期宫口近开全时，这时产妇常因胎头压迫盆底而不自主地向下屏气，但因宫口尚未开全，此时屏气不但增加产妇体力消耗，还可造成子宫颈水肿反而延迟产程。指导产妇在想用力时张口喘气，做向外吹气的动作，以抑制向下用力。鼓励产妇取自己感觉舒适的体位，跪姿是很多产妇喜欢采用的姿势。卧位时避免长时间的仰卧位。在进行深呼吸时，产妇全身应尽量放松。向产妇解释宫缩的性质，让产妇明确宫缩是有间隔的，并了解正常产程的时限，告知产妇产程进展情况，可增强产妇自然分娩的信心。

(三)注意力转移

保持安静、舒适的环境，听音乐，提供娱乐节目及组织观看健康教育节目等，都是较好的减轻疼痛的方法。

(四)水浴镇痛法

1.镇痛原理

水的浮力可以减轻人体关节所承受的压力;热水不仅使人放松,还可减轻分娩疼痛;热水淋洒在身上可起到按摩的作用,增加机体内源性镇痛物质的产生。

2.水浴时间

如果在家里,在进入活跃期之前都可进行热水浴。但若胎膜已破则不能水浴。如果在医院里,那么即使进入了活跃期也可行热水浴。

3.注意事项

水温不能太高,比体温稍高一点;产妇不能单独一人进行热水浴,陪伴者应随时和产妇在一起;热水浴期间应多喝水。

(五)音乐镇痛法

以柔和舒缓的音乐为主,选择产妇自已喜欢的音乐。

二、药物镇痛

优点是起效快、苏醒快,须在医师和麻醉师指导下应用。

(一)镇静药物

常用哌替啶和吗啡。因其可抑制胎儿呼吸,故应掌握用药时间,在胎儿娩出前至少 2 小时应用,并在新生儿出生后用纳洛酮解除药物不良反应。

(二)氧化亚氮吸入

应用专门的氧化亚氮瓶和吸入装置,在麻醉师指导下应用。产妇保持清醒。

(三)硬膜外麻醉

行椎管穿刺注入麻醉药物,如芬太尼,可应用产妇自控持续镇痛装置。产妇保持清醒。有可能造成低血压,要注意监测血压。

第六节　胎位异常

胎位异常是造成难产的常见因素之一。分娩时枕前位约占 90%,而胎位异常约占 10%。其中胎头位置异常居多。有因胎头在骨盆内旋转受阻的持续性枕横位、持续性枕后位;有因胎头俯屈不良呈不同程度仰伸的面先露、额先露;还有高直位、前不均倾位等,总计占 6%～7%;胎产式异常的臀先露占 3%～4%;肩先露极少见。此外还有复合先露。

一、持续性枕横位

在分娩过程中,胎头以枕后位或枕横位衔接,在下降过程中,强有力的宫缩多能使胎头向前转 135°或 90°,转成枕前位而自然分娩。如胎头持续不能转向前方,直至分娩后期,仍然位于母体骨盆的后方或侧方,致使发生难产,则称为持续性枕后位或持续性枕横位。

(一)原因

1.骨盆狭窄

男人型骨盆或类人猿型骨盆的特点是入口平面前半部较狭窄,后半部较宽大,胎头较容易以枕后位或枕横位衔接,又常伴中骨盆狭窄,影响胎头在中骨盆平面向前旋转,致使成为持续性枕后位或持续性枕横位。

2.胎头俯屈不良

若胎头以枕后位衔接,胎儿脊柱与母体脊柱接近,不利于胎头俯屈,胎头前囟成为胎头下降的最低部位,而最低点又常转向骨盆前方,当前囟转至前方或侧方时,胎头枕部转至后方或侧方,形成持续性枕后位或持续性枕横位。

(二)诊断

1.临床表现

临产后,胎头衔接较晚或俯屈不良,由于枕后位的胎先露部不易紧贴宫颈和子宫下段,常导致宫缩乏力及宫颈扩张较慢;因枕骨持续位于骨盆后方压迫直肠,产妇自觉肛门坠胀及排便感,致使宫口尚未开全时,过早使用腹压,容易导致宫颈前唇水肿和产妇疲劳,影响产程进展,常导致第二产程延长。

2.腹部检查

头位胎背偏向母体的后方或侧方,母体腹部的2/3被胎体占有而1/3被肢体占有者为枕前位,胎体占1/3而肢体占2/3为枕后位。

3.阴道(肛门)检查

宫颈部分扩张或开全时,感到盆腔后部空虚,胎头矢状缝位于骨盆斜径上,前囟在骨盆右前方,后囟(枕部)在骨盆左后方为枕左后位,反之为枕右后位;当发现产瘤(胎头水肿)、颅骨重叠、囟门触不清时,需借助胎儿耳郭及耳屏位置及方向判定胎位。若耳郭朝向骨盆后方,则可诊断为枕后位,如耳郭朝向骨盆侧方,则为枕横位。

4.B超检查

根据胎头颜面及枕部的位置,可以准确探清胎头位置以明确诊断。

(三)分娩机制

胎头以枕横位或枕后位衔接,在分娩过程中,不能转成枕前位时,可有以下2种分娩机制。

1.枕左后(枕右后)

胎头枕部到达中骨盆向后行45°内旋转,使矢状缝与骨盆前后径一致,胎儿枕部朝向骶骨成枕后位。其分娩方式有2种。

(1)胎头俯屈较好:当胎头继续下降至前囟抵达耻骨弓下时,以前囟为支点,胎头俯屈,使顶部和枕部自会阴前缘娩出,继之胎头仰伸,相继由耻骨联合下娩出额、鼻、口、颜。此种分娩方式为枕后位经阴道分娩最常见的方式。

(2)胎头俯屈不良:当鼻根出现在耻骨联合下缘时,以鼻根为支点,胎头先俯屈,从会阴前缘娩出前囟、顶及枕部,然后胎头仰伸,使鼻、口、额部相继由耻骨联合下娩出。因胎头以较大的枕额周径旋转，胎儿娩出更加困难，多需手术助产。

2.枕横位

部分枕横位于下降过程中无内旋转动作，或枕后位的胎头枕部仅向前旋转45°成为持续性枕横位，多数需徒手将胎头转成枕前位后自然或助产娩出。

(四)对母儿的影响

1.对产妇的影响

常导致继发宫缩乏力，产程延长，常需手术助产；且容易发生软产道损伤，增加产后出血及感染的机会；若胎头长时间压迫软产道，可发生缺血、坏死、脱落，形成生殖道瘘。

2.对胎儿的影响

由于第二产程延长和手术助产机会增多，常引起胎儿窘迫和新生儿窒息，使围生儿发病率和病死率增高。

(五)治疗

1.第一产程

严密观察产程，让产妇朝向胎背侧方向侧卧，以利胎头枕部转向前方。如宫缩欠佳，可静脉滴注缩宫素。宫口开全之前，嘱产妇不要过早屏气用力，以免引起宫颈水肿而阻碍产程进展。如果产程无明显进展，或出现胎儿窘迫，需行剖宫产术。

2.第二产程

如初产妇已近2小时，经产妇已近1小时，应行阴道检查，再次判断头盆关系，决定分娩方式。当胎头双顶径已达坐骨棘水平面或更低时，可先行徒手转胎头，待枕后位或枕横位转成枕前位，使矢状缝与骨盆出口前后径一致时，可自然分娩，或阴道手术助产(低位产钳或胎头吸引器)；当转成枕前位有困难时，也可向后转成正枕后位，再以低产钳助产，但以枕后位娩出时，需行较大侧切，以免造成会阴裂伤。如胎头位置较高，或疑头盆不称，则均需行剖宫产术，中位产钳禁止使用。

3.第三产程

因产程延长，易发生宫缩乏力，故胎盘娩出后立即肌内注射宫缩剂，防止产后出血；有软产道损伤者，应及时修补。新生儿重点监护。手术助产及有软产道裂伤者，产后给予抗生素预防感染。

二、高直位

胎头以不屈不仰姿势衔接于骨盆入口，其矢状缝与骨盆入口前后径一致，称为高直位，是一种特殊的胎头位置异常。胎头的枕骨在母体耻骨联合的后方，称高直前位，又称枕耻位；胎头枕骨位于母体骨盆骶岬前，称高直后位，又称枕骶位。

(一)诊断

1.临床表现

临产后胎头不俯屈，胎头进入骨盆入口的径线增大，胎头迟迟不能衔接，胎头下降缓慢或停滞，宫颈扩张也缓慢，致使产程延长。

2.腹部检查

枕耻位时，胎背靠近腹前壁，不易触及胎儿肢体，胎心位置稍高在腹中部听得较清楚；枕骶位时，胎儿小肢体靠近腹前壁，有时在耻骨联合上方，可清楚地触及胎儿下颏。

3.阴道检查

发现胎头矢状缝与骨盆前后径一致，前囟在耻骨联合后，后囟在骶骨前，为枕骶位，反之为枕耻位。由于胎头紧嵌于骨盆入口处，妨碍胎头与宫颈的血液循环，阴道检查时常可发现产瘤，其范围与宫颈扩张程度相符合。一般直径为 3～5cm，产瘤一般在两顶骨之间，为胎头有不同程度的仰伸所致。

（二）分娩机制

1.枕耻位

如胎儿较小，宫缩强，可使胎头俯屈、下降，双顶径达坐骨棘平面以下时，可能经阴道分娩；但胎头俯屈不良而无法入盆时，需行剖宫产。

2.枕骶位

胎背与母体腰骶部贴近，妨碍胎头俯屈及下降，使胎头处于高浮状态，迟迟不能入盆。

（三）治疗

1.枕耻位

可给予试产，加速宫缩，促使胎头俯屈，有望阴道分娩或手术助产，如试产失败，应行剖宫产。

2.枕骶位

一经确诊，应行剖宫产。

三、枕横位中的前不均倾位

头位分娩中，胎头不论采取枕横位、枕后位或枕前位通过产道，均可发生不均倾势（胎头侧屈），枕横位时较多见，枕前位与枕后位时则罕见。而枕横位的胎头（矢状缝与骨盆入口横径一致）如以前顶骨先入盆则称为前不均倾。

（一）诊断

1.临床表现

因胎头迟迟不能入盆，宫颈扩张缓慢或停滞，使产程延长，前顶骨紧嵌于耻骨联合后方压迫尿道和宫颈前唇，导致尿潴留，宫颈前唇水肿及胎膜早破。胎头受压过久，可出现胎头水肿，又称产瘤。左枕横时产瘤于右顶骨上；右枕横时产瘤于左顶骨上。

2.腹部检查

前不均倾时胎头不易入盆。临产早期，于耻骨联合上方可扪及前顶部，随产程进展，胎头继续侧屈使胎头与胎肩折叠于骨盆入口处，因胎头折叠于胎肩之后，胎肩高于耻骨联合平面，于耻骨联合上方只能触到一侧胎肩而触不到胎头。

3.阴道检查

胎头矢状缝在骨盆入口横径上，向后移靠近骶岬，同时前后囟一起后移，前顶骨紧紧嵌于耻骨联合后方，致使盆腔后半部空虚，而后顶骨大部分嵌在骶岬之上。

（二）分娩机制

以枕横位入盆的胎头侧屈，多数以后顶骨先入盆，滑入骶岬下骶骨凹陷区，前顶骨再滑下去,至耻骨联合成为均倾姿势,少数以前顶骨先入盆,由于耻骨联合后面平直,前顶骨受阻,嵌顿于耻骨联合后面,而后顶骨架在骶岬之上,无法下降入盆。

(三)治疗

一经确诊为前不均倾位,应尽快行剖宫产术。

四、面先露

面先露多于临产后发现。系因胎头极度仰伸,使胎儿枕部与胎背接触。面先露以颏为指示点,有颏左前、颏左横、颏左后、颏右前、颏右横和颏右后 6 种胎位。以颏左前和颏右后多见,经产妇多于初产妇。

(一)诊断

1.腹部检查

因胎头极度仰伸入盆受阻,胎体伸直,宫底位置较高,颏左前时,在母体腹前壁容易扪及胎儿肢体,胎心由胸部传出,故在胎儿肢体侧的下腹部听得清楚。颏右后时,于耻骨联合上方可触及胎儿枕骨隆突与胎背之间有明显的凹陷,胎心遥远而弱。

2.阴道(肛门)检查

阴道检查可触到高低不平、软硬不均的颜面部,宫口开大时,可触及胎儿的口、鼻、颧骨及眼眶,并根据颏部所在位置确定其胎位。

(二)分娩机制

1.颏左前

胎头以仰伸姿势入盆、下降,胎儿面部达骨盆底时,胎头极度仰伸,颏部为最低点,故转向前方。胎头继续下降并极度仰伸,当颏部自耻骨弓下娩出后,极度仰伸的胎颈前面处于产道的小弯(耻骨联合),胎头俯屈时,胎头后部能够适应产道的大弯(骶骨凹),使口、鼻、眼、额、前囟及枕部自会阴前缘相继娩出,但产程明显延长。

2.颏右后

胎儿面部达骨盆底后,有可能经内旋转 135°以颏左前娩出。如因内旋转受阻,成为持续性颏右后,胎颈极度伸展,不能适应产道的大弯,则足月活胎不能经阴道娩出。

(三)对母儿的影响

1.对产妇的影响

颏左前时因胎儿面部不能紧贴子宫下段及宫颈,常引起宫缩乏力,致使产程延长,颜面部骨质不能变形,易发生会阴裂伤。颏右后可发生梗阻性难产,如不及时发现,准确处理,可导致子宫破裂,危及产妇生命。

2.对胎儿和新生儿的影响

胎儿面部受压变形,颜面皮肤青紫、肿胀,尤以口唇为著,影响吸吮,严重时会发生会厌水肿影响呼吸和吞咽。新生儿常于出生后保持仰伸姿势达数日之久。

(四)治疗

1.颏左前

如无头盆不称,产力良好,经产妇有可能自然分娩或行产钳助娩;初产妇有头盆不称或出现胎儿窘迫征象，应行剖宫产。

2.颏右后

应行剖宫产术。如胎儿畸形，无论颏左前或颏右后，均应在宫口开全后，全麻下行穿颅术结束分娩，术后常规检查软产道，如有裂伤，及时缝合。

五、臀先露

臀先露是最常见的异常胎位，占妊娠足月分娩的3%～4%。因胎头比胎臀大，且分娩时后出胎头无法变形，往往娩出困难；加之脐带脱垂较常见，使围生儿病死率增高，为枕先露的3～8倍。臀先露以骶骨为指示点，有骶左前、骶左横、骶左后、骶右前、骶右横和骶右后6种胎位。

（一）原因

妊娠30周以前，臀先露较多见，妊娠30周以后，多能自然转成头先露。持续为臀先露的原因尚不十分明确，可能的因素有以下几种。

1.胎儿在宫腔内活动范围过大

羊水过多，经产妇腹壁松弛及早产儿羊水相对偏多，胎儿在宫腔内自由活动形成臀先露。

2.胎儿在宫腔内活动范围受限

子宫畸形（如单角子宫，双角子宫等）、胎儿畸形（如脑积水等）、双胎、羊水过少、脐带缠绕致脐带相对过短等均易发生臀先露。

3.胎头衔接受阻

狭窄骨盆、前置胎盘、肿瘤阻塞盆腔等，也易发生臀先露。

（二）临床分类

根据胎儿两下肢的姿势分为以下几种。

1.单臀先露或腿直臀先露

胎儿双髋关节屈曲，双膝关节直伸。以臀部为先露，最多见。

2.完全臀先露或混合臀先露

胎儿双髋关节及膝关节均屈曲，有如盘膝坐，以臀部和双足为先露较多见。

3.不完全臀先露

胎儿以一足或双足、一膝或双膝或一足一膝为先露，膝先露是暂时的，随产程进展或破水后发展为足先露，较少见。

（三）诊断

1.临床表现

孕妇常感肋下有圆而硬的胎头，由于胎臀不能紧贴子宫下段及宫颈，常导致宫缩乏力，宫颈扩张缓慢，致使产程延长。

2.腹部检查

子宫呈纵椭圆形，胎体纵轴与母体纵轴一致，在宫底部可触到圆而硬、按压有浮球感的胎头；而在耻骨联合上方可触到不规则、软且宽的胎臀，胎心在脐左（或右）上方听得最清楚。

3.阴道（肛门）检查

在肛查不满意时，阴道检查可扪及软而不规则的胎臀或触到胎足、胎膝，同时了解宫颈扩张程度及有无脐带脱垂。如胎膜已破，可直接触到胎臀、外生殖器及肛门；触到胎足时，应与胎手相鉴别。

4.B超检查

B超能准确探清臀先露类型与胎儿大小、胎头姿势等。

（四）分娩机制

在胎体各部中，胎头最大，胎肩小于胎头，胎臀最小。头先露时，胎头一经娩出，身体其他部分随即娩出，而臀先露时则不同，较小而软的胎臀先娩出，最大的胎头则最后娩出。为适合产道的条件，胎臀、胎肩、胎头需按一定机制适应产道条件方能娩出，故需要掌握胎臀、胎肩及胎头3部分的分娩机制，以骶右前为例加以阐述。

1.胎臀娩出

临产后，胎臀以粗隆间径衔接于骨盆入口右斜径上，骶骨位于右前方，胎臀继续下降，前髋下降稍快，故位置较低，抵达骨盆底遭到阻力后，前髋向母体右侧行45°内旋转，使前髋位于耻骨联合后方，此时粗隆间径与母体骨盆出口前后径一致。胎臀继续下降，胎体侧屈以适应产道弯曲度，后髋先从会阴前缘娩出，随即胎体稍伸直，使前髋从耻骨弓下娩出，继之，双腿双足娩出，当胎臀及两下肢娩出后，胎体行外旋转，使胎背转向前方或右前方。

2.胎肩娩出

当胎体行外旋转的同时，胎儿双肩径衔接于骨盆入口右斜径或横径上，并沿此径线逐渐下降，当双肩达骨盆底时，前肩向右旋转45°转至耻骨弓下，使双肩径与骨盆中、出口前后径一致。同时胎体侧屈使后肩及后上肢从会阴前缘娩出。继之，前肩及前上肢从耻骨弓下娩出。

3.胎头娩出

当胎肩通过会阴时，胎头矢状缝衔接于骨盆入口左斜径或横径上，并沿此径线逐渐下降，同时胎头俯屈，当枕骨达骨盆底时，胎头向母体左前方旋转45°，使枕骨朝向耻骨联合。胎头继续下降。当枕骨下凹到达耻骨弓下缘时，以此处为支点，胎头继续俯屈，使颜、面及额部相继自会阴前缘娩出，随后枕部自耻骨弓下娩出。

（五）对母儿的影响

1.对产妇的影响

胎臀不规则，不能紧贴子宫下段及宫颈，容易发生胎膜早破或继发性宫缩乏力，增加产褥感染与产后出血的风险，如宫口未开全强行牵拉，则容易造成宫颈撕裂，甚至延及子宫下段。

2.对胎儿和新生儿的影响

胎臀高低不平，对前羊膜囊压力不均匀，常致胎膜早破、脐带脱垂，造成胎儿窘迫甚至胎死宫内。由于娩出胎头困难，可发生新生儿窒息、臂丛神经损伤及颅内出血等。

（六）治疗

1.妊娠期

妊娠30周前，臀先露多能自行转成头位，如妊娠30周后仍为臀先露，应注意寻找形成臀位原因。

2.分娩期

分娩期应根据产妇年龄、胎次、骨盆大小、胎儿大小、臀先露类型，以及有无并发症，于临产初期做出正确判断,决定分娩方式。

(1)择期剖宫产的指征:狭窄骨盆、软产道异常、胎儿体重大于3 500g、胎头仰伸、胎儿窘迫、高龄初产、有难产史、不完全臀先露等。

(2)决定阴道分娩的处理:可根据不同的产程分别处理。

第一产程:产妇应侧卧,不宜过多走动,少做肛查,不灌肠,尽量避免胎膜破裂。一旦破裂,立即听胎心。如胎心变慢或变快,立即肛查,必要时阴道检查,了解有无脐带脱垂。如脐带脱垂,胎心好,宫口未开全,为抢救胎儿,需立即行剖宫产术。如无脐带脱垂,可严密观察胎心及产程进展。如出现宫缩乏力,应设法加强宫缩,当宫口开大4～5cm时胎足即可经宫口娩出阴道。为了使宫颈和阴道充分扩张,消毒外阴之后,使用"堵"外阴方法。当宫缩时,用消毒巾以手掌堵住阴道口让胎臀下降,避免胎足先下降。待宫口及阴道充分扩张后才让胎臀娩出。此法有利于后出胎头的顺利娩出。在堵的过程中,应每隔10～15分钟听胎心1次,并注意宫口是否开全。宫口已开全再堵,易引起胎儿窘迫或子宫破裂。宫口近开全时,要做好接生和抢救新生儿窒息的准备。

第二产程:接生前,应导尿,排空膀胱。初产妇应做会阴侧切术。可有3种分娩方式。①自然分娩。胎儿自然娩出,不做任何牵拉,极少见,仅见于经产妇,胎儿小、产力好、产道正常者。②臀助产术。当胎臀自然娩出至脐部后,胎肩及后出胎头由接生者协助娩出。脐部娩出后,胎头娩出最长不能超过8分钟。③臀牵引术。胎儿全部由接生者牵引娩出。此种手术对胎儿损伤大,不宜采用。

第三产程:产程延长,易并发子宫乏力性出血。胎盘娩出后,应静推或肌内注射缩宫素防止产后出血。手术助产分娩于产后常规检查软产道,如有损伤,应及时缝合,并给抗生素预防感染。

六、肩先露

胎体纵轴和母体纵轴相垂直为横产式,胎体横卧于骨盆入口之上,先露部为肩,称为肩先露。占妊娠足月分娩总数的0.1%～0.25%,是对母儿最不利的胎位。除死胎和早产儿肢体可折叠娩出外,足月活胎不可能经阴道娩出。如不及时处理,容易造成子宫破裂,威胁母儿生命。根据胎头在母体左(右)侧和胎儿肩胛朝向母体前(后)方,分为肩左前、肩右前、肩左后和肩右后4种胎位。

(一)原因

与臀先露发生原因类似,初产妇肩先露首先必须排除狭窄骨盆和头盆不称。

(二)诊断

1.临床表现

先露部胎肩不能紧贴子宫下段及宫颈,缺乏直接刺激,容易发生宫缩乏力,胎肩对宫颈压力不均匀,容易发生胎膜早破,破膜后羊水迅速外流,胎儿上肢或脐带容易脱出,导致胎儿窘迫,甚至胎死宫内。随着宫缩不断加强,胎肩及胸廓一部分被挤入盆腔内,胎体折叠弯曲,胎颈被拉长,上肢脱出于阴道口外,胎头和胎臀仍被阻于骨盆入口上方,形成嵌顿性或忽略性肩先露。

宫缩继续加强，子宫上段越来越厚，子宫下段被动扩张越来越薄，由于子宫上下段肌壁厚薄相差悬殊，形成环状凹陷，并随宫缩逐渐升高，甚至可达脐上，形成病理缩复环，是子宫破裂的先兆。若不及时处理，将发生子宫破裂。

2.腹部检查

子宫呈横椭圆形，子宫底高度低于妊娠周数，子宫横径宽，宫底部及耻骨联合上方较空虚，在母体腹部一侧可触到胎头，另侧可触到胎臀。肩左前时，胎背朝向母体腹壁，触之宽大平坦。胎心于脐周两侧听得最清楚。根据腹部检查多可确定胎位。

3.阴道(肛门)检查

胎膜未破者，因胎先露部浮动于骨盆入口上方，肛查不易触及胎先露部；胎膜已破、宫口已扩张者，阴道检查可触到肩胛骨或肩峰，肋骨及腋窝。腋窝尖端示胎儿头端，据此可决定胎头在母体左(右)侧，肩胛骨朝向母体前(后)方，可决定肩前(后)位。例如胎头于母体右侧，肩胛骨朝向后方，则为肩右后位。因检查者只能与胎儿同侧手相握，所以胎手若已脱出阴道口外，可用握手法鉴别是胎儿左手或右手，例如肩右前位时左手脱出，检查者用左手与胎儿左手相握。余类推。

4.B超检查

B超检查能准确探清肩先露，并能确定具体胎位。

(三)治疗

1.妊娠期

妊娠后期发现肩先露应及时矫正。可采用胸膝卧位或试行外倒转术转成纵产式(头先露或臀先露)并包扎腹部以固定产式。如矫正失败，应提前入院决定分娩方式。

2.分娩期

根据胎产式、胎儿大小、胎儿是否存活、宫颈扩张程度、胎膜是否破裂、有无并发症等决定分娩方式。

(1)足月、活胎、未临产，择期剖宫产术。

(2)足月、活胎、已临产，无论破膜与否，均应行剖宫产术。

(3)已出现先兆子宫破裂或子宫破裂征象，无论胎儿存活与否，均应立即剖宫产，术中如发现宫腔感染严重，应将子宫一并切除(子宫次全切除术或子宫全切术)。

(4)胎儿已死，无先兆子宫破裂征象，如宫口已开全，可在全麻下行断头术或毁胎术。术后应常规检查子宫下段、宫颈及阴道有无裂伤。如有裂伤应及时缝合。注意预防产后出血，并需应用抗生素预防感染。

七、复合先露

胎先露部(胎头或胎臀)伴有肢体(上肢或下肢)同时进入骨盆入口，称为复合先露。临床以头与手的复合先露最常见，多发生于早产者，发生率为1.43%～1.60%。

(一)诊断

当产程进展缓慢时，做阴道检查发现胎先露旁有肢体而明确诊断。常见胎头与胎手同时入盆。应注意与臂先露和肩先露相鉴别。

(二)治疗

(1)无头盆不称,让产妇向脱出的肢体对侧侧卧,肢体常可自然缩回。脱出的肢体与胎头已入盆,待宫口开全后于全麻下上推肢体,将其回纳,然后经腹压胎头下降,以低位产钳助娩,或行内倒转术助胎儿娩出。

(2)头盆不称或伴有胎儿窘迫征象,应行剖宫产术。

第七节　产道异常

产道包括骨产道(骨盆腔)与软产道(子宫下段、宫颈、阴道、外阴),是胎儿经阴道娩出的通道。产道异常可使胎儿娩出受阻,临床上以骨产道异常多见。

一、骨产道异常

骨盆径线过短或形态异常,致使骨盆腔小于胎先露部可通过的限度,阻碍胎先露部下降,称骨盆狭窄。狭窄骨盆可以为一个径线过短或多个径线同时过短,也可为一个平面狭窄或多个平面同时狭窄。当一个径线狭窄时要观察同一个平面其他径线的大小,再结合整个骨盆腔大小与形态进行综合分析,做出正确判断。

(一)分类

1.骨盆入口平面狭窄

骨盆入口平面狭窄以扁平骨盆为代表,主要为入口平面前后径过短。狭窄分 3 级:Ⅰ级(临界性),绝大多数可以自然分娩,骶耻外径 18cm,真结合径 10cm;Ⅱ级(相对性),经试产来决定可否经阴道分娩,骶耻外径 16.5～17.5cm,真结合径 8.5～9.5cm;Ⅲ级(绝对性),骶耻外径≤16.0cm,真结合径≤8.0cm,足月胎儿不能经过产道,必须行剖宫产终止妊娠。在临床中常遇到的是前 2 种,我国妇女常见以下 2 种类型。

(1)单纯扁平骨盆:骨盆入口前后径缩短而横径正常。骨盆入口呈横扁圆形,骶岬向前下突。

(2)佝偻病性扁平骨盆:骨盆入口呈肾形,前后径明显缩短,骨盆出口横径变宽,骶岬前突,骶骨下段变直向后翘,尾骨呈钩状突向骨盆出口平面。髂骨外展,髂棘间径≥髂嵴间径,耻骨弓角度增大。

2.中骨盆及骨盆出口平面狭窄

狭窄分 3 级:Ⅰ级(临界性),坐骨棘间径 10cm,坐骨结节间径 7.5cm;Ⅱ级(相对性),坐骨棘间径 8.5～9.5cm,坐骨结节间径 6.0～7.0cm;Ⅲ级(绝对性),坐骨棘间径≤8.0cm,坐骨结节间径≤5.5cm。我国妇女常见以下 2 种类型。

(1)漏斗骨盆:骨盆入口各径线值均正常,两侧骨盆壁向内倾斜似漏斗得名。其特点是中骨盆及骨盆出口平面均明显狭窄,使坐骨棘间径、坐骨结节间径均缩短,耻骨弓角度≤90°。坐骨结节间径与出口后矢状径之和<15cm。

(2)横径狭窄骨盆:骨盆各横径径线均缩短,各平面前后径稍长,坐骨切迹宽,测量骶耻外径值正常,但髂棘间径及髂嵴间径均缩短。中骨盆及骨盆出口平面狭窄,产程早期无头盆不称征象,当胎头下降至中骨盆或骨盆出口时,常不能顺利地转成枕前位,形成持续性枕横位或枕后位造成难产。

3.均小骨盆

骨盆外形属女型骨盆,但骨盆各平面均狭窄,每个平面径线较正常值小 2cm 或更多,称均小骨盆。多见于身材矮小、体形匀称的妇女。

4.畸形骨盆

骨盆失去正常形态称畸形骨盆。

(1)骨软化症骨盆:现已罕见。系因缺钙、磷、维生素 D,以及紫外线照射不足使成人期骨质矿化障碍,被类骨质组织所代替,骨质脱钙、疏松、软化。由于受躯干重力及两股骨向内上方挤压,使骶岬向前,耻骨联合前突,坐骨结节间径明显缩短,骨盆入口平面呈凹三角形。严重者阴道不能容两指,一般不能经阴道分娩。

(2)偏斜型骨盆:系骨盆一侧斜径缩短,一侧髂骨与髋骨发育不良所致骶髂关节固定,以及下肢及髂关节疾病。

(二)临床表现

1.骨盆入口平面狭窄的临床表现

(1)胎头衔接受阻。一般情况下初产妇在妊娠末期,即预产期前 1～2 周或临产前胎头已衔接,即胎头双顶径进入骨盆入口平面,颅骨最低点达坐骨棘水平。若入口狭窄,则即使已经临产,胎头也仍未入盆,经检查胎头跨耻征阳性。胎位异常如臀先露、面先露或肩先露的发生率是正常骨盆的 3 倍。

(2)若已临产,根据骨盆狭窄程度、产力强弱、胎儿大小及胎位情况不同,临床表现也不一样。①骨盆临界性狭窄:若胎位、胎儿大小及产力正常,胎头常以矢状缝在骨盆入口横径衔接,多取后不均倾势,即后顶骨先入盆,后顶骨逐渐进入骶凹处,再使前顶骨入盆,则于骨盆入口横径上成头盆均倾势。临床表现为潜伏期、活跃早期延长,活跃后期产程进展顺利。若胎头迟迟不入盆,则此时常出现胎膜早破,其发生率为正常骨盆的 4～6 倍。由于胎膜早破,母儿可发生感染。胎头不能紧贴宫颈内口诱发宫缩,常出现继发性宫缩乏力。②骨盆绝对性狭窄:若产力、胎儿大小及胎位均正常,但胎头仍不能入盆,常发生梗阻性难产,这种情况可出现病理性缩复环,甚至子宫破裂。如胎先露部嵌入骨盆入口时间长,血液循环障碍,组织坏死,可形成泌尿生殖道瘘。在强大的宫缩压力下,胎头颅骨重叠,可出现颅骨骨折及颅内出血。

2.中骨盆平面狭窄的临床表现

(1)胎头能正常衔接:潜伏期及活跃早期进展顺利,当胎头下降达中骨盆时,由于内旋转受阻,胎头双顶径被阻于中骨盆狭窄部位之上,常出现持续性枕横位或枕后位,同时出现继发性宫缩乏力,活跃后期及第二产程延长,甚至第二产程停滞。

(2)胎头受阻于中骨盆:有一定可塑性的胎头开始变形,颅骨重叠,胎头受压,异常分娩使软组织水肿、产瘤较大,严重时可发生脑组织损伤、颅内出血、胎儿窘迫。若中骨盆狭窄程度严重,宫缩又较强,可发生先兆子宫破裂及子宫破裂。强行阴道助产可导致严重软产道裂伤及新生儿产伤。

3.骨盆出口平面狭窄的临床表现

骨盆出口平面狭窄与中骨盆平面狭窄常同时存在。若单纯骨盆出口平面狭窄者,第一产程进展顺利,胎头达盆底受阻,第二产程停滞,继发性宫缩乏力,胎头双顶径不能通过出口横径,强行阴道助产可导致软产道、骨盆底肌肉及会阴严重损伤,胎儿严重产伤,对母儿危害极大。

(三)诊断

在分娩过程中,骨盆是个不变因素,也是估计分娩难易的一个重要因素。狭窄骨盆影响胎位和胎先露部的下降及内旋转,也影响宫缩。在估计分娩难易时,骨盆是首先考虑的一个重要因素。应根据胎儿的大小及骨盆情况尽早做出有无头盆不称的诊断,以决定适当的分娩方式。

1.病史

询问有无佝偻病、脊髓灰质炎、脊柱和髋关节结核,以及骨盆外伤等病史。对经产妇应详细询问既往分娩史如有无难产史或新生儿产伤史等。

2.一般检查

测量身高,孕妇身高<145cm时应警惕均小骨盆。观察孕妇体型、步态、有无下肢残疾、有无脊柱及髋关节畸形、米氏菱形窝是否对称。

3.腹部检查

观察腹型,检查有无尖腹及悬垂腹、有无胎位异常等。骨盆入口异常因头盆不称,胎头不易入盆常导致胎位异常,如臀先露、肩先露。中骨盆狭窄则影响胎先露内旋转而导致持续性枕横位、枕后位等。部分初产妇在预产期前2周左右,经产妇于临产后胎头均应入盆。若已临产胎头仍未入盆,应警惕是否存在头盆不称。检查头盆是否相称具体方法:孕妇排空膀胱后,取仰卧,两腿伸直。检查者用手放在耻骨联合上方,将浮动的胎头向骨盆腔方向推压。若胎头低于耻骨联合,表示胎头可入盆(头盆相称),称胎头跨耻征阴性;若胎头与耻骨联合在同一平面,表示可疑头盆不称,称胎头跨耻征可疑阳性;若胎头高于耻骨联合,表示头盆明显不称,称胎头跨耻征阳性。对出现此类症状的孕妇,应让其取半卧位,两腿屈曲,再次检查胎头跨耻征,若转为阴性,提示为骨盆倾斜度异常,而不是头盆不称。

4.骨盆测量

(1)骨盆外测量:骶耻外径<18cm为扁平骨盆。坐骨结节间径<8cm,耻骨弓角度≤90°为漏斗骨盆。各径线均小于正常值2cm或以上为均小骨盆。骨盆两侧斜径(以一侧髂前上棘至对侧髂后上棘间的距离)及同侧直径(从髂前上棘至同侧髂后上棘间的距离)相差>1cm为偏斜骨盆。

(2)骨盆内测量:对角径<11.5cm,骶骨岬突出为入口平面狭窄,属扁平骨盆。应检查骶

骨前面弧度。坐骨棘间径＜10cm，坐骨切迹宽度＜2横指，为中骨盆平面狭窄。如坐骨结节间径＜8cm，则应测量出口后矢状径及检查骶尾关节活动度；如坐骨结节间径与出口后矢状径之和＜15cm，则为骨盆出口平面狭窄。

（四）对母儿影响

1.对产妇的影响

骨盆狭窄影响胎头衔接及内旋转，容易发生胎位异常、胎膜早破、宫缩乏力，导致产程延长或停滞。胎先露压迫软组织过久，导致组织水肿、坏死，形成生殖道瘘。胎膜早破、肛查或阴道检查次数增多及手术助产增加产褥感染机会。剖宫产及产后出血者增多。严重梗阻性难产，若不及时处理，可导致子宫破裂。

2.对胎儿及新生儿的影响

头盆不称易发生胎膜早破、脐带脱垂，脐带脱垂可导致胎儿窘迫甚至胎儿死亡。产程延长、胎儿窘迫使新生儿容易发生颅内出血、新生儿窒息等并发症。阴道助产机会增多，易发生新生儿产伤及感染。

（五）分娩时处理

处理原则：根据狭窄骨盆类别和程度、胎儿大小、胎心率、宫缩强弱、宫口扩张程度、胎先露下降情况、破膜与否，结合既往分娩史、年龄、产次、有无妊娠并发症及合并症决定分娩方式。

1.一般处理

在分娩过程中，应使产妇树立信心，消除紧张情绪和恐惧心理，保证能量及水分的摄入，必要时补液。注意产妇休息，监测宫缩、胎心，观察产程进展。

2.骨盆入口平面狭窄的处理

(1)明显头盆不称(绝对性骨盆狭窄)：胎头跨耻征阳性者，足月胎儿不能经阴道分娩。应在临产后行剖宫产术结束分娩。

(2)轻度头盆不称(相对性骨盆狭窄)：胎头跨耻征可疑阳性，足月活胎估计体重＜3 000g，胎心正常及产力良好，可在严密监护下试产。胎膜未破者可在宫口扩张3cm时行人工破膜，若破膜后宫缩较强，产程进展顺利，多数能经阴道分娩。试产过程中若出现宫缩乏力，可用缩宫素静脉滴注加强宫缩。试产2～4小时胎头仍迟迟不能入盆，宫口扩张缓慢，或伴有胎儿窘迫征象，应及时行剖宫产术结束分娩。若胎膜已破，为了减少感染，应适当缩短试产时间。

(3)骨盆入口平面狭窄的试产：必须以宫口开大3～4cm，胎膜已破为试产开始。胎膜未破者在宫口扩张3cm时可行人工破膜。宫缩较强，多数能经阴道分娩。试产过程中如果出现宫缩乏力，可用缩宫素静脉滴注加强宫缩。若试产2～4小时，胎头不能入盆，产程进展缓慢，或伴有胎儿窘迫征象，应及时行剖宫产术。若胎膜已破，应适当缩短试产时间。骨盆入口平面狭窄，主要为扁平骨盆的妇女，妊娠末期或临产后，胎头矢状缝只能衔接于骨盆入口横径上。胎头侧屈使其两顶骨先后依次入盆，呈不均倾势嵌入骨盆入口，称为头盆倾势不均。前不均倾为前顶骨先嵌入，矢状缝偏后。后不均倾为后顶骨先嵌入，矢状缝偏前。当胎头双顶骨均通过骨盆入口平面时，即可顺利地经阴道分娩。

3.中骨盆平面狭窄的处理

在分娩过程中，胎儿在中骨盆平面完成俯屈及内旋转动作。若中骨盆平面狭窄，则胎头俯屈及内旋转受阻，易发生持续性枕横位或持续性枕后位，产妇多表现为活跃期或第二产程延长及停滞，继发性宫缩乏力等。

若宫口开全，胎头双顶径达坐骨棘平面或更低，可经阴道徒手旋转胎头为枕前位，待其自然分娩。宫口开全，胎心正常者可经阴道助产。胎头双顶径在坐骨棘水平以上，或出现胎儿窘迫征象，应行剖宫产术。

4.骨盆出口平面狭窄的处理

骨盆出口平面是产道的最低部位，应于临产前对胎儿大小、头盆关系做出充分估计，决定能否经阴道分娩，诊断为骨盆出口平面狭窄者，不能进行试产。若发现出口横径狭窄，耻骨弓角度变锐，耻骨弓下三角空隙不能利用，胎先露部后移，利用出口后三角空隙娩出。临床上常用出口横径与出口后矢状径之和来估计出口大小。出口横径与出口后矢状径之和>15cm 时，多数可经阴道分娩，有时需阴道助产，应做较大的会阴切开。两者之和<15cm 时，不应经阴道试产，应行剖宫产术终止妊娠。

5.均小骨盆的处理

胎儿估计不大、胎位正常、头盆相称、宫缩好，可以试产，通常可通过胎头变形和极度俯屈，以胎头最小径线通过骨盆腔，可能经阴道分娩。若有明显头盆不称，应尽早行剖宫产术。

6.畸形骨盆的处理

根据畸形骨盆种类、狭窄程度、胎儿大小、产力等综合判断。畸形严重、明显头盆不称者，应及早行剖宫产术。

二、软产道异常

软产道包括子宫下段、宫颈、阴道及骨盆底软组织构成的弯曲管道。软产道异常所致的难产较少见，临床上容易被忽视。在妊娠前或妊娠早期应常规行双合诊检查，了解软产道情况。

(一)外阴异常

1.外阴白色病变

皮肤黏膜慢性营养不良，组织弹性差，分娩时易发生会阴撕裂伤，宜做会阴后一侧切开术。

2.外阴水肿

某些疾病如重度子痫前期、重度贫血、心脏病及慢性肾炎孕妇若有全身水肿，可同时伴有重度外阴水肿，分娩时可妨碍胎先露部下降，导致组织损伤、感染和愈合不良等情况。临产前可用 50%硫酸镁液湿热敷会阴，临产后仍有严重水肿者，在外阴严格消毒下进行多点针刺皮肤放液；分娩时行会阴后一侧切开；产后加强会阴局部护理，预防感染，可用 50%硫酸镁液湿热敷，配合远红外线照射。

3.会阴坚韧

会阴坚韧尤其多见于 35 岁以上高龄初产妇。在第二产程可阻碍胎先露部下降，宜做会阴后一侧切开，以免胎头娩出时造成会阴严重裂伤。

4.外阴瘢痕

瘢痕挛缩使外阴及阴道口狭小，且组织弹性差，影响胎先露部下降。如瘢痕的范围不大，可经阴道分娩，分娩时应做会阴后一侧切开。如瘢痕过大，应行剖宫产术。

(二)阴道异常

1.阴道横隔

阴道横隔多位于阴道上段或中段，较坚韧，常影响胎先露部下降。因在横隔中央或稍偏一侧常有一小孔，常被误认为宫颈外口。在分娩时应仔细检查。

(1)阴道分娩：横隔被撑薄，可在直视下自小孔处将横隔做“X”形切开。横隔被切开后因胎先露部下降压迫，通常无明显出血，待分娩结束再切除剩余的隔，用可吸收线将残端做间断或连续锁边缝合。

(2)剖宫产：如横隔较高且组织坚厚，阻碍先露部下降，需行剖宫产术结束分娩。

2.阴道纵隔

(1)伴有双子宫、双宫颈时，当一侧子宫内的胎儿下降，纵隔被推向对侧，阴道分娩多无阻碍。

(2)当发生于单宫颈时，有时胎先露部的前方可见纵隔，可自行断裂、阴道分娩无阻碍。纵隔厚，应于纵隔中间剪断，用可吸收线将残端缝合。

3.阴道狭窄

产伤、药物腐蚀、手术感染可导致阴道瘢痕形成。若阴道狭窄部位位置低、狭窄程度轻，可经阴道分娩。狭窄位置高、狭窄程度重时宜行剖宫产术。

4.阴道尖锐湿疣

分娩时，为预防新生儿患喉乳头瘤，应行剖宫产术。病灶巨大时可能造成软产道狭窄，影响胎先露下降时，也宜行剖宫产术。

5.阴道壁囊肿和肿瘤

(1)阴道壁囊肿较大时，会阻碍胎先露部下降，可行囊肿穿刺，抽出其内容物，待分娩后再选择时机进行处理。

(2)阴道内肿瘤大妨碍分娩，且肿瘤不能经阴道切除时，应行剖宫产术，阴道内肿瘤待产后再行处理。

(三)宫颈异常

1.宫颈外口黏合

宫颈外口黏合多在分娩受阻时发现。宫口为很小的孔，当宫颈管已消失而宫口却不扩张时，一般用手指稍加压力分离，黏合的小孔可扩张，宫口即可在短时间内开全。但有时需行宫颈切开术，使宫口开大。

2.宫颈瘢痕

孕前曾行宫颈深部电灼术或微波术、宫颈锥形切除术、宫颈裂伤修补术等所致。虽可于妊娠后软化，但宫缩很强时宫口仍不扩张，应行剖宫产。

3.宫颈坚韧

宫颈组织缺乏弹性，或精神过度紧张使宫颈挛缩，宫颈不易扩张，多见于高龄初产妇，可于宫颈两侧各注射0.5%利多卡因5～10mL，也可静脉推注地西泮10mg。如宫颈仍不扩张，应行剖宫产术。

4.宫颈水肿

宫颈水肿多见于扁平骨盆，持续性枕后位或滞产，宫口没有开全而过早使用腹压，致使宫颈前唇长时间被压于胎头与耻骨联合之间，血液回流受阻引起水肿，影响宫颈扩张。

(1)轻度宫颈水肿：①可以抬高产妇臀部；②同宫颈坚韧处理；③宫口近开全时，可用手轻轻上托水肿的宫颈前唇，使宫颈越过胎头，能够经阴道分娩。

(2)严重宫颈水肿：经上述处理无明显效果，宫口扩张<3cm，伴有胎儿窘迫，应行剖宫产术。

5.宫颈癌

宫颈硬而脆，缺乏伸展性，临产后影响宫口扩张，若经阴道分娩，有发生大出血、裂伤、感染及肿瘤扩散等危险，不应经阴道分娩，应考虑行剖宫产术，术后手术或放疗。

6.子宫肌瘤

较小的肌瘤没有阻塞产道可经阴道分娩，肌瘤待分娩后再行处理。子宫下段及宫颈部位的较大肌瘤可占据盆腔或阻塞于骨盆入口，阻碍胎先露部下降，宜行剖宫产术。

第八节　产力异常

产力包括子宫收缩力，腹肌和膈肌收缩力，以及肛提肌收缩力，其中以宫缩力为主。在分娩过程中，宫缩的节律性、对称性及极性不正常，或强度、频率有改变，称为子宫收缩力异常。临床上多因产道或胎儿因素异常造成梗阻性难产，使胎儿通过产道阻力增加，导致继发性产力异常。产力异常分为子宫收缩乏力和子宫收缩过强2类。每类又分协调性宫缩和不协调性宫缩。

一、子宫收缩乏力

(一)原因

子宫收缩乏力多由几个因素综合引起。

1.头盆不称或胎位异常

胎先露部下降受阻，不能紧贴子宫下段及宫颈，因此不能引起反射性宫缩，导致继发性子宫收缩乏力。

2.子宫因素

子宫发育不良、子宫畸形(如双角子宫)、子宫壁过度膨胀(如双胎、巨大胎儿、羊水过多等)、经产妇的子宫肌纤维变性或子宫肌瘤等。

3.精神因素

初产妇尤其是高龄初产妇，精神过度紧张、疲劳均可使大脑皮层功能紊乱，导致子宫收缩乏力。

4.内分泌失调

临产后，产妇体内的雌激素、缩宫素、前列腺素的敏感性降低，影响子宫肌兴奋阈，致使子宫收缩乏力。

5.药物影响

产前较长时间应用硫酸镁，临产后不适当地使用吗啡、哌替啶、巴比妥类等镇静剂与镇痛剂；产程中不适当应用麻醉镇痛等均可使宫缩受到抑制。

(二)临床表现

根据发生时期可分为原发性和继发性2种。原发性宫缩乏力是指产程开始即宫缩乏力，宫口不能如期扩张，胎先露部不能如期下降，产程延长；继发性宫缩乏力是指活跃期即宫口开大3cm及以后出现宫缩乏力，产程进展缓慢，甚至停滞。子宫收缩乏力有2种类型，临床表现不同。

1.协调性子宫收缩乏力(低张性子宫收缩乏力)

宫缩具有正常的节律性、对称性和极性，但收缩力弱、宫腔压力低(2.0kPa)、持续时间短、间歇期长且不规律，当宫缩达极期时，子宫体不隆起和变硬，用手指压宫底部肌壁仍可出现凹陷，产程延长或停滞。由于宫腔内压力低，对胎儿影响不大。

2.不协调性子宫收缩乏力(高张性子宫收缩乏力)

宫缩的极性倒置，宫缩不是起自两侧宫角。宫缩的兴奋点来自子宫的一处或多处，节律不协调，宫缩时宫底部不强，而是体部和下段强。宫缩间歇期子宫壁不能完全松弛，表现为不协调性子宫收缩乏力。这种宫缩不能使宫口扩张和胎先露部下降，属无效宫缩。产妇自觉下腹部持续疼痛，拒按，烦躁不安，产程长后可导致肠胀气、排尿困难、胎儿胎盘循环障碍，常出现胎儿窘迫。检查时下腹部常有压痛、胎位触不清、胎心不规律、宫口扩张缓慢、胎先露部下降缓慢或停滞。

3.产程曲线异常

子宫收缩乏力可导致产程曲线异常。常见以下4种。

(1)潜伏期延长：从临产规律宫缩开始至宫口扩张3cm称为潜伏期，初产妇潜伏期约需8小时，最大时限为16小时。超过16小时称为潜伏期延长。

(2)活跃期延长：从宫口扩张3cm至宫口开全为活跃期。初产妇活跃期正常约需4小时，最大时限8小时，超过8小时为活跃期延长。

(3)活跃期停滞：进入活跃期后，宫颈口不再扩张达2小时以上，称为活跃期停滞，根据产程中定期阴道(肛门)检查诊断。

(4)第二产程延长：第二产程初产妇超过2小时，经产妇超过1小时尚未分娩，称为第二产程延长。

以上4种异常产程曲线，可以单独存在，也可以合并存在。当总产程超过24小时称为滞产。

(三)对母儿影响

1.对产妇的影响

产程延长，产妇休息不好，精神疲惫与体力消耗，可出现疲乏无力、肠胀气、排尿困难等，还可影响宫缩，严重时还可以引起脱水、酸中毒。又由于产程延长，膀胱受压在胎头与耻骨联合之间，导致组织缺血、水肿、坏死，形成瘘，如膀胱阴道瘘或尿道阴道瘘。另外，胎膜早破及产程中多次阴道(肛门)检查均可增加感染机会；产后宫缩乏力，易引起产后出血。

2.对胎儿的影响

宫缩乏力影响胎头内旋转，增加手术机会。不协调子宫收缩乏力不能使子宫壁完全放松，影响子宫胎盘循环。胎儿在宫内缺氧，胎膜早破，还易造成脐带受压或脱垂，造成胎儿窘迫，甚至胎死宫内。

(四)治疗

1.协调性宫缩乏力

无论是原发性或继发性，一旦出现，首先寻找原因，若判断无头盆不称和胎位异常，估计能经阴道分娩，则考虑采取加强宫缩的措施。

(1)第一产程：

1)一般处理：消除精神紧张，产妇过度疲劳，可给予地西泮(安定)10mg 缓慢静脉注射或哌替啶 100mg 肌内注射或静脉注射，经过一段时间，可使宫缩力转强；对不能进食者，可经静脉输液，10%葡萄糖液 500～1 000mL 内加维生素 C 2g，伴有酸中毒时可补充 5%碳酸氢钠。

2)加强宫缩：经过处理，宫缩力仍弱，可选用下列方法加强宫缩。

①人工破膜：宫颈口开大 3cm 以上、无头盆不称、胎头已衔接者，可行人工破膜。破膜后，胎头紧贴子宫下段及宫颈，引起反射性宫缩，加速产程进展。Bishop 提出用宫颈成熟度评分法估计加强宫缩措施的效果。产妇得分在≤3 分，加强宫缩均失败，应改用其他方法；4～6 分成功率约为 50%；7～9 分的成功率约为 80%；≥9 分均成功。

②缩宫素静脉滴注：适用于宫缩乏力、胎心正常、胎位正常、头盆相称者。将缩宫素 1U 加入 5%葡萄糖液 200mL 内，以 8 滴/分，即 2.5mU/min 开始，根据宫缩强度调整滴速，维持宫缩强度每间隔 2～3 分钟，持续 30～40 秒。缩宫素静脉滴注过程应有专人看守，观察宫缩，根据情况及时调整滴速。经过上述处理，若产程仍无进展或出现胎儿窘迫征象，应及时行剖宫产术。

(2)第二产程：第二产程如无头盆不称，出现宫缩乏力时也可加强宫缩，给予缩宫素静脉滴注，促进产程进展。如胎头双顶径已通过坐骨棘平面，可等待自然娩出，或行会阴侧切后行胎头吸引器或低位产钳助产；如胎头尚未衔接或伴有胎儿窘迫征象，均应立即行剖宫产术结束分娩。

(3)第三产程：为预防产后出血，当胎儿前肩露出于阴道口时，可给予缩宫素 10U 静脉注射，使宫缩增强，促使胎盘剥离与娩出及子宫血窦关闭。如产程长，破膜时间长，应给予抗生素预防感染。

2.不协调宫缩乏力

处理原则是镇静，调节宫缩，恢复宫缩极性。给予强镇静剂哌替啶 100mg 肌内注射，使产妇充分休息,醒后多能恢复为协调宫缩。如未能纠正,或已有胎儿窘迫征象,立即行剖宫产术结束分娩。

(五)预防

(1)应对孕妇进行产前教育,解除孕妇思想顾虑和恐惧心理,使孕妇了解妊娠和分娩均为生理过程,分娩过程中医护人员热情耐心、家属陪产均有助于消除产妇的紧张情绪,增强信心,预防精神紧张所致的子宫收缩乏力。

(2)分娩时鼓励及时进食,必要时静脉补充营养。

(3)避免过多使用镇静药物,产程中使用麻醉镇痛应在宫口开全前停止给药,注意及时排空直肠和膀胱。

二、子宫收缩过强

(一)协调性子宫收缩过强

宫缩的节律性、对称性和极性均正常,仅宫缩过强、过频,如产道无阻力,宫颈可在短时间内迅速开全,分娩在短时间内结束,总产程不足3小时,称为急产,经产妇多见。

1.对母儿影响

(1)对产妇的影响:宫缩过强过频,产程过快,可致宫颈、阴道及会阴撕裂伤。接生时来不及消毒,可致产褥感染。产后子宫肌纤维缩复不良易发生胎盘滞留或产后出血。

(2)对胎儿和新生儿的影响:宫缩过强影响子宫胎盘的血液循环,易发生胎儿窘迫,新生儿窒息甚或死亡;胎儿娩出过快,胎头在产道内受到的压力突然解除,可致新生儿颅内出血;来不及消毒接生,易致新生儿感染;如坠地可致骨折,外伤。

2.处理

(1)有急产史的产妇,在预产期前1～2周不宜外出远走,以免发生意外,有条件应提前住院待产。

(2)临产后不宜灌肠,提前做好接生和抢救新生儿窒息的准备。胎儿娩出时勿使产妇向下屏气。

(3)产后仔细检查软产道,包括宫颈、阴道、外阴,如有撕裂,及时缝合。

(4)新生儿处理:肌内注射维生素 K_1 每日2mg,共3日,以预防新生儿颅内出血。

(5)如属未消毒接生,母儿均给予抗生素预防感染,酌情接种破伤风免疫球蛋白。

(二)不协调性子宫收缩过强

1.强直性宫缩

强直性宫缩多因外界因素造成,如临产后分娩受阻或不适当应用缩宫素,或胎盘早剥血液浸润子宫肌层,均可引起宫颈内口以上部分子宫肌层出现强直性痉挛性宫缩。

(1)临床表现:产妇烦躁不安,持续性腹痛,拒按,胎位触不清,胎心听不清,有时还可出现病理缩复环、血尿等先兆子宫破裂征象。

(2)处理:一旦确诊为强直性宫缩,应及时给予宫缩抑制剂,如25%硫酸镁20mL加入5%葡萄糖液20mL缓慢静脉推注。如属梗阻原因,应立即行剖宫产术结束分娩。

2.子宫痉挛性狭窄环

子宫壁某部肌肉呈痉挛性不协调性收缩所形成的环状狭窄,持续不放松,称为子宫痉挛性狭窄环。多在子宫上下段交界处,也可在胎体某一狭窄部,以胎颈、胎腰处常见。

(1)原因:精神紧张、过度疲劳,以及不适当地应用宫缩剂或粗暴地进行产科处理。

(2)临床表现:产妇出现持续性腹痛、烦躁不安、宫颈扩张缓慢、胎先露下降停滞。胎心时快时慢,阴道检查可触及狭窄环。特点是此环不随宫缩上升。

(3)处理:认真寻找原因,及时纠正。禁止阴道内操作,停用缩宫素。如无胎儿窘迫征象,可给予哌替啶 100mg 肌内注射,一般可消除异常宫缩。当宫缩恢复正常,可行阴道手术助产或等待自然分娩。如经上述处理,狭窄环不缓解、宫口未开全、胎先露部高,或已伴有胎儿窘迫,应立即行剖宫产术。如胎儿已死亡,宫口开全,则可在全麻下经阴道分娩。

第十章　正常及异常产褥

第一节　产褥期母体的生理变化

一、生殖系统

生殖系统在产褥期的变化最大。子宫从胎盘娩出后到恢复至未孕状态的过程称为子宫复旧，主要包括子宫体肌纤维的缩复和子宫内膜的再生。在子宫复旧的过程中，其重量减轻，体积减小。子宫肌纤维的缩复是指肌细胞长度和体积缩减，而肌细胞数目并未减少。细胞内多余的胞浆蛋白在胞内溶酶体酶系作用下变性自溶，最终代谢产物通过血液和淋巴循环经肾脏排出体外。分娩后的子宫重约 1 000g，17cm×12cm×8cm 大小；产后 1 周的子宫重约 500g，如 12 孕周大；产后 10 天子宫降至骨盆腔，腹部触诊不能扪及；产后 2 周子宫重约 300g；6 周约 50g，大小亦恢复至未孕时状态。分娩后 2～3 天，子宫蜕膜分为浅、深 2 层。浅层蜕膜发生退行性变，坏死、脱落，成为恶露的一部分，随恶露排出。深部基底层的腺体和间质迅速增生，形成新的子宫内膜。到产后 3 周，新生的子宫内膜覆盖了胎盘附着部位以外的子宫内壁。胎盘附着部位的子宫内膜至产后 6 周才能完全由新生的子宫内膜覆盖；产后宫颈松弛如袖管，外口呈环状。产后 2 天起，宫颈张力才逐渐恢复，产后 2～3 天，宫颈口可容 2 指，宫颈内口 10 天后关闭，宫颈外形约在产后 11 周恢复，宫颈完全恢复至未孕状态约需 4 周。但宫颈由于分娩中 3 点或 9 点不可避免的轻度裂伤，外口由未产时的圆形变为经产后的一字形；产后阴道壁松弛，阴道皱襞消失，阴道腔扩大。产褥期阴道壁张力逐渐恢复，产后 3 周阴道皱襞开始重现，阴道腔逐渐缩小，但在产褥期末多不能恢复至原来的弹性及紧张度；会阴由于分娩时胎头压迫，多有轻度水肿，产后 2～3 天自行吸收消失。会阴裂伤或切口在产后 3～5 天多能愈合；处女膜在分娩时撕裂形成处女膜痕，是经产的重要标志，不能恢复；盆底肌肉和筋膜由于胎头的压迫和扩张，过度伸展而致弹性降低，并可有部分肌纤维断裂。若产褥期能坚持正确的盆底肌锻炼，则有可能恢复至正常未孕状态。但盆底组织有严重裂伤未能及时修补、产次多、分娩间隔时间过短的产妇，可造成盆底组织松弛，也是造成子宫脱垂、阴道前后壁膨出的主要原因。

二、循环系统

胎盘娩出后子宫胎盘循环终止，子宫肌的缩复使大量血液进入母血液循环，加之妊娠期水钠潴留也被重吸收进入血液。因此，产后第 2～3 天，母血液循环量可增加 15%～25%。心功能正常的产妇尚可耐受这一变化。若心功能不全可由于前负荷的增加诱发心力衰竭。循环血量经过自身调节在产后 2～6 周可恢复至未孕时水平。

三、血液系统

产褥早期产妇的血液仍呈高凝状态，这对减少产后出血、促进子宫创面的恢复有利。这种高凝状态在产后3周才开始恢复。外周血中白细胞数增加，可达$(15\sim30)\times10^9/L$，以中性粒细胞升高为主，产后1～2周恢复正常。产褥期贫血较常见，经加强营养和药物治疗后可逐渐恢复。血小板数在产后增多。红细胞沉降率加快，产后3～4周恢复正常。

四、呼吸系统

产后膈肌下降，腹压减低，产妇的呼吸运动由妊娠晚期的胸式呼吸变为胸腹式呼吸。呼吸的幅度较深，频率较慢，每分钟14～16次。

五、消化系统

产妇体内孕酮水平下降，胃动素水平增加，胃肠道的肌张力和蠕动力逐渐恢复，胃酸分泌增加，于产后1～2周恢复至正常水平。因此，产褥早期产妇的食欲欠佳，喜进流食，以后逐渐好转。由于产妇多卧床，活动较少，膳食中的纤维成分少，盆底肌和腹肌松弛，胃肠动力较弱，易发生便秘。

六、泌尿系统

产后循环血量增加，组织间液重吸收使血液稀释，在自身调节机制的作用下，肾脏利尿作用增强，尿量增加，尤以产后第1周明显。妊娠期肾盂和输尿管轻度生理性扩张，于产后4～6周恢复正常。膀胱在分娩过程中受压，组织充血、水肿，处于麻痹状态，对尿液的刺激不敏感，再加上会阴伤口疼痛，产妇不习惯卧床排尿等因素，易发生尿潴留，多发生在产后12小时内。

七、内分泌系统

胎儿娩出后，胎盘分泌的激素在母体中的含量迅速下降。雌激素3天，孕激素1周降至卵泡期水平。人绒毛膜促性腺激素一般在产后2周消失。胎盘生乳素的半衰期为30分钟，其消减较快，产后1天已测不出。其他的酶类或蛋白，如耐热性碱性磷酸酶、催产素酶、甲胎蛋白等，在产后6周均可恢复至未孕时水平。妊娠时的高雌、孕激素水平，负反馈抑制了下丘脑促性腺激素释放激素（GnRH）的分泌，使垂体产生惰性，产后恢复也较慢，恢复的时间与是否哺乳有关，一般产妇于产后4～6周逐渐恢复对GnRH的反应性。不哺乳的产妇，产后6～8周可有月经复潮，平均在产后10周恢复排卵。哺乳产妇的月经恢复较迟，有的在整个哺乳期内无月经来潮。但月经复潮晚来潮前有排卵的可能，应注意避孕。

妊娠过程中母体的甲状腺、肾上腺、胰岛、甲状旁腺等内分泌腺体的功能均发生一系列改变，多在产褥期恢复至未孕前状态。

八、免疫系统

妊娠是成功的半同种异体移植，孕期母体的免疫系统处于被抑制状态，以保护胎儿不被排斥，其表现有抑制性T淋巴细胞与辅助性T淋巴细胞的比值上升等。产后免疫系统的功能向增强母儿的抵抗力转变，母血中的自然杀伤细胞（NK细胞），淋巴因子激活的杀伤细胞（LAK细胞）大颗粒细胞数目增加，活性增强。但产褥期机体的防御功能仍较脆弱。

九、精神心理

产妇的心理变化对产褥期的恢复有重要影响。产妇的心理状态多不稳定且脆弱。在产后1周，绝大多数产妇都有不同程度的焦虑、烦闷等情绪，严重者可能发生产后忧郁综合征。对产妇进行社会心理护理，特别是产妇丈夫和家庭对其的支持和关怀，有利于避免产后不良心理反应。

十、泌乳

妊娠期胎盘分泌大量雌激素促进了乳腺腺管发育，大量孕激素促进了乳腺腺泡发育，为产后泌乳准备了条件，但同时也抑制了孕期乳汁的分泌。分娩后，产妇血中雌、孕激素水平迅速下降，解除了对泌乳的抑制，同时母体内催乳激素水平很高，这是产后泌乳的基础。此后乳汁的分泌在很大程度上依赖于婴儿吸吮，当婴儿吸吮时，感觉冲动从乳头传至大脑，大脑底部的腺垂体反应性地分泌催乳素，催乳素经血液到达乳房，使泌乳细胞分泌乳汁。同时，感觉冲动可经乳头传至大脑底部的神经垂体，反射性地分泌缩宫素，后者作用于乳腺腺泡周围的肌上皮细胞，使其收缩而促使乳汁排出。乳房的排空也是乳汁再分泌的重要条件之一。此外，乳汁分泌还与产妇的营养、睡眠、精神和健康状态有关。

乳汁是婴儿的最佳食品。它无菌、营养丰富、温度适中，最适合婴儿的消化和吸收。母乳的质和量随着婴儿的需要自然变化，产后最初几日内分泌的乳汁称为初乳，质较黏稠，因其含较多的胡萝卜素，色偏黄，蛋白的含量很高。此后分泌的乳汁称成熟乳，蛋白含量较初乳低，脂肪和乳糖的含量较高。乳汁中除含有丰富的营养物质、多种微量元素、维生素外，还含有免疫物质，对促进婴儿生长，提高婴儿抵抗力有重要作用。

第二节　产褥期的处理及保健

一、产褥期的临床表现及处理

产妇会因回味产时的状况而兴奋、激动、紧张等而影响休息，产后的观察和及时而恰当的指导和处理直接影响产妇产后的康复，不可忽视。

（一）生命体征

每日2次测体温、脉搏、呼吸、血压。由于产程中的消耗和脱水，产后最初的24小时内体温略升高，一般不超过38℃；产后由于子宫胎盘血液循环停止及卧床休息等因素，脉搏略缓慢，60～70次/分，呼吸深慢，14～16次/分，血压比较平稳。以上体征出现异常，应积极寻找原因并处理。

（二）子宫复旧及恶露

产后应根据子宫复旧的规律，观察并记录宫底高度，以了解子宫复旧过程。测量前嘱产妇排尿并先按摩，使其收缩后再测。产褥早期，子宫的收缩会引起下腹剧烈痛，称为产后宫缩痛。一般不需特殊处理，严重者可用针灸或止痛药物。

产后随子宫蜕膜的脱落，血液、坏死蜕膜组织等经阴道排出，称为恶露。恶露分为以下几种。

1.血性恶露

色鲜红,含大量的血液和少量的胎膜及坏死蜕膜组织,持续1周左右。

2.浆液性恶露

淡红色,似浆液,血量减少,含有少量血液而有较多的宫颈黏液、坏死蜕膜组织和细菌,也持续1周左右。

3.白色恶露

黏稠,色泽较白,血量更少,含大量的白细胞、退化蜕膜、表皮细胞和细菌等,可持续2～3周。

正常恶露有血腥味,但无臭味,持续4～6周。每天应观察恶露的量、颜色及气味。若恶露量多、色红且持续时间长,应考虑子宫复旧不良,给予子宫收缩剂;若恶露有腐臭味且有子宫压痛,应考虑合并感染或胎盘胎膜残留,给予宫缩剂同时加抗生素控制感染。

(三)外阴

保持外阴清洁干燥,每日用0.1%苯扎溴铵或1∶5 000高锰酸钾清洗外阴2～3次,拭干后放消毒会阴垫。外阴水肿者可用50%硫酸镁湿热敷,每日2次,每次15分钟。会阴切开缝合者,除常规冲洗外,大便后随时冲洗,向健侧卧位,每日检查伤口周围有无红肿、硬结及分泌物。于产后3～5日拆线,若伤口感染,应提前拆线引流或行扩创处理。

(四)乳房

母乳营养丰富,易于消化,是婴儿最理想的食品。必须正确指导哺乳,推荐母乳喂养。于产后半小时内开始哺乳,此时乳房内乳量虽少,但可通过新生儿吸吮动作刺激泌乳;生后24小时内,每1～3小时哺乳1次或更多些;生后2～7天内是母体泌乳过程,哺乳次数应频繁些。哺乳期以10个月至1年为宜。同时应随时观察乳房大小,有无红肿、发热及硬块等。常见乳房异常有以下几种。

1.乳房胀痛

系因乳腺管不通致使乳房形成硬结,哺乳前热敷乳房,2次哺乳间冷敷乳房,减少局部充血,用电按摩器或用两手从乳房边缘向乳头中心按摩。婴儿吸吮力不够时,可借助吸奶器吸引,也可用散结通乳中药。

2.乳头皲裂

主要由于婴儿含吮不正确,或过度地在乳头上使用肥皂和酒精等刺激物,轻者可继续哺乳。哺乳前可湿热敷乳房和乳头3～5分钟,哺乳后挤出少量乳汁涂在乳头上,暂时暴露和干燥乳汁,起到修复表皮的功能;被裂严重者,可暂时停止哺乳24小时,并将乳汁挤出喂养婴儿。

3.乳汁不足

如前所述,乳汁分泌与多种因素有关。要使产妇乳汁充足,必须保持精神愉快、睡眠充足、营养丰富,多指导产妇正确哺乳,并可用针刺或催乳中药促使乳汁分泌。

4.退奶产妇因某种原因不能授乳

应限制进汤类食物,停止吸奶。可用己烯雌酚5mg,每日3次,连服3～5日;皮硝250g捣碎后装在布袋内，分别敷于两乳房上并固定；也可用生麦芽 60～90g 煎服，每日 1 剂，连服 3 日。对已有大量乳汁分泌者，用溴隐亭 2～5mg，每日 2 次，连用 14 日，效果较好。

(五)产后宫缩痛

在产褥早期因宫缩引起下腹部阵发性剧烈疼痛称产后宫缩痛。子宫在疼痛时呈强直性收缩，于产后 1～2 天出现，持续 2～3 天自然消失。多见于经产妇。哺乳时反射性缩宫素分泌增多，使疼痛加重。

(六)其他

产后应给予富于营养、清淡易消化食物；24 小时内应卧床休息，无异常情况者即可下床活动，但应避免长时间站立及重体力劳动，以防子宫脱垂；产后 4 小时应鼓励产妇排尿，6 小时未能自行排尿者应按尿潴留处理。若产后 48 小时无大便，可服用缓泻剂或使用开塞露；产褥早期，出汗较多，应注意卫生及避免着凉或中暑；产后 24 小时即可开始产后锻炼，帮助子宫复旧及腹肌、盆底肌和形体的恢复；产褥期严禁性交，产后 6 周应采用避孕措施，并做一次全面的母婴查体。

二、产褥期保健

(一)产后活动

经阴道自然分娩者，产后 5～12 小时轻微活动，24 小时后可下床活动。若有特殊情况如会阴切开、剖宫产，可适当延迟起床时间。产后健身操有助于腹部和盆底肌肉的恢复及体质恢复。

(二)饮食

产后初期宜进流质或清淡半流质饮食，根据产妇消化情况，以后可进普通饮食。食物以富含蛋白质、维生素、纤维素、足够热量和水分为宜。

(三)产后访视及检查

为了解产妇及新生儿健康状况，产后至少要做 3 次访视。分别在产妇出院后 3 天内，产后 14 天和 28 天进行。产后健康检查是产妇产后 42 天去医院检查，检查内容包括哺乳情况、血压、妇科检查(了解子宫是否已恢复至非孕状态)、血及尿常规。

(四)计划生育

产妇产褥期内禁忌性生活，恢复性生活者应避孕。产后避孕的原则是哺乳者以工具避孕为宜，不哺乳者选用药物和工具避孕均可。

第三节　泌乳生理

乳房为泌乳的准备经历了 3 个主要的活跃期。①乳房的发育：从胚芽期开始到孕期达顶点。②泌乳：从孕期开始生乳，分娩时增加。③维持泌乳：从产后数天开始，在存在对乳房刺激的条件下保持已建立的泌乳。

乳房的发育和泌乳需要多种激素的相互作用。泌乳的开始和维持又需要下丘脑-垂体轴发挥作用。

孕期雌激素促使腺管组织和腺泡芽生，而孕激素则促使腺泡的成熟。腺体干细胞在催乳素、生长激素、胰岛素、皮质醇和上皮生长因子的作用下，分化为分泌腺泡细胞和肌上皮细胞。催乳素是产乳的专性激素，但产乳尚需要一个低雌激素环境。虽然催乳素水平随着孕期增加而增加，但胎盘的性激素阻断催乳素所诱发的腺上皮分泌功能，提示在乳房的发育中，性激素和催乳素起协同作用，但在维持泌乳中，两者表现为拮抗作用。孕激素抑制乳糖和α乳清蛋白的生物合成；雌激素对催乳素所引起的泌乳作用，有直接拮抗作用。同样胎盘生乳素通过与腺泡催乳素受体的竞争结合，对催乳素也具有拮抗作用。泌乳的过程包括2个阶段。第一阶段，从分娩前12周开始，出现乳糖、总蛋白质和免疫球蛋白明显增加和钠、氯的减少，为一个泌乳基质的收集过程。第二阶段包括血供、氧供和葡萄糖的摄入及柠檬酸盐浓度的增加。临床表现为产后2～3天时，出现大量的乳汁分泌，血α乳清蛋白的水平达高峰。α乳清蛋白是特殊蛋白质，它能催化乳糖的合成。在此期内，乳汁的成分出现重要改变，持续10天，而后分泌成熟乳。

随着胎盘的娩出，胎盘催乳素、雌孕激素急剧下降。胎盘催乳素在分娩后72小时内即消失，孕激素在数天内下降，雌激素在5～6天下降到基线水平。非哺乳妇女，催乳素在产后14天时达基线水平。孕激素是抑制泌乳的关键，因而有人认为血孕激素值的下降是泌乳第二阶段的触发因素。吸吮为催乳素释放提供一个持续性的刺激。吸吮刺激催乳素和催产素的分泌，此2激素为刺激人乳汁合成和乳汁喷射的代谢激素。至于催乳素值和乳量之间的关系，目前尚无一致的意见。

促使乳汁开始分泌和保持其分泌必须具备一个完整的下丘脑-垂体轴，调节催乳素和催产素水平，授乳的过程需要乳汁的合成和释放到腺小泡，再到输乳窦。若乳汁不能排空，可使毛细血管血供减少，抑制授乳的过程。没有吸吮刺激，就意味着垂体不释放催乳素，难以维持泌乳。吸吮刺激乳头和乳晕上的感觉神经末梢，由此传入神经反射弧引起下丘脑分泌和释放催乳素及催产素，下丘脑还抑制催乳素抑制因子(PIF)的分泌，使腺垂体释放催乳素。

第四节　母乳喂养

1989年，联合国儿童基金会在有关母乳喂养的研讨会上确定了按母乳喂养的不同程度，将母乳喂养分为3大类。①全部母乳喂养：包括纯母乳喂养，指除母乳外，不给婴儿任何其他液体或固体食物；几乎纯母乳喂养，指除母乳外，还给婴儿少量维生素和水果汁，每天不超过1～2次。②部分母乳喂养：包括高比例母乳喂养，指母乳占全部婴儿食物不低于80%；中等比例母乳喂养，指全部婴儿食物中，母乳占20%～79%；低比例母乳喂养，指母乳占婴儿全部食物的比率低于20%。③象征性母乳喂养：母乳量少，几乎不能提供婴儿的需要的热量。

一、母乳喂养的优点

母乳喂养经济，使乳母能从孕期向非孕期状态的生理过渡顺利地完成。吸吮时所产生的催产素，能促进子宫收缩，减少产后出血，加速产后复旧。哺乳期的闭经，使母体内的蛋白质、铁和其他所需的营养物质得到储存，有利于产后康复和延长生育间隔。根据流行病学的调查研究，母乳喂养尚有利于预防乳腺癌和卵巢癌。

对婴儿来说，接受母乳喂养的优点更为突出。母乳易于消化、温度适宜、无细菌污染，母乳具有理想的成分和抗感染的特性。母乳喂养婴儿过敏性问题的发生率小，生长和营养适宜，不至出现人工喂养儿那样的肥胖。吸吮使婴儿与母亲多接触，有利于促进母子间的感情交流，并促进婴儿的心理发育。

二、人乳的组成和特殊性

人乳中的糖类主要为乳糖。乳糖的来源是葡萄糖和半乳糖，α 乳清蛋白为乳糖的催化剂。在孕期，此调节酶受到孕激素的抑制。胎盘娩出后，雌孕激素下降，催乳素上升，α 乳清蛋白的合成增加，产生大量的乳糖及时地满足新生儿的营养需要。

(一)脂肪

脂肪是在内质网内合成。腺细胞可合成短链脂肪酸，长链脂肪酸则来自血浆。人乳中的脂肪超过 98%为三酰甘油的脂肪酸。三酰甘油主要来自血浆，在细胞内由葡萄糖氧化而合成。催乳素、胰岛素促进腺细胞葡萄糖的摄入，并刺激三酰甘油的合成。澳大利亚学者通过对乳母接受不同量胆固醇膳食的观察，发现胆固醇低的膳食仅使乳母血胆固醇降低，而不影响血中三酰甘油的量。乳汁中的胆固醇含量，并不因不同膳食的组合而异。

(二)蛋白质

乳汁中绝大部分的蛋白质来源于血浆中的氨基酸，由乳腺分泌细胞分泌入乳汁。胰岛素和皮质激素刺激蛋白和乳腺酶的合成。营养良好的乳母，其乳汁中蛋白质的含量正常值为 0.8～0.9g/100mL，营养不良乳母的乳之中，蛋白质的含量与正常值相差不大。增加膳食中的蛋白质，可增加泌乳量，但不增加其蛋白质含量。持续哺乳 20 个月的乳母，其泌乳量略减少而乳的质量不变。随着婴儿体重的增加和乳母乳量的减少，婴儿所得有效的总蛋白由每日 2.2g/kg 体重下降到 0.45g/kg，提示 1 岁后的幼儿需要添加蛋白质。

(三)电解质

钠、钾、氯化物、镁、钙、磷酸盐、硫酸和柠檬酸盐等都以双方向通过腺细胞膜。人乳中的钙含量一般是稳定的，即使乳母钙的摄入不足，但通过动用母体骨骼组织中的钙可维持钙的稳定性。不论乳儿是否有佝偻病的表现，从母乳中所摄入的乳钙含量相同。乳母每日膳食中应供应 1 200～2 000mg 钙才能满足需要而不至于在哺乳 6 周内动用骨骼钙。乳碘水平随乳母膳食中含碘量而异，而且乳碘浓度高于血碘水平。其他无机盐，如钠、镁、磷、铁、锌和铜在人乳中的含量均不受乳母膳食总量的增减的影响。

(四)水分

水分也双方向通过腺细胞膜，其通向取决于细胞内葡萄糖的浓度。当乳母感到口渴时，应自然地增加水分的摄入，此时若限制水分，则首先出现的是乳母尿量的减少而并非泌乳量的减少。不同于其他哺乳动物的乳汁，人乳的单价离子浓度低而乳糖浓度高。

(五)维生素

水溶性维生素容易经血清进入乳汁中，因而人乳中的水溶性维生素如维生素 B_1、维生素

B_2、维生素 B_{12}，尼可酸和泛酸的水平，随着乳母膳食的改变而升或降。维生素C虽属于水溶性，但它在人乳中的浓度与乳母所摄入的维生素C量并不密切相关，即使乳母摄入10倍的维生素C剂量，乳汁中浓度也并未发现有相应的增加，而尿中排泄却和摄入量相关，提示乳房组织有一个饱和界限。

(六)脂溶性物质

乳汁中的脂溶性物质经脂肪转运，其浓度不易因膳食的改变而改变，如维生素A、维生素D储藏于组织中，补充膳食所造成的影响，难以测定。往往在组织中的储藏达到一定水平后，方可影响乳汁中的浓度。但在营养不良的妇女，膳食中的维生素A增加，乳汁中的维生素A浓度亦增加。

(七)酶

人乳中含有多种酶，如淀粉酶、过氧化氢酶、过氧化物酶、脂酶、黄嘌呤氧化酶、碱性和酸性磷酸酶，其中最重要的为脂酶，可起到分解三酰甘油的作用。人乳各种组成部分的分布为糖类(乳糖)7%，脂肪3%～5%，蛋白质0.9%，矿物质0.1%。组成部分的比例不受种族、年龄或产次的影响。人乳中内容物的变化一般认为可分为3期：初乳、过渡乳和成熟乳。在这3期中，乳汁成分相对有一些变化，对出生后婴儿的生理性需要具有重要意义。初乳指产后7天内所分泌的乳汁，由于含有β胡萝卜素而呈黄色。初乳中的蛋白质，脂溶性维生素和矿物质的含量均高于成熟乳，并有高蛋白、低脂肪和低乳糖的特点，还含有丰富的免疫球蛋白，特别是分泌型IgA(SIgA)。初乳还含有大量的抗体，对产道的细菌和病毒具有防御作用。过渡乳是产后7～14天所分泌的乳汁，其免疫球蛋白和总蛋白的含量减少而乳糖、脂肪和总热量增加，水溶性维生素增加而脂溶性维生素减少。产后14天以后的乳汁称为成熟乳。在绝大多数的哺乳类动物中，水分为其乳汁中的重要部分，其他成分均溶解、弥散或混悬于水分中。

三、人乳量的变化

最近的研究表明新生儿有食欲控制的功能，最终根据婴儿的需要调节乳量。当婴儿停止吸吮时，乳房内尚剩有10%～30%的乳总量。出生6天后的婴儿已具有表达饱享感的能力，如在第二侧乳房哺喂时，其摄入量通常显著地少于第一侧。摄入量低和摄入量中等的婴儿，哺喂后所剩余的乳量相仿，提示产乳量的调节取决于婴儿的需要，而非产乳量控制婴儿的摄入。

四、人乳的特殊性能

最近的研究结果均支持人乳的成分是无法为其他营养源所替代。临床营养学家认为人乳是新生儿最理想的食品，因人乳具有独特的双重作用：①其营养素具有典型作用，如提供辅酶因子、能量或组成结构的底质。②具有复杂的功能作用组成部分，提供婴儿生长需要。人乳中存在所有的主要有机营养素成分。蛋白质提供生长所需要的氨基酸，以多肽形式存在，有助于消化、防御和其他功能。脂肪除提供热能外，尚有些抗病毒作用。糖类提供能量，亦可能加强矿物质的吸收，调剂细菌的生长和防止某些细菌吸附于呼吸道和肠道的上皮细胞。人乳的主要成分及其特殊性能，分别叙述如下。

(一)蛋白质

成熟乳的蛋白质含量为0.8%～0.9%。随着哺乳时间的延长,蛋白质浓度有所改变。产后2周时,蛋白质浓度约为1.3%,第2个月末下降到0.9%。非蛋白氮的浓度亦降低但下降的幅度低于蛋白质。人乳中目前共测得游离氨基酸18种,以牛磺酸和谷氨酸、谷氨酰胺等最丰富。构成蛋白质的氨基酸17种,以谷氨酸、谷氨酰胺和亮氨酸及门冬氨酸最丰富。谷氨酰胺为条件必需氨基酸,是核苷酸(ATP、嘌呤、嘧啶)和其他氨基酸合成的前质,是快速分化细胞的能源,有特殊营养,特别对小肠黏膜的生长、防御等有主要作用。

(二)脂肪

人乳中的总脂肪成分约占3.5%。在哺乳的最初几个月中,脂肪的含量保持相当稳定。脂肪所提供的热量为人乳热量的50%。乳母的膳食决定其乳汁中的脂肪组成。

当乳母的膳食热量30%～40%来自脂肪时,其乳汁的脂肪来自血中的三酰甘油;当膳食热量不足时,乳汁的脂肪组成即反映乳母的储备脂肪组成。足月儿的脂肪吸收系数为95%,极低体重儿通常为80%或更少些。

人乳中的三酰甘油具有独特的脂肪酸分布,能补充胰脂酶对某些脂肪酸的水解作用。早产儿和足月儿母乳中各脂肪酸的绝对含量逐渐增加,初乳中总不饱和脂肪酸百分含量较高。足月儿母乳中AA、DHA、亚油酸、亚麻酸在初乳中高,6个月逐渐下降(酶逐步成熟的适应)。早产儿母乳中AA是足月儿母乳的1.5倍,早产儿母乳中DHA是足月儿母乳的2倍,越早产,越要鼓励生母母乳喂养。

(三)糖类

乳糖是人乳中的主要糖类,提供50%的热能。乳糖几乎仅存在于乳汁中,是决定婴儿胃肠道菌群的一个主要因素。人乳还含有丰富的糖类,包括微量葡萄糖、低聚糖、糖脂、糖蛋白和核苷糖,这些糖类部分参与调整肠道菌丛,促使双歧杆菌的生长,从而限制其他细菌的生长。其所形成的共栖菌丛占据为数有限的结合点,使之不为致病菌所占,起到保护作用。

国际上在母乳中已分离100多种低聚糖,是母乳中含量仅次于乳糖和脂肪的固体成分。在初乳中占22g/L,成熟乳中占12g/L。低聚糖作用于小肠上皮细胞刷状缘,合成糖蛋白和糖脂,经尿液排出体外。在结肠菌群正常的作用下生成短链脂肪酸,保持肠道内低pH,有利于双歧杆菌和乳酸杆菌的生长;为肠道致病菌的可溶性受体,对肠道致病菌产生的毒素起直接抑制作用;可与外来抗原竞争肠细胞上的受体。

五、哺乳期的营养

哺乳是生育周期的结束。在孕期,不但乳房已为泌乳做准备,而且母体亦储备了额外的营养素和热能。泌乳量、乳中蛋白质含量和钙含量与乳母营养状况和膳食无相关性。氨基酸中赖氨酸和蛋氨酸、某些脂肪酸和水溶性维生素的含量,随着乳母的摄食而异。

钙、无机物质和脂溶性维生素的储存需要补充。营养不良的乳母在膳食中进行补充,能改善其乳量和质。一个不需要过多补充额外营养素的平衡膳食对保证良好泌乳既符合生理情况,也最经济。

有些孕产妇具有诱发营养不良的高危因素，包括：①吸烟、嗜酒和滥用咖啡因。②内科并发症，如贫血或任何影响营养素的消化、吸收和利用的内科疾病。例如超体重（>135%的标准范围）、低体重（<90%标准范围）；孕期体重增加不足（正常体重妇女孕期体重增加少于11.35kg，低体重妇女少于12.71kg）；产乳期体重下降加速，如产后1个月时体重下降超过9.0kg；贫血，产后6周内血红蛋白低于110g/L，红细胞比容低于0.33等。

第五节　哺乳期的用药问题

随着人们对母乳喂养认识的提高和母乳喂养的日益普遍，乳母用药应更受重视。药物可以：①刺激或抑制泌乳。②改变乳汁的成分。③进入人乳损害婴儿。据有关乳母用药的资料，绝大多数的药物在乳母服用后，都在某种程度上从人乳中排泄，但量很少，约占乳母用药量的1%～2%。对于药物在人乳中的影响问题，可以从乳母和婴儿药物动力学方面评估。

一、新生儿和婴儿的药物动力学

新生儿和婴儿受母乳所摄入的药物的影响，由下列因素决定：①母乳中所含的药量。②药物经婴儿肠道的生物效力。③新生儿中药物与蛋白结合的功能，药物的半衰期、代谢、分布量和排泄。④婴儿的受体对药物的敏感性和耐受性。

二、药物在母乳中的运送

母乳中的药物浓度，取决于母体血浆中游离药物的浓度，而游离药物的浓度又取决于药物的剂量、吸收、组织分布、蛋白结合、代谢和排泄。通常认为生物效力高、蛋白结合低、分布量少和半衰期长的药物，具有较大的向乳汁排泄的倾向。在向母乳运送的过程中，药物的物理化学性能又起到重要的作用。非离子化药物易通过乳腺泡上皮的基膜板，因而在人乳中的含量大于离子化的化合物。人乳的pH在6.8～7.3，平均为7.0。母血浆pH则为7.4，因而由血浆排泄到人乳的药物量取决于药物的pH。弱酸性的药物，在母血浆中离子化程度高，蛋白结合更广泛，不易进入人乳，因而母血浆中的药物浓度高于母乳。相反，弱碱性药物在母血浆中非离子化程度高，易进入母乳，因而在母乳和血浆中的浓度相仿，或前者的浓度可高些。离子化程度又随着血浆和人乳的pH变异而改变，如pH下降，弱碱性药物更趋向于离子化而使人乳中的离子成分增加。相对分子质量大的药物，例如胰岛素、肝素等，不进入母乳。此外，乳房中的血的流速，产乳功能，催乳素分泌的变化都是影响人乳中药物浓度的重要因素。

药物的乳/血浆（M/P）为母乳与同时期母血浆中的药物浓度之比，为一个常数。可估量婴儿每日或每次摄入的药量。因计算时未将不同时间母乳的药物浓度，给药时间，药物的分布、代谢和乳量的改变，蛋白质和脂肪成分等变化因素全面考虑，在大部分情况下，M/P值有相应的差异。例如多次给药的M/P值高于一次性给药；M/P值>1的药物变异较M/P值<1者为大。目前认为人乳中药物排泄的数据仍有一定的参考价值，但必须加以更详细的分析解释。

三、药物对哺乳婴儿的影响

乳母用药对婴儿的影响取决于婴儿所吸收入血液循环的药物量，每次哺乳婴儿所吸收的药物量又受到母乳中药物在肠道中的生物有效度、肝脏的解毒和结合、泌尿道及肠道的排泄等因素的影响。如新生儿出生7天内，胃酸量少，使那些在酸性环境下不稳定的药物，如青霉素、氨苄西林等吸收量增加。婴儿出生时的胎龄具有重要意义，胎龄越小，对药物的耐受性越差。不仅是因体内脏器系统的发育不成熟，尚有体内组织成分的差异。如出生时蛋白质占体重的12%，但能应用于结合的蛋白质绝对值不一，婴儿越小，其蛋白质的绝对量越少。一个出生体重为1 000g的婴儿，其体脂肪占3%；而出生体重为3 500g的足月儿，体脂肪占12%。因而高脂溶性药物易在前者的脑内沉积。低体重早产儿相对地缺乏血浆蛋白结合点，致使循环中存在更多的游离活性物质。婴儿肾脏发育不成熟和肾廓清功能效率低均可造成药物的累积。对脂溶性药物而言，乳中的脂肪成分是一个重要的变异因素。虽然每24小时内母乳的总脂肪量是相仿的，但不同时期的乳内脂肪量不同。晨间的每次哺乳总脂肪量低，中午时达高峰，傍晚又下降。每次哺乳时，前乳汁的含脂肪量仅是后乳汁的1/5～1/4。

为了尽量减少乳母用药对婴儿的影响，提出：①不应使用长效剂型，此类药物需肝脏解毒，使婴儿排泄产生困难，造成药物累积。②适当地安排服药时间，使进入母乳的药量减少到最低限度，为此需清查药物的吸收率和血浓度最高峰。最安全的是哺乳后即应服药。③观察婴儿有无异常症状，如哺乳行为、睡眠的改变、烦躁、皮疹等。④若可能，则选择应用进入母乳量最小的药物。

第六节　产褥感染

产褥感染是指分娩时及产褥期生殖道受病原体感染，引起的局部和全身的炎性变化。发病率为1%～7.2%，是产妇死亡的4大原因之一。产褥病率是指分娩24小时以后的10日内用口表每日测量4次，体温有2次达到或超过38℃。可见产褥感染与产褥病率的含义不同。虽然造成产褥病率的原因以产褥感染为主，但也包括产后生殖道以外的其他感染与发热，如泌尿系感染、乳腺炎、上呼吸道感染等。

一、病因

(一)感染来源

1.自身感染

正常孕妇生殖道或其他部位的病原体，当出现感染诱因时使机体抵抗力低下而致病。孕妇生殖道病原体不仅可以导致产褥感染，而且在孕期即可通过胎盘、胎膜、羊水间接感染胎儿，并导致流产、早产、死胎，胎膜早破等。有些病原体造成的感染，在孕期只表现出阴道炎、宫颈炎等局部症状，常常不被患者重视，而在产后机体抵抗力低下时发病。

2.外来感染

由被污染的衣物、用具、各种手术器械等接触患者后引起感染，常常与无菌操作不严格有关。产后住院期间探视者、陪伴者的不洁护理和接触，是引起产褥感染极其重要的来源，也是极容易被疏忽的感染因素，应引起产科医师、医院管理者的高度重视。

(二)感染病原体

引起产褥感染的病原体种类较多，较常见者有链球菌、大肠埃希菌、厌氧菌等，其中内源性需氧菌和厌氧菌混合感染的发生有逐渐增高的趋势。需氧性链球菌是外源性感染的主要致病菌，有极强的致病力、毒力和播散力，可致严重的产褥感染。大肠埃希菌属包括大肠埃希菌及其相关的革兰氏阴性杆菌、变形杆菌等，亦为外源性感染的主要致病菌之一，也是菌血症和感染性休克最常见的病原体。在阴道、尿道、会阴周围均有寄生，平常不致病，产褥期机体抵抗力低下时可迅速增生而发病。厌氧性链球菌存在于正常阴道中，当产道损伤、机体抵抗力下降，可迅速大量繁殖，并与大肠埃希菌混合感染，其分泌物异常恶臭。

(三)感染诱因

1.一般诱因

机体对入侵的病原体的反应，取决于病原体的种类、数量、毒力，以及机体自身的免疫力。女性生殖器官具有一定的防御功能，任何削弱产妇生殖道和全身防御功能的因素均有利于病原体的入侵与繁殖，如贫血，营养不良，各种慢性疾病如肝功能不良、妊娠合并心脏病、糖尿病等，以及临近预产期前性交、羊膜腔感染。

2.与分娩相关的诱因

(1)胎膜早破。完整的胎膜对病原体的入侵起着有效的屏障作用。胎膜破裂导致阴道内病原体上行性感染，是病原体进入宫腔并进一步入侵输卵管、盆腔、腹腔的主要原因。

(2)产程延长，滞产，多次反复的肛查和阴道检查增加了病原体入侵机会。

(3)剖宫产操作中无菌措施不严格、子宫切口缝合不当，导致子宫内膜炎的发生率为阴道分娩的 20 倍，并伴随严重的腹壁切口感染，尤以分枝杆菌所致者为甚。

(4)产程中宫内仪器使用不当或使用次数过多、使用时间过长，如宫内胎儿心电监护、胎儿头皮血采集等，将阴道及宫颈的病原体直接带入宫腔而致感染。宫内监护超过 8 小时者，产褥病率可达 71%。

(5)各种产科手术操作(产钳助产、胎头吸引术、臀牵引等)，以及产道损伤、产前产后出血、宫腔填塞纱布、产道异物、胎盘残留等，均为产褥感染的诱因。

二、分型及临床表现

发热、腹痛和异常恶露是最主要的临床表现。由于机体抵抗力不同，炎症反应程度、范围和部位的不同，临床表现有所不同。根据感染发生的部位可将产褥感染分为以下几种类型。

(一)急性外阴、阴道、宫颈炎

常由于分娩时会阴损伤或手术产、孕前有外阴阴道炎而诱发，表现为局部灼热，坠痛、肿胀，炎性分泌物刺激尿道可出现尿痛、尿频、尿急。会阴切口或裂伤处缝线嵌入肿胀组织内，针孔流脓。阴道与宫颈感染者其黏膜充血、水肿、溃疡、化脓，日久可致阴道粘连甚至闭锁。病变局限者，一般体温不超过 38℃，病情发展可向上或宫旁组织，导致盆腔结缔组织炎。

(二)剖宫产腹部切口、子宫切口感染

剖宫产术后腹部切口的感染多发生于术后 3～5 天，局部红肿、触痛。组织侵入有明显硬结，并有混浊液体渗出，伴有脂肪液化者其渗出液可呈黄色浮油状，严重患者组织坏死，切口部分或全层裂开，伴有体温明显升高，超过 38℃。Soper 报道剖宫产术后的持续发热主要为腹部切口的感染，尤其是普通抗生素治疗无效者。

据报道，3.97％的剖宫产术患者有切口感染、愈合不良，常见的原因有合并糖尿病、妊娠期高血压疾病、贫血等。剖宫产术后子宫切口感染者则表现为持续发热，早期低热多见，伴有阴道出血增多，甚至晚期产后大出血，子宫切口缝合过紧过密是其因素之一。妇检子宫复旧不良、子宫切口处压痛明显，B 超检查显示子宫切口处隆起呈混合性包块，边界模糊，可伴有宫腔积液(血)，彩色多普勒超声检查显示有子宫动脉血流阻力异常。

(三)急性子宫内膜炎、子宫肌炎

此为产褥感染最常见的类型，由病原体经胎盘剥离而侵犯至蜕膜所致者为子宫内膜炎，侵及子宫肌层者为子宫肌炎，两者常互相伴随。临床表现为产后 3～4 天开始出现低热，下腹疼痛及压痛，恶露增多且有异味，如早期不能控制，病情加重，可出现寒战、高热、头痛、心率加快、白细胞及中性粒细胞增高，有时因下腹部压痛不明显及恶露不一定多而容易误诊。Figucroa 报道急性子宫内膜炎的患者 100％有发热，61.6％其恶露有恶臭，60％患者子宫压痛明显。最常培养分离出的病原体主要有溶血性葡萄球菌、大肠埃希菌、链球菌等。当炎症波及子宫肌壁时，恶露反而减少，异味亦明显减轻，容易误认为病情好转。感染逐渐发展可于肌壁间形成多发性小脓肿，B 超检查显示子宫增大复旧不良、肌层回声不均，并可见小液性暗区，边界不清。如继续发展，可导致败血症甚至死亡。

(四)急性盆腔结缔组织炎、急性输卵管炎

此多继发于子宫内膜炎或宫颈深度裂伤，病原体通过淋巴道或血行侵及宫旁组织，并延及输卵管及其系膜。临床表现主要为一侧或双侧下腹持续性剧痛，妇检或肛查可触及宫旁组织增厚或有边界不清的实质性包块，压痛明显，常常伴有寒战和高热。炎症可在直肠子宫陷凹积聚形成盆腔脓肿，如脓肿破溃则向上播散至腹腔。如侵及整个盆腔，则使整个盆腔增厚呈巨大包块状，不能辨别其内各器官，整个盆腔似乎被冻结，称为“冰冻骨盆”。

(五)急性盆腔腹膜炎、弥散性腹膜炎

炎症扩散至子宫浆膜层，形成盆腔腹膜炎，继续发展为弥散性腹膜炎，出现全身中毒症状：高热、寒战，恶心、呕吐，腹胀、下腹剧痛，体检时下腹明显压痛，反跳痛。产妇因产后腹壁松弛，腹肌紧张多不明显。腹膜炎性渗出及纤维素沉积可引起肠粘连，常在直肠子宫陷凹形成局限性脓肿，刺激肠管和膀胱导致腹泻、里急后重及排尿异常。病情不能彻底控制者可发展为慢性盆腔炎。

(六)血栓性静脉炎

细菌分泌肝素酶分解肝素导致高凝状态，加之炎症造成的血流淤滞静脉、脉壁损伤，尤其是厌氧菌和类杆菌造成的感染极易导致血栓性静脉炎。可累及卵巢静脉、子宫静脉、髂内静

脉、髂总静脉及下腔静脉，病变常为单侧性，患者多在产后1～2周，继子宫内膜炎之后出现寒战、高热，反复发作，持续数周，不易与盆腔结缔组织炎鉴别。下肢血栓性静脉炎者，病变多位于一侧股静脉和腘静脉及大隐静脉，表现为弛张热、下肢持续性疼痛、局部静脉压痛或触及硬索状包块、血液循环受阻、下肢水肿、皮肤发白，称为股白肿。可通过彩色多普勒超声血流显像检测确诊。

(七)脓毒血症及败血症

病情加剧则细菌进入血液循环引起脓毒血症、败血症，尤其是当感染血栓脱落时，可致肺、脑、肾脓肿或栓塞死亡。

三、处理原则

治疗原则是抗感染。辅以整体护理、局部病灶处理、手术或中医中药治疗。

(一)支持疗法

纠正贫血与电解质紊乱，增强免疫力。半卧位以利脓液流于陶氏腔，使之局限化。进食高蛋白、易消化的食物，多饮水，补充维生素，纠正贫血和水、电解质紊乱。发热者以物理退热方法为主，高热者酌情给予50～100mg双氯芬酸栓塞肛门退热。重症患者应少量多次输新鲜血或血浆、清蛋白，以提高机体免疫力。

(二)清除宫腔残留物

有宫腔残留物者应予以清宫，对外阴或腹壁切口感染者可采用物理治疗，如红外线或超短波局部照射，有脓肿者应切开引流，盆腔脓肿者行阴道后穹窿穿刺或切肿引流，并取分泌物培养及药物敏感试验。严重的子宫感染，经积极的抗感染治疗无效，病情继续扩展恶化者，尤其是出现败血症、脓毒血症者，应果断及时地行子宫全切术或子宫次全切除术，以清除感染源，拯救患者的生命。

(三)抗生素的应用

应注意需氧菌与厌氧菌及耐药菌株的问题。感染严重者，首选广谱高效抗生素，如青霉素、氨苄西林、头孢类或喹诺酮类抗生素等，必要时进行细菌培养及药物敏感试验，并应用相应的有效抗生素。可短期加用肾上腺糖皮质激素，提高机体应激能力。

(四)活血化瘀

血栓性静脉炎者产后在抗感染同时，加用肝素48～72小时，即肝素50mg加5%葡萄糖溶液静脉滴注，6～8小时一次，体温下降后改为每日2次，维持4～7日，并口服双香豆素、双嘧达莫(潘生丁)等。也可用活血化瘀中药及溶栓类药物治疗。若化脓性血栓不断扩散，可考虑结扎卵巢静脉、髂内静脉等，或切开病变静脉直接取栓。

第七节 产褥期抑郁症

产褥期抑郁症又称产后抑郁症，指产妇在分娩后出现抑郁症状，是产褥期精神综合征中最常见的一种类型。易激惹、恐怖、焦虑、沮丧和对自身及婴儿健康过度担忧，常失去生活自理及照料婴儿的能力，有时还会陷入错乱或嗜睡状态。多于产后2周发病，于产后4～6周症状明显，既往无精神障碍史。有关其发生率,国内研究资料多为10%～18%,国外资料高达30%以上。

一、病因

与生理、心理及社会因素密切相关。其中,B型血性格、年龄偏小、独生子女、不良妊娠结局对产妇的抑郁情绪影响很大。此外,与缺乏妊娠、分娩及小儿喂养常识也有一定关系。

(一)社会因素

家庭对婴儿性别的敏感,以及孕期发生不良生活事件越多,越容易患产褥期抑郁症。孕期、分娩前后诸如孕期工作压力大、失业、夫妻分离、亲人病丧等生活事件的发生,以及产后体形改变,都是患病的重要诱因。产后遭到家庭和社会的冷漠,缺乏帮助与支持,也是致病的危险因素。

(二)遗传因素

遗传因素是精神障碍的潜在因素。有精神病家族史,特别是有家族抑郁症病史的产妇,产褥期抑郁症的发病率高。有情感性障碍的病史、经前抑郁症史等均可引起该病。

(三)心理因素

由于分娩带来的疼痛与不适使产妇感到紧张恐惧,出现滞产、难产时,产妇的心理准备不充分,紧张、恐惧的程度增加,导致躯体和心理的应激增强,从而诱发产褥期抑郁症的发生。

二、临床表现

心情沮丧、情绪低落,易激惹、恐怖、焦虑,对自身及婴儿健康过度担忧,失去生活自理及照料婴儿能力,有时还会出现嗜睡、思维障碍、迫害妄想,甚至伤婴或出现自杀行为。

三、诊断标准

产褥期抑郁症至今尚无统一的诊断标准。美国精神病学会(1994)在《精神疾病的诊断与统计手册》一书中,制订了产褥期抑郁症的诊断标准。在产后2周内出现下列5条或5条以上的症状(必须具备①②2条):①情绪抑郁;②对全部或多数活动明显缺乏兴趣或愉悦;③体重显著下降或增加;④失眠或睡眠过度;⑤精神运动性兴奋或阻滞;⑥疲劳或乏力;⑦遇事皆感毫无意义或自罪感;⑧思维力减退或注意力溃散;⑨反复出现死亡想法。

四、处理原则

产褥期抑郁症通常需要治疗,包括心理治疗和药物治疗。

(一)心理治疗

通过心理咨询,解除致病的心理因素(如婚姻关系不良、想生男孩却生女孩、既往有精神障碍史等)。对产褥期妇女多加关心和无微不至的照顾,尽量调整好家庭中的各种关系,指导其养成良好睡眠习惯。

(二)药物治疗

应用抗抑郁症药,主要是选择5-羟色胺再吸收抑制剂、三环类抗抑郁药等,例如帕罗西汀以20mg/d为开始剂量,逐渐增至50mg/d口服;舍曲林以50mg/d为开始剂量,逐渐增至200mg/d口服;氟西汀以20mg/d为开始剂量,逐渐增至80mg/d口服;阿米替林以50mg/d为开始剂量,逐渐增至150mg/d口服等。这类药物优点为不进入乳汁中,故可用于产褥期抑郁症。

(三)BN脑神经介入平衡疗法

世界精神病学协会、亚洲睡眠研究会、抑郁症防治国际委员会、中国红十字会全国精神障碍疾病预防协会、广州海军医院精神病治疗中心宣布，治疗精神疾病技术的新突破：BN 脑神经介入平衡疗法为精神科领域治疗权威技术正式在广州海军医院启动。BN 脑神经介入平衡疗法引进当今世界最为先进的脑神经递质检测技术，打破了传统的诊疗手段，采用全球最尖端测量设备，结合 BN 脑神经介入平衡疗法开创精神科领域检测治疗新标准。

五、预防

（一）加强对孕妇的精神关怀

利用孕妇学校等多种渠道普及有关妊娠、分娩常识，减轻孕妇妊娠与分娩的紧张、恐惧心情，完善自我保健。

（二）运用医学心理学、社会学知识

在分娩过程中，对孕妇多关心和爱护，这对预防产褥期抑郁症有积极意义。

第八节　产褥期中暑

中暑是一组在高温环境中发生的急性疾病，它包括热射病、热痉挛及热衰竭 3 型。其中以热射病最为常见。是产妇在高温闷热环境下体内积热不能散发引起中枢性体温调节功能障碍的急性热病，表现为高热，水、电解质紊乱，循环衰竭和神经系统功能损害等。而发生中暑表现者为产褥期中暑。

一、病因及发病机制

产后，产妇在妊娠期内积存的大量液体需排出，部分通过尿液，部分通过汗腺排出；在产褥期，体内的代谢旺盛，必然产热，汗的排出及挥发也是一种散热方式，因此，产妇在产后的数日内都有多尿、多汗的表现。夏日里产妇更是大汗淋漓，衣服常为汗液浸湿。所以在产褥期，对产妇的科学调养方式应该是将产妇安置在房间宽大、通风良好的环境中，衣着短而薄，以利汗液的挥发。当外界气温超过 35℃时，机体靠汗液蒸发散热。而汗液蒸发需要空气流通才能实现。但旧风俗习惯怕产妇“受风”而要求关门闭窗，妇女在分娩后，即将头部缠上白布，身着长袖，长裤衣服，并全身覆以棉被，门窗紧闭，俗称“避风寒”，以免以后留下风湿疾病。如时值夏日，高温季节，湿度大，而住房狭小，室内气温极高，则产妇体表汗液无由散发，体温急骤升高，体温调节中枢失控，心功能减退，心排出量减少，中心静脉压升高，汗腺功能衰竭，水和电解质紊乱，体温更进一步升高，而成为恶性循环。当体液高达 42℃以上时可使蛋白变性，时间一长病变常趋于不可逆性，即使经抢救存活，常留有神经系统的后遗症。

二、临床表现

（一）先驱症状

全身软弱、疲乏，头昏、头痛、恶心、胸闷、心悸，出汗较多。

（二）典型症状

面色潮红、剧烈头痛、恶心、呕吐、胸闷加重、脉搏细数、血压下降。严重者体温继续上升常在 40℃以上，有时高达 42℃，甚至超越常规体温表的最高水平。继而谵妄、昏迷、抽搐。皮肤温度极高，但干燥无汗。如不及时抢救，数小时即可因呼吸循环衰竭死亡。

(三)诊断

发病时间常在极端高温季节,患者家庭环境及衣着情况均有助于诊断。高热、谵妄及昏迷、无汗为产褥期中暑的典型表现。本病须与产后子痫、产褥感染做鉴别诊断,而且产褥感染的产妇可以发生产褥中暑,产褥中暑的患者又可以并发产褥感染。

(四)预防及治疗

预防产前宣教时应告诉孕妇,产后的居室宜宽大,通风良好,有一定的降温设备,衣着宜宽松,气温高时要多饮水,产褥期中暑是完全可以预防的。

三、治疗

产褥期中暑治疗原则是迅速降温,纠正水、电解质与酸碱紊乱、积极防治休克。

(一)先兆及轻症

如有头昏、头痛、口渴、多汗、疲乏、面色潮红、脉率快、出汗多、体温升高至38℃,首先应迅速降温,置患者于室温25℃或以下的房间中,同时采用物理降温,在额部、二侧颈、腋窝、腹股沟、腘窝部有浅表大血管经过处置冰袋,全身可用酒精擦浴、散风,同时注意水和电解质的平衡,适时补液及给予镇静剂。

(二)重症

1.物理降温

体温40℃或以上,出现痉挛、谵妄、昏迷、无汗的患者,为达到迅速降温的目的,可将患者躺在恒温毯上,按摩四肢皮肤、使皮肤血管扩张、加速血液循环以散热,降温过程中以肛表测体温,若肛温已降至38.5℃,即将患者置于室温25℃的房间内,用冰袋置于前面所述的颈、腋窝、腹股沟部继续降温。

2.药物降温

氯丙嗪是首选的良药,有调节体温中枢、扩张血管、加速散热、松弛肌肉、减少震颤、降低器官代谢和氧消耗量的功能,防止身体产热过多。剂量为25～50mg加入生理盐水500mL补液中静脉滴注1～2小时,用药时需动态观察血压,情况紧急时可将氯丙嗪25mg或异丙嗪25mg溶于5%生理盐水100～200mL中于10～20分钟滴入。若在2小时内体温并无下降趋势,可重复用药。降温过程中应加强护理,注意体温、血压、心脏情况,一待肛温降至38℃左右时,应即停止降温。

3.对症治疗

(1)积极纠正水、电解质紊乱,24小时补液量控制在2 000～3 000mL,并注意补充钾、钠盐。

(2)抽搐者可用安定。

(3)血压下降者用升压药物,一般用多巴胺及间羟胺。

(4)疑有脑水肿者,用甘露醇脱水。

(5)有心力衰竭者,可用快速应用洋地黄类药物,如毛花苷C。

(6)有急性肾衰竭者,在适度时机用血透。

(7)肾上腺皮质激素有助于治疗脑水肿及肺水肿,并可减轻热辐射对机体的应激和组织反应,但用量不宜过大。

(8)预防感染:患者在产褥期易有产褥感染,同时易并发肺部其他感染,可用抗生素预防。

(9)重症产褥期中暑抢救时间可以长达1～2个月或更多,有时需用辅助呼吸,故需有长期抢救的思想准备。

4.预后

有先兆症状及轻症者预后良好,重症者则有可能死亡,特别是体温达42℃以上伴有昏迷者,存活后亦可能伴有神经系统损害的后遗症。

第九节　晚期产后出血

晚期产后出血是指分娩24小时后,在产褥期内发生的子宫大量出血,出血量超过500mL。产后1～2周发病最常见,亦有迟至产后6周发病,又称产褥期出血。晚期产后出血发生率的高低与各地产前保健及产科质量水平密切相关。近年来,随着各地剖宫产率的升高,晚期产后出血的发生率有上升趋势。

一、病因

(一)胎盘、胎膜残留

是最晚期产后出血常见的病因,多发生于产后10天左右。黏附在子宫腔内的小块胎盘组织发生变性、坏死、机化,可形成胎盘息肉。当坏死组织脱落时,基底部血管开放,引起大量出血。

(二)蜕膜残留

产后1周内正常蜕膜脱落并随恶露排出,若蜕膜剥离不全或剥离后长时间残留在宫腔内诱发子宫内膜炎症,影响子宫复旧,可引起晚期产后出血。

(三)子宫胎盘附着部位复旧不全

胎盘娩出后,子宫胎盘附着部位即刻缩小,可有血栓形成,随着血栓机化,可出现玻璃样变,血管上皮增厚,管腔变窄、堵塞,胎盘附着部位边缘有内膜向内生长,内膜逐渐修复,此过程需6～8周。如果胎盘附着面复旧不全,可使血栓脱落,血窦重新开放,导致子宫大量出血。

(四)感染

以子宫内膜炎为多见,炎症可引起胎盘附着面复旧不全及子宫收缩不佳,导致子宫大量出血。

(五)剖宫产术后

子宫切口裂开多见于子宫下段剖宫产横切口两侧端,其主要原因有感染与伤口愈合不良。

(六)其他

妊娠合并凝血功能障碍性疾患;胎盘部位滋养细胞肿瘤、子宫黏膜下肌瘤、子宫内膜息肉、宫腔内异物、宫颈柱状上皮异位、宫颈恶性肿瘤等均可能引起晚期产后出血。诊断依靠妇科检查血或尿HCG测定,X线或CT检查,B超检查及宫腔刮出物病理检查等。

二、临床表现

产后出血的主要临床表现为阴道流血过多、产后24小时内流血量超过500mL、继发出血性休克,易发生感染。随病因的不同,其临床表现亦有差异。

(一)阴道流血

胎盘胎膜残留、蜕膜残留表现为血性恶露持续时间延长,以后反复出血或突然大量流血。

检查发现:①子宫复旧不全,宫口松弛,有时可触及残留组织。②子宫胎盘附着面感染或复旧不全,表现为突然大量阴道流血,检查发现子宫大而软,宫口松弛,阴道及宫口有血块堵塞。③剖宫产术后,子宫伤口裂开多发生于术后2～3周,出现大量阴道流血,甚至引起休克。

(二)腹痛和发热

常合并感染,伴有恶露增加,有恶臭。

(三)全身症状

继发性贫血,甚至出现失血性休克而危及生命。

三、处理原则

针对不同出血原因引起的产后出血,采取以下相应的措施。

(一)少量或中等量阴道流血

应给予足量广谱抗生素及子宫收缩剂。

(二)疑有胎盘、胎膜、蜕膜残留或胎盘附着部位复旧不全者

应行刮宫术。刮宫前做好备血,建立静脉通路及做好开腹手术准备,刮出物送病理检查,以明确诊断。刮宫后应继续给予抗生素及子宫收缩剂。

(三)疑有剖宫产后子宫切口裂开

仅少量阴道流血可先住院给予广谱抗生素及支持疗法,密切观察病情变化;若阴道流血多量,可做剖腹探查;若切口周围组织坏死范围小,炎症反应轻微,可做清创缝合及髂内动脉、子宫动脉结扎止血或行髂内动脉栓塞术;若组织坏死范围大,酌情做子宫次全切除术或子宫全切术。

第十一章　妊娠滋养细胞疾病

第一节　葡萄胎

葡萄胎是指妊娠后胎盘绒毛滋养细胞增生，终末绒毛转变成水泡，水泡间相连成串，形如葡萄的疾病，亦称水泡状胎块。葡萄胎是良性疾病，有时具有恶性倾向，成为恶性滋养细胞肿瘤的前身。

一、病因及分类

（一）病因

葡萄胎的真正发病原因不明。病例对照研究发现葡萄胎的发生与营养状况、社会经济及年龄有关。病因学中年龄是一显著相关因素，年龄大于40岁者完全性葡萄胎发生率比年轻妇女高10倍，年龄小于20岁也是发生完全性葡萄胎的高危因素，这2个年龄阶段妇女易有受精缺陷。部分性葡萄胎与孕妇年龄无关。

通过细胞遗传学结合病理学研究证明2类葡萄胎——完全性葡萄胎与部分性葡萄胎各有遗传学特点。完全性葡萄胎的染色体基因组是父系来源，即卵子在卵原核缺失或卵原核失活的情况下和精原核结合后发育形成。染色体核型为二倍体，其中90%为46,XX，由一个"空卵"（无基因物质卵）与一个单倍体精子（23,X）受精，经自身复制恢复为二倍体（46,XX），再生长发育而成，称为空卵受精。其少数核型为46,XY，这是2个性染色体不同的精子（23,X及23,Y）同时使空卵受精所致，称为双精子受精。部分性葡萄胎核型常是三倍体，80%为69,XXY，其余是69,XXX或69,XYY，来自一个正常卵子与双精子受精，由此带来一套多余的父方染色体成分；也可为一个正常的单倍体卵子（或精子）与减数分裂失败的二倍体配子结合所致。

（二）分类

葡萄胎可分为以下2类。

1.完全性葡萄胎

整个子宫腔内充满水泡，胎盘绒毛全部受累，无胎儿及其附属物可见。

2.部分性葡萄胎

仅部分胎盘绒毛发生水泡状变性，胎儿多已死亡。部分性葡萄胎很少转化为恶性。

二、诊断

（一）病史

停经后有不规则阴道出血、腹痛，妊娠呕吐严重且出现时间较早，妊娠早期出现妊娠期高血压疾病征象，尤其在妊娠28周前出现先兆子痫，有双侧卵巢囊肿或甲状腺功能亢进征象。

（二）临床表现

典型的临床表现如下。

1.阴道流血

阴道流血是葡萄胎的重要症状。一般于停经后2～3个月，或迟至3～4个月开始出现少量、断续的褐色或暗红色阴道流血。量渐增多，常伴贫血。在胎块排出时常大量出血，可致休克，甚至死亡。在排物中可见到水泡。

2.子宫迅速增大

由于葡萄胎生长快及宫腔内出血，多数患者子宫增大较快，大于停经月份，子宫下段宽软饱满。完全性葡萄胎时，摸不到胎体，查不到胎心、胎动。

3.黄素化囊肿

由于大量绒毛膜促性腺激素（HCG）的刺激，一侧或双侧卵巢可出现大小不等的黄素化囊肿。

4.妊娠呕吐及高血压征象

由于增生的滋养细胞产生大量的HCG，葡萄胎患者妊娠呕吐往往比正常妊娠者为重。因为子宫增长快，宫内张力大，在孕早、中期即可出现妊娠高血压疾病的表现，甚至发生心力衰竭或子痫。

5.其他症状

患者可有轻重不等的下腹痛。少数患者有咯血，多于清宫后自然消失。个别患者可有甲状腺功能亢进的表现。

（三）辅助检查

血β-HCG在100U/L以上，常超声检查见子宫增大，有“落雪状”或“蜂窝状”宫腔声像图，或子宫无明显增大，宫腔内含有水泡样结构及一部分正常胎盘组织，有时可见完整胎儿。

（四）病理检查

1.大体所见

葡萄样水泡大小不一，直径数毫米至3cm，水泡壁薄，透亮，内含黏液性液体，绒毛与之相连，水泡间空隙充满血液及凝血块。

2.组织学特点

（1）滋养细胞呈不同程度增生。

（2）绒毛间质水肿。

（3）间质内血管消失或仅有极稀少的无功能血管。

三、鉴别诊断

（一）流产

不少病例最先被误诊为先兆流产。流产有停经史及阴道流血症状，妊娠试验可阳性，而葡萄胎患者子宫多大于同期妊娠子宫，孕期超过12周时HCG水平仍高。B超图像显示葡萄胎特点。

（二）双胎妊娠

子宫较同期单胎妊娠大。HCG水平亦稍高，易与葡萄胎混淆，但双胎妊娠无阴道出血，B超显像可确诊。

（三）羊水过多

羊水过多可使子宫迅速增大，虽多发生于妊娠后期，但发生在中期妊娠者需与葡萄胎鉴别，羊水过多时不伴阴道流血，HCG 水平较低，B 超显像可确诊。

四、规范化治疗

(一)清除宫腔内容物

葡萄胎确诊后应及时清除宫腔内容物，一般采用吸宫术迅速排空宫腔，即使子宫增大至妊娠 6 个月左右大小，仍可使用负压吸引。注意在输液、配血准备下，充分扩张子宫颈管，用大号吸管吸引。待子宫缩小后轻柔刮宫，在宫口扩大后可以应用缩宫素。一般尽量一次吸刮干净，子宫过大者可在 1 周后第 2 次刮宫，每次刮出物均需送病理检查。

(二)黄素囊肿的处理

因囊肿可自行消退，一般无须处理。

(三)预防性化疗

葡萄胎恶变率为 10%～25%，为防止葡萄胎恶变，应对高危患者进行预防性化疗：①年龄大于 40 岁。②葡萄胎排出前 HCG 值异常升高。③滋养细胞高度增生或伴有不典型增生。④葡萄胎清除后，HCG 下降曲线不呈进行性下降，而是降至一定水平后即持续不再下降，或始终处于高值。⑤出现可疑转移灶者。⑥无条件随访者。一般选用氟尿嘧啶或放线菌素 D 单药化疗 1～2 个疗程。

(四)葡萄胎处理后

应避孕 1～2 年，宜用阴茎套或阴道隔膜避孕，一般不宜采用宫内节育器，因可混淆子宫出血原因。而含有雌激素的避孕药有促进滋养细胞生长的作用，亦不应用。

(五)随访

定期随访极重要，可早期发现持续性或转移性滋养细胞疾病。葡萄胎清除后每周一次做 HCG 定量测定，直到降至正常水平。开始 3 个月内仍每周复查一次，此后 3 个月每半月一次，然后每月一次持续半年，第 2 年起改为每半年一次，共随访 2 年，随访内容除每次必须监测 HCG 外，应注意有无阴道异常流血、咳嗽、咯血及其他转移灶症状，并做妇科检查，盆腔 B 超及 X 线胸片检查也应重复进行。

第二节　侵蚀性葡萄胎

侵蚀性葡萄胎指葡萄胎组织侵入子宫肌层局部，少数转移至子宫外，因具恶性肿瘤行为而得名。侵蚀性葡萄胎来自良性葡萄胎，多数在葡萄胎清除后 6 个月内发生。侵蚀性葡萄胎的绒毛可侵入子宫肌层或血管或两者皆有，起初为局部蔓延，水泡样组织侵入子宫肌层深部，有时完全穿透子宫壁，并扩展进入阔韧带或腹腔，半数病例随血运转移至远处，主要部位是肺和阴道。预后较好。

一、病理

大体可见水泡状物或血块，镜检时有绒毛结构，滋养细胞过度增生及不典型增生的程度不等，具有过度的侵蚀能力。组织学分为 3 型：①1 型，肉眼见大量水泡，形态似葡萄胎，但已侵入子宫肌层或血窦，很少出血坏死。②2 型，肉眼见少量或中等量水泡，滋养细胞中度增生，部分细胞分化不良，组织有出血坏死。③3 型，肿瘤几乎全部为坏死组织和血块，肉眼仔细观察才能见到少数水泡，个别仅在显微镜下找到残存肿大的绒毛，滋养细胞高度增生并分化不良，形态上极似绒癌。

二、临床表现

(一)原发灶表现

最主要症状是阴道不规则流血，多数在葡萄胎清除后几个月开始出现，量多少不定。妇科检查子宫复旧延迟，葡萄胎排空后 4～6 周子宫未恢复正常大小，黄素化囊肿持续存在。若肿瘤组织穿破子宫，则表现为腹痛及腹腔内出血症状。有时触及宫旁转移性肿块。

(二)转移灶表现症状、体征

视转移部位而异。最常见部位是肺，其次是阴道、宫旁，脑转移少见。在肺转移早期，胸片显示肺野外带单个或多个半透明小圆形阴影为其特点，晚期病例所见与绒癌相似。阴道转移灶表现为紫蓝色结节，溃破后大量出血。脑转移典型病例出现头痛、呕吐、抽搐、偏瘫及昏迷，一旦发生，致死率高。

三、诊断

(一)病史及临床表现

根据葡萄胎清除后半年内出现典型的临床表现或转移灶症状，结合辅助诊断方法，临床诊断可确立。

(二)HCG 连续测定

葡萄胎清除后 8 周以上 HCG 仍持续高水平，或 HCG 曾一度降至正常水平又迅速升高，临床已排除葡萄胎残留、黄素化囊肿或再次妊娠，可诊断为侵蚀性葡萄胎。

(三)超声检查

B 超宫壁显示局灶性或弥散性强光点或光团与暗区相间的蜂窝样病灶，应考虑为侵蚀性葡萄胎或绒癌。

(四)组织学诊断

单凭刮宫标本不能作为侵蚀性葡萄胎的诊断依据，但在侵入子宫肌层或子宫外转移的切片中，见到绒毛结构或绒毛退变痕迹，即可诊断为侵蚀性葡萄胎。若原发灶与转移灶诊断不一致，只要任一标本中有绒毛结构，即应诊断为侵蚀性葡萄胎。

四、治疗

治疗原则以化疗为主，手术为辅。侵蚀性葡萄胎化疗几乎已完全替代了手术，但手术治疗在控制出血、感染等并发症及切除残存或耐药病灶方面仍占重要地位。

(一)化学药物治疗

1.所用药物

药物包括氟尿嘧啶、放线菌素、甲氨蝶呤及其解救药亚叶酸钙、环磷酰胺、长春新碱、依托泊苷、顺铂等。

2.用药原则

Ⅰ期通常用单药治疗；Ⅱ～Ⅲ期宜用联合化疗；Ⅳ期或耐药病例则用 EMA-CO 方案，完全缓解率高，不良反应小。

3.不良反应

以造血功能障碍为主，其次为消化道反应，肝功能损害也常见，严重者可致死，治疗过程中应注意防治。脱发常见，停药后可逐渐恢复。

4.停药指征

化疗须持续到症状、体征消失，HCG每周测定一次，连续3次在正常范围，再巩固2～3个疗程，随访5年无复发者为治愈。

(二)手术治疗

病变在子宫，化疗无效者可切除子宫，手术范围主张行次广泛子宫切除及卵巢动静脉高位结扎术，主要切除宫旁静脉丛。年轻未育者尽可能不切子宫，以保留生育功能；必须切除子宫时，仍应保留卵巢，见绒癌处理。

五、预后

一般均能治愈，个别病例死于脑转移。病理分型中的3型常发展为绒癌，预后较差。

六、随访

临床痊愈出院后应严密随访，观察有无复发。第1年内每月随访1次，1年后每3个月随访1次，持续至3年，再每年1次至5年，此后每2年1次。随访内容重点同葡萄胎。

第三节　绒毛膜癌

绒毛膜癌是一种高度恶性的肿瘤，继发于葡萄胎、流产或足月分娩以后。其发病情况为0.000 1%～0.36%，少数可发生于异位妊娠后，多为生育年龄妇女。偶尔发生于未婚妇女的卵巢，称为原发性绒毛膜癌。在20世纪50年代前，病死率很高，近年来应用化学药物治疗，使绒癌的预后有了显著的改观。

一、病因

目前尚不清楚，有以下几种诱因。

1.与营养缺乏、多次分娩、近亲结婚有关

尚缺乏足够证据。

2.病毒学说

尚未得到进一步的证明。

3.染色体异常

可能是病变的后果，尚难以肯定是病因。

4.免疫学方面的异常

与本病的发生有一定关系，但亦有待于寻找更多的证据。

5.其他

滋养细胞在一定条件下由隐匿型非增生细胞进入增生状态，形成肿瘤。患者年龄大，与前次妊娠间隔时间长，HCG水平极高，肿瘤大，有肝、肾、脑转移，曾行过化疗者，夫妇双方为单一血型A、B、AB型，均属绒毛膜癌高危因素，发生的绒毛膜癌恶性度高，难以治愈，预后差。

二、诊断

(一)病史及症状

1.前次妊娠性质

在妊娠性绒毛膜癌中,前次妊娠性质可以为葡萄胎,也可以为流产(包括宫外孕、人工流产、自然流产、稽留流产)或足月产(包括早产)。

2.潜伏期

从前次妊娠之后至发病,中间相隔的时间自数月至数年不等,偶尔亦可与妊娠同时存在,此时称妊娠合并绒毛膜癌。文献报道的直接绒毛膜癌即妊娠一开始就是绒毛膜癌,中间无间隔期。

3.临床症状

(1)阴道流血:在产后、流产后,特别在葡萄胎清宫后,有不规则流血,量多少不定。如绒毛膜癌已侵入子宫肌壁间而子宫内膜病变较轻者,可无阴道流血。

(2)腹部包块:因增大的子宫或阔韧带内形成血肿,或增大的黄色囊肿,患者往往主诉为下腹包块。

(3)腹痛:癌组织侵蚀子宫壁或子宫腔积血所致,也可因癌组织穿破子宫或内脏转移所致。

(二)盆腔检查

阴道分泌物极臭。子宫增大,柔软,形状不规则。患侧的子宫动脉有明显搏动。如有盆腔动静脉瘘存在,可触到像猫喘样的血流感觉。有时可摸到双侧黄素化囊肿,但不常见,如破入阔韧带,则在其内形成血肿。

(三)转移症状

绒毛膜癌的滋养细胞最早侵入宫旁组织的静脉内,由此逆行而转移到阴道,上行经右心而至肺,再由肺继发转移而扩散至全身各主要器官,如脑、肝、肾、胃、肠等。

1.肠转移

绒毛膜癌主要以血行转移,其中肺部转移的发生率占第一位,转移灶侵犯支气管黏膜时可造成咯血;侵犯胸膜时可出现胸痛、胸腔积液、积血。如广泛的微血管内出现细胞栓塞,可引起呼吸困难。

2.阴道转移

阴道转移仅次于肺,占第 2 位。其特征为紫蓝色的结节突出于阴道黏膜面,为实质的肿块,若表面破裂,可引起大出血,也易感染。

3.脑转移

脑转移常继发于肺转移之后,是绒毛膜癌患者常见的死亡原因之一。在最早期,是脑动脉内瘤栓期,造成局部缺血,出现一过性症状,如突然跌倒、失语、失明,过几秒或几分钟后恢复。以后血管内瘤细胞继续生长发展,产生破坏性症状,造成蛛网膜下隙及附近脑组织出血,主要的症状为头痛、偏瘫、呕吐、平衡失调、视觉障碍、失语、高热、抽搐,以至昏迷,如引起脑疝,患者可突然死亡。

4.肝转移

肝区压痛,肝大,破裂时可引起内出血。

(四)血或尿内 HCG 测定

滴定度升高或者血、尿 HCG 阴性后又出现阳性。

(五)X 线胸片

X 线胸片可见肺部有球样阴影,分布于两侧肺野,有时仅为单个转移病灶。或几个结节融合成棉球,团块状病变。

(六)病理诊断

子宫肌层内或其他切除的脏器中,可见大片坏死组织和凝血块,在其周围可见大量活跃的滋养细胞,不存在绒毛结构。

三、鉴别诊断

绒毛膜癌和侵蚀性葡萄胎的临床鉴别要点如下。

(一)前次妊娠性质

根据经病理证明的病例资料总结,继流产(包括宫外孕、稽留流产和人工流产)或足月产(包括早产)发生恶变的,几乎全部为绒毛膜癌(只有极个别的继人工流产后发现为侵蚀性葡萄胎,但病史不清,刮出物亦未经病检,很可能流产前已是葡萄胎)。继葡萄胎后发生恶变的,则可能是侵蚀性葡萄胎,也可能是绒毛膜癌。可依据下述葡萄胎排出时间进行区分。

(二)葡萄胎排出时间

凡葡萄胎排出后在 6 个月内者,96.6%为侵蚀性葡萄胎。凡葡萄胎排出后已超过 1 年者,92.0%为绒毛膜癌。葡萄胎排出在 6 个月至 1 年者,侵蚀性葡萄胎和绒毛膜癌的可能性各占一半。在这些病例中,有时进行鉴别还有困难,一般说来间隔时间越长,绒毛膜癌的概率越大。

四、规范化治疗

(一)治疗原则

以化疗为主,手术为辅,年轻未育者尽可能不切除子宫,以保留生育功能,如不得已切除子宫,卵巢仍可保留。

(二)化学药物治疗

在一般早期病例,可单用一种药物,以氟尿嘧啶(5-FU)为首选。如病情急或已到晚期则需 2 种或 2 种以上药物合用。常用的为氟尿嘧啶(5-FU)加放线菌素 D。氟尿嘧啶、放线菌素 D 疗效最好,不良反应小,对肺、消化道、泌尿道及生殖道的转移均有效。可用作静脉给药、动脉灌注、腔内或瘤内注射,也可口服。

(1)单药治疗:所用剂量比多种用药时要大,如氟尿嘧啶 28～30mg/(kg·d)。

(2)联合治疗:剂量较单药治疗略小,疗程较短,如氟尿嘧啶为 26mg/(kg·d),放线菌素 D 为 6μg/(kg·d)。

(3)药物剂量:要获得满意效果,各种药物的用量必须达到患者最大耐受量,尤其是第一、第二疗程更为重要,药物选择合适,用量足够,则多数病例可以迅速见效。

(三)手术治疗

自从证明化学药物治疗有较多的效果后,手术治疗已较少应用。

(四)放射治疗

绒毛膜癌及恶性葡萄胎对放疗敏感。若肺部、盆腔、腹腔等孤立性病灶,手术有困难或经多个疗程化疗消退不明显,可考虑放射治疗,用^{60}Co或深部X线照射,脑转移者可行全脑照射,不能切除的阴道转移结节亦可用镭局部治疗。绒毛膜癌适宜剂量为3 000～4 000cGy/3～4周,恶性葡萄胎为2 000～3 000cGy/2～3周。

(五)外阴及阴道出血的处理

转移瘤未破溃,除氟尿嘧啶静脉滴注外,可加用氟尿嘧啶250～500mg转移瘤内注射。隔2～3天注射一次,至转移瘤明显缩小为止。若转移瘤已破溃出血,可用纱布条压迫止血,或纱布条上涂上无菌出血药物,如云南白药也有效。经过以上方法仍不能止血时,可考虑手术切除或缝合。

(六)腹腔内出血的处理

有急性明显腹腔内出血时,应立即剖腹手术,切除子宫。术后继续全身化疗。

(七)脑转移的处理

(1)全身化疗:首选药物是常用的氟尿嘧啶与放线菌素D联合化疗。

(2)对症治疗:使化疗发挥作用,降低颅内压用甘露醇或山梨醇250mL,每4～6小时1次,半小时滴完。

(3)镇静:控制抽搐可用地西泮、巴比妥或哌替啶等药物。

(4)防止并发症:昏迷、抽搐跌倒、咬伤、吸入性肺炎等,要做好护理工作,同时要及时纠正电解质紊乱及酸碱平衡失调。

(八)咯血的处理

一旦发生大咯血时应及时处理。①垂体后叶素。20U加入5%葡萄糖液500mL,静脉滴注。②止血药物。可用氨甲苯酸及对羧基苄胺等。③手术。如能确定出血部位,条件及时间许可,考虑行肺叶切除术。④注意抗休克、纠正贫血、抗感染及防止咯血而引起窒息。

第四节　胎盘部位滋养细胞肿瘤

胎盘部位滋养细胞肿瘤(PSTT)指来源于胎盘种植部位的一种特殊类型的较为罕见的滋养细胞肿瘤。本病一般为良性,但也可以为恶性。

一、病理

肿瘤呈实性,一般局限于子宫,多突向宫腔,呈息肉状生长,也可侵入肌层,甚至穿破子宫壁。肿瘤切面呈白色或黄色,质软,偶见小出血灶。PSTT在镜下主要由中间型滋养细胞构成,肿瘤细胞呈圆形、多角形或梭形,胞质丰富,呈异染性,核分裂象少见。无广泛性出血及坏死,也无绒毛结构。肿瘤细胞可产生HCG及HPL(人胎盘生乳素)。

二、病情分析

(一)病史

一般继发于足月产(或早产)、流产或葡萄胎后,或与妊娠同时存在。

(二)症状

主要表现为不规则阴道流血，有时闭经，可伴有贫血。少数病例以转移症状为首发症状，转移部位以肺为主，也可经血行多处转移。

(三)妇科检查

子宫可呈均匀或不规则增大，一般如 8～16 周大小。其他体征有贫血貌、蜘蛛痣、脾肿大、高雄激素体征，并发肾病综合征者可有水肿等。

(四)辅助检查

(1)血 HCG 测定：仅 1/3～1/2 患者 HCG 升高，通常低于 3 000IU/L。

(2)血 HPL 测定。

(3)超声检查：B 超提示子宫肌层内肿块，有时类似子宫肌瘤回声，彩色多普勒超声显示为舒张期成分占优势的低阻抗富血流肿块图像。

(4)胸片检查：以诊断肺转移。

(5)MRI：以诊断子宫病灶。

(6)诊断性刮宫：许多 PSTT 常通过刮宫首先做出诊断，一般根据刮宫标本已可进行 PSTT 病理组织学诊断。

三、诊断

PSTT 的诊断必须依靠病理。其特点如下。

(1)单一类型的中间型滋养细胞，缺乏典型的细胞滋养细胞和合体滋养细胞，无绒毛结构，出血坏死较少见。

(2)免疫组化染色，大多数肿瘤细胞 HPL 阳性，仅少数 HCG 阳性。

(3)临床上可以通过刮宫标本诊断 PSTT。但若要准确判断 PSTT 侵蚀子宫肌层的深度，必须靠子宫切除标本。

(4)血 β-HCG 可轻度升高或正常，血 HPL 可有轻度升高。

(5)B 超显示子宫肌层内低回声区。彩色多普勒超声可见肿瘤部位呈现血流丰富、低阻抗血流图像。

(6)鉴别诊断。①稽留流产：宫内刮出物有胎囊及绒毛。②绒癌：有典型的细胞滋养细胞和合体滋养细胞，常伴大量出血和坏死。③合体细胞子宫内膜炎：胎盘部位浅肌层有合体细胞浸润，并混有不等量的炎细胞。④当 PSTT 的肿瘤细胞呈梭形时需与平滑肌肉瘤相鉴别，PSTT 核分裂象少，其临床表现也不同于平滑肌肉瘤。

四、预后

大多数 PSTT 表现为良性，仅 10%～15%预后不良。影响 PSTT 的预后因素如下。

(1)先行妊娠至临床诊断间隔时间大于 2 年者预后不良。

(2)先行妊娠为足月妊娠者易发生转移。

(3)核分裂象高者尤其伴大片出血坏死者预后差。

(4)子宫外转移者预后差。

五、治疗

(一)手术

手术是首选治疗方法,手术范围一般为全子宫加双侧附件切除术。对疑有淋巴转移者可加行盆腔淋巴结清扫术。年轻、无卵巢转移证据者可保留卵巢。

(二)化疗

化疗主要适用手术后辅助化疗及年轻要求保留生育功能患者刮宫后。一般主张联合用药。

(三)诊断性刮宫

诊断性刮宫适用于年轻要求保留生育功能,组织学检查可提示核分裂相等,影像学检查子宫增大不明显,且有条件随访者。

(四)放疗

放疗主要适用于转移瘤,对孤立、局部复发病变最有效。

第十二章 妊娠期并发症

第一节 妊娠期合并糖尿病

妊娠期间糖尿病包括糖尿病合并妊娠和妊娠期糖尿病。妊娠前已有糖尿病的患者，称糖尿病合并妊娠；妊娠前糖代谢正常或有潜在糖耐量减退，妊娠期才出现或发现糖尿病，称为妊娠期糖尿病（GDM）。糖尿病孕妇中80%以上为GDM，糖尿病合并妊娠者不足20%。GDM发生率我国报道为1%～5%，近年有明显增高趋势。GDM患者糖代谢多数于产后能恢复正常，但将来患非胰岛素依赖型糖尿病机会增加。糖尿病对母儿均有较大危害，必须引起重视。

一、妊娠期糖代谢的特点

（一）妊娠早中期

随孕周增加，胎儿通过胎盘从母体获取葡萄糖增加，孕期肾血浆流量及肾小球滤过率均增加，但肾小管对糖的重吸收不能相应增加，导致部分孕妇排糖量增加，并且雌激素和孕激素增加母体对葡萄糖的利用。因此，孕妇血浆葡萄糖随妊娠进展而降低，空腹血糖约降低10%。孕妇长时间空腹易发生低血糖及酮症酸中毒。

（二）妊娠中晚期

孕妇体内抗胰岛素样物质增加，如胎盘生乳素、雌激素、皮质醇和胎盘胰岛素酶等使孕妇对胰岛素的敏感性随孕周增加而下降，为维持正常糖代谢水平，胰岛素需求量必须相应增加。对于胰岛素分泌受限的孕妇，妊娠期不能代偿这一生理变化而使血糖升高，使原有糖尿病加重或出现GDM。

二、妊娠对糖尿病的影响

妊娠可使隐性糖尿病显性化，使既往无糖尿病的孕妇发生GDM，使原有糖尿病患者的病情加重。

应用胰岛素治疗的糖尿病孕产妇需及时调整胰岛素用量。孕早期空腹血糖降低，如果未及时调整胰岛素用量，可出现低血糖。随妊娠进展，抗胰岛素样物质增加，胰岛素用量需不断增加。分娩过程中体力消耗较大，进食量少，若不及时减少胰岛素用量，容易发生低血糖。产后胎盘排出体外，胎盘分泌的抗胰岛素样物质迅速消失，胰岛素用量应立即减少。妊娠期若不及时调整胰岛素用量，部分患者可能会出现血糖过低或过高，严重者甚至导致低血糖昏迷及酮症酸中毒。

三、糖尿病对妊娠的影响

妊娠合并糖尿病对母儿的影响取决于糖尿病病情及血糖控制水平，病情较重或血糖控制不良，对母儿影响极大。

(一)对孕妇的影响

(1)高血糖可使胚胎发育异常甚至死亡,流产发生率达15%～30%。

(2)发生妊娠期高血压疾病的可能性较非糖尿病孕妇高2～4倍。糖尿病孕妇一旦并发高血压,病情较难控制,对母儿极不利。

(3)未能很好控制血糖的孕妇易发生感染,有关的感染有外阴阴道假丝酵母菌病、肾盂肾炎、无症状菌血症、产褥感染等。

(4)羊水过多发生率较非糖尿病孕妇高10倍。其原因可能与胎儿高血糖、高渗性利尿致胎尿排出增多有关。

(5)因巨大儿发生率明显增高,难产、产道损伤、手术产概率增高,产程延长易发生产后出血。

(6)易发生糖尿病酮症酸中毒。由于妊娠期复杂的代谢变化,高血糖及胰岛素相对或绝对不足,代谢紊乱进一步发展到脂肪分解加速,血清酮体急剧升高,进一步发展为代谢性酸中毒。

(7)GDM孕妇再次妊娠时,复发率高达33%～69%。远期患糖尿病概率增加,17%～63%将发展为非胰岛素依赖型糖尿病。心血管系统疾病的发生率也高。

(二)对胎儿的影响

(1)巨大儿发生率高达25%～42%。

(2)胎儿生长受限(FGR)发生率为21%。糖尿病合并微血管病变者,胎盘血管常出现异常,影响胎儿发育。

(3)易发生流产和早产。妊娠早期血糖升高可使胚胎发育异常,导致胚胎死亡而流产。合并羊水过多易发生早产,并发妊娠期高血压疾病、胎儿窘迫等时,常需提前终止妊娠,早产发生率为10%～25%。

(4)胎儿畸形率高于非糖尿病孕妇,严重畸形发生率为正常妊娠的7～10倍。以心血管畸形和神经系统畸形最常见。

(三)对新生儿的影响

(1)新生儿呼吸窘迫综合征发生率增高,高血糖刺激胎儿胰岛素分泌增加,形成高胰岛素血症,后者具有拮抗糖皮质激素促进肺泡Ⅱ型细胞表面活性物质合成及释放的作用,使胎儿肺泡表面活性物质产生及分泌减少,胎儿肺成熟延迟。

(2)新生儿低血糖,新生儿脱离母体高血糖环境后,高胰岛素血症仍存在,若不及时补充糖,易发生低血糖,严重时危及新生儿生命。

四、诊断

(一)糖尿病合并妊娠

(1)妊娠前已确诊为糖尿病患者。

(2)妊娠前未进行过血糖检查但存在糖尿病高危因素者,如肥胖(尤其重度肥胖)、一级亲属患2型糖尿病、GDM史或大于胎龄儿分娩史、多囊卵巢综合征患者及妊娠早期空腹尿糖反复阳性,首次产前检查时应明确是否存在妊娠前糖尿病,达到以下任何标准诊断为糖尿病合并妊娠:①空腹血糖≥7.0mmol/L(126mg/dL);②糖化血红蛋白≥6.5%(采用NGSP/DCCT标化的方法);③伴有典型的高血糖或高血糖危象症状,同时任意血糖≥11.1mmol/L(200mg/

dL)。如果没有明确的高血糖症状,任意血糖≥11.1mmol/L 需要次日复测上述①或者②确诊。不建议孕早期常规葡萄糖耐量试验检查。

(二)妊娠期糖尿病

(1)有条件的医疗机构,在妊娠 24～28 周及以后,应对所有尚未被诊断为糖尿病的孕妇,进行 75g OGTT。

75g OGTT 的方法:OGTT 前 1 日晚餐后禁食至少 8 小时至次日晨(最迟不超过上午 9 时),OGTT 试验前连续 3 日正常体力活动,正常饮食,即每日进食糖类不少于 150g,检查期间静坐,禁烟。检查时,5 分钟内口服含 75g 葡萄糖的液体 300mL,分别抽取服糖前、服糖后 1 小时、2 小时的静脉血(从开始饮用葡萄糖水计算时间),放入含有氟化钠的试管中采用葡萄糖氧化酶法测定血浆葡萄糖水平。

75g OGTT 的诊断标准:空腹及服糖后 1 小时、2 小时的血糖值分别为 5.1mmol/L、10.0mmol/L,8.5mmol/L。任何一点血糖值达到或超过上述标准即诊断为 GDM。

(2)医疗资源缺乏地区,建议妊娠 24～28 周首先检查 FPG。FPG≥5.1mmol/L,可以直接诊断为 GDM,不必再做 75g OGTT;而 4.4mmol/L≤FPG＜5.1mmol/L 者,应尽早做 75g OGTT;FPG＜4.4mmol/L。可暂不行 75g OGTT。

(3)孕妇具有 GDM 高危因素,首次 OGTT 正常者,必要时在妊娠晚期重复 OGTT。未定期孕期检查者,如果首次就诊时间在妊娠 28 周以后,建议初次就诊时进行 75g OGTT 或 FPG 检查。

GDM 的高危因素有以下 4 种。①孕妇因素:年龄≥35 岁,妊娠前超重或肥胖、糖耐量异常史、多囊卵巢综合征;②家族史:糖尿病家族史;③妊娠分娩史:不明原因的死胎、死产、流产史,巨大儿分娩史,胎儿畸形和羊水过多史,GDM 史;④本次妊娠因素:妊娠期发现胎儿大于孕周、羊水过多;反复外阴阴道假丝酵母菌病者。

五、处理

(一)糖尿病患者可否妊娠的指标

(1)糖尿病患者于妊娠前应确定糖尿病严重程度。若 10 岁前发病,或病程超过 20 年,或合并单纯性视网膜病、糖尿病性肾病,眼底有增生性视网膜病变或玻璃体积血者不宜妊娠。若已妊娠应尽早终止妊娠。

(2)器质性病变较轻、血糖控制良好者,可在积极治疗、密切监护下继续妊娠。

(3)从孕前开始,在内科医师协助下严格控制血糖值。确保受孕前、妊娠期及分娩期血糖在正常范围。

(二)糖代谢异常孕妇的管理

1.妊娠期血糖控制满意标准

孕妇无明显饥饿感,空腹血糖控制在 3.3～5.3mmol/L;餐前 30 分钟:3.3～5.3mmol/L,餐后 2 小时:4.4～6.7mmol/L;夜间:4.4～6.7mmol/L。

2.饮食控制和运动疗法

饮食控制是糖尿病治疗的基础。多数 GDM 患者经合理饮食控制和适当运动疗法,均能控制血糖在满意范围。控制餐后 1 小时血糖在 8mmol/L 以下。但要避免过分控制饮食,否则会导致孕妇饥饿性酮症及胎儿生长受限。

3.药物治疗

口服降糖药在妊娠期应用的安全性、有效性未得到足够证实，目前不推荐使用。胰岛素不通过胎盘，对饮食治疗不能控制的糖尿病，胰岛素是主要的治疗药物。胰岛素用量个体差异较大。一般从小剂量开始，并根据病情、孕期进展及血糖值加以调整，力求控制血糖在正常水平。

4.妊娠期糖尿病酮症酸中毒的处理

在监测血气、血糖、电解质并给予相应治疗的同时，主张应用小剂量正规胰岛素 0.1U/(kg·h)静脉滴注。每 1～2 小时监测血糖 1 次。血糖大于 13.9mmol/L，应将胰岛素加入 0.9%氯化钠注射液静脉滴注，血糖不超过 13.9mmol/L，将胰岛素加入 5%葡萄糖氯化钠注射液中静脉滴注，酮体转阴后可改为皮下注射。

(三)加强对孕妇和胎儿监护

妊娠早期应及时调整胰岛素用量以防发生低血糖。每周检查 1 次直至妊娠第 10 周。妊娠中期应每 2 周检查 1 次，一般妊娠 20 周时胰岛素需要量开始增加，需及时进行调整。每月测定肾功能及糖化血红蛋白含量，同时进行眼底检查。妊娠 32 周以后每周检查 1 次。注意血压、水肿、尿蛋白情况。注意胎儿发育、胎儿成熟度、胎儿胎盘功能等的监测，必要时及早住院。

(四)终止妊娠指征

(1)血糖控制良好，孕晚期无并发症，胎儿宫内情况良好，可等待至妊娠 38～39 周终止妊娠。

(2)血糖控制不满意，伴血管病变，合并重度子痫前期，严重感染，胎儿生长受限，胎儿窘迫，应及早抽取羊水，了解胎肺成熟情况，并注入地塞米松促胎儿肺成熟，胎肺成熟后应立即终止妊娠。

(五)分娩方式

妊娠合并糖尿病本身不是剖宫产指征，有巨大胎儿、胎盘功能不良、胎位异常或其他产科指征者，应行剖宫产。对糖尿病病程超过 10 年，伴有视网膜病变及肾功能损害，重度子痫前期，有死胎、死产的孕妇，应放宽剖宫产指征。

(六)分娩期处理

1.一般处理

注意休息、镇静，给予适当饮食，严密观察血糖、尿糖及酮体变化，及时调整胰岛素用量，加强胎儿监护。

2.阴道分娩

临产后应严格控制血糖水平。产程中一般停用皮下注射正规胰岛素，静脉输注 0.9%氯化钠注射液加正规胰岛素，根据产程中测得的血糖值调整静脉输液速度。在 12 小时内结束分娩，产程过长增加酮症酸中毒、胎儿缺氧和感染危险。

3.剖宫产

在手术前 1 天停止晚餐前精蛋白锌胰岛素，手术日停止皮下注射胰岛素，一般在早上监测血糖、尿糖及尿酮体。根据其空腹血糖水平及每日胰岛素用量，改为小剂量胰岛素持续静脉滴注。一般按 3～4g 葡萄糖加 1U 胰岛素比例配制葡萄糖注射液，并按每小时静脉输入 2～3U

胰岛素速度持续静脉滴注，每 3～4 小时测血糖 1 次，尽量使术中血糖控制在 6.67～10.0mmol/L，术后每 2～4 小时测 1 次血糖，直到饮食恢复。

4.产后处理

产褥期胎盘排出后，体内抗胰岛素物质迅速减少，大部分 GDM 患者在分娩后即不再需要使用胰岛素，仅少数患者仍需胰岛素治疗。胰岛素用量应减少至分娩前的 1/3～1/2，根据产后空腹血糖值调整用量。

(七)新生儿出生时处理

新生儿出生时应留脐血，进行血糖、胰岛素、胆红素、红细胞比容、血红蛋白、钙、磷、镁的测定。无论出生时状况如何，均应视为高危新生儿，尤其是孕期血糖控制不满意者，需给予监护，注意保暖和吸氧，重点为防止新生儿低血糖，开奶同时滴服葡萄糖液。

第二节　妊娠期合并心脏病

妊娠、分娩及产褥期均可能使心脏病患者的心脏负担加重而诱发心力衰竭，是孕产妇死亡的重要原因之一。妊娠合并心脏病在我国孕产妇死因中高居第 2 位，为非直接产科死因的第 1 位。

一、妊娠对心血管系统的影响

(一)妊娠期

随着妊娠进展，母体在血容量、血流动力学等方面均发生一系列变化。孕妇的总血容量较非孕期增加，一般于妊娠第 6 周开始，32～34 周达高峰，较妊娠前增加 30%～45%。血容量增加引起心排出量增加和心率加快。妊娠晚期子宫增大、膈肌上升使心脏向左向上移位。心尖部第 1 心音和肺动脉瓣区第 2 心音增强，并可有轻度收缩期杂音。这种心脏改变有时与器质性心脏病难以区别，增加妊娠期心脏病的诊断难度。

(二)分娩期

分娩期为心脏负荷最重的时期。子宫收缩使子宫血流减少，且每次宫缩时有 250～500mL 血液被挤入体循环，因此，全身血容量增加。第二产程由于产妇屏气，肺循环阻力增加，胎儿胎盘娩出后，子宫突然缩小，胎盘循环停止，回心血量急剧增加。另外，腹腔内压骤减，大量血液向内脏灌注，造成血流动力学急剧变化。此时，患心脏病孕妇极易发生心力衰竭。

(三)产褥期

产后 3 天内仍是心脏负担较重的时期。除子宫收缩使一部分血液进入体循环外，孕期组织间潴留的液体也开始回到体循环。妊娠期出现的心血管变化，在产褥期尚不能立即恢复到孕前状态。患心脏病孕妇此时仍应警惕心力衰竭的发生。

二、妊娠合并心脏病种类和对妊娠的影响

近 30 年来随心血管外科发展，先天性心脏病已有可能获得早期根治或部分纠正，越来越多的先天性心脏病女性能够获得妊娠和分娩机会。在妊娠合并心脏病患者中，先天性心脏病占 35%～50%，位居第一，而后是风湿性心脏病、妊娠期高血压疾病性心脏病、围生期心肌病、

贫血性心脏病及心肌炎等。

(一)先天性心脏病

1.左向右分流型先天性心脏病

房间隔缺损和室间隔缺损是常见的先天性心脏病。对妊娠的影响取决于缺损的大小。一般缺损面积小多能耐受妊娠及分娩。若缺损面积较大,妊娠期及分娩期由于肺循环阻力增加、肺动脉高压、右侧心房压力增加、妊娠期体循环阻力下降、分娩期失血等,可引起右至左的分流出现发绀,容易发生心力衰竭。

2.右向左分流型先天性心脏病

临床上以法洛四联症及艾森曼格综合征最常见。一般多有复杂的心血管畸形,未行手术矫治者很少存活至生育年龄。此类心脏病妇女不宜妊娠,若已妊娠也应尽早终止。经手术治疗后心功能Ⅰ～Ⅱ级者,可在严密观察下继续妊娠。

3.无分流型先天性心脏病

无分流型先天性心脏病以肺动脉口狭窄多见。单纯肺动脉口狭窄的预后一般较好,多数可存活至生育期。轻度狭窄者,能度过妊娠及分娩期。重度狭窄者,由于妊娠期及分娩期血容量及心排出量增加,加重右侧心室负荷,严重时可发生右侧心力衰竭。故严重肺动脉口狭窄宜于妊娠前行手术矫治。

(二)风湿性心脏病

风湿性心脏病以二尖瓣狭窄和二尖瓣关闭不全多见。由于血流从左侧心房流入左侧心室受阻,并且妊娠期血容量增加和心率加快,舒张期左侧心室充盈时间缩短,可发生肺淤血和肺水肿。轻度二尖瓣狭窄者,可以耐受妊娠。二尖瓣狭窄越严重,血流动力学改变越明显,妊娠危险性越大,肺水肿和心力衰竭的发生率越高,孕妇与胎儿病死率越高。由于妊娠期外周阻力下降,二尖瓣反流程度减轻,故二尖瓣关闭不全患者一般情况下能较好耐受妊娠。

(三)妊娠期高血压疾病性心脏病

妊娠期高血压疾病孕妇,以往无心脏病病史及体征,而突然发生以左侧心力衰竭为主的全心力衰竭,称为妊娠期高血压疾病性心脏病,系因冠状动脉痉挛、心肌缺血、周围小动脉阻力增加、水钠潴留及血黏度增加等因素加重心脏负担而诱发急性心力衰竭。产后病因消除,病情会逐渐缓解,多不遗留器质性心脏病变。

(四)围生期心肌病

围生期心肌病是指发生于妊娠期晚期至产后 6 个月的扩张性心肌病。其特征为既往无心血管疾病病史的孕妇,出现心肌收缩功能障碍和充血性心力衰竭。确切病因不明,可能与病毒感染、免疫、高血压、肥胖、营养不良及遗传等因素有关。临床表现主要为呼吸困难、心悸、咳嗽、咯血、端坐呼吸、胸痛、肝大、水肿等心力衰竭的症状。初次心力衰竭经早期治疗后,1/3～1/2 患者可以完全康复,再次妊娠可能复发。目前本病缺乏特异性的诊断手段,主要根据病史、临床表现及辅助检查,心内膜或心肌活检可见心肌细胞变性坏死伴炎性细胞浸润,对鉴别诊断有意义。

三、对胎儿的影响

不宜妊娠的心脏病患者一旦妊娠,或妊娠后心功能恶化、流产、早产、死胎、胎儿生长受限、胎儿窘迫及新生儿窒息的发生率均明显增高。围生儿病死率是正常妊娠的2～3倍。心脏病孕妇心功能良好,胎儿相对安全,多以剖宫产方式终止妊娠。某些治疗心脏病的药物对胎儿也存在潜在的毒性反应,如地高辛可自由通过胎盘到达胎儿体内。多数先天性心脏病为多基因遗传,双亲中任何一方患有先天性心脏病,其后代先心病及其他畸形的发生机会明显增加,如室间隔缺损、肥厚性心肌病、马方综合征等均有较高的遗传性。

四、诊断

(一)妊娠合并心脏病的诊断

由于正常妊娠的生理性变化,可以表现出一些酷似心脏病的症状和体征,如心悸、气短、乏力、下肢水肿、心动过速等。心脏检查可以有轻度增大,心脏杂音。妊娠还可使原有心脏病的某些体征发生变化,增加心脏病诊断难度。因此,诊断时应注意以下依据:①妊娠前有心悸、气短、心力衰竭史,或曾有风湿热病史,体检、X线检查、心电图检查曾被诊断有器质性心脏病。②有劳力性呼吸困难,经常性夜间呼吸困难、咯血、胸闷、胸痛等症状。③体征有发绀、杵状指(趾)、持续性颈静脉怒张、心脏听诊有2级以上舒张期或3级以上粗糙的全收缩期杂音,有心包摩擦音、舒张期奔马律和交替脉等。④心电图有严重心律失常,如心房颤动、心房扑动、Ⅲ度房室传导阻滞、ST段及T波异常改变等。⑤X线检查显示心脏显著增大,尤其是个别心腔增大;超声心动图检查示心肌肥厚、瓣膜运动异常、心内结构畸形等。

(二)心脏病孕妇心功能分级

纽约心脏病协会对心脏病心功能分级进行多次修订,1994年采用并行的2种分级方案来评估心脏病严重程度。

第一种:依据孕妇生活能力状况,将心脏病孕妇心功能分为4级。

Ⅰ级:一般体力活动不受限制。

Ⅱ级:一般体力活动轻度受限制,活动后心悸,轻度气短,休息时无症状。

Ⅲ级:一般体力活动明显受限制,休息时无不适,轻微日常工作即感不适、心悸、呼吸困难,或既往有心力衰竭史者。

Ⅳ级:一般体力活动严重受限制,不能进行任何体力活动,休息时有心悸、呼吸困难等心力衰竭表现。

第二种:根据客观的检查结果(心电图、负荷试验、X线检查、超声心动图等),将心脏病分为4级。

A级:无心血管病的客观依据。

B级:客观检查表明属于轻度心血管病孕妇。

C级:客观检查表明属于中度心血管病孕妇。

D级:客观检查表明属于重度心血管病孕妇。

其中轻、中、重度没有做出明确规定,由医师根据检查做出判断。分级将孕妇的2种分级并列,如心功能Ⅰ级B、Ⅱ级C等。

五、常见并发症

(一)心力衰竭

心力衰竭最容易发生在妊娠32～34周,分娩期及产后3天内。妊娠合并心脏病孕妇出现下述症状与体征，应考虑为早期心力衰竭：①轻微活动后即出现胸闷、心悸、气短；②休息时心率超过 110 次/分，呼吸超过 20 次/分；③夜间常因胸闷而坐起呼吸，或到窗口呼吸新鲜空气；④肺底部出现少量持续性湿啰音，咳嗽后不消失。

(二)亚急性感染性心内膜炎

妊娠期、分娩期及产褥期易发生菌血症，如泌尿生殖道感染，已有缺损或病变的心脏易发生感染性心内膜炎。若不及时控制，可诱发心力衰竭。

(三)缺氧和发绀

妊娠时外周血管阻力降低，使发绀型先天性心脏病孕妇的发绀加重；非发绀型左至右分流的先天性心脏病，可因肺动脉高压及分娩失血等因素，发生暂时性右至左分流引起缺氧和发绀。

(四)静脉栓塞和肺栓塞

妊娠时血液呈高凝状态，若合并心脏病伴静脉压增高及静脉血流淤滞者，有时可发生深部静脉血栓，一旦栓子脱落可诱发肺栓塞，是孕产妇的重要死亡原因之一，但不常见。

六、处理

(一)妊娠前

有心脏病的育龄妇女应做孕前咨询，以明确心脏病的类型、程度，心功能状态，并确定能否妊娠。心脏病变较轻，心功能Ⅰ～Ⅱ级，既往无心力衰竭史，亦无其他并发症者可以妊娠；心脏病变较重，心功能Ⅲ～Ⅳ级，既往有心力衰竭史，有肺动脉高压、右向左分流型先天性心脏病、严重心律失常、风湿热活动期、心脏病并发细菌性心内膜炎、急性心肌炎等，极易发生心力衰竭，不宜妊娠。

(二)妊娠期

从妊娠早期开始定期进行产前检查。

1.决定能否继续妊娠

凡不宜妊娠的心脏病孕妇，应在妊娠 12 周前行人工流产。妊娠超过 12 周时，应密切监护，积极防治心力衰竭，使之度过妊娠与分娩期。对顽固性心力衰竭，应与内科医师配合，在严密监护下行剖宫取胎术。

2.定期产前检查

在妊娠 20 周前，应每 2 周检查 1 次。在妊娠 20 周后，尤其是 32 周后，应每周 1 次。发现早期心力衰竭征象，应立即住院。孕期经过顺利者，亦应在 36～38 周提前住院待产。

3.防治心力衰竭

(1)休息：保证充分休息，每天至少 10 小时睡眠。避免过劳及情绪激动。

(2)饮食：既要限制体重过度增长还要保证蛋白质、维生素和铁剂的补充，20 周以后预防性应用铁剂防止贫血。适当限制食盐摄入量，一般每天食盐摄入量不超过 4～5g。

预防和治疗引起心力衰竭的诱因：预防上呼吸道感染，纠正贫血，治疗心律失常，防治妊娠期高血压疾病和其他并发症与合并症。

(3)动态观察心脏功能：定期进行超声心动图检查，测定心脏射血分数、每分钟心排出量、心脏射血指数及室壁运动状态，判断心功能变化。

心力衰竭的治疗：与未孕者基本相同。但孕妇血液稀释、血容量增加及肾小球滤过率增强，相同剂量强心药物在孕妇血中浓度相对偏低；另外，孕妇对洋地黄类药物耐受性较差，需注意其毒性反应。不主张预防性应用洋地黄，早期心力衰竭者，可给予作用和排泄较快的强心药，以防药物在体内蓄积。如地高辛0.25mg，每天2次口服，2～3天后可根据效果改为每天1次，不主张用饱和量，以备心力衰竭加重时抢救用药，病情好转即停药。妊娠晚期发生心力衰竭，原则是心力衰竭控制后再行产科处理，适当放宽剖宫产指征。若为严重心力衰竭，经各种内科治疗措施均未奏效，可边控制心力衰竭边紧急剖宫产，取出胎儿，减轻心脏负担，以挽救孕妇生命。

(三)分娩期

分娩期应提前选择好适宜的分娩方式。

1.阴道分娩

心功能Ⅰ～Ⅱ级，胎儿不大，胎位正常，宫颈条件良好者，可在严密监护下经阴道分娩。

第一产程：安慰及鼓励产妇，消除紧张情绪，适当应用地西泮、哌替啶等镇静药。密切注意血压、脉搏、呼吸、心率。产程开始后即应给予抗生素预防感染。一旦发生心力衰竭，取半卧位，高浓度面罩吸氧，并给去乙酰毛花苷0.4mg加于25%葡萄糖注射液20mL内缓慢静脉注射，必要时4～6小时重复给药。

第二产程：要避免用力屏气，应行会阴后一侧切开、胎头吸引或产钳助产，尽可能缩短第二产程。

第三产程：胎儿娩出后，产妇腹部放置沙袋，以防腹压骤降而诱发心力衰竭。为防止产后出血可静脉注射或肌内注射缩宫素10～20U，禁用麦角新碱，以防静脉压增高。发生产后出血时，应及时输血、输液，注意输注速度不可过快。

2.剖宫产

对有产科指征及心功能Ⅲ～Ⅳ级者，应择期剖宫产。对心脏病产妇适当放宽剖宫产指征，减轻心脏负担。术中、术后应严格限制输液量。不宜再妊娠者，可同时行输卵管结扎术。

(四)产褥期

产后3天，尤其产后24小时内仍是发生心力衰竭的危险时期，产妇需充分休息并密切监护。重点预防产后出血、感染和血栓栓塞。心功能Ⅲ级及以上者，不宜哺乳。不宜再妊娠者，可在产后1周行绝育术。

第三节　妊娠期合并急性阑尾炎

急性阑尾炎是妊娠期较常见的外科疾病，孕妇急性阑尾炎于妊娠期发病率，国外资料为0.1%～2.9%，国内资料为0.1%～2.95%。妊娠各期均可发生急性阑尾炎，但以妊娠期6个月内居多。妊娠并不诱发阑尾炎。增大的妊娠子宫能使阑尾位置发生改变，增大诊断难度，加之妊娠期阑尾炎容易发生穿孔及腹膜炎，其发病率为非妊娠期的1.5～3.5倍。因此，早期诊断和及时处理对预后有重要影响。

一、妊娠期阑尾位置的改变

阑尾的位置在妊娠初期与非妊娠期相似，在右髂前上棘至脐连线中外1/3处，随妊娠子宫的不断增大，阑尾会逐渐向后上，向外移位。在妊娠3个月末阑尾位于髂峭下2横指，妊娠5个月末在髂峭水平，妊娠8个月末在髂峰上2横指，妊娠足月可达胆囊区。产后10～12日恢复到非妊娠期位置。

二、妊娠期阑尾炎特点

妊娠期盆腔器官充血，阑尾也充血，炎症发展很快，容易发生阑尾坏死、穿孔。由于大网膜被增大的子宫推移，难以包裹炎症，一旦穿孔不易使炎症局限，造成弥散性腹膜炎。若炎症波及子宫浆膜，可诱发子宫收缩，引起流产、早产或子宫强直性收缩，其毒素可能导致胎儿缺氧甚至死亡，威胁母儿安全。

三、临床表现及诊断

(一)妊娠早期急性阑尾炎

妊娠早期急性阑尾炎出现发热、恶心、呕吐、下腹痛，检查右下腹部有压痛、反跳痛和肌紧张等表现，白细胞总数增高。其症状和体征与非妊娠时急性阑尾炎相似。

(二)妊娠中、晚期急性阑尾炎

因增大的子宫引起阑尾移位，检查时压痛点升高，压痛最剧烈的部位甚至可达右肋下肝区；由于妊娠子宫撑起腹壁腹膜，阑尾又处于腹腔深处，被增大的妊娠子宫掩盖，使局限性腹膜炎体征不典型。

四、鉴别诊断

(一)妊娠早期

患急性阑尾炎，若临床表现典型，诊断常无困难，但需与右侧卵巢囊肿蒂扭转及右侧输卵管妊娠破裂相鉴别。

(二)妊娠中期

患急性阑尾炎较多见，妊娠子宫使阑尾明显移位，应与右侧卵巢囊肿蒂扭转、右侧急性肾盂肾炎、右侧输尿管结石、急性胆囊炎相鉴别。

(三)妊娠晚期

妊娠子宫充满腹腔，阑尾明显向外上方移位，腹痛在上腹部，需与重型胎盘早剥和子宫肌瘤红色变鉴别。

（四）分娩期

急性阑尾炎应与子宫破裂相鉴别。通过详细询问病史，认真查体和妇科检查，多能做出正确诊断。

（五）产褥期

急性阑尾炎需与产褥感染相鉴别。此外，还需与急性淋菌性盆腔炎、盆腔积脓等相鉴别。

五、治疗

（1）治疗原则：一经确诊，在给予大剂量广谱抗生素的同时，为防止炎症扩散应尽快行手术治疗。对高度可疑患急性阑尾炎孕妇，也有剖腹探查的指征。其目的是避免病情迅速发展，一旦并发阑尾穿孔和弥散性腹膜炎，对母婴均会引起严重后果。

（2）麻醉：多选择硬膜外连续阻滞麻醉，术中吸氧和输液，防止孕妇缺氧及低血压。

（3）手术要点：妊娠早期取右下腹斜切口（麦氏切口）。妊娠中期以后应取高于麦氏点的右侧腹直肌旁切口（相当于宫体上 1/3 部位），手术时孕妇体位稍向左侧倾斜，使妊娠子宫向左移，便于寻找阑尾，减少在手术时过多刺激子宫。阑尾切除后最好不放腹腔引流，以减少对子宫的刺激。

（4）若阑尾已穿孔，则切除阑尾后尽量吸净脓液，并放腹腔引流，术后脓汁细菌培养并做药敏试验，给予大剂量广谱抗生素。若妊娠已近预产期，术中暴露阑尾困难，则应先行剖宫产术，随后再切除阑尾。先行腹膜外剖宫产术，随后再切开腹膜切除阑尾更好。若为阑尾穿孔并发弥散性腹膜炎，盆腔感染严重，或子宫、胎盘已有感染征象时，应考虑剖宫产同时行子宫次全切除术，并需放引流。

（5）若孕妇需继续妊娠，则阑尾手术后 3～4 天内，给予宫缩抑制药及镇静药，如静脉滴注利托君、硫酸镁，也可口服沙丁胺醇，肌内注射黄体酮注射液，口服维生素 E 和肌内注射绒促性素等，以减少流产与早产的发生。

六、预后

妊娠期患急性阑尾炎的预后与妊娠时期和手术时阑尾病变严重程度相关。妊娠早期，阑尾炎症诊断较易，预后良好。越近妊娠晚期，诊断越困难，误诊概率越大，延误治疗可导致阑尾穿孔，甚至发生弥散性腹膜炎，致使孕妇病死率增高。

第四节　妊娠期合并贫血

妊娠合并贫血是妊娠期最常见的并发症。妊娠期间的血容量与非孕期相比约增加 50％，达 1 500mL 左右，但血浆的增加较红细胞多且出现的时间早，前者约增加 1 000mL，后者仅 500mL 左右，故在妊娠晚期容易出现血液稀释。在工业化国家妊娠期缺铁的发生率约为 20％，东南亚国家妇女妊娠期缺铁的发生率高达 50％，叶酸缺乏的发生率为 30％～50％。由于全身血液循环中的红细胞数的测定比较复杂，故更多以血液循环中血红蛋白的浓度作为诊断标准。我国将血红蛋白浓度是否低于100g/L作为判断生理性贫血和病理性贫血的标准。除此之外，红细胞数量、红细胞比容也是判断贫血的病因、类型、程度及疗效的重要依据。妊娠合并贫血以缺铁性贫血最为常见，其次是巨幼红细胞性贫血和再生障碍性贫血。

妊娠期贫血通常分为4度。

一、缺铁性贫血

孕期从食物中摄取铁的量不足或吸收不良，均可导致缺铁性贫血，约占妊娠合并贫血的95%，与妇女所在地区的经济发展状况密切相关，在发展中国家其发病率可达50%以上。严重贫血者孕产妇及围生儿的病死率明显升高，因此，妊娠期特别是妊娠后期的补铁十分重要。

妇女因月经血量的丢失及摄入铁的相对不足，多数在非孕期即已存在储备铁的缺乏。妊娠后妇女对铁的需要量较孕前有很大增加，整个孕期约需铁800mg。虽然妊娠期机体对铁的吸收率逐渐升高，至妊娠末期铁的吸收率更可高达40%，但每日从食物中摄取的铁量仍不能满足妊娠的需求，若不注意及时补铁加以纠正，则很容易耗尽储备铁而出现贫血。

(一)贫血对妊娠的影响

1.对孕妇的影响

轻度贫血不会对孕妇造成太大影响，但当贫血严重，特别是血红蛋白<60g/L时，可因心肌缺氧而导致贫血性心脏病的发病率增加。贫血还可导致妊娠期高血压使妊娠高血压综合征性心脏病增加。另外，孕妇严重贫血时对分娩和手术的耐受力大大下降，易发生失血性休克。抵抗力下降还可导致产褥感染。

2.对胎儿的影响

Liao QK等研究发现妊娠妇女体内铁储量下降时，胎盘微绒毛膜处的铁蛋白受体的表达会增加，并以此来维持母胎之间铁的动态平衡。因此，一般情况下，胎儿缺铁不会太严重，仅当孕妇在重度贫血时可能因胎盘供氧不足而导致胎儿窘迫、胎儿宫内发育迟缓，以及早产、死胎等。Lewis RM等研究发现缺铁小白鼠的胎盘绒毛总表面积和绒毛长度密度均有明显地减少，从而导致胎盘发育滞后、胎儿宫内发育迟缓。

(二)诊断要点

1.临床表现

(1)病史：既往已经存在贫血史，月经偏多或经期延长等病史，妊娠早期剧烈呕吐、胃肠功能不良等所致的营养缺乏史。

(2)症状：轻者症状不明显，严重者可出现全身无力、面色苍白、头晕、心悸、食欲缺乏等，甚至是贫血性心脏病、心力衰竭。

(3)体征：可以出现眼睑、甲床、皮肤黏膜苍白，皮肤毛发缺乏光泽、粗糙，长期贫血者可见反甲，指甲脆而易裂，部分患者还可出现口炎、舌炎等。

2.辅助检查

(1)外周血常规：血涂片呈典型的小细胞低色素改变，血红蛋白<100g/L，红细胞<3.5×10^9/L，血细胞比容<0.30，网织红细胞可以正常或稍降低，白细胞和血小板一般无异常。

(2)血清铁<6.265μmol/L(35μg/dL)，总铁结合力>53.7μmol/L(300μg/dL)，铁饱和度

降低到10%以下。

(3)骨髓象:红细胞系统增生活跃,以中幼红细胞为主,晚幼红细胞量较少,体积小,胞浆少,铁颗粒少。粒细胞和巨核细胞系统多无异常。

3.鉴别诊断

本病主要与巨幼细胞性贫血和再生障碍性贫血相鉴别,一般根据病史、症状、体征和典型的血常规、骨髓象等鉴别并不困难,应警惕儿种贫血同时存在的可能性。

(三)治疗

1.一般治疗

孕前以及孕期多进食含铁丰富的食物,如动物肝脏、豆类、蛋类等。积极纠正慢性失血性疾病,如寄生虫病等。补充富含维生素C、能促进铁吸收的药物和食物,纠正不良的饮食习惯。

2.药物治疗

(1)补充铁剂:硫酸亚铁0.3g,每日3次口服,同时服用维生素C 0.1g或10%稀盐酸2mL可更有效地促进铁的吸收;10%枸橼酸铁胺20mL,每天3次口服;富马酸亚铁0.2g,每日3次口服;右旋糖酐铁50mg肌内注射,每日注射或隔日注射1次。

(2)输血:重度贫血的孕妇,足月接近分娩或需紧急终止妊娠时,需少量、多次输新鲜血,以免加重肝脏负担。伴随心功能不全者可以输压积红细胞代替新鲜血。

(3)产时及产后的处理:临产后应积极备血,建立静脉通道,密切监测产程,防止产程延长,宫口开全后可行产钳或胎头吸引器助产以缩短第二产程,胎肩娩出后即可静脉滴注缩宫素20U,出血较多时,若血压不高可肌内注射麦角新碱0.2mg;必要时输新鲜全血,产后需给予广谱抗生素预防感染。

二、巨幼红细胞性贫血

巨幼红细胞性贫血临床上较为少见,其在妊娠期的发病率为0.5%~2.6%,占全部贫血的7%~8%,多发生于经济情况较差的贫困地区,与叶酸或B族维生素缺乏有关。当叶酸或维生素B_{12}缺乏时,DNA合成减少,红细胞核发育停滞。RNA与DNA比例失调,导致红细胞体积大而核仍处于幼稚状态,形成巨幼红细胞。妊娠期的叶酸及维生素B_{12}缺乏主要为摄入量减少或吸收不良造成。为了满足妊娠和胎儿生长发育的需要,孕期需要的叶酸量比非孕期约增加5倍以上,可导致叶酸及维生素B_{12}的摄入量相对不足,若伴随长期偏食、挑食,以及有慢性胃炎、胃大部切除术后等异常情况,可加重叶酸和维生素B_{12}的缺乏。另外,遗传性内因子缺乏亦可导致巨幼红细胞性贫血。

(一)巨幼红细胞性贫血对孕妇及胎儿的影响

贫血严重时可导致贫血性心脏病及妊娠高血压综合征,另外也使得产褥感染、胎盘早剥的发病率明显增高。叶酸缺乏主要影响胎儿神经系统的发育,可导致无脑儿、脊柱裂等畸形,以及早产、胎儿宫内发育迟缓、死胎等。

(二)诊断要点

1.临床表现

(1)病史:可有偏食,胃肠功能不良,孕期因频繁呕吐、食欲下降等摄入不足和吸收不良史,以及家庭中有遗传性内因子缺乏患者等情况。

(2)症状:贫血程度重者常表现为乏力、头晕、心慌气短,或伴腹泻、舌炎、表情淡漠等,维生素 B_{12} 缺乏还可有周围神经炎的症状,如肢端感觉减退、刺痛、冰冷等感觉异常,以及妄想、忧郁等精神症状。

(3)体征:多数患者均可有不同程度的皮肤黏膜苍白,躯干、四肢的水肿。舌呈鲜红色,有时可见舌面上的小溃疡,疾病严重者还可见舌乳头萎缩、光滑,呈“镜面舌”变。

2.辅助检查

(1)血常规:呈大细胞正细胞色素性贫血,红细胞体积>94fl,红细胞平均血红蛋白≥32pg,红细胞大小不均,见异形红细胞。网织红细胞正常,中性粒细胞分叶过多,白细胞可轻度减少,血小板亦可减少。

(2)骨髓象:骨髓血片红细胞系呈巨幼红细胞增生,巨幼红细胞可占骨髓有核细胞的50%,核染色质疏松,红细胞体积大,而核发育相对缓慢,呈核浆发育不平衡状态。粒细胞分叶过多,常见6个以上的分叶。巨核细胞系可无异常。

(3)血清叶酸<6.8mmol/L,红细胞叶酸<2.27mmol/L 常提示叶酸缺乏。

(4)血清维生素 B_{12} 值<90pg/mL,可认为维生素 B_{12} 缺乏。

(三)治疗

1.一般治疗

孕期注意营养保健,多进食新鲜水果、蔬菜,肉蛋类、动物肝脏等含维生素 B_{12} 和叶酸丰富的食物。纠正偏食、挑食等不良的饮食习惯,积极治疗胃肠炎等影响叶酸吸收的原发病。

2.药物治疗

(1)叶酸:妊娠晚期可每日 10mg 口服,口服不能耐受者可 10~30mg 肌内注射,每日 1 次,直至贫血纠正。

(2)维生素 B_{12}:100μg 肌内注射,每日 1 次,2 周后改为每周 2 次,连用 4 周。对于 B 族维生素缺乏的患者单用叶酸可使原有的神经系统症状加重,应配合补充。

(3)输血:对于重度贫血者可少量多次输新鲜全血或压积红细胞。

(4)产时及产后的处理:密切监测产程,防止产程延长,尽量缩短第二产程,积极备血、输血,预防产后出血,产后给予广谱抗生素预防感染。

三、再生障碍性贫血

再生障碍性贫血是骨髓造血干细胞和造血微环境受损,骨髓有效造血组织明显减少,以致造血功能减退,出现全血细胞(红细胞、白细胞、血小板)减少的一种疾病。妊娠合并再生障碍性贫血较为少见,国内报道其发病率为 0.029%~0.08%。

(一)病因

原发性再生障碍性贫血多数病因不明,好发于青壮年,可能与遗传因素有关。而继发性再生障碍性贫血与多种因素,如理化因素、生物因素等有着密切的联系。

1.理化因素

长期从事有害作业如接触苯及其衍生物、农药、砷、汞,以及经常接触各种电离辐射如 X 线、放射性核素等均可损害骨髓的造血功能，而妊娠妇女对这些有害的理化因素似乎更加敏感。

2.生物因素

各种细菌、病毒或寄生虫导致的急慢性感染均有可能导致再生障碍性贫血的发生，其原因目前还不十分明确，推测可能与感染后的免疫损伤有关。另外，妊娠期的生理变化也可加重再生障碍性贫血的病情。

3.其他因素

某些药物可以抑制骨髓的造血功能，这使得药物与再生障碍性贫血的发病密切相关。这些药物包括保泰松、氯霉素、吲哚美辛、甲氧苄啶、磺胺甲噁唑等。妊娠期间服用药物与再生障碍性贫血的发病是否有必然联系，目前尚缺乏充足依据。另外，有学者认为，部分发病与患者的自身免疫机制有关，极少数患者还与遗传因素有关。

(二)再生障碍性贫血与妊娠的关系

妊娠期间患再生障碍性贫血者极少，绝大多数患者在妊娠之前已合并有此病。由于妊娠前患者已存在贫血，妊娠后血容量增加、血液稀释加重可使贫血更加恶化，此时容易发生贫血性心脏病，甚至是充血性心力衰竭。外周血中白细胞减少，病态造血又使血小板的质发生异常，使患者的出血倾向加重，容易导致鼻黏膜及胃肠黏膜的出血。孕妇若再伴有其他妊娠并发症或感染，亦可使病情加重，导致孕产妇病死率增加。合并再生障碍性贫血的孕妇常因严重的败血症、心力衰竭及颅内出血而死亡。再生障碍性贫血发生于新生儿的可能性不大，贫血较轻者可对胎儿无太大的影响，贫血严重者可使早产、胎儿发育迟缓、死胎、死产的出现机会增加。

(三)诊断要点

1.临床表现

(1)病史：孕前有接触有害化学物质，如苯的衍生物及有害射线的经历，曾接受氯霉素、保泰松、苯妥英钠等药物的治疗史，各种急慢性病原微生物的感染史。

(2)症状：①贫血。随着妊娠的进展，血液进一步稀释及骨髓造血功能的逐渐减退，贫血进行性加重，无效造血使得生成的红细胞在释放到外周血以前就被破坏。②出血。可表现为全身皮肤黏膜，如牙龈、鼻黏膜、消化道黏膜及颅脑内的出血，系血小板的数量减少和功能异常所致。③感染。粒细胞减少，淋巴组织萎缩，导致机体的防御能力下降，加上产后阴道出血，胎盘剥离面创伤，更容易造成生殖道和全身性的感染。

(3)体征：除贫血特有的皮肤黏膜苍白、精神萎靡、乏力、身材瘦弱以外，可于皮肤黏膜上发现细小的出血点，散在分布。

2.辅助检查

(1)血常规：外周血中血红蛋白、白细胞、血小板均降至正常值以下，若网织红细胞$<1\%$，中性粒细胞绝对值$<0.5\times10^9/L$，血小板$<20\times10^9/L$，常提示急性再生障碍性贫血。

(2)骨髓象：至少2个系造血细胞减少，一个或多个部位的增生不良，巨核细胞减少而脂肪细胞等非造血细胞增加。

(四)治疗

治疗原则：增强营养，纠正贫血；积极预防全身性出血；提高机体免疫力，防止感染。

1.一般疗法

补充铁剂、维生素和蛋白质，改善一般情况，提高免疫力，适当给予止血药来防止皮肤黏膜出血。

2.支持疗法

间断吸氧，少量多次输新鲜全血，以迅速纠正三系减少。亦可间断给予成分输血，如浓缩血小板，保持血细胞比容。在终止妊娠前就应开始给予广谱抗生素预防感染。

3.激素疗法

对于急性再生障碍性贫血的患者可给予肾上腺皮质激素。如泼尼松每日 30mg 口服，可起到缓解病情的作用。终止妊娠前还可考虑用睾酮 50mg 肌内注射，每日 1 次。

4.产科处理

再生障碍性贫血患者发现已妊娠时，可于早期终止妊娠。对于妊娠中、晚期的患者，终止妊娠可增加产后出血和感染的机会，如果症状不严重，可在积极治疗及严密监护下继续妊娠。对于急性再生障碍性贫血出血倾向严重，严重威胁母儿生命者，可考虑终止妊娠。分娩期有产科手术指征者宜行剖宫产同时切除子宫，以免引起严重的产后出血和产褥感染。经阴道分娩者应防止产程延长和尽量缩短第二产程。产程开始后即应积极备血、输血，产后及时应用宫缩药加强子宫收缩，以及广谱抗生素预防感染。

第五节　妊娠期合并肝脏疾病

妊娠期间发生肝脏疾病在诊断时应鉴别其与妊娠的相关性。正常妊娠时的一些生理改变也可能会与肝脏疾病相混淆。

一、妊娠肝功能生理改变

在正常妊娠过程中，某些肝功能指标参照非妊娠人群的正常标准，可能会有些“异常”。如清蛋白水平的均值在孕晚期会从非妊娠时的 42g/L(4.2g/dL)降至 31g/L(3.1g/dL)左右。而三酰甘油和胆固醇在妊娠时是升高的。另外，由于胎盘产生碱性磷酸酶(ALP)，妊娠时 ALP 上升，孕晚期可高达正常值的 4 倍，产后 20 天左右，降至正常水平。门冬氨酸氨基转移酶(AST 或称谷草转氨酶 GOT)和丙氨酸氨基转移酶(ALT，或称谷丙转氨酶 GPT)在妊娠时仍可保持在正常范围内，但平均值较高。胆红素水平在妊娠时通常不变，其升高常代表存在病理改变。在体格检查中，手掌发红，胸背及面部毛细血管扩张等可以是正常的，产后将逐渐恢复。但正常妊娠时肝脏活检不应有病理学的改变。

二、妊娠合并病毒性肝炎

妊娠期间发生的急慢性肝炎可分为感染性和非感染性肝炎。感染性肝炎有多种病原体，但以病毒性肝炎为主。肝炎病毒、巨细胞病毒及 EB 病毒等均可致病，本章主要介绍最常见的甲、丙、丁、戊型肝炎。病毒性肝炎是妊娠黄疸最常见的病因，可发生在妊娠期的任何时候。临床表现为急性起病、疲乏、发热、恶心、厌食、尿色加深和黄疸。转氨酶明显升高，胆红素轻至中度升高。

三、甲型肝炎

(一)病原学

甲型肝炎病毒(HAV)是一种属于微小 RNA 病毒的肠病毒,主要经粪口途径传播。甲肝传播范围很广,但暴发流行常见于卫生条件差、人口稠密的地区,常与食物、水源的污染有关。孕妇患甲肝的主要高危因素:①居住,或出差、旅游于不发达地区;②有与甲肝患者接触史。

(二)临床表现

临床上,甲肝是一种自限性疾病。在预防性免疫球蛋白应用以前,80%~95%的甲肝病毒感染呈症状发病,且其中 2/3 发生黄疸。感染后的潜伏期为 10~50 天(一般 28~30 天),与其他类型的病毒性肝炎相比,甲肝病情常较轻,其病情轻重与年龄和病毒接触量有关。甲肝偶尔也可引起急性重型肝炎。

早期症状通常不典型,如乏力、倦怠、发热、恶心、厌食等,孕妇可能主诉体重明显下降,大约 10 天之内,可发现肝脾肿大、转氨酶升高,继而出现典型的黄疸。

(三)对妊娠的影响及对胎儿和新生儿的影响

妊娠本身不影响甲肝的病程和预后,甲肝也很少对妊娠造成不良影响。但和其他病毒性肝炎一样,母亲的营养状况关系到妊娠的结局。目前尚未发现有甲肝的慢性携带者,以及甲肝病毒经产道传播的证据,所以妊娠期间发生急性甲型肝炎通常不危及胎儿。但目前一般建议若孕妇在孕晚期或产后有甲肝的表现,则婴儿在出生 2 周内应预防性注射免疫球蛋白。

孕妇在孕早期患甲肝,母体产生的抗体,可通过胎盘传给新生儿。

(四)诊断

急性甲肝病毒感染的特异性血清学指标为 HAV-IgM。在症状期,几乎全部病例都有 HAV-IgM 阳性,其中 85%~90%在 3~6 个月内转阴,并且大多与肝功变化一致。感染后数年内 HAV-IgG 可保持持续阳性。现在还可以利用 PCR 方法检测粪便中的病毒 RNA,但其存在能否说明病毒感染持续存在尚有争议。

(五)预防和治疗

目前临床尚缺乏抗病毒治疗的有效药物。预防上有主动免疫及被动免疫等方法。预防性注射血清免疫球蛋白常用于出行疫区之前,肌内注射 0.02mL/kg 可维持 2 个月,如滞留疫区时间较长,则此后每 5 个月应注射 ISG 0.06mL/kg。接触病毒后 2 周内注射 ISG 0.02mL/kg 能预防 87%的病例出现临床症状。妊娠期不是应用 ISG 的禁忌。

目前主动免疫所用的疫苗种类较多,但免疫效果超过 ISG 的不多。

四、乙型肝炎

(一)病原学

乙型肝炎病毒(HBV)是一种小分子(42nm)DNA 病毒,具有自己的 DNA 聚合酶,所以可以在宿主细胞体内进行复制和繁殖。5%~10%的 HBV 感染者会变成 HBV 慢性携带者,其中 25%~30%的患者将死于 HBV 相关疾病。孕期、新生儿期及儿童期的感染是乙肝流行区慢性携带者形成的主要原因。

(二)临床表现

乙肝与其他病毒性肝炎相比,潜伏期较长(1～6 个月)。而后随 HBV 血清标志物(HBsAg 等)的产生,临床症状逐渐出现。临床上发现,初次少量感染病毒可能导致较长的潜伏期、轻微的临床症状及长期的 HBsAg 阳性,而急性重型肝炎的患者恢复后很少转为 HBV 慢性感染者。

(三)对妊娠的影响及对胎儿和新生儿的影响

妊娠可能会使乙肝患者病死率明显升高,但与孕妇的营养状况及卫生保健条件有关。没有证据表明孕期患乙肝更容易慢性化。在孕 1～6 个月,急性乙型肝炎患者通过胎盘将病毒传播给胎儿的概率很小,但在孕 7～9 个月则有 70%的可能性。HBsAg 阳性的慢性 HBV 携带者,80%～90%可能在妊娠期及分娩时将 HBV 传播给胎儿或新生儿。感染儿童的预后,除了与 HBV 相关的远期肝硬化及原发肝癌的发生率高之外,还有可能发生暴发型新生儿肝炎及儿童时期起病的肝癌。

(四)诊断

各种 HBV 血清标志物出现的时间不同,HBsAg 常于症状出现前 4 周即出现并维持 1～6 周。如患者没有发展为 HBV 的慢性感染,HBsAg 通常随临床症状的消失而滴度逐渐下降。而 HBsAb 通常于 HBsAg 消失后出现,并表明患者没有发展为 HBV 慢性携带者。HBsAg 消失后至 HBsAb 产生前的阶段被称为"窗口期",此期中 HBV 的感染可以通过检测 HBcAb 而获得诊断。HBcAb 在 HBsAg 出现后 3～5 周出现,可能持续数年。

(五)预防和治疗

孕期急性乙肝的治疗主要是加强营养支持,尽量不要应用在肝脏代谢的药物,或在严密的血药浓度检测下服用。其家人及性伴侣应注射乙肝免疫球蛋白,并在确定为 HBsAg 阴性后应接种乙肝疫苗。当母亲患有急性或慢性乙型肝炎时,胎儿出生后应立即给予预防性的 HBIG 和乙肝疫苗注射,使用 HBIG 可以增加乙肝疫苗的免疫效果。急性或慢性乙型肝炎病毒携带者可同时合并有丁型肝炎病毒感染,但对于它在妊娠期是否有母婴垂直传播知之甚少。预防乙型肝炎病毒的母婴传播同样可以预防丁型肝炎病毒的传播。目前建议所有的孕妇都要进行乙肝血清表面抗原的筛查。

五、丙型肝炎

丙型肝炎病毒(HCV)是一种 RNA 病毒,有一半以上的 HCV 是输血制品或静脉用药所致。性病患者发病率高于一般人群,而在血友病患者及吸毒者中发病率超过 50%。妊娠并不会增加 HCV 的发病率。但它似乎可垂直从母亲传播至胎儿。在最近的一项研究中发现,血清 HCV RNA 阳性的孕妇所产之婴儿,约有 10%HCV RNA 阳性。新生儿感染的概率与母亲 HCV RNA 的滴度(用聚合酶链反应检测)相关。新生儿 HCV 感染原因不清,因为尚无对这些新生儿长期随访的资料。一些作者建议对有 HCV 感染的孕妇所产新生儿注射免疫球蛋白,但这一措施目前并没有被证明有效。

六、戊型肝炎

戊型肝炎通常是在发展中国家发生的一种流行病,可能是通过粪一口传播的。在美国尚无戊型肝炎病毒(HEV)流行的报道,仅有去流行地区旅行后患病的个案。发病的高峰年龄是15～40岁。戊型肝炎是唯一一种在妊娠期发病率增加、程度加重的肝炎。妊娠时患HEV的病死率是15%～20%,而在一般人群中病死率为2%～5%。患病孕妇应隔离,尽管尚无明确的证据说明免疫球蛋白是有效的,但仍可给予免疫球蛋白治疗。

七、单纯疱疹病毒肝炎

尽管因单纯疱疹病毒导致的肝炎在免疫抑制的患者中更为常见,但在妊娠时也有因HSV导致急性重型肝炎的个例报道。如不能早期诊断和治疗,患HSV肝炎的孕妇和新生儿均有较高的病率和病死率。通常发病时间是在孕7～9个月,症状包括发热、腹痛及上呼吸道症状,一般均可见皮肤、黏膜处的水疱,但也有在暴发性肝衰竭才发现的,通常并无黄疸,肝昏迷或肝性脑病可以是首发症状。实验室检查可有转氨酶的升高(通常大于2 000U),凝血酶原时间延长及血氨升高,胆红素正常或轻度升高。X线胸片可与肺炎的表现一致。肝活检有助于诊断,病理表现为轻度的炎症、灶性的出血坏死及肝细胞内可见包涵体。HSV的培养及血清学检查有助于确诊。对于暴发性HSV肝炎,阿昔洛韦可显著地提高孕妇的生存率,给药后可迅速起效。对于孕妇因肝衰竭所致并发症,支持治疗较为重要。不一定要立即终止妊娠。产后要对新生儿严密监护,观察是否有HSV感染的症状或体征出现。

八、妊娠期药物性肝炎

药物性肝炎在孕期较为少见,这与孕妇较少用药有关。四环素及其衍生物在此值得一提,因它们可产生与妊娠急性脂肪肝类似的表现,并可合并有胰腺炎。实验室检查及病理与妊娠急性脂肪肝类似。尽管报道此病病死率为75%,但若停用四环素,脂肪肝可逆转。

九、妊娠引起的肝脏疾病

妊娠期间发生肝脏疾病,除了常见的病毒性肝炎、药物性肝炎外,要注意鉴别肝内胆汁淤积、妊娠急性脂肪肝、Budd-Chiari综合征的急性病症、子痫前期/子痫及慢性肝病的恶化状态等。应详细询问既往肝病史、有无病毒性肝炎的高危因素。皮肤黏膜的水疱性病灶及用药史均有助于明确肝炎的病因。

十、妊娠胆汁淤积

妊娠剧吐相关的黄疸、妊娠肝内胆汁淤积症(ICP)和胆管疾病均可与妊娠时胆汁淤积有关。剧吐常发生于妊娠的前3个月,而ICP发生在妊娠的第4～9个月,胆管疾病可发生于妊娠的任一时期。

(一)妊娠剧吐

重症妊娠剧吐可导致脱水和营养不良。在一组因脱水而需住院治疗的患者中,1/3有轻度的高胆红素血症,最高可达95.83pmol/L(3.7mg/dL),结合型(或混合性)胆红素升高,碱性磷酸酶可以升高,肝活检正常或有脂肪变。在孕早期,药物性肝炎(尤其是止吐剂)或病毒性肝炎也有类似的表现。区别在于:妊娠剧吐相关的高胆红素血症常在用药之前就有恶心和呕吐,转氨酶升高程度相对较小,恢复进食后数天,实验室检查即可恢复正常。

(二)妊娠肝内胆汁淤积症

妊娠肝内胆汁淤积症曾被称为妊娠胆汁淤积、良性复发性妊娠胆汁淤积、妊娠瘙痒症。病理过程不清。南美报道发生率超过10%，亚洲人和黑人中非常少见。通常发生在妊娠的4～9月，平均发生在妊娠30周。

1.症状和体征

大多数患者有瘙痒症状。瘙痒可有波动，通常累及躯干和四肢，包括手掌和脚掌，常于夜间加重。约20%的孕妇在瘙痒发生后数周出现黄疸，因ICP无恶心、呕吐、厌食、发热及腹痛症状，故值得警惕。体格检查时偶有肝脾大。梗阻性黄疸的典型症状包括便色变浅、尿色加深，与感染性肝炎不同的是患者通常感觉良好。瘙痒或黄疸持续至生产。瘙痒通常在产后数小时至数天才缓解，而梗阻性黄疸则在产后1～2周后消失。有ICP病史或家族史者更易发生ICP。另外，如患者有ICP史，应用口服避孕药也容易引起胆汁淤积。

2.实验室检查和诊断

实验室检查异常表现为典型的梗阻征象，胆红素轻度升高，通常不高于155.4μmol/L(6mg/dL)。胆酸可升高70～100倍，总胆酸的升高可以是ICP孕妇最先或唯一的实验室异常发现。ALP及转氨酶也可增高。因妊娠导致的特异性胆汁淤积疾病——妊娠剧吐和ICP需与胆总管结石鉴别。前者鲜有腹痛或发热，除非合并其他疾病如泌尿系感染。腹部超声有助于诊断，可显示胆石的存在、胆总管扩张或与急性胆囊炎相符的征象。

3.对孕妇及胎儿的影响

ICP患者发生泌尿系感染及产后出血的比例较高。尽管凝血酶原时间正常，但对维生素K的吸收减少可能是导致产后出血的原因。其新生儿早产、低体重、羊水胎粪污染及围生期病死率也会增加。对ICP孕妇的胎儿应加强监护。

4.治疗

ICP一般不会对孕妇产生不良影响。其症状能在产后迅速缓解，除发生胎儿宫内窘迫外，一般没有必要提前分娩。ICP孕妇应在有护理早产儿条件的医院就诊。抗组胺和安眠药(benzodiazepam)治疗可部分减轻因ICP所致的瘙痒。降胆红素树脂10～12g/d分次口服，有时可缓解瘙痒。在发达国家，因这种树脂对胎儿没有毒性而被用作一线治疗药物。其不良反应包括使凝血酶原时间延长、腹部不适及便秘。预防性给予维生素K以减少产后出血的发生率。

十一、妊娠期急性脂肪肝

妊娠期急性脂肪肝(AFLP)是发生在妊娠6～9个月的一种罕见的疾病。如未能诊断并及时终止妊娠和加强监护，可引起暴发性肝衰竭，导致孕妇及胎儿的死亡。初产、双胎时更易发生。20%～40%AFLP妇女会发生子痫前期或子痫，因此，要鉴别AFLP和子痫前期或子痫所致的肝损伤较为困难。

(一)症状和体征

AFLP的症状在近分娩时才发生，最常发生于孕35周时。首发症状不特异，可有头痛、疲乏、不适、恶心及呕吐。腹痛常见但并非必定存在。疼痛可位于上腹部，有胃灼热感，提示在妊娠中常发生的反流性食管炎。疼痛也可表现为一种弥散性的疼痛或局限于右上腹。后背痛提示AFLP合并胰腺炎。瘙痒较少见，若有则提示存在妊娠的肝内胆汁淤积。在这些非特异的症状发生之后数天内出现黄疸。黄疸也可在产后数天内才突发出现或因太轻而完全被忽视。如未能及时诊断及治疗，AFLP 可发展为伴有黄疸的急性肝衰竭、脑病、弥散性血管内凝血、无法控制的胃肠或泌尿道出血、肾衰竭、癫痫、昏迷及死亡等等。

AFLP 体检常无阳性发现，体温正常。妊娠高血压、外周水肿、反射增强、蛋白尿提示子痫前期可与 AFLP 合并存在。黄疸和肝性脑病可随后发生。腹部反跳痛常见但不特异，可以合并腹腔积液。肝脏小不可触及是其特点，但腹部检查由于有反跳痛及子宫增大而较为困难。

(二)实验室检查

常规检查常可以发现白细胞计数升高，外周血涂片可有破碎的红细胞及有核细胞提示有微血管溶血。通常有 DIC 的表现，如凝血酶原时间延长、部分凝血酶原时间延长、纤维蛋白降解产物增高、纤维蛋白原低、血小板计数减低。血尿素氮和肌酐水平轻度升高，尿酸水平较肌酐水平不适当地增加。转氨酶通常轻度升高，血糖偏低，可发生严重的低血糖。腹部超声或 CT 可提示脂肪肝。

(三)病理

大体检查肝脏苍白而缩小。显微镜检可发现肝细胞萎缩、苍白，尤其是在围中心区。肝细胞苍白，有水疱样的表现，细胞核居中。带有小叶结构紊乱，并可存在灶性肝细胞坏死和小叶炎症，但广泛的坏死及炎症少见。四环素引起的药物性肝炎的表现可以与之相似，但临床过程不同，在子痫前期或子痫中也可发现肝细胞的微囊脂肪充填现象，有时难与 AFEP 的病理相区别。

(四)对孕妇及胎儿的影响

直至 20 世纪 70 年代末，AFLP 的孕妇及胎儿的病死率高达 85%，近来由于诊断水平及监护技术的进步，AFLP 的病死率有所下降。

(五)诊断及治疗

需与 AFLP 鉴别的疾病相当多，包括合并或不合并溶血肝功能异常血小板减少综合征(HELLP，溶血性贫血、肝功能异常、低血小板症)的子痫前期/子痫、ICP、病毒性肝炎、Budd-Chairi 综合征、血栓性血小板减少性紫癜、单纯疱疹病毒性肝炎、急性胆囊炎、系统性红斑狼疮及药物性肝炎等。病史、体检，实验室检查包括血清学、放射影像学可缩小鉴别诊断的范围。肝活检若发现微囊泡脂肪现象可支持 AFLP 的诊断，但这一征象并非 AFLP 特异的，也可在子痫前期/子痫时发现。肝穿刺取出检有助于不典型 AFLP 患者的诊断或于产前做出正确的处理。对于有典型症状的 AFLP 患者或用于区分 AFLP 和严重的子痫前期而行肝活检是没有必要的，因为在处理上两者是一致的，即支持疗法和立即终止妊娠。

十二、子痫前期/子痫肝病

肝脏是子痫前期/子痫时众多受影响的脏器之一。肝脏的并发症包括 HELLP、肝破裂和肝梗死。

(一)症状和体征

子痫前期/子痫发病通常是以妊娠第 7～9 月为多见。在产后也可存在子痫前期/子痫的症状。子痫前期可以孕晚期突发的体重增加(超过1磅/周)为先兆。典型的症状包括高血压、蛋白尿和水肿。患者肝脏增大,这与AFLP时肝脏缩小是不同的。

(二)实验室检查

子痫前期时转氨酶会升至正常的5～100倍。胆红素水平通常正常或轻度升高,有些患者也可有血小板减少、DIC、微血管内溶血性贫血,与无并发症的妊娠相比,尿酸水平通常可升高。

(三)病理

子痫前期/子痫的肝脏病理检查中,可以在门静脉周围及肝窦内见到有纤维蛋白沉积,这些区域内可见肝细胞坏死、红细胞外渗。在肝门的小动脉内可见血栓形成。更严重的肝脏受累可见肝脏大体由外周向内的梗死的表现。一些肝脏可见血肿破裂后突出于肝表面,造成肝包膜的撕裂,导致异常出血。在某些病例,通过特殊染色,可见到轻度的灶性巨囊及微囊的脂肪液化。

(四)对孕妇及胎儿的影响

孕妇和胎儿的预后与子痫前期的严重程度有关。轻度子痫前期围生期病率和病死率在生产时与正常妊娠无差别。在妊娠未足月、严重子痫前期、多胎妊娠、孕妇有高血压或糖尿病时,孕妇与胎儿的病死率随上述症状和体征的加重而升高。80%多的孕妇是因为中枢神经系统的并发症死亡,而肝脏并发症如破裂、梗死、暴发性肝衰竭可以导致产妇死亡。

十三、HELLP综合征

HELLP是溶血性贫血、肝功能指标升高和低血小板症英文首字的缩写,妊娠时的发生率为0.2%～0.6%。HELLP被认为是重症子痫前期的一种并发症,在4%～12%的重症子痫前期患者中发生。与子痫前期相比,HELLP在白人经产妇中较常见,发病年龄也偏高(平均25岁)。病理表现与子痫前期/子痫类似,有灶性肝实质坏死或门静脉周围坏死,肝窦中有透明膜沉积。

(一)症状、体征及实验室检查

与重症子痫前期相同,HELLP患者可有一系列的症状和体征,包括上腹部或右上腹部疼痛、不适、恶心、呕吐、体重增加和水肿。尽管绝大多数患者有高血压,但重度高血压[收缩压大于21.3kPa(160mmHg)或舒张压大于14.7kPa(110mmHg)]少见,因此,可能会延误HELLP的临床诊断。

(二)对孕妇及胎儿的影响

HELLP综合征的孕妇及胎儿的病死率均升高。孕妇的并发症包括DIC、胎盘早剥、肝衰竭、肾衰竭及心肺功能衰竭。胎儿有发生血小板减少、DIC、早产和宫内发育迟滞的危险。

(三)诊断及治疗

鉴别诊断与重度子痫前期类似,包括AFLP、血栓性血小板减少性紫癜、溶血性尿毒症等。同样,HELLP的处理与子痫前期的处理也类似。唯一明确有效的治疗手段是终止妊娠。

第十三章 分娩期并发症

第一节 子宫破裂

子宫破裂是指妊娠期子宫破裂，即子宫体或下段于妊娠时期或分娩期发生的子宫裂伤。子宫破裂发生率在不同的地区有很大的差异，城乡妇幼保健网的建立和健全的程度不同，其发挥的作用也有明显差异，子宫破裂在城市医院已很少见到，而农村偏远地区时有发生。子宫破裂按发生时间可分为产前和产时，按程度可分为完全性和不完全性破裂，还可根据破裂的原因分为自发性和创伤性子宫破裂。

一、病因

主要因为子宫曾经手术或有过损伤和高龄多产妇。

（一）子宫自然破裂

1.阻塞性难产

阻塞性难产为常见和最主要的原因。胎先露下降受阻，如骨盆狭窄、胎位异常、胎儿畸形、软产道畸形，以及盆腔肿瘤阻塞产道等均可造成胎先露下降受阻。临产后子宫上段强烈收缩，向下压迫胎儿，子宫下段被迫过度伸展而变薄，造成子宫破裂。

2.损伤性子宫破裂

不适当地实行各种阴道助产手术，如宫口未开全作产钳助娩或臀牵引术手法粗暴，忽略性横位，不按分娩机制，强行做内倒转术；或作破坏性手术如毁胎术，胎盘植入人工剥离胎盘等由于操作用力不当，损伤子宫。暴力加腹压助产即人工加压子宫底部促使胎儿娩出，也可使子宫破裂。

3.催产素应用不当

产程延长，未查明原因即滥用催产素，或宫颈未成熟应用催产素强行引产，有时胎儿从阴道前或后穹窿排出，造成子宫破裂。

4.子宫发育异常

如残角子宫、双角子宫、子宫发育不良在妊娠后期或分娩期发生破裂。

（二）瘢痕子宫破裂

1.剖宫产术或其他原因子宫切开术

如子宫畸形整形术，子宫穿孔或肌瘤剔除进宫腔修补术。妊娠晚期子宫膨大，分娩过程中瘢痕自发破裂。

2.子宫破裂

子宫破裂以剖宫产瘢痕破裂最为常见，与前次剖宫产的术式有关，子宫切口分为下段横切口或纵切口,一般术式选为下段横切口,妊娠晚期子宫下段拉长、变薄,易切开及缝合,易愈合。若子宫下段未充分伸展而施行手术,术中不能选子宫下段横切口而行子宫纵切口,子宫肌层相对厚,缝合对合不齐,使切口愈合不良,易发生子宫破裂及产后晚期出血。与前次剖宫产缝合技术有关,无论子宫下段横切口或纵切口,如果切口缝线太密、太紧,影响血运,边缘对合不齐或将内膜嵌入肌层,感染等因素使切口愈合不良,那么再次妊娠分娩易发生子宫破裂。

(三)本次妊娠的影响

1.胎盘的位置

因滋养叶细胞有侵袭子宫肌层的作用,若胎盘位置于瘢痕处,可造成瘢痕的脆弱。

2.妊娠间隔的时间

瘢痕子宫破裂与妊娠间隔有一定的关系,有资料表明,瘢痕子宫破裂最短为 1 年,最长为 10 年,一般 2 年之内子宫破裂为多。

3.妊娠晚期子宫膨大

如双胎、羊水过多、巨大儿等,一般孕周达 38 周胎头入骨盆,子宫下段撑薄,易发生子宫瘢痕破裂。

4.产力的影响

临产后子宫收缩牵拉瘢痕,易发生瘢痕的破裂。

二、临床表现

根据子宫破裂的发展过程,可分为先兆子宫破裂与子宫破裂 2 种。先兆破裂为时短暂,若无严密观察产程往往被忽略,发展为破裂。尤其为前次剖宫产史,常见于瘢痕破裂,有时在手术时才发现子宫肌层裂开。

(一)先兆破裂

(1)多见于产程延长与先露下降受阻,产妇突然烦躁不安,疼痛难忍,呼吸急促,脉搏细速。

(2)子宫肌层过度收缩与缩复而变厚,子宫下段逐渐变长变薄。腹部检查时子宫上下段明显出现病理缩复环即此环每次宫缩时逐渐上升,阵缩时子宫呈葫芦形,子宫下段有明显压痛。

(3)胎动活跃,胎心变慢或增快,提示胎儿宫内窘迫。

(4)产妇往往不能自解小便,膀胱因过度压迫而发生组织损伤,导致血尿。

(二)破裂

子宫破裂发生一刹那,产妇感到剧烈地疼痛。宫缩停止,腹痛稍感轻些,此后产妇出现的全身情况与破裂的性质(完全或不完全)、出血的多少有关。完全破裂,内出血多,患者血压下降,很快出现休克,胎动停止,胎心消失。出血和羊水的刺激有腹膜刺激症状,如压痛、反跳痛及肌紧张等,不完全破裂症状可不典型,但在破裂处有固定的压痛。典型的子宫破裂诊断不困难,但若破裂发生在子宫后壁或不完全破裂则诊断较困难。

三、诊断

(一)腹部检查

腹部检查全腹压痛和反跳痛,腹肌紧张,可叩及移动性浊音,腹壁下胎体可清楚扪及,子宫缩小,位于胎儿一侧,胎动停止,胎心消失。

(二)阴道检查

子宫破裂后,阴道检查可发现胎先露的上移,宫颈口缩小,可有阴道流血,有时可触到破裂口;但若胎儿未出宫腔,胎先露不会移位,检查动作要轻柔,有时会加重病情。

(三)B超诊断

B超可见胎儿游离在腹腔内,胎儿的一边可见收缩的子宫,腹腔的积液。

(四)腹腔或后穹窿穿刺

腹腔或后穹窿穿刺可明确腹腔内有无出血。

四、鉴别诊断

(一)胎盘早剥与子宫破裂

胎盘早剥与子宫破裂均有发病急、剧烈腹部疼痛、腹腔内出血、休克等症状,但前者患有妊高征,B超提示胎盘后血肿,子宫形状不变,亦不缩小。

(二)难产并发感染

个别难产病例,经多次阴道检查后感染,出现腹痛症状和腹膜炎刺激征,类似子宫破裂征象,阴道检查宫颈口不会回缩,胎儿先露不会上升,子宫亦不会缩小。

五、治疗

(一)先兆子宫破裂

早期诊断,及时恰当处理,包括输液、抑制宫缩的药物及抗生素的应用。一旦诊断子宫先兆破裂,希望能挽救胎儿,同时为了避免发展成子宫破裂,应尽快剖宫产术结束分娩。

(二)子宫破裂

一方面输液、输血、氧气吸入等抢救休克,同时准备剖腹手术,子宫破裂时间在12小时以内,破口边缘整齐,无明显感染,需保留生育功能者,可考虑修补缝合破口。破口大或撕裂不整齐,且有感染可能,考虑行次全子宫切除术。破裂口不仅在下段,且沿下段至宫颈口考虑行子宫全切术。若产妇已有活婴,同时行双侧输卵管结扎术。

(三)开腹探查子宫破裂外的部位

仔细检查阔韧带内,膀胱、输尿管、宫颈和阴道,若发现有损伤,及时行修补术。

六、预防与预后

做好孕期检查,正确处理产程,绝大多数子宫破裂可以避免。孕产期发生子宫破裂的预后与早期诊断、抢救是否及时、破裂的性质有关。减少孕产妇及围生儿的病死率。

(1)建立健全的妇幼保健制度,加强围生期保健检查,凡有剖宫产史、子宫手术史、难产史,产前检查发现骨盆狭窄、胎位异常者,应预产期前2周入院待产。充分做好分娩前的准备,必要时择期剖宫产。

(2)密切观察产程,及时发现异常,出现病理缩复环或其他先兆子宫破裂征象时应及时行剖宫产。

(3)严格掌握催产素和其他宫缩剂的使用适应证。胎位不正、头盆不称、骨盆狭窄禁用催产素。双胎、胎儿偏大、剖宫产史、多胎经产妇慎用或不用催产素。无禁忌证的产妇,应用催产素应稀释后静脉滴注,由专人负责观察产程。禁止在胎儿娩出之前肌内注射催产素。

(4)严格掌握各种阴道手术的指征。遵守手术操作规程困难的阴道检查;如产钳、内倒转术后,剖宫产史及子宫手术史,产后应常规探查宫颈和宫腔有无损伤。

(5)严格掌握剖宫产指征。近年来,随着剖宫产率的不断上升,瘢痕子宫破裂的比例随之上升。因此,第一次剖宫产时,必须严格掌握剖宫产的指征。术式尽可能采取子宫下段横切口。

第二节 羊水栓塞

羊水栓塞是指在分娩过程中羊水进入母体血液循环,导致过敏性休克、肺血管痉挛及栓塞、弥散性血管内凝血、肾衰竭或突发死亡等一系列严重症状的综合征。羊水栓塞是一种罕见、凶险的分娩并发症,病死率高,国内外报道为61%~86%。近年来研究认为,羊水栓塞的核心问题是过敏,是羊水进入母体循环后引起的一系列过敏反应,有人建议将羊水栓塞改名为妊娠过敏综合征。

过强宫缩、急产、羊膜腔压力高是羊水栓塞的主要原因。胎膜破裂,前置胎盘,胎盘早剥,子宫破裂,剖宫产术中生理、病理性血窦开放是其发生的诱因。

一、临床表现

羊水栓塞的发病特点是起病急骤、来势凶险,多发生于分娩过程中。

(一)发病时期

羊水栓塞通常发生在自然破膜或人工破膜过程中(70%)及剖宫产(19%)和产后48小时内(11%)。宫缩过强、滥用缩宫素引产或催产为本病发生的主要诱因。

(二)前驱症状

多数病例在发病时常首先出现突发寒战、烦躁不安、咳嗽气急、发绀、呕吐等前驱症状,这些症状往往被误认为感冒、宫缩过强、产妇紧张而不引起助产者注意。

(三)呼吸循环衰竭

羊水栓塞根据病情缓急可分为2种类型,即暴发型和缓慢型2类。前者呼吸循环系统症状明显,继前驱症状后即出现呼吸困难、发绀、心率增快且进行性加重、面色苍白、四肢厥冷、血压下降,也可出现昏迷和抽搐,肺部听诊可出现湿啰音。严重者发病急骤,仅惊叫一声或打一个哈欠,血压即消失,呼吸、心搏骤停。缓慢型呼吸循环系统症状较轻,甚至无明显症状,待至产后出现流血不止、血液不凝时始被发现。

(四)全身出血倾向

部分羊水栓塞患者经抢救渡过了呼吸循环衰竭的休克期,继而出现DIC。呈现以子宫大出血为主的全身出血倾向,如黏膜、皮肤、针眼出血及血尿等,且血液不凝。值得注意的是部分羊水栓塞病例缺少呼吸循环系统的症状,起病即以产后不易控制的大出血为主要表现,切不要误认为单纯子宫收缩乏力性出血。

(五)多脏器损伤

本病全身脏器均受损害,除心脏外,肾脏是最常受损害的器官。当2个或2个以上重要器官同时或相继发生功能衰竭时,则称为多器官功能衰竭(MOF)。其病死率与衰竭器官数目相关,1个器官衰竭持续大于1天,其病死率为40%,2个器官衰竭时病死率上升为60%,3个或3个以上器官衰竭时则病死率高达98%。

二、诊断

(一)诊断依据

本病主要靠临床表现,在血中找到胎儿有形物质可支持诊断。在胎膜破裂、胎儿娩出或手术中产妇突然出现寒战、烦躁不安、气急、尖叫、呛咳、呼吸困难、大出血、凝血功能障碍及不明原因休克,出血量与休克不成比例,应首先考虑为羊水栓塞,并在积极抢救的同时做进一步检查,以明确诊断。

(二)辅助检查

1.凝血功能检查

首先进行与DIC有关的实验室检查。目前DIC诊断的指标如下。

(1)血小板计数不高于5×10^9/L或进行性下降。

(2)纤维蛋白原不高于1.5g/L或进行性下降。

(3)凝血酶原时间延长3秒以上。

(4)3P试验阳性。

(5)纤维蛋白降解产物不低于80μg/mL。

2.寻找有形物质

在颈静脉穿刺或股静脉切开时,在插管时取下腔静脉血或在剖宫产、切除子宫时宫旁静脉丛血10mL,找胎儿有形成分。

3.血气分析

PO_2下降,PH下降,BE下降。

4.胸部X线检查

大约90%的患者可以出现胸片异常,床边胸片可见双肺有弥散性浸润影,向肺门周围融合,伴右心扩大和轻度肺不张。

5.心功能检查

心电图、彩色多普勒超声检查提示,右心房、右心室扩大,心排出量减少及心肌劳损的表现。

6.死亡后诊断

(1)取右心室血做沉淀试验,血涂片寻找羊水有形成分。

(2)子宫切除标本病理检查,注意宫旁静脉血中有无羊水有形成分。

(3)尸检。

(三)特殊检查

1.Sialyl Tn抗原检测

胎粪及羊水中含有Sialyl Tn抗原,检测母亲外周血浆及肺组织中的Sialyl Tn抗原早期诊断羊水栓塞。

2.血清粪卟啉锌检测

粪卟啉锌是羊水和胎便中的特异物质，在孕妇血浆中几乎不存在，当羊水栓塞时血中粪卟啉锌明显增高，可用分光光度计测定其浓度进行羊水栓塞早期诊断。

3.类胰蛋白酶测定

羊水栓塞的发生是机体对羊水中的胎儿成分产生过敏反应，以至肥大细胞脱颗粒释放组胺，类胰蛋白酶和其他介质引起机体发生严重的病理生理改变所致。

三、治疗

早诊断、早治疗是成功救治的关键。当患者出现寒战、呛咳、呼吸困难、休克与出血量不成比例、多部位出血、血液不凝时应首先考虑羊水栓塞，应边组织抢救，边进行实验室检查，决不可等待有检验结果后再予急救。

（一）紧急处理

（1）有效给氧，立即高浓度面罩给氧，流量 5～10L/min。如 5 分钟不改善，应及时行气管插管人工呼吸机正压给氧，保持血氧饱和度在 90％以上。

（2）尽快开放静脉通道，至少 2 条，便于用药及输液，同时抽取下腔静脉血 5mL 用于诊断。

（3）心搏骤停者立即徒手心肺复苏。

（二）抗过敏

1.氢化可的松

首选药物，200mg＋10％葡萄糖 10mL，静脉推注，随后 500mg＋10％葡萄糖 500mL 静脉滴注。

2.地塞米松

20mg＋25％葡萄糖 20mL 静脉推注，然后根据病情再继续滴注地塞米松 20mg。

（三）解除肺动脉高压

1.盐酸罂粟碱

首选药物。首次：30～90mg＋10％葡萄糖 20mL，静脉滴注。与阿托品同时应用，扩张肺小动脉效果更好。总量不超过 300mg/d。

2.阿托品

1～2mg＋5％～10％葡萄糖 10mL 中，每 15～30 分钟静脉注射一次，直至患者面部潮红或症状好转为止。心率大于 120 次/分者慎用。

3.氨茶碱

250mg＋5％～10％葡萄糖 20mL 中静脉缓慢推注，必要时可重复使用 1～2 次/24 小时。

4.酚妥拉明

5～10mg＋5％～10％葡萄糖 250～500mL 静脉滴注，以 0.3mg/min 滴速为佳。

（四）抗休克

1.补充血容量

尽快输新鲜血和血浆补充血容量。

2.升压药

多巴胺 20mg+10%葡萄糖 250mL 静脉滴注,开始滴速为 20 滴/分,根据血压调整滴速。

3.纠正心力衰竭

常用毛花苷 C 0.2～0.4mg+10%葡萄糖 20mL 静脉注射,必要时 4～6 小时重复。

4.纠正酸中毒

首次可给 5%碳酸氢钠 150～250mL,以后根据动脉血血气分析及酸碱测定结果酌情给药。

(五)防治 DIC

1.肝素

用于羊水栓塞早期的高凝状态,在症状发作后 10 分钟内应用效果最好。首次肝素用量为 25～50mg+0.9%盐水 100mL,静脉滴注。同时静脉输注新鲜全血,纤维蛋白原(1 次 4～6g)、血小板悬液、洗涤红细胞和新鲜冰冻血浆,可用于治疗继发于 DIC 的出血倾向。

2.补充凝血因子

应及时补充,输新鲜血或血浆,纤维蛋白原等。

3.抗纤溶药物

在有纤溶亢进时,给予抗纤溶药物。氨甲苯酸 0.1～0.3g+5%葡萄糖 20mL 缓慢静脉推注。

(六)预防肾衰竭

当血容量补足后,血压回升而每小时尿量仍少于 17mL 时,应给予呋塞米(速尿)20～40mg 静脉注射或 20%甘露醇 250mL 静脉滴注治疗。

(七)预防感染

选用对肾脏毒性小的广谱抗生素。

(八)产科处理

(1)宫口未开全者行剖宫产终止妊娠。

(2)宫口开全、无头盆不称者阴道助娩结束分娩。

(3)术时及产后密切注意子宫出血情况,对难以控制的大出血且血液不凝者,可行子宫切除术,术后放置腹腔引流管。

第三节　产后出血

胎儿娩出后 24 小时内阴道流血量超过 500mL 者,剖宫产时超过 1 000mL 者,称为产后出血。包括胎儿娩出至胎盘娩出前、胎盘娩出后至产后 2 小时及产后 2 至 24 小时内 3 个时期。产后出血是产科常见的严重并发症,位居我国目前孕产妇死亡原因的首位,其发生率占分娩总数的 2%～3%,且 80%以上发生在产后 2 小时内。产后出血的预后随失血量、失血速度及产妇体质不同而异。若在短时间内大量失血可迅速发生失血性休克,严重者危及产妇生命,休克时间过长可引起脑垂体缺血性坏死，继发腺垂体功能减退，发生席汉综合征，因此，应予以特别重视。

产后出血发生在产后24小时以后的产褥期，称为晚期产后出血，亦称为产褥期出血。以产后1～2周发病最为常见。引起晚期产后出血的原因主要是胎盘胎膜残留，其次是胎盘附着部复旧不全，应予高度警惕，以免导致严重后果。

一、病因

引起产后出血的原因临床上依次有以下几方面。

(一)子宫收缩乏力

宫缩乏力占产后出血原因总数的70%～80%。在正常情况下，胎盘娩出后，子宫肌纤维的收缩和缩复，使胎盘剥离面内开放的血窦闭合形成血栓而止血。因此，凡一切影响子宫正常收缩和缩复功能的因素均可引起产后出血。常见的因素如下。

1.全身性因素

产妇精神过度紧张，临产后过多使用镇静剂、麻醉剂；产程延长或难产产妇体力衰竭；妊娠合并急慢性全身性疾病，如重度贫血等。

2.局部因素

子宫过度膨胀，影响子宫肌纤维的缩复功能(如多胎妊娠巨大儿、羊水过多等)；子宫肌纤维发育不良或退行性变(如子宫畸形、妊娠合并子宫肌瘤、多产，剖宫产术和肌瘤剔除术等)，影响子宫肌纤维正常收缩；子宫肌水肿、渗血(如妊娠期高血压疾病、严重贫血，子宫胎盘卒中)，以及前置胎盘附着于子宫下段，血窦不易关闭等，以上均可发生宫缩乏力引起产后出血。

(二)胎盘因素

胎儿娩出后超过30分钟胎盘尚未娩出者，称为胎盘滞留。根据胎盘剥离情况，胎盘因素所致产后出血的类型如下。

1.胎盘剥离不全

胎盘剥离不全见于宫缩乏力，或胎盘未剥离前过早牵拉脐带或揉挤子宫，使部分胎盘或副胎盘自宫壁剥离不全，影响子宫收缩，使剥离面的血窦不易关闭，引起出血不止。

2.胎盘剥离后滞留

因宫缩乏力或膀胱充盈等因素的影响，使已全部剥离的胎盘未能及时排出，滞留在宫腔影响子宫收缩而出血。

3.胎盘嵌顿

缩宫剂使用不当或粗暴按摩子宫等，引起宫颈内口的子宫平滑肌呈痉挛性收缩形成狭窄环，使已全部剥离的胎盘嵌顿在宫腔内引起出血。

4.胎盘粘连

胎盘全部或部分粘连于宫壁，不能自行剥离者，称为胎盘粘连。当全部粘连时无出血；当部分粘连时，可因剥离部分的子宫内膜血窦开放及胎盘滞留影响宫缩，易引起出血。胎盘粘连的常见原因有子宫内膜炎和多次人工流产导致子宫内膜损伤。

5.胎盘植入

子宫蜕膜层发育不良，致胎盘绒毛深入到子宫肌层者，称为胎盘植入，临床上较少见。根据植入的面积分为完全性与部分性2类，前者胎盘未剥离不出血，后者往往发生致命的大量出血。

6.胎盘和胎膜残留

部分胎盘小叶、副胎盘或部分胎膜残留于宫腔内，影响子宫收缩而出血，常为过早牵拉脐带或用力揉捏子宫所致。

（三）软产道裂伤

宫缩过强、胎儿过大、产程过快、接产时保护会阴不当或阴道手术助产操作粗暴等，均可引起会阴、阴道、宫颈裂伤，严重者裂伤可达阴道穹窿、子宫下段，甚至盆壁，形成腹膜后血肿和阔韧带内血肿。若过早行会阴正中或侧切开术也可引起失血过多。

（四）凝血功能障碍

临床少见，但后果严重。任何原发和继发的凝血功能障碍均可引起产后出血。包括妊娠合并症（如血小板减少症、白血病、再生障碍性贫血、重症肝炎等）和妊娠并发症（如妊娠期高血压疾病的子痫前期、重型胎盘早剥、羊水栓塞、死胎滞留过久等）均可因凝血功能障碍导致难以制止的产后大量出血。

二、临床表现及诊断

产后出血的主要表现为阴道流血量过多、继发失血性休克和感染。病因诊断有利于及时有效地抢救。诊断中应注意有数种病因并存引起产后出血的可能。

（一）准确估计出血量

常用的方法如下。

1.目测法

实际出血量≈目测量×2。

2.面积法

$10cm^2$≈10mL出血量。

3.称重法

（应用后重－应用前重）÷1.05≈出血的毫升数。

4.容积法

用有刻度的器皿测定弯盘或专用产后接血器中的血液，较简便、准确。

5.根据休克指数粗略估计失血量

休克指数＝脉搏/收缩压。休克指数＝0.5为血容量正常。若休克指数＝1，则失血量10%～30%（500～1 500mL）；休克指数＝1.5，失血量30%～50%（1 500～2 500mL）；休克指数＝2.0，则失血量50%～70%（2 500～3 500mL）。

（二）诊断步骤

从以下2个时期进行分析，判定引起出血的原因。

1.胎盘娩出前出血

胎儿娩出后立即持续性出血，血色鲜红，多考虑软产道裂伤；胎儿娩出后稍迟间歇性出血，血色暗红，多考虑胎盘因素引起。

2.胎盘娩出后出血

仔细检查胎盘、胎膜的完整性,有无副胎盘,子宫收缩情况,有无软产道损伤及凝血功能障碍等。

(三)病因诊断

病因诊断作为抢救产后出血采取相应措施的主要依据。

1.子宫收缩乏力

子宫收缩乏力多有产程延长、产妇衰竭、胎盘剥离延缓等。出血特点:阴道流血量多,为间歇性、暗红色,常伴血凝块。如短期内迅速大量出血,则产妇很快进入休克状态。检查子宫体松软似袋状,甚至子宫轮廓不清。有时阴道流血量不多,而子宫底升高,按压宫底部有大量血块涌出,考虑为隐性出血。

2.胎盘因素

胎盘娩出前有间歇性、暗红色阴道多量流血时,首先考虑胎盘因素所致。如胎盘部分粘连或部分植入,胎盘剥离不全或剥离后滞留,常表现为胎盘娩出延迟和(或)伴有子宫收缩乏力。胎盘嵌顿时,在子宫下段可发现狭窄环。根据胎盘尚未娩出,或徒手剥离胎盘时胎盘与宫壁粘连面积大小、剥离的难易程度,以及胎盘娩出后通过仔细检查其完整性,容易做出病因诊断。

3.软产道损伤

软产道损伤发生在胎儿娩出后,立即持续不断流血,血色鲜红能自凝。出血量与裂伤的程度、部位及是否累及大血管有关。宫颈裂伤多发生在两侧,也可呈花瓣状,严重者延及子宫下段,出血凶猛;阴道裂伤多发生在侧壁、后壁和会阴部,多呈不规则裂伤;会阴裂伤按其程度分为3度。Ⅰ度系指会阴皮肤及阴道入口黏膜撕裂,未达肌层,一般出血不多。Ⅱ度系指裂伤已达会阴体肌层,累及阴道后壁黏膜,甚至阴道后壁两侧沟向上撕裂,裂口形状多不规则,使原有的解剖结构不易辨认,出血量较多。Ⅲ度系指肛门外括约肌已断裂,甚至直肠阴道隔及部分直肠前壁有裂伤,此种情况虽严重,但出血量不一定太多。

4.凝血功能障碍

在孕前或孕期已患有出血倾向的原发病,在胎盘剥离或软产道有裂伤时,由于凝血功能障碍,表现为皮下、注射针孔、伤口、胃肠道黏膜等全身不同部位的出血,最多见子宫大量出血或少量持续不断出血,出血不凝。根据病史、出血特点及血小板计数、凝血酶原时间、纤维蛋白原等有关凝血功能的实验室检查可协助诊断。

三、预防

预防工作能明显降低产后出血的发生率,预防措施应贯穿于下列各环节中。

(一)产前预防

1.做好孕前及孕期保健工作

对患有凝血功能障碍疾患者,应积极治疗,严格避孕,已经妊娠的妇女,应在早孕期终止妊娠。

2.积极治疗各种妊娠并发症和合并症

对有可能发生产后出血倾向的孕妇,如羊水过多,妊娠期高血压疾病,妊娠合并糖尿病、血液病等，应提前住院。对胎盘早剥、死胎不下、宫缩乏力、产程延长等应及时处理，防止产后出血的发生。

(二)产时预防

1.密切观察第一产程

消除产妇紧张情绪，保证充分休息，加强营养，密切观察产程进展，防止产程延长和宫缩乏力。

2.重视第二产程的处理

指导产妇适时正确运用腹压，防止胎儿娩出过快；掌握会阴正中或斜侧切开术的适应证及手术时机，接生操作要规范，防止软产道损伤。对已有宫缩乏力者，恰当选用收缩子宫的药物，减少产后出血量。

3.正确处理第三产程

若胎盘未娩出前有较多量阴道流血，或胎儿娩出后 30 分钟未见胎盘自然剥离征象，应行宫腔探查及人工剥离胎盘术。剥离有困难者，切勿强行挖取。胎盘娩出后应仔细检查胎盘，胎膜是否完整，有无副胎盘，检查软产道有无撕裂或血肿，有裂伤者及时按解剖层次缝合。产后按摩子宫以促进收缩。准确收集并测量产后出血量。

(三)产后预防

在胎盘娩出后继续观察产妇 2 小时，注意产妇的面色、血压、脉搏、子宫收缩及阴道出血情况；鼓励产妇按时排尿；早期哺乳可反射性刺激子宫收缩，减少流血量；送返休养室前尽可能挤出子宫和阴道内积血；产后 2 小时，向产妇交代注意事项，医护人员定时巡视病房，发现问题及早处理。

四、处理

针对出血原因迅速有效地止血，补充血容量，纠正失血性休克及预防感染。

(一)制止出血

1.子宫收缩乏力性出血

(1)按摩子宫：①腹壁按摩子宫底，助产者一手置于宫底部，拇指在前壁，其余 4 指在后壁，另一手在耻骨联合上缘下压，将子宫向上推，均匀有节律地按摩宫底；②腹部－阴道双手按摩子宫，一手握拳置于阴道前穹窿，顶住子宫前壁，另一手自腹壁按压子宫后壁使宫体前屈，双手相对紧压子宫并做按摩。按压时间以子宫恢复正常收缩，并能保持收缩状态为止。按摩时应注意无菌操作。

(2)应用缩宫剂：按摩子宫的同时，肌内或静脉(缓慢)注射缩宫素 10U，然后将缩宫素 10～20U 加入 10％葡萄糖注射液 500mL 内静脉点滴，以维持子宫处于良好收缩状态。也可运用麦角新碱(心脏病、高血压患者慎用)使子宫体肌肉及子宫下段甚至宫颈强烈收缩，前置胎盘胎儿娩出后出血时应用效果较佳。

(3)宫腔填塞纱条：若经上述处理仍出血不止，当地无条件抢救，在转诊患者时应用无菌纱布条填塞子宫腔，有明显局部止血作用。

方法:在严密的消毒下,术者一手于腹壁固定宫底,另一手持卵圆钳,将无菌纱条由宫底逐渐向外不留空隙地填紧宫腔。术后 24 小时取出,取出前应先肌内注射宫缩剂。宫腔填塞纱条后,密切观察生命体征及宫底高度和子宫大小,警惕因填塞不紧,宫腔内继续出血而阴道不流血的止血假象。

(4)结扎盆腔血管:用于子宫收缩乏力、前置胎盘及 DIC 等所致的严重产后出血而又迫切希望保留生育功能的产妇。①结扎子宫动脉上行支:消毒后用 2 把长鼠齿钳分别夹住宫颈前后唇,轻轻向下牵引,在宫颈阴道部两侧上端用 2 号肠线缝扎双侧壁,深入组织约 0.5cm。若无效应迅速开腹,结扎子宫动脉上行支,即在宫颈内口平面距宫颈侧壁 1cm 处,触之无输尿管时进针,缝扎宫颈侧壁,进入宫颈组织约 1cm,两侧同样处理,若见到子宫收缩则有效。②结扎髂内动脉:经上述处理无效,可分离出髂内动脉起始点,以 7 号丝线结扎。结扎后一般可见子宫收缩良好。此法可保留子宫,在剖宫产时易于实行。

(5)髂内动脉栓塞术:近年来髂内动脉栓塞术治疗难以控制的产后出血受到重视。该法经股动脉穿刺,将介入导管直接导入髂内动脉或子宫动脉,有选择性地栓塞子宫的供血动脉。选用中效可溶解的物质作栓塞剂,常用吸收性明胶海绵颗粒,在栓塞后 2～3 周可被吸收,血管复通。若患者处于休克状态应先积极抗休克,待一般情况改善后才行栓塞术,且应行双侧髂内动脉栓塞以确保疗效。

(6)子宫切除术:用于难以控制并危及产妇生命的产后出血。在积极输血补充血容量的同时施行子宫次全切除术,若合并中央性或部分性前置胎盘应施行子宫全切术。

2.胎盘因素引起的出血

根据不同原因,尽早采取相应措施去除胎盘因素达到止血。处理前应排空膀胱,术中严格无菌操作。

(1)胎盘剥离后滞留:如为膀胱过度充盈,在导尿排空膀胱后,一手按摩宫底,另一手轻轻牵拉脐带协助胎盘娩出。

(2)胎盘剥离不全或粘连:行人工徒手剥离胎盘术。术前要备血,操作宜轻柔,切忌强行剥离或用手抓挖宫腔,以免损伤子宫。剥离困难或找不到疏松面时,应疑为植入性胎盘,不可强行剥离。取出胎盘后应详细检查其完整性,如有不全,必须再次清理宫腔,但应注意尽量减少宫腔内操作次数。术后使用宫缩剂和抗生素,仍需严密观测。

(3)植入性胎盘:在徒手剥离胎盘时,发现胎盘与宫壁关系紧密,难以剥离,当牵拉脐带而子宫壁凹陷时,可能为胎盘植入,应立即停止剥离,考虑行子宫切除术,如出血不多、需保留子宫,可保守治疗,目前采用甲氨蝶呤治疗,效果较佳。

(4)胎盘、胎膜残留:如果残留量少、徒手取出困难、出血不多时,严密观察,应用抗生素及宫缩剂 2～3 天后,可用大号刮匙行清宫术。

(5)胎盘嵌顿:胎盘剥离后嵌顿于狭窄环以上者,可在解痉或麻醉下,待环松解后用手取出胎盘。

3.软产道裂伤

做到及时、准确、有效缝合裂伤,尽可能恢复原有的解剖层次。

(1)子宫颈裂伤:疑为子宫颈裂伤时应在消毒下充分暴露宫颈,用2把卵圆钳并排钳夹宫颈前唇,并向阴道口方向牵拉,顺时针方向逐步移动卵圆钳1周,直视下观察宫颈情况。若裂伤浅且无明显出血,可不予缝合也不做子宫颈裂伤诊断;如裂伤深、出血多,用肠线缝合。第一针缝合应从裂口顶端上0.5cm处开始,彻底结扎已断裂回缩的血管,最后一针应距子宫颈外口0.5cm处止,以减少日后子宫颈口狭窄的可能性。如裂伤已累及子宫下段,经阴道难以修补,可开腹行裂伤修补术。

(2)阴道裂伤:缝合时第一针从裂口上0.5cm处开始,注意缝合至裂伤的底部,避免遗留无效腔,更要避免缝线穿过直肠壁,缝合结束后常规行肛诊检查,若有缝线穿过直肠壁,应拆除重新缝合。

(3)会阴裂伤:按解剖关系逐层缝合,最后以处女膜缘为标志缝合会阴皮肤。

4.凝血功能障碍引起的出血

如患有全身性出血性疾病,则妊娠早期应在内科医生的协助下,尽早行人工流产术。于妊娠中,晚期发现者应积极治疗争取去除病因,尽量减少产后出血的发生。对分娩期已有出血的产妇除积极止血外,还应注意针对病因治疗,如血小板减少、再生障碍性贫血等患者应输新鲜血或成分血。如发生弥散性血管内凝血应与内科医生共同抢救。

5.剖宫产术中大出血

剖宫产术中大出血可采用按摩子宫、注射宫缩剂、子宫局部缝扎止血(子宫浆肌层缝合术、剖宫产切口撕裂缝合术)、纤维蛋白封闭剂(纤维蛋白胶)、宫腔填塞纱布、血管结扎、子宫切除等。

6.晚期产后出血

(1)胎盘、胎膜残留,大量出血时,应立即刮宫,术中、术后使用子宫收缩剂、抗生素治疗。

(2)出血量不多时,可先采用子宫收缩剂和抗生素治疗后,再行清宫术。

(3)胎盘附着部位复旧不良,应用子宫收缩剂、抗菌药物,辅以中药治疗。

(4)剖宫产切口裂开、出血不多时先保守治疗,应用子宫收缩剂和抗生素后再行手术,出血量大时,应及时行介入治疗或子宫切除术。

(二)补充血容量,纠正失血性休克

产妇取平卧位,保暖、吸氧,立即快速输血、输液,以新鲜血为好,或低分子右旋糖酐,注意及时纠正酸中毒。

(三)合理使用抗生素预防感染

产后宜用大剂量抗生素预防感染,同时注意体温,恶露的量、气味及性状,保持外阴清洁干燥,加强营养,积极纠正贫血。

参考文献

[1]李佳琳.妇产科疾病诊治要点[M].北京:中国纺织出版社有限公司,2021.

[2]张海红,张顺仓,张帆.妇产科临床诊疗手册[M].西安:西北大学出版社,2021.

[3]石一复,郝敏.妇产科症状鉴别诊断学[M].北京:人民卫生出版社,2021.

[4]吕满义.临床妇产科诊疗学[M].武汉:湖北科学技术出版社,2021.

[5]卢慧,等.妇产科疾病临床诊疗实践[M].北京:科学技术文献出版社,2020.

[6]寻克娟.妇产科常见病及手术治疗[M].天津:天津科学技术出版社,2020.

[7]陈晓娟,等.妇产科疾病临床诊疗进展与实践[M].沈阳:沈阳出版社,2020.

[8]孙梅玲,金惠芳,周宣秀,等.妇产科疾病诊断与思维[M].北京:科学技术文献出版社,2020.

[9]李荣光,李存利,王海荣.临床妇产科学[M].厦门:厦门大学出版社,2020.

[10]王冬,张华.实用临床妇产科学[M].郑州:郑州大学出版社,2020.

[11]张勇华,等.临床妇产科诊治技术[M].天津:天津科学技术出版社,2020.

[12]张茜,李青,郭艳,等.临床妇产科诊疗实践[M].北京:科学技术文献出版社,2020.

[13]任建营.实用妇产科诊疗思维实践[M].哈尔滨:黑龙江科学技术出版社,2020.

[14]郭艳娟,等.精编临床妇产科诊断与治疗[M].南昌:江西科学技术出版社,2020.

[15]饶燕,邓珊,郑穗瑾,等.妇产科诊疗思维技巧与疾病研究[M].北京:科学技术文献出版社,2020.

[16]童琦,景秀.计划生育技术指导[M].重庆:重庆大学出版社,2017.

[17]程利南,车焱.现代计划生育学[M].上海:复旦大学出版社,2014.